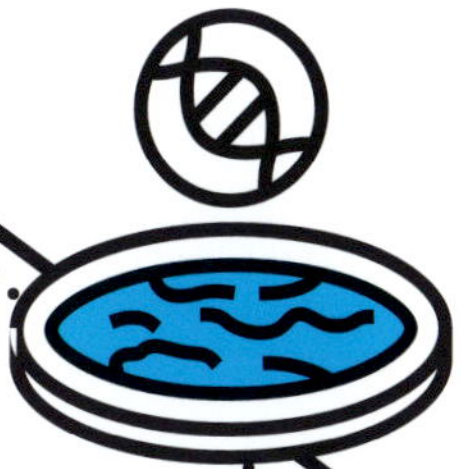

ゼロから学ぶ

無菌医薬品製造における汚染管理戦略

CCS for sterile medicinal products

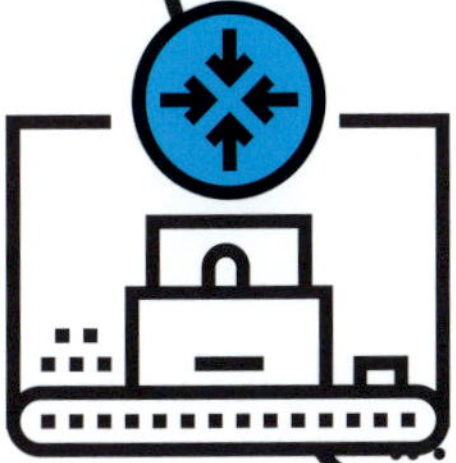

[編者]
佐々木次雄・秋元雅裕

じほう

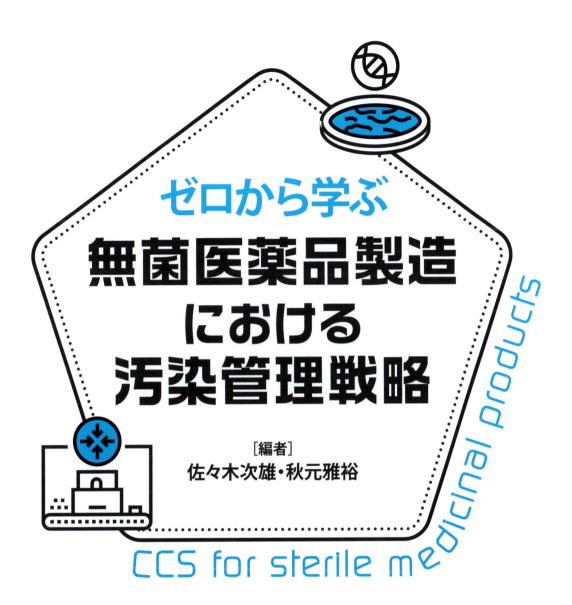

執筆者一覧

編　者

佐々木次雄　大阪大学大学院工学研究科招聘教授

秋 元 雅 裕　Heartseed株式会社

執筆者（執筆順）

佐々木次雄　大阪大学大学院工学研究科招聘教授

秋 元 雅 裕　Heartseed株式会社

中村健太郎　日揮株式会社

角 田 匡 謙　澁谷工業株式会社

矢吹知佳子　メルク株式会社

細 見　 博　共和真空技術株式会社

髙 橋　 治　サクラエスアイ株式会社

木 村　 豊　サクラエスアイ株式会社

東　 宏 樹　小野薬品工業株式会社

樋 本　 勉　参天製薬株式会社

小 野 道 由　ファルマ・ソリューションズ株式会社

序　文

What do mean by “Sterility”?　Sterility is a simple philosophical absolute concept. It simply envisages the complete absence of viable microorganism.

半世紀前，医学雑誌Lancetに出ていた一文である。「“無菌性”とはどういう意味かとの問いに対して，無菌性とは単なる哲学的概念であり，それは単に生存可能な微生物がまったく存在しないことを想定しているだけである。」と答えている。当時はバリデーションや工程管理によって無菌性を保証できる時代ではなかった。しかし，過去半世紀の無菌医薬品の製造技術や清浄度管理技術の進歩と規制強化を通じて，「微生物汚染の防止」のみならず継続的な「汚染リスクの最小化」を可能とする品質システムによってより高度な品質保証を実践することが求められるようになってきた。

2022年に14年ぶりに大改正されたEU-GMP Annex 1（無菌医薬品の製造法）や2023年に改正された無菌操作法によるヘルスケア製品の製造法に関する国際規格（ISO 13408-1）では，無菌医薬品製造法の第一選択は「最終滅菌法」であり，最終滅菌法を適用できない場合には，無菌操作法で製した無菌医薬品に「無菌操作後の最終加熱処理（post aseptic processing terminal heat treatment)」の適用を求めている。作業者が直接介在できないバリアシステム（アイソレータ，RABS）やシングルユースシステム（SUS）の導入，またAPS（Aseptic Process Simulation）や環境モニタリング規制要件の強化等により無菌医薬品の無菌性を確保しうる技術は著しく向上したにも関わらず，「無菌操作後の最終加熱処理」を求めるのは腑に落ちない面もあるが，これがEU-GMPを中心とした世界の無菌医薬品に対する考え方である。

本書は，改訂Annex 1に新たに導入された汚染管理戦略（Contamination control strategy）を考慮に入れながら無菌医薬品製造装置の開発や使用に長年携わってこられた専門家の執筆によるものである。本書に収載されている微生物汚染防止の基本の理解と最新の知識が無菌医薬品の製造や品質管理に関わっておられる皆様に有益となれば幸甚である。本書発刊にご尽力いただきました執筆者各位，ならびに本書の企画・出版の労をお取りいただきました株式会社じほうの橋都なほみ氏に深謝申し上げます。

2024年8月

編 者　佐々木次雄，秋元雅裕

目　次

第1章
微生物の基礎

2022年に大改正された無菌医薬品の製造に関するPIC/S-GMP“Annex 1”では，「汚染管理戦略（CCS：Contamination control strategy）」として，最終製品中への微生物，微粒子，エンドトキシン／発熱性物質による汚染防止を目的としているが，本書では微生物のうち細菌と真菌のみを対象とし，微生物汚染の基本的なところから始め，微生物による各設備・装置に対する「汚染管理戦略」について述べる。

1.1　微生物の誕生と進化

ヘルスケア製品の滅菌に関する国際規格では，“微生物”を，細菌，真菌，原虫およびウイルスを包含する微小体と定義している[1)]。すなわち，ヒトの肉眼ではその存在を識別できず，顕微鏡などを用いることで観察できる大きさの生物を指す（図1.1）。

地球上の生物は，細菌（バクテリア），古細菌（アーキア），真核生物の3つのドメインのいずれかに分類される（図1.2）。古細菌は，微生物を顕微鏡観察による形態などで行っていた頃は細菌の仲間として分類されていたが，1970年代から遺伝子配列に基づく分類法が確立され，1990年代以降は，細菌とも真核生物とも異なる第三の生物界（ドメイン）として明確に分類されている。細胞の中に「核」をもたない生物を原核生物といい，細菌と古細菌が含まれる。一方，真核生物はDNAを収納した「核」を細胞の中にもつ。多細胞生物は，すべて真核生物である。

表1.1は，地球の誕生（46億年前）から原始生命の誕生（39億年前），酸素発生型光合成微生物の誕生，真核生物，生命の陸上への進出，そして人類の誕生までの一連の生命進化にどれだけの時間が費やされたのかを，主要な地球史との関連で1年暦に換算して作成した，「地球カレンダー」である。1億年以上前の出来事は，出典によっても異なるので，正確さよりは1つの参考として捉えてほしい。1月1日0時0分0秒に，地球が誕生したとする。すべての生き物の共通祖先となる最初の原始生命が誕生したのは，39億年前の2月25日，酸素発生型光合成微生物であるシアノバクテリアの誕生が35億年前とすると3月28日，およそ38億年前に全生物の「最後」の共通祖先LUCA（Last Universal Common Ancestor）が生まれ，2種類の原核生物「古細菌（アーキア）」と「真正細菌（バクテリア）」に分かれた。その数十億年後に両者が1つの細胞に融合し，真核細胞が生まれたと考えられている（図1.2）[2)]。生命の誕生から真核細胞というシステムの完成に17億年～23億年，1年暦にして4カ月～半年の時間を費やしたことがわかる。現在，地球上には870万種の生物が存在していると推定され，その多様な生物種は，古細菌，真正細菌，真核

表 1.1　地球カレンダーで見る微生物の誕生と進化

月日	億年前	主な出来事
1月 1日	46	午前0時地球誕生，ガス状の原始太陽系星座の中で固体粒子が集まって無数の微惑星となり，それらが合体と衝突を繰り返しながら原始の地球となる
1月12日	44	原始地球に天体が衝突して，地球と月が分離する
2月 9日	41	地殻がほぼ固まって，陸と海が生まれる
2月25日	39	最初の原始生命が誕生
3月29日	35	光からエネルギーを吸収するシアノバクテリアが誕生
6月 8日	26	この前後は火山活動が活発で大陸の成長が進む
6月28日	23	この前後しばらくの間，地球全体が氷に覆われ凍結する
7月10日	22	細胞に核を持つ真核生物の登場
7月18日	21	大気中の酸素が増えてくる
9月27日	12	植物と動物の分化（多細胞生物の登場）
11月 6日	7	このころから地球全体の寒冷化と温暖化が繰り返し訪れる
11月14日	6	オゾン層が形成され，有害な紫外線を遮るようになる
11月18日	5	カンブリア紀動物群の出現，生物が爆発的な多様化を始める
11月19日	5	魚類の出現
11月28日	5	植物が陸へ上がる，節足動物が陸へ上がる
11月29日	5	魚類から両生類が分かれて陸へ上がる
12月 2日	4	午後10時ごろ，生物の大量絶滅が起こる
12月 3日	4	両生類から爬虫類が分化する
12月 5日	4	気温が低下し，氷河期に入る
12月 7日	3	爬虫類が多様化していく
12月10日	3	氷河期がしだいに収まってくる
12月12日	3	哺乳類の出現
12月13日	3	恐竜時代始まる
12月19日	2	鳥類の出現
12月24日	1	地球全体が温暖化
12月25日	1	恐竜の全盛期時代
12月26日	1	午後8時17分ごろ巨大隕石が地球に激突して恐竜が絶滅
12月27日	1	哺乳類の繁栄が進む
12月29日	1	午前6時ごろ，類人猿の祖先となる狭鼻猿が登場
12月31日	500万	午前10時40分，最初の猿人であるトゥーマイ猿人が登場
12月31日	20万	午後11時37分，ホモ・サピエンス誕生

生物という3つのグループに大別されている。簡単にいうと古細菌は高温環境や高濃度塩分環境など極限状況下で生存する微生物，真正細菌は一般的な細菌類，真核生物はヒトを含む動物や植物，菌類などである。ウイルスは生物の最小単位である細胞をもたないため，これら3つのグループには属していないが，古細菌，真正細菌，真核細胞に寄生，感染しながら存在し続けている。ウイルスの誕生については仮説の段階ではあるが，原核生物「アーキア」と「バクテリア」が存在した頃には存在していたと考えられている[3)]。

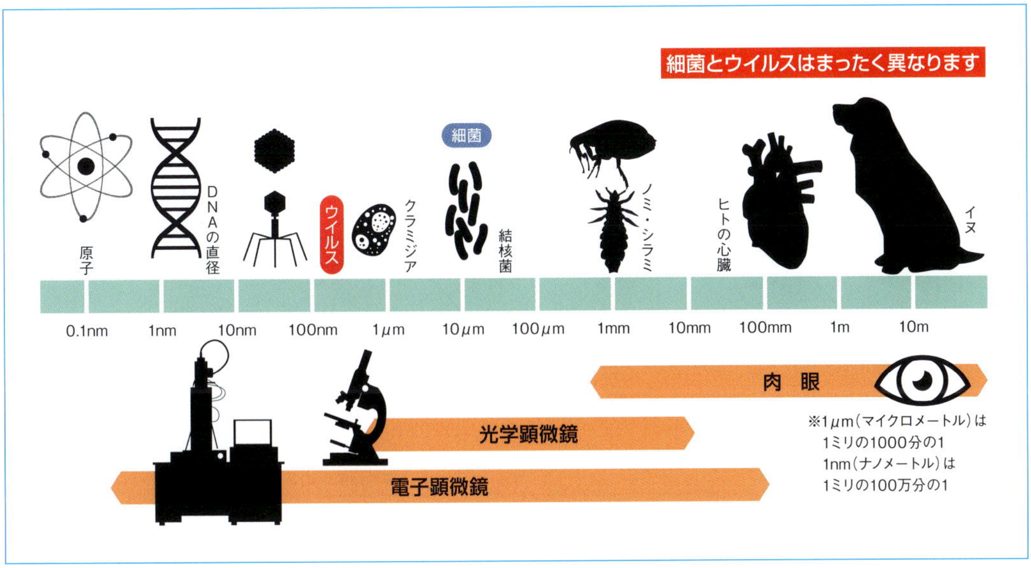

図 1.1　微生物のサイズ感

〔川崎市健康安全研究所所長 岡部信彦所長講演資料を改編〕

微生物は人類の生活や人類が暮らす自然環境の維持に深い関わりをもっている。味噌，醤油，納豆，チーズ，ピクルス等々，微生物を利用した多くの発酵食品があり，われわれの食生活を支え，豊かにしている。下水処理，土壌改善などにも微生物が関わっている。トリインフルエンザやブタインフルエンザが流行し，多くのニワトリやブタが地中に埋められるニュースが毎年のようにテレビで流される。これら埋葬動物も微生物の作用で，時間が経つと土壌と一体化される。動物，植物など多くの有機物が完全に分解されて土壌の一部になることを「土に還る」というが，これは環境保全の掃除屋「微生物」の恩恵である。このように，微生物はヒトに多くの利益を与えるが，常に有益なものとは限らない。食品の腐敗を進めたり，農作物に病気をもたらしたり，ヒトや家畜に感染症をもたらすのも微生物である。

ウイルス，細菌，真菌の相違を表 1.2 に示す。本質的な違いは構造と増殖様式である。ウイル

表 1.2　ウイルス，細菌，真菌の相違

	ウイルス	細菌	真菌
大きさ	数十～数百 nm	1 ～数μm	数～数十μm
分類	（粒子）	原核生物	真核生物
自己増殖	不可	可（一部は不可）	可
染色体	—	1つ（一部は2つ）	複数
核膜	—	無	有
細胞内小器官	—	無	有
細胞壁	—	ペプチドグリカン	β-D-グルカンなど
リボソーム	—	70S（50S/30S）	80S（60S/40S）
有糸分裂	—	しない	する

〔参考：細菌学テキスト（大阪市立大学細菌学教室）〕

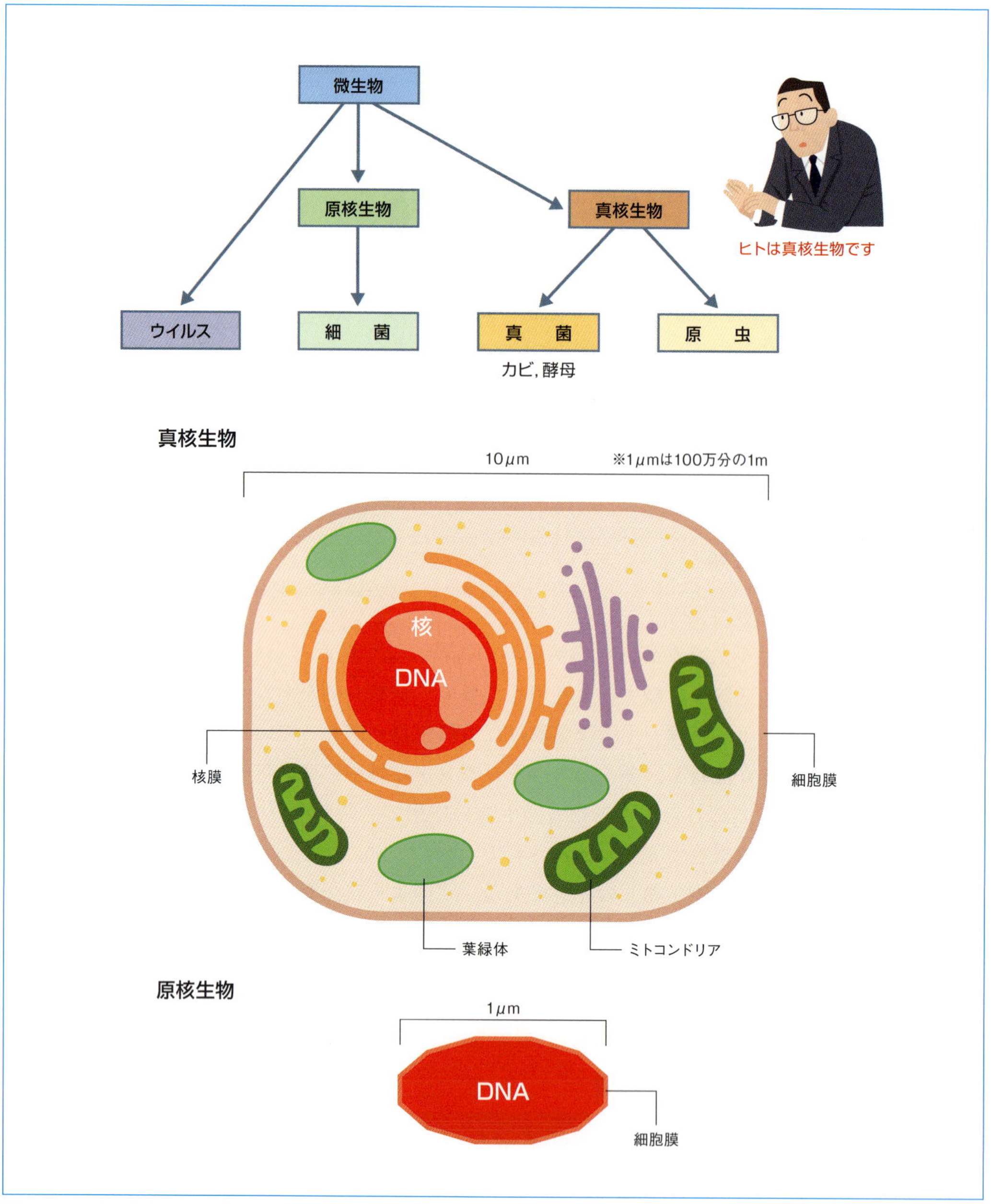

図 1.2　地球上の生物分類（ドメイン）

スは，エネルギーを生み出したり蓄えたりする能力をもっておらず，他の生物の細胞に寄生し，その細胞が生み出すエネルギーを利用して自己を複製させる。単独では生きられないという特徴から，ウイルスは非生物とみなされることもある。ウイルスは，タンパク質の殻とその内部に入っている核酸から構成される。生命の最小単位である細胞やその生体膜である細胞膜もなく，小器官ももたないので自己増殖ができない。

1.2 微生物の特徴

細菌とは

単細胞の微生物で，核膜のない原核生物の一群。球状・桿状・螺旋（らせん）状などを呈し，葉緑体・ミトコンドリアなどをもたない。原則として2個に分裂して増える。1884年にデンマークの学者ハンス・グラム（Hans Christian Joachim Gram）によって考案されたグラム染色法により大きく2種類に分類されている。ハンス・グラムは，肺炎で死亡した患者の肺組織の細菌が，クリスタルバイオレットとルゴール液で鮮やかに染まることを発見した。クリスタルバイオレットで紫色に染まるのをグラム陽性菌，対比染色剤としてサフラニンを用いて赤色に染まるものをグラム陰性菌とした。細菌の形態（球菌と桿菌）と組み合わせたグラム染色法は，臨床現場では現在も病気の起因菌を推定する有効な手段になっている。不特定な細菌が検出される医薬品GMPの領域においても，微生物関連試験で検出された菌を以前は形態表現型（形態学的，物理的，生化学的性質，代謝産物など）で同定していたが，1990年以降，分子遺伝学の進歩により，分子系統学的に分類されるようになり，同定法も16S rRNA塩基配列を解析する方法に移行している。形態表現型で細菌を同定していた頃，筆者は国家検定「無菌試験」で不合格や再試験検体が出ると，原則，当該汚染菌の同定作業を担当していた。当時は，細菌同定書としてバイブル的な“Bergey's Manual of Systematic Bacteriology”を参考に同定作業を行っていた。一般的な同定作業に必要な試薬類は常備していたが，検出される菌は不特定であり，その都度，“Bergey's Manual”を見て必要な試薬を購入しなければならなかった。そうこうするうちに，職場に“DNA sequencer”が導入され，3年間の基礎研究の結果，2004年，日本薬局方参考情報に「遺伝子解析による微生物の迅速同定法」を導入した。国家検定「無菌試験」で検出された汚染菌を冷凍保存していたので，“Bergey's Manual”で同定した結果と16S rRNA塩基配列で同定した結果を比較したところ，一致するものは1/3にも及ばなかった。臨床細菌と違い，環境由来菌の同定の難しさを感じたものである。今では，細菌学の知識がなくても細菌や真菌を同定できるようになったのは科学進歩の恩恵ではあるが，同定担当者は細菌や真菌の性状・特性把握から遠ざかっている感じがする。

蛇足ではあるが，筆者は1983～1984年，フランス・パリにあるパスツール研究所にフランス政府給費留学した経験がある。所属部長は後にHIVウイルスの発見でノーベル医学賞を受賞したLuc Montagnierであった。彼氏の部下は，後にヒト免疫不全ウイルス（HIV）として知られる新たなウイルスの塩基配列作業を多くのゲル板（約10×15cm）を使ってラボだけでは間に合わず廊下まで使って泳動していた。当時の技術では，ゲル板あたり100塩基も解読できなかったと思われる。現在では1日もかからないで微生物の全塩基解析が可能である。

1990年にヒトのすべての遺伝情報を解読し，生命活動の全容解明に迫ろうと「ヒトゲノム計画」が提案され，アメリカ，イギリス，日本，フランス，ドイツ，それに途中から中国も加わり，6カ国が分担して解読を進めた。13年後の2003年4月，当時の技術で読み取れるヒト1人分のすべてのゲノムを解読したとして，ヒトゲノムの解読完了が宣言されたが，実際には当時の技術では解読困難な部分が8%残っており，完全解読が宣言されたのは2022年4月であった。全ヒトゲノムの読み取り技術等を通じての，ゲノム解析用DNAシーケンサーの進展は目覚ましいものがある。米国立衛生研究所（NIH）のまとめでは，2000年ごろは1億ドルかかっていた全ゲノム解析費用が20年後には1千ドルを切っている。将来的には，量子コンピュータ技術とDNAシーケンサー技術が融合した全ヒトゲノムの解析により，一人一人の個性にかなった薬や治療法を選べる「オーダーメイド医療」の実現化も期待されている。

1.3 現代微生物学の発展

1世紀前の人類は微生物による疾病のために，40歳に達しないうちに死に襲われるという大きな危険に曝されていた。非常に多数の人が幼児期や小児期に，また一部の人は成人期に達するころ病に倒れた。100年前の日本人の平均寿命は，男性42.8歳，女性44.3歳であったが，過去100年間の科学進歩のおかげで，2022年の日本人の平均寿命は，男性81歳，女性87歳になっている。人類は，疫病という形をとって社会の隅々まで拡がる病気にいつもおののいてきた。2020年から続いたCOVID-19感染症も，その一例で，世界で700万人以上の死亡者を出している（2023年9月末時点）。人類は見えざる敵，すなわち五感で確認できないものには常に恐れおののいてきた。なかでも疫病という形をとってしばしば多くの罹患者・死亡者を出したペスト，天然痘，コレラなどの流行病は，悪い行いをする人を懲らしめる天罰であると信じられていた。17世紀になってもまだ植物やハエ，アリ，クモなどの小さな生き物は自然発生的に生じるものと信じられていた。19世紀に微生物の自然発生論争が華々しく繰り広げられたが，ルイ・パスツール（1822～1895）の白鳥の首フラスコ実験で腐敗は自然発生するのではなく，空気中に存在する微生物によってもたらされることが立証された。1875～1885年の10年間は，フランスのパスツール（1822～1895）とドイツのコッホ（1842～1910）が微生物と病気との関係を求めた，まさに血沸き肉躍る興味深い時代であった。パスツールやコッホらの貢献により，科学としての微生物学が確立して以後，病気を起こす種々の菌と戦う方法を系統的に探究し始めることができるようになった（表1.3）。

今でこそ微生物による感染症という概念や，微生物を減らすための消毒はごく当たり前になっているが，19世紀になって初めて発見されたものである。アメリカ人の医師，オリバー・ウェンデル・ホームズ・シニア（Oliver Wendell Holmes Sr）が「産褥熱は感染症で，医師がその感染を広げている」という論文を1843年に発表し，診察の後には手を清潔に洗わないといけないことを主張したが，この説は当時の医学界には受け入れられなかった。産褥熱が感染症であることを証明したのは，ハンガリーの産婦人科医，ゼンメルヴェイス・イグナーツ・フュレプ（Semmelweis Ignác Fülöp）であった。ゼンメルヴェイスは，ウィーン総合病院産科で産褥熱の発生数を調査し，第一産科と第二産科で死亡率が違うことに注目した（表1.4）。第一産科は医学生を教えるところで，第二産科は助産師を養成するところであった。第一産科の医師や医学生たちは，しばしば死体の解剖を行ってから産科病棟へ出かけていたため，妊産婦の検査や出産の際に意図せず病気をうつしていたのであった。第二産科での死亡率が低かったのは，助産術を学んでいた学生は死体解剖をしなかったからであった。ゼンメルヴェイスは直ちに，手洗いに関する厳格な規則を導入し，妊産婦を検査する前に，次亜塩素酸カルシウムの水溶液で両手を消毒することなどを義務づけた。その結果，4月に18.27%だった死亡率が，その年の終わり

表 1.3 微生物学の主な歴史

人名	年次	事項
Antonie van Leeuwenhoek	1684	顕微鏡を自作し，微生物を観察
Edward Jenner	1798	牛痘種痘論文を自費出版
Louis Pasteur	1861	生物（微生物）の自然発生説否定
	1866	ワインの殺菌法としてPasteurizationの確立
	1881	弱毒炭疽ワクチンの開発
	1885	弱毒狂犬病ワクチンの開発
Joseph Lister	1867	手術用具等を石炭酸で消毒する方法を確立
Robert Koch	1876	炭疽菌の分離
	1881	固形培地による細菌の純粋培養法の確立
	1882	結核菌の発見
Élie Metchnikoff	1884	食菌作用による免疫説の提唱
Hans Gram	1884	細菌の分離法としてグラム染色法を確立
Ziehl-Neelsen stain*	1880s	抗酸染色法の確立
Theodor Escherich	1885	大腸菌（*Escherichia coli*）を分離・発見
北里柴三郎, Emil von Behring	1889	破傷風菌（*Clostridium tetani*）の純粋分離
	1890	ジフテリアおよび破傷風の抗毒素血清療法確立
志賀潔	1897	赤痢菌（*Shigella*）の分離
Alexander Fleming	1929	アオカビからペニシリンを発見
Selman Waksman	1944	結核治療薬“ストレプトマイシン”を発見
梅澤濱夫	1957	国産初の抗菌剤“カナマイシン”を発見
John Franklin Enders	1949	サル腎細胞培養を用いたウイルス培養法の確立
Jonas Salk	1954	不活化ポリオワクチンを約100万人の子供に接種
Albert Bruce Sabin	1950s	経口生ポリオワクチンを開発，日本でも製造開発
多くの製造所で	1960s	風疹，麻疹，おたふく風邪ワクチンの開発
Luc Montagnier	1983	ヒト免疫不全ウイルス（HIV）の発見
Robin Warren, Barry Marshall	1983	胃がんの病原体ヘリコバクター・ピロリ菌を発見
Karikó Katalin	2020	COVID-19ウイルスに対するmRNAワクチン開発

* マイコバクテリウム属菌やノカルディア属菌などの染色に用いられる染色法である。Paul Ehrlichによって提唱され，1800年代後半にFranz ZiehlとFriedrich Neelsenによって改良されたため，Ziehl-Neelsen（チール・ネルゼン）染色法と呼ばれている。

には0.19%にまで激減したのであった。その結果を1847年，“Die Aetiologie, der Begriff und die Prophylaxis des Kindbettfiebers”（産褥熱の病理，概要と予防法）と題した本にまとめて出版した。

英国の外科医，ジョゼフ・リスター（Joseph Lister）はフランスのパスツールが発表した「ワインが腐るのは微生物の仕業である」という論文を目にし，傷の化膿は腐敗現象と同じであり，微生物を抑えることができれば化膿を防止することができるのではないかと考え，種々の手術用具を石炭酸で消毒することにした。1865年，イギリスのグラスゴー王立病院に馬車にひかれた

表 1.4　ウィーン総合病院産科の産褥熱での死亡者数（1841 ～ 1846 年）

年	第一産科			第二産科		
	出生数	死亡数	死亡率（%）	出生数	死亡数	死亡率（%）
1841	3,036	237	7.8	2,442	86	3.5
1842	3,287	518	15.8	2,659	202	7.6
1843	3,060	274	9.0	2,739	164	6.0
1844	3,157	260	8.2	2,956	68	2.3
1845	3,492	241	6.9	3,241	66	2.0
1846	4,010	459	11.4	3,754	105	2.8

（Wikipediaより引用）

11歳の少年が脛骨の開放骨折で運び込まれた。当時，開放骨折の予後は極めて悪かったが，リスターは石炭酸を浸み込ませた包帯で少年の足を覆い，定期的に交換した。すると傷は化膿することなく完治した。リスターはその後，10例の開放骨折の症例でこの方法を用い，8例で成功を収め，1867年，医学雑誌Lancetに「ON THE ANTISEPTIC PRINCIPLE IN THE PRACTICE OF SURGERY」（手術の実践における消毒の原則について）という論文を発表した。当時の病室は何とも手の施しようのない敗血症患者から出る悪臭で充満し，膿がしたたる患者の創傷は壊疽になり，しばしば恐ろしい膿血症を引き起こしていた。当時の患者たちは，病院から生きて退院する機会はほとんどなかったのである。

1.4　病原微生物の分離

ある一定の病気には一定の“微生物”が見出されること，その微生物を分離できること，分離した微生物を感受性のある動物に感染させて同じ病気を起こせること，そしてその病巣部から同じ微生物が分離されることの4点からなり，「コッホの4原則」とも呼ばれている。「コッホの4原則」は，細菌感染症については当てはまるものもあるが，ウイルス感染症については当てはまらないことが多い。コッホは，当初，細菌の分離にポテト培地やゼラチン培地を使用していたが，後にカンテン培地を用いて細菌の分離を行っている。ドイツを中心とする欧州では1880～1900年の20年間に実に多くの病原細菌が分離されていることは驚嘆に値する。筆者の手元に1904年にミュンヘン（ドイツ）で発行されたK. B. Lehmann＆R. O. Neumann著“ATLAS UBD GRUNDRISS Bakteriologische（Atlas and essentials of bacteriology）”がある。本書には，現在ではP3施設で取り扱うことになっている結核菌，炭疽菌，チフス菌など50種以上の菌の培養像や顕微鏡観察像が詳細に示されている。安全キャビネットやバイオセーフティ概念のない時代に，病原菌の分離に精出した先人たちの偉大さに敬意を表しながら本書中から4種類の菌を示す（図1.3～1.6）。

結核菌（*Mycobacterium tuberculosis*）図1.3[3)]

Ⅰ　グリセリンカンテン培地，穿刺培養（37℃で14日間）

Ⅱ　グリセリンカンテン培地，穿刺培養（37℃で40日間）

Ⅲ　ポテト培地（37℃で40日間）
Ⅳ　血液培地中でのコロニー（×700），コッホの印刷物を転用
Ⅴ　瘰癧切片の血液培養像，コッホの印刷物を転用
Ⅵ　桿菌が放射状に配列している巨大細胞，粟粒結核気管支の乾酪巣，コッホの印刷物を転用
Ⅶ　結核菌純培養物のチール・ネルゼン染色像（×1000）
Ⅷ　結核菌の枝分かれ，Hayo Brunsの印刷物を転用
Ⅸ　喀痰のチール・ネルゼン染色像（×1000）

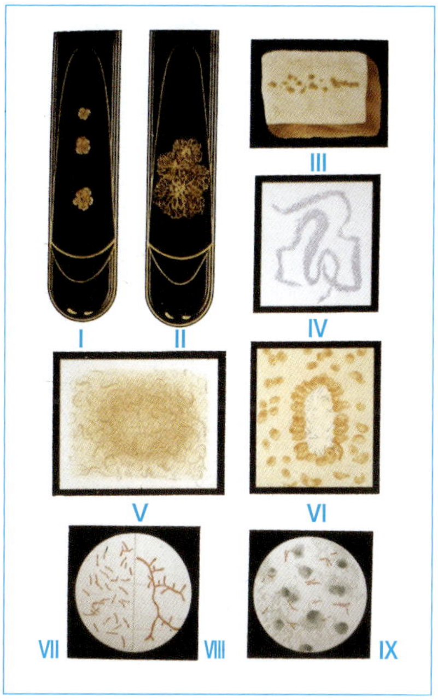

図 1.3　結核菌（*Mycobacterium tuberculosis*）

1）炭疽菌（*Bacillus anthracis*）図 1.4-1 [3)]

Ⅰ～Ⅴゼラチン培地，穿刺培養（22℃で3日間），ⅠとⅡ定型，Ⅲ～Ⅴ非定型
Ⅵ　カンテン培地，穿刺培養（22℃で2日間）
Ⅶ　カンテン培地，穿刺培養（22℃で5日間）穿刺孔
Ⅷ　カンテン培地，穿刺培養（22℃で5日間）表面，非定型
Ⅸ　カンテン培地，穿刺培養（22℃で5日間）表面，定型

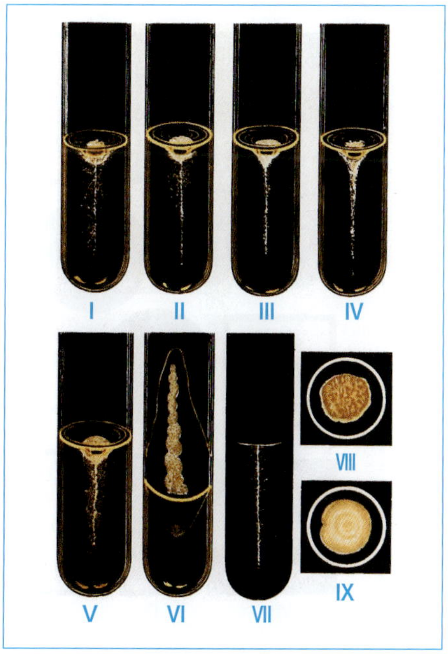

図 1.4-1　炭疽菌（*Bacillus anthracis*）

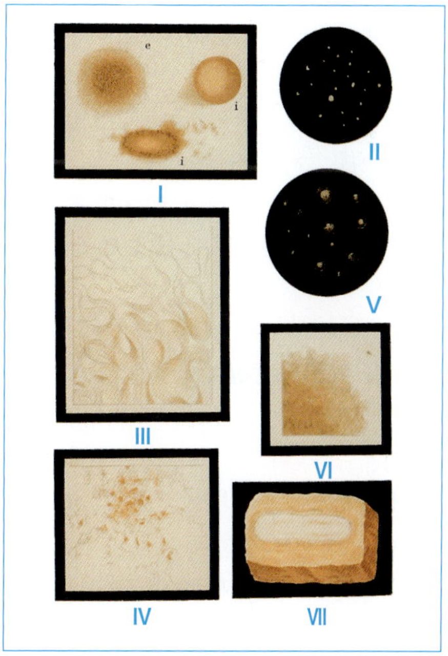

図 1.4-2　炭疽菌（*Bacillus anthracis*）

2）炭疽菌（*Bacillus anthracis*）図1.4-2[3)]

- Ⅰ　カンテン培地，22℃で4日間，×60　左：表層コロニー，右：表面直下にあるコロニー，下：深部コロニー
- Ⅱ　カンテン培地，22℃で4日間，自然なサイズ
- Ⅲ　カンテン培地，37℃で36時間，×150，穿刺培養の境界，表層コロニー
- Ⅳ　カンテン培地，37℃で36時間，×150，深部コロニー
- Ⅴ　ゼラチン培地，22℃で3日間，自然なサイズ
- Ⅵ　ゼラチン培地，22℃で3日間，×60，表層コロニー
- Ⅶ　ポテト培地，22℃で6日間，自然なサイズ

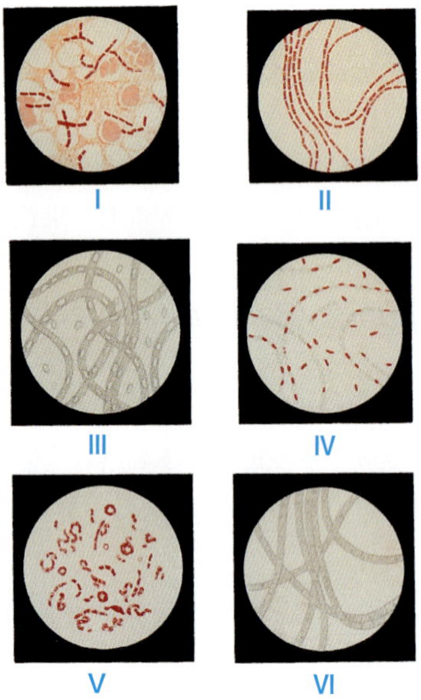

図1.4-3　炭疽菌（*Bacillus anthracis*）

3）炭疽菌（*Bacillus anthracis*）図1.4-3[3)]

- Ⅰ　マウス脾臓の血液からの塗抹標本，×1,000
- Ⅱ　22℃で1日間培養カンテン平板培地の塗抹標本，×1,000
- Ⅲ　37℃で36時間培養ブイヨン培養液からの1滴を無染色，芽胞が形成し始めている，×1,000
- Ⅳ　37℃で36時間培養カンテン培地からの炭疽菌連鎖，チール（Ziehl）染色，芽胞は赤，その他は青，×1,000
- Ⅴ　カンテン培地での穿刺5週間培養物のフクシン染色像，×1,000
- Ⅵ　37℃で8時間培養ブイヨン培養液からの1滴を無染色，芽胞が形成し始めている，×1,000

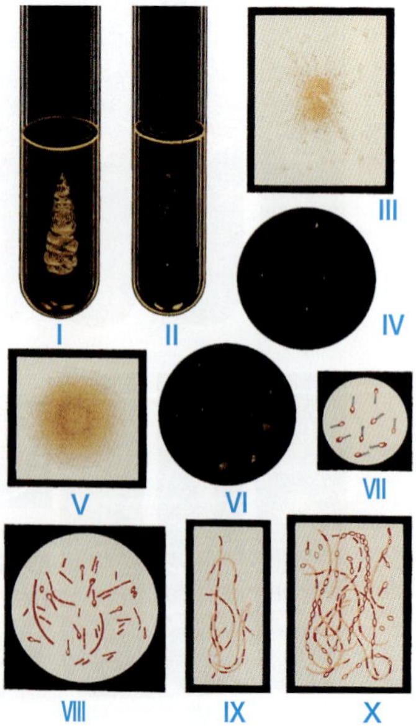

図1.5　破傷風菌（*Bacillus tetani*）

破傷風菌（*Bacillus tetani*）図1.5[3)]

- Ⅰ　ブドウ糖カンテン培地，穿刺培養（37℃で3日間）
- Ⅱ　ブドウ糖ゼラチン培地，穿刺培養（22℃で6日間）
- Ⅲ　ブドウ糖ゼラチン培地，平板培養（22℃で4日間）嫌気培養
- Ⅳ　ブドウ糖ゼラチン培地，平板培養（22℃で4

日間）嫌気培養，×60，表面および深部コロニー

Ⅴ ブドウ糖カンテン培地，平板培養（37℃で4日間）嫌気培養，自然サイズ

Ⅵ ブドウ糖カンテン培地，平板培養（37℃で4日間）嫌気培養，表面および深部コロニー

Ⅶ ブドウ糖カンテン培地での純粋培養物（37℃で3日間）をチール二重染色後の鏡検像（×1,000），芽胞桿菌

Ⅷ ブドウ糖カンテン培地での純粋培養物（37℃で2日間）をフクシン染色後の鏡検像（×1,000），芽胞桿菌

Ⅸ ブドウ糖カンテン培地での純粋培養物（37℃で24時間）の鏡検像（×1,000）淡い色の隙間を持つ非常に長いフィラメント

Ⅹ ブドウ糖カンテン培地での純粋培養物（37℃で6日間）をフクシン染色後の鏡検像（×1,000），淡い色の隙間を持つ長いフィラメントと芽胞

黄色ブドウ球菌（*Staphylococcus aureus*）図1.6[3)]

Ⅰ ゼラチン培地，穿刺培養（22℃で6日間）

Ⅱ カンテン培地，穿刺培養（22℃で5日間）

Ⅲ カンテン培地，穿刺培養（22℃で5日間），穿刺孔

Ⅳ カンテン培地，穿刺培養（22℃で5日間），表面

Ⅴ カンテン培地（自然サイズ），22℃で6日間，表面およびカンテン内コロニー

Ⅵ カンテン培地，22℃で6日間，コロニー表面（×60）

Ⅶ ゼラチン平板（自然サイズ），22℃で4日間，表面およびゼラチン内コロニー

Ⅷ ゼラチン平板，22℃で4日間，表面およびゼラチン内コロニー（×60）

Ⅸ ポテト培地，22℃で6日間

Ⅹ カンテン培地，22℃で2日間培養物の鏡検像（×1,500）

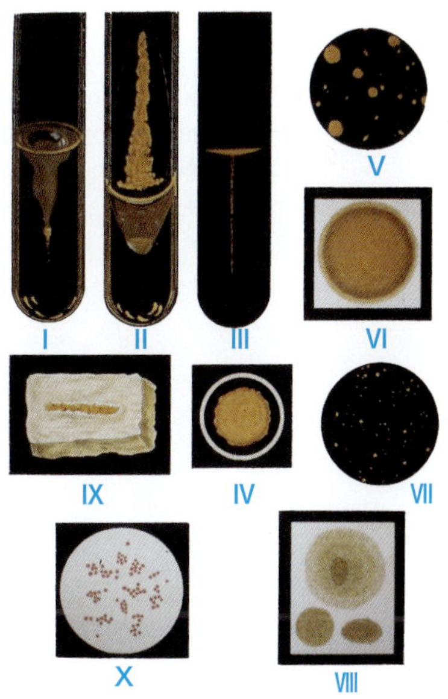

図1.6 黄色ブドウ球菌（*Staphylococcus aureus*）

培地

ゼラチン培地は，ヒトの体温に近い37℃培養温度では溶けてしまうが，カンテン培地は融点と凝固点が異なるのが大きな特徴である。カンテン培地はおおむね95℃で融解し，50℃以下で固まる。固まる直前の45℃付近で試験菌を混ぜる混釈培養ができるのもカンテン培地の特徴である。また，ゼラチンはタンパク質（コラーゲン）が主成分であり，細菌種によっては栄養素として利用してしまうが，カンテンは植物繊維（アガロースやアガロペクチンなど）が主成分であり，細菌によって利用されることはない。コッホの時代は，ジャガイモをふかし，その切断面

を培地として使用する"ポテト培地"も一般的に使用されていた。現在ではBCGワクチン製造の際に"ソートンポテト培地（Sauton's Potato Medium）"としてジャガイモをスライス状にしたものをソートン液体培地中に入れ，BCG菌を培養することはあるが，一般には用いられていない。ただし，ジャガイモ浸出液を用いた"ポテトデキストロースカンテン培地"が酵母やカビの増殖培地として日米欧薬局方「非無菌製品の微生物学的試験：生菌数試験」などで使用されている。

染色法

現在，細菌の染色法として使用されている抗酸染色（チール・ネルゼン染色），グラム染色（フクシン染色），芽胞染色などもこの時代に開発されたことは驚きである。光学顕微鏡も1,000倍拡大で観察しており，さまざまな芽胞形態を詳細に示している。筆者も光学顕微鏡で種々の細菌染色像を観察してきたが，こんなにも詳細にスケッチはできない。顕微鏡写真技術のなかった時代に，しかも1880～1900年の短い時代に確立された欧州の高度な細菌学には実に驚かされる。

■引用文献

1） ISO 11139：2018, Sterilization of health care products–Vocabulary of terms used in sterilization and related equipment and process standards.
2） マサル・K・ノブ：季刊生命誌104，原核から真核生物誕生への道筋.
3） K.B. Lehmann & R.O. Neumann著："ATLAS UBD GRUNDRISS Bakteriologische（1904）

【佐々木次雄】

第2章
無菌医薬品製造技術の発展[1)]

今日ある無菌医薬品製造技術は，まさに技術者が長い年月をかけて改良に改良を重ねた英知の結晶である。一昔前(1940～1950年当時)の最高技術を写真でながめながら，現在，製薬企業で用いられている技術に到達するまでの長い道のりを思い起こしてみたい。

2.1　無菌医薬品の歴史

無菌医薬品の製造はワクチン・抗毒素に始まり（表2.1），抗生物質の製造で大発展を遂げたといえる。無菌製剤として歴史が古いのは，ヘビ毒，ジフテリア，破傷風に対する抗毒素（抗血

表2.1　ワクチン開発の歴史*

第1期	(黎明期・模索の時代) ・18世紀　人痘接種盛んに行われる ・1796　Jennerによる種痘法の発見 あらかじめ軽く病気にかけることによって，本来の重症の病気を予防するという基本的な発想 ・1885　Pasteurによる狂犬病ワクチン開発 ・1921　CalmetteとGérinによるBCGワクチンの発見
第2期	(病原菌の発見が相次ぎ，病気を起こす原因として毒素が発見された) ・1884　Loeffler，ジフテリア菌培養に成功 ・1884　RouxとYersin，麻痺を起こす毒素を発見 ・1890　Behringと北里，抗毒素血清療法を考案 ・1923　GlenneyとRamon，ジフテリアトキソイドおよび破傷風トキソイドの作製に成功
第3期	(ウイルス培養法の確立／生ウイルスワクチンの開発) ・細胞培養を用いたウイルス培養法の確立 ・1949　Enders，サル腎細胞培養を用いたウイルス培養法の確立 ・1954　Salk等によるポリオ不活化ワクチンの製造 ・1950　Sabin等による弱毒生ワクチンの開発 ・1960代　麻疹，風疹，おたふくかぜワクチンの開発
第4期	(遺伝子工学を用いてのワクチン開発) ・1980年代　遺伝子工学手法を用いてのワクチン製造 ・B型肝炎ワクチン ・2020　COVID-19に対するDNAワクチンとmRNAワクチンの実用化

*大谷明：退官記念講演「ワクチン学のすすめ」(国立予防衛生研究所学友会報32（2）：1-13（1991）を一部改編

清）である。1890年，Behring（ドイツ）と北里柴三郎は致死量以下のジフテリア毒素をモルモットに注射すると，毒素を中和する抗毒素が産生されることを発見した。さらに，このジフテリア抗毒素をモルモットに投与してから毒素を注射しても，モルモットが死に至らないことを見いだし，ヒトへの適用（抗毒素治療）が始まった。破傷風抗毒素も1890年，Behringと北里によって発見され，戦傷者の治療に効力を発揮した。わが国においては，1915（大正4）年にジフテリア抗毒素および破傷風抗毒素の検定が行われている。

日本で歴史の古い無菌ワクチンは腸チフスワクチンである。日本陸軍では1910（明治43）年から接種を行っている。参考までに，種痘ワクチンの実用化はさらに古いが，本ワクチンは一定以下の生菌数が認められた非無菌製剤（総菌数≦500 CFU/mL）であった。

日本においてワクチンが本格的に製造されたのは戦後（1945年以降）である。当時は，腸チフスワクチン，パラチフスワクチン，BCGワクチンなどの細菌性ワクチンと抗毒素しか製造されていなかったが，1950年代中ごろからウイルス性ワクチンも開発・製造され，1980年代にはインターフェロンや遺伝子組換え製剤（B型肝炎ワクチン）など，新しい技術を用いた医薬品もつくられるようになった（表2.2）。なかでも生ウイルスワクチンは，原料から最終製剤化まですべて無菌操作法で製造されるため，厳しい無菌管理が要求される医薬品である。時代が10余年進んだ令和4年度（2022年4月1日～2023年3月31日）の国家検定合格ワクチン類を表2.3に血液製剤類を表2.4に示す。ワクチン類は輸入ワクチンと国産ワクチンに分けて示した。2010年以降，子宮頸がんワクチン（ヒトパピローマウイルス），ロタウイルスワクチン，髄膜炎菌ワクチン，不活化ポリオワクチン，帯状疱疹ワクチンなどが導入されており，また2020年から続いている世界的なコロナウイルス（SARS-CoV-2）パンデミックに対応するため，多種多様なコロナウイルスワクチンが承認されてきた。表2.3にはメーカー名を記していないが，コロナウイルス修飾ウリジンRNAワクチンは，mRNAワクチンで，令和4年度において使用されたのは，ファイザー社とモデルナ社製のものである。コロナウイルス（SARS-CoV-2）ワクチン（サルアデノウイルス）は，ウイルスベクターを用いたDNAワクチンで，アストラゼネカ社製のものであり，組換えコロナウイルス（SARS-CoV-2）ワクチン（サルアデノウイルス）は，ノババックス社製の組換えタンパク質ワクチンで，モデルナワクチン同様，武田薬品工業が国内流通を担ってきた。血液製剤類は乾燥製剤が多くを占める。人血清アルブミン製剤は，液剤ではあるが，60℃で10時間以上，加温処理されている。人血清アルブミン製剤の製造販売業者は，（一社）日本血液製剤機構，武田薬品工業，CSLベーリング，KMバイオロジクスの4社である。

「注射剤＝無菌製剤」という考えからすると戦後数年間，わが国で製造されたワクチンの無菌性は惨憺たるものであった。その一例を1950年の国家検定成績から示す（表2.5）。時代とともに無菌試験不合格率は減少の一途をたどってきたが（図2.1），1948～1949年当時は国家検定に提出された製剤の約10％が無菌試験で不合格になっていた。1961～1965年当時でも国家検定「無菌試験」で13％が再試験であった。当時はメンブランフィルターを用いたろ過滅菌法や清浄環境維持のためにHEPAフィルターが導入されたころであり，無菌医薬品の無菌製造法も中途半端であっただろうし，国家検定「無菌試験」を行う側の清浄度環境にも問題があり，菌が出たら安易に「再試験」を行っていたであろうことが想像できる。無菌試験で10％の不合格率とか，13％の再試験率ということは，無菌試験に供された10～20容器に対する無菌試験結果であり，

表2.2 感染研（旧予研）発足以来のワクチン，抗毒素，生物活性物質の国家検定実績[*1]

品目[*1]	1950	1960	1970	1980	1990	2000	2010
腸チフス・パラチフスワクチン	1,326	53	2	0	0	0	0
腸チフスワクチン	761	5	1	0	0	0	0
コレラワクチン	423	6	24	11	10	2	0
BCGワクチン	1,232	214	136	30	31	34	31
ペストワクチン	36	0	0	0	0	0	0
百日咳ワクチン	699	8	0	0	0	0	0
百日咳，ジフテリア混合ワクチン	0	130	4	0	0		0
DPT混合ワクチン	0	0	39	29	20	19	37
ワイル病・秋やみ混合ワクチン	0	5	1	2	2	1	0
ツベルクリン	684	48	33	50	36	47	9
インフルエンザワクチン	5	64	64	68	19	38	90
インフルエンザワクチン（H5N1）							5
狂犬病ワクチン	0	4	4	5	1	2	3
痘瘡ワクチン	0	30	39	7	0	0	2
日本脳炎ワクチン	0	75	99	54	19	23	52
肺炎球菌ワクチン	0	0	0	0	0	2	14
肺炎球菌結合型ワクチン							20
Hibワクチン							42
ポリオワクチン	0	30	1	1	1	1	2
麻疹ワクチン	0	0	21	36	18	26	8
おたふく風邪ワクチン	0	0	0	2	8	14	13
風疹ワクチン	0	0	0	17	23	31	6
MMR混合ワクチン	0	0	0	0	13	0	0
MR混合ワクチン							60
水痘ワクチン，水痘抗原	0	0	0	0	4	4	8
B型肝炎ワクチン	0	0	0	0	8	13	6
A型肝炎ワクチン	0	0	0	0	0	1	1
子宮頸がんワクチン							11
インターフェロンα	0	0	0	0	59	0	0
インターフェロンβ	0	0	0	0	13	0	0
インターフェロンγ	0	0	0	0	10	0	0
ジフテリアトキソイド	2,866	54	9	3	6	6	1
破傷風トキソイド	104	5	30	8	12	13	10
ジフテリア・破傷風トキソイド	0	0	0	9	13	8	9
ジフテリア抗毒素	190	38	6	0	0	0	0
破傷風抗毒素	171	55	15	0	0	0	0
ハブ抗毒素	2	27	22	0	1	1	0
マムシ抗毒素	0	0	0	4	4	0	0
ガス壊疽抗毒素	0	1	3	1	1	1	0
ボツリヌス抗毒素	0	0	2	1	0	0	0
ワイル病治療血清	0	3	3	1	0	1	0
他	356	110	19	5	0	0	0

[*1]：国立予防衛生研究所年報（1948～1996年），国立感染症研究所年報（1997年～）を基に筆者作成。製剤名は俗称で示し，使用目的や製法が違っていても括っている。例えば，BCGワクチンの中には，乾燥BCG（膀胱内用）と乾燥BCGワクチンがある。また，B型肝炎ワクチンは，沈降B型肝炎ワクチン，組換え沈降B型肝炎ワクチン（酵母由来），組換え沈降B型肝炎ワクチン（チャイニーズ・ハムスター卵巣細胞由来），組換え沈降Pre-S2抗原・HBs抗原含有B型肝炎ワクチン（酵母由来）がある。また，製剤件数の中には，国家検定に提出された中間段階品も含んでいる。2010年の成績は品目ごとにしている。

表2.3　ワクチン類の令和4年度（2022年4月1日～2023年3月31日）国家検定合格ロット数

輸入ワクチン	ロット数
コロナウイルス修飾ウリジンRNAワクチン	203
コロナウイルス（SARS-CoV-2）ワクチン（サルアデノウイルス）	9
組換えコロナウイルス（SARS-CoV-2）ワクチン	6
乾燥ヘモフィルスb型ワクチン（破傷風トキソイド結合体）	37
沈降13価肺炎球菌結合型ワクチン（無菌性変異ジフテリア毒素結合体）	5
沈降15価肺炎球菌結合型ワクチン（無菌性変異ジフテリア毒素結合体）	1
23価肺炎球菌ワクチン	7
組換え沈降4価ヒトパピローマウイルス様粒子ワクチン（酵母由来）	3
組換え沈降9価ヒトパピローマウイルス様粒子ワクチン（酵母由来）	2
乾燥組換え帯状疱疹ワクチン（チャイニーズハムスター卵巣細胞由来）	18
5価経口弱毒生ロタウイルスワクチン	10
経口弱毒生ヒトロタウイルスワクチン	4
4価髄膜炎菌ワクチン（ジフテリアトキソイド結合体）	1
4価髄膜炎菌ワクチン（破傷風トキソイド結合体）	1
不活化ポリオワクチン（ソークワクチン）	1
小計	308
国産ワクチン	
インフルエンザHAワクチン	226
沈降破傷風トキソイド	7
沈降ジフテリア破傷風混合トキソイド	5
乾燥弱毒生おたふくかぜワクチン	21
乾燥BCG膀胱内用	14
乾燥BCGワクチン	12
乾燥弱毒生風しんワクチン	4
乾燥弱毒生麻しんワクチン	2
乾燥弱毒生麻しん風しんワクチン	21
乾燥細胞培養日本脳炎ワクチン	48
乾燥弱毒生水痘ワクチン	11
沈降精製百日せきジフテリア破傷風不活化ポリオ（セービン株）混合ワクチン	26
精製ツベルクリン	3
組換え沈降B型肝炎ワクチン（酵母由来）	20
乾燥組織培養不活化A型肝炎ワクチン	1
乾燥まむしウマ抗毒素	2
乾燥ジフテリアウマ抗毒素	1
小計	424
合計	732

表2.4　血液製剤の令和4年度（2022年4月1日～2023年3月31日）国家検定合格ロット数

品目名	ロット数
加熱人血漿たん白	3
人血清アルブミン	109
乾燥人フィブリノゲン	10
乾燥濃縮人プロトロンビン複合体	11
乾燥濃縮人血液凝固第Ⅷ因子	12
乾燥濃縮人血液凝固第Ⅹ因子加活性化第Ⅶ因子	1
人免疫グロブリン	2
乾燥イオン交換樹脂処理人免疫グロブリン	2
乾燥スルホ化人免疫グロブリン	30
pH4処理酸性人免疫グロブリン	13
pH4処理酸性人免疫グロブリン（皮下注射）	10
ポリエチレングリコール処理人免疫グロブリン	30
乾燥ポリエチレングリコール処理人免疫グロブリン	31
抗HBs人免疫グロブリン	2
抗D（Rho）人免疫グロブリン	2
乾燥抗D（Rho）人免疫グロブリン	1
乾燥濃縮人アンチトロンビンⅢ	10
人ハプトグロビン	4
合計	283

表2.5　1950年の国家検定実績（ワクチン，抗毒素）

製剤名	不合格数（検定総数）	不合格試験内訳					
		力価	異物	菌数	無菌	安全性	防腐剤
全製剤	952（7,849）	316	47	1	433	118	37
百日咳ワクチン	40（408）		22		18		
ジフテリアトキソイド	206（2,458）	4	16		95	64	27
破傷風トキソイド	91（97）	89			2		
BCG	307（1,141）	137			170		
腸パラワクチン	186（1,986）	27	9	1	100	46	3

ロットレベルでいうと，当時の「ロット製品」は，ほぼ100%汚染していたということである。当時の無菌性は，無菌製造法に頼るのではなく，製剤に添加した防腐剤の効力に頼るものであった。表2.6に示す第6改正日本薬局方（1951年）製剤総則（注射剤）でも，注射剤には防腐剤を添加するのが一般的であった。

戦後，GHQ（連合国軍最高司令官総司令部）の指導の下，わが国にワクチンなどの国家検定制度が導入された背景について表2.7に示す。

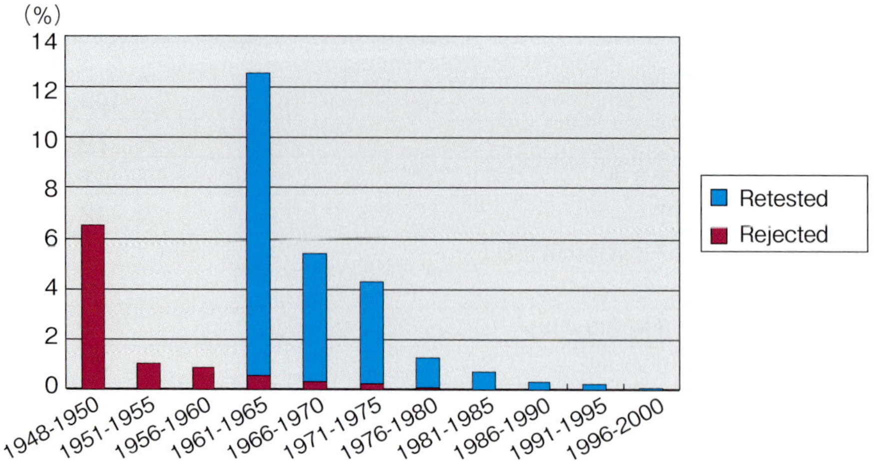

図2.1　国家検定「無菌試験」結果

表2.6　第6改正日本薬局方製剤総則（注射剤）

4）本剤を製するには汚染を防止するに十分な注意を要し，注射剤の調製，充填，閉塞及び滅菌に至る操作はできるだけ速やかに，通例8時間以内に行わなければならない。ただし，これができないときは変質又は細菌の繁殖しない温度で蓄えなければならない。 6）本剤には別段の規定があるもののほか，安定剤及び防腐剤を加えることができる。ただし，これらの物質はその投与量では無害であって，治療効果を変じ，又は試験に支障をきたすものであってはならない。 7）本剤のうち，分割使用を目的にするものにあっては，別段の規定のあるもののほか，すべて適当な防腐剤を加えなければならない。 8）本剤のうち，低温間欠滅菌法，細菌ろ過法または無菌操作法で製するものには，なるべく防腐剤を加える。 9）本剤に防腐剤を加えるとき，その量は細菌の繁殖を阻止する濃度でなければならない。ただし，この場合にも適当な滅菌法を行わなければならない。

表2.7　生物学的製剤の国家検定機関の設立背景[1, 2)]

1）　国立予防衛生研究所の設立

傳染病研究所（現東京大学医科学研究所）が創立されたのは1892（M25）年である。ドイツに留学し，輝かしい業績をあげた北里柴三郎の研究の場として福澤諭吉らの民間人が建物や設備を用意してできた私立の研究所であったが，1899（M32）年に国有化されて内務省所管になった。その後，痘苗製造所と血清薬院とが合併されて，わが国最大の痘苗・ワクチン・治療血清の製造所になった。しかし，1914（T3）年に文部省に移管され，1916（T5）年から東京帝国大学に附置された。北里所長及び一門はこの移管に反発して総辞職し，北里研究所を創立した。傳染病研究所は占領下の1947（S22）年に折半され，その一半をもって厚生省所管の国立予防衛生研究所（予研）が1947年5月21日に設置された。予研が設置された背景を小高健の著書「傳染病研究所：近代医学開拓の道のり」から以下要点を引用する。

GHQ（連合国軍最高司令官総司令部）の公衆衛生福祉局（PHW）局長のサムス（C.F. Sams）は，トーマス中佐（予防医学課長）とヴォーク大尉（研究所担当官）に命じて，わが国の衛生行政に直結するワクチン等の検定に関する国立の研究機関の設立を検討させた。この調査・検討の中でヴォークは，わが国のワクチン製造体制と検定問題を組織問題として本格的に取り上げ，傳研における製造と検定の両手使いも問題にし，1946（S21）年12月28日に「細菌製剤検定研究所の設立」に関する覚書を出した。細菌製剤検定の新独立研究所の設立にあたり，以下の4つの案を提示している。

1. 傳研は直ちにワクチン及び血清の製造を中止し検定及び研究を実施する，然し細菌製剤にして他の研究所の製造不可能なる製剤の製造は之を継続する。
2. 傳研を二つの独立研究所に分ける。
   (A) 従来通り研究及び製造を行う。
   (B) 検定及び研究を行う，これは厚生省の管下に属する。
3. 新検定研究所は公衆衛生院内に設ける。
4. 新研究所は独立して厚生省管下に設けられる。例えば，前陸軍軍医学校を用いる。

傳研を全面的に厚生省に移管することは傳研側にとって受け入れ難く，厚生省と傳研側の対立は激しさを増した。傳研では移管絶対反対の決起集会を開催し，田宮所長の了解を得た反対決議文を厚生省に提出している。反対決議文を見た南原東大総長は「我々はGHQの意向がどうあろうと，主張すべきことはあくまでも主張して良いと思う。ただ指令が出たら黙る。これは敗戦国として仕方がない。それから後はぐずぐず言うことはやめてほしい。要するに利己的な考えを捨てて男らしく行動したまえ。」と言ったそうである。南原総長は1947（S22）年3月14日にサムス大佐を訪れ，この問題に基本的な決着をつけた。南原総長が出した提案並びにその理由は以下の4点であった。

(一) わが国の重要問題である国民衛生状態改善のために全国的な国立予防研究所の新設されることを歓迎し，大学はこれに協力援助する用意があること。同時に，それほどわが国にとって重要な問題について，日本の大学，ことに東大において学術的な研究を行うことは，まさに大学の使命と機能であることを，司令部は了解せられること。

(二) 要は学術理論の研究と実際の応用と相まち，互いに協力してはじめて所期の目的が達成し得られること。そのために，東大はこれまで施行してきた大量的な製薬事業を廃し，ことに薬剤の検査をやめて新しい予防研究において行うこととし，大学本来の機能として学術研究と薬剤の試作にとどめること。

(三) 新たに予防研究所を設立するにしても，建物・設備はもとより，ことに有能な研究員を直ちに得られない事情を考慮して，東大は進んでその研究の所員ならびに建物・設備の半分を新研究所の使用に役立てること。

(四) 右は暫定措置で，国立予防研究所が出来るかぎり早い期間内に他に新しい場所を求めて移転し，東大傳研は現状に回復されるべきこと。

サムス大佐はこの提案を全面的に認め，ここに問題解決の根本方針が決定され，傳研折半による予研が誕生することになる。4月15日，厚生省は「研究所管理制度設立計画」をサムスに提出し，4月17日に以下の覚書を厚生省に渡した。

「研究所管理制度設立に関する1947年4月17日附PHMJG-17につき一般的適用に関する覚書」

1. 表記覚書に関し，関係各機関に対する通報として次のことを発表する。
2. 表記覚書は日本政府において次の計画を実施することになんらの異議はない。
   イ．この制度の行政上の諸業務に従事するため，予防局に検定（研究）課を設ける。
   ロ．厚生大臣の監督の下に左の業務を行うため熟練した科学者を配置した国立（予防衛生）研究所を新設する。

(1) 伝染病その他特定の疾病の病原ならびに予防，治療方法の研究
(2) 生物学的製剤ならびに抗菌性物質の高級なる検定
(3) 鋭敏であって不安定な診断用血清ならびに試薬の製造，検定及び配給
(4) ペストワクチン，狂犬病ワクチンのように稀に使用せられるもので技術上製造困難なものの製造ならびに配給
(5) 各種ワクチンならびに血清の試験（実験的の意）的製造及び配給

ハ．この国立研究所には将来次の各種の国立研究所をその構成分子として包含せしめるよう計画を樹立する。

(1) 国立癌研究所
(2) 国立結核研究所
(3) 国立循環系病研究所

ニ．生物学的製剤製造所ならびに将来すべての臨床的診断をする検査所の監視をなすため中央ならびに地方の監視員制度を設置する。監視員の任務は正式の（最低）基準が遵法せられるよう監視するばかりでなく援助ならびに指示をも与える。

ホ．予防，治療ならびに臨床診断に使用するすべての種類の生物学的製剤につき，基準（最低規格）を定める。

ヘ．前記の計画を実現するため，東京帝国大学傳染病研究所に属する場所（建物を指す）設備ならびに人員を利用するよう手配する。

ト．この計画を遂行するため充分な資金を配し，かつ前記の施設をなすため必要な権限を与える。

3. 戦前においては生物学的製剤製造所ならびに臨床診断検査所の管理は不適当であったし，また戦時中は更に悪化していたため，本計画は日本民衆の公衆衛生ならびに福祉を保護するためすみやかに着手しかつ前記の線に沿い実施する。

この覚書により，括弧つきではあるが初めて国立予防衛生研究所（予研）の名前が現れた。当初は検定問題から出発したのではあったが，この段階になって米国NIHのように複数の研究所が予研に含まれるという構想が打ち出された。

1947（S22）年5月21日，政令第58号により国立予防衛生研究所が設立され，134名の職員が傳研から予研に移り，傳研の職員は213名になった。初代所長は北里研究所副所長であった小林六造慶大教授，副所長は傳研の小島三郎教授が就任した。また，予研の創設に伴い厚生省予防局に検定課が新設された。1949（S24）年5月31日に公布された法律151号，厚生省設置法第19条に予研の使命が以下のように記されている。

Ⅰ．国立予防衛生研究所は，伝染病その他の特定疾病および食品衛生に関し，左に掲げる事務をつかさどる機関とする。

1. 病原および病因の検索並びに予防治療方法の研究及び講習を行うこと。
2. 予防，治療及び診断に関する生物学的製剤，抗菌性物質，消毒剤及び殺虫剤の生物学的検査，検定及び試験的製造を行うこと。
3. ペストワクチンその他使用させることが稀で，その製造が技術上困難なワクチン及び血清の製造を行うこと。
4. 食品衛生に関し，細菌学的及び生物学的試験検査を行うこと。
5. その他予防衛生に関し，科学的調査研究を行うこと。
6. 予防衛生に関する試験研究の総合調整を行うこと。

2) 国立予防衛生研究所発足[3, 4]

1947（S22）年6月11日発行日本医事新報に掲載されている「豫防衛生研究所開所式」の記事を以

下に示す（現代語に変換）。

わが国細菌学的製剤の品質向上と各種伝染病の予防診断治療法の研究を行い国民福祉の推進と予防医学の発展に積極的に寄興することを目的に米国のナショナルインステチュートに匹敵すべきわが国で初めての衛生行政に直結する研究機関として新たに発足せんとする国立予防衛生研究所の開所式は5月21日午後1時より伝研前農場において挙行された。

簡素ながら綺麗に飾られた式場には連合軍司令部よりサムス大佐以下公衆衛生福祉部員多数，文部大臣代理の日高学校教育局長，南原東大総長，田宮伝研所長，主催者側の厚生省からは大臣代理としての伊藤次官を始め東医務，濱野予防，三木公衆保健の三局長以下関係技官，事務官，その他諸官衛及び民間諸団体の代表者等約五百名参列，定刻華々しく開所式の幕を上げた。

先ず予防衛生研究所の初代所長に就任した小林六造博士の感激溢れる式辞に始まり，次いで厚生大臣の告辞（伊藤厚生次官代読）あり，続いて連合軍司令部顧問ヴォーク博士，サムス大佐，文部大臣（日高学校教育局長代読），南原東大総長より祝辞が述べられ，これで式典は終わり祝宴に移り，3時盛況裏に閉会した。

なおこの日感激すべき出来事として特筆大書きさるべきは，マッカーサー元帥よりメッセージが贈られたことである。即ちサムス大佐は自らの祝辞に次いで，マッカーサー元帥が本研究所の設立に絶大なる関心を寄せられており，本日開所式に当たり特にメッセージを贈られ前途を祝福せられたと冒頭し，これを読み上げた。

マッカーサー元帥メッセージ（要旨）

国際連合の憲章に明らかな如く人種，宗教，政治，経済，社会状態の別なく人類に共通な根本的権利は最良の健康を保持するということである。すべての国民の健康こそ平和と安定達成に不可欠なものである。これを実現するためには各個人と政府の協力如何によっている。国立予防衛生研究所を設立したことは新憲法の下，日本国民の健康水準向上に日本政府が積極的関心を示すものである。この問題は将来に影響する重大問題であり，その効果において極めて大なるものがあろう。本研究所の発足は日本政府が民主主義的原則を実践し国民の奉仕者として国民の保健を保障する意味を示すものである。

（記者雑記）

✓ …この日北研の高野六郎博士，弁当箱かなんかぶら下げて例の如く飄々乎として現れた。案内の少女，座席を表示した杭と案合図を見比べながら歩いていたが「北里研究所」が見当たらない。「アラ，ないわ，変ね」の少女の呟きに高野さん苦笑。それにしても選りに選って北研の席がないとは…。

✓ …この日生憎と曇り。記者の傍らで雑談していた厚生省の某氏曰く「今日は曇るのが当然ですよ。晴れる道理がないじゃありませんか，まだ暴風雨にならないだけでマシです」と，このお天気談義果たして如何。

予研創設後，急速に職員が補充され翌1948（S23）年3月1日には367名になった。そのため傳研の施設の半分を使用するのでは間に合わなくなった。そこで予研専用の建物の検討がされ始めた。現在の駒沢公園，傳研と目黒駅途中にある自然教育園，駒場の元航空研究所などが候補地に挙がったが何れも財政上の理由でかなわなかった。1955（S30）年3月，品川区上大崎の旧海軍大学校の跡に事務部門の全部と研究部門と検定部の約1/3が移転した。この場所に新研究棟が完成し傳研内の分室をすべて吸収したのは1960（S35）年5月である。それでも実験用小動物舎，厩舎，採血舎はその後もしばらく傳研の施設を借用しなければならなかった。1961（S36）年6月には北多摩郡村山町

（現，武蔵村山市学園）にポリオワクチン検定用庁舎が完成し，新部員49名，総員71名で業務をスタートさせた。当時，ポリオの大流行が起きていて，1960（S35）年には5,600人の患者が発生したため，生ワクチンの輸入を求める市民運動がおこった。そこで，1961（S36）年にソ連製ワクチン1,000万人分，カナダ製ワクチン300万人分を特例承認により緊急輸入した。Sabinの生ポリオワクチンの使用により，驚異的な流行阻止効果を示した。

1948（S23）年11月，京都と島根にジフテリア予防接種禍事件が起こった。患者928名中，死者83名の犠牲者が出た。本事件を理由にPHWは日本製血清及びワクチンの販売を禁止し，全国41か所製造所全ての査察を行い，翌1949（S24）年4月30日になって優良10社だけに製造許可が与えられた。傳研は政府機関であるとの理由で製造許可は得られなかった。ジフテリア予防接種禍事件後，PHWも積極的な技術指導に乗り出し，米国ミシガン州公衆衛生局からワクチン製造に経験の深いボーズマン博士を招いて指導に当たらせた。また，施設の改善も行わせた。この整備によって民間製造所は，たまたま起こった朝鮮戦争の折に腸チフス・パラチフス菌混合，発疹チフス，コレラなどのワクチンや痘苗を大量に輸出することができて，経済的に大いに潤うことになった。朝鮮戦争は1950（S25）年6月に始まり，1953（S28）年7月に終わった。この間，1951（S26）年4月にマッカーサー総司令官が解任されると，サムスはその後を追うかのように5月25日，日本を去った。

1）小高健：傳染病研究所　近代医学開拓の道のり．学会出版センター，東京，1992.
2）徳永徹（元国立予防衛生研究所所長）：予研創立の社会的背景，国立予防衛生研究所学友会報31(3)：203-215, 1991.
3）豫防衛生研究所開所式，日本医事新報，東京，昭和22年6月11日発行
4）黒川正身：ワクチンは安全か，大月書店，東京，1993.

ワクチン・抗毒素に始まった医薬品の無菌製造法は，抗生物質製造によって大発展を遂げた。19世紀末，Pasteur, Kochらが病原菌を同定し，Listerが石炭酸を用いた“制腐療法”を始めてから感染症治療に対する科学的アプローチが始まった。1930年代にドイツのGerhard Johannes Paul Domagkによってスルファミドが発見され，以後，多くのスルファミド誘導体が合成され，drug modificationおよび化学療法の幕開けとなった。1940年に報告されたペニシリンGは，感染症治療という観点から，医者および患者に多大な光明をもたらしたと同時に近代製薬企業の発展にも重要な役割を果たしてきた。

第二次世界大戦前，製薬業は重化学工業（Squibb, Merck, Lederle, Eli Lilly社など）のサイドビジネス程度の小規模なものであり，化学者が事業展開に影響力を持っていた。しかし，ペニシリンに続くストレプトマイシン，テトラサイクリン，ゲンタマイシン，アンフォテリシン，エリスロマイシンなどの発見は，微生物から発酵法により医薬品を作ることになり，さらにろ過滅菌，凍結乾燥工程も加わり，“無菌製造法”の基盤が整備された感がある。

2.2　無菌製造法の歴史

無菌医薬品を製造するには，充填エリアに持ち込むものや入り込むものすべてについて徹底的な滅菌，除菌，封じ込めなどの汚染防止対策が必要である（図2.2）。本項ではこれら技術の発展を歴史的に概説する（表2.8）。

(1) ろ過滅菌技術

1900年代初頭から小規模ながら注射剤の企業生産が始まった。当時より，ヘビ毒やジフテリ

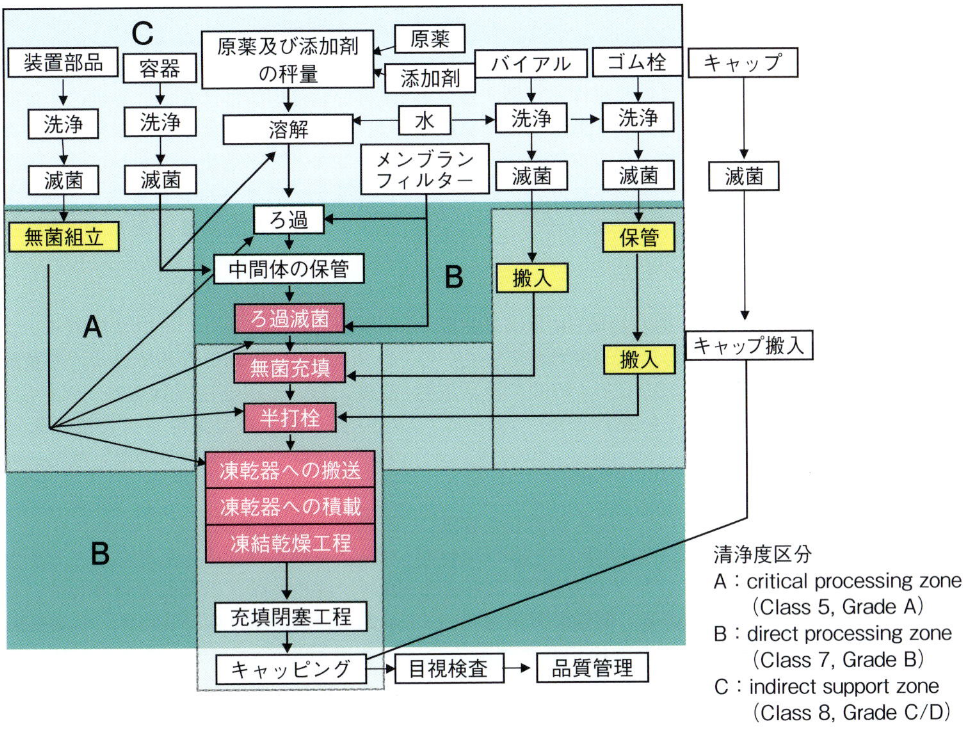

図2.2　無菌操作法での製造概念図　〔出典：ISO 13408-1（2023）〕

ア毒素に対する抗血清（抗毒素）は加熱滅菌ができず，除菌ろ過が試みられた。ろ過材の歴史は大きく3つに分けることができる（表2.9）。最初に用いられたろ過材は，Chamberlainによる陶土製円筒型ろ材でL1号からL13号までの製品があり，番号が大きくなるにつれて孔径は小さくなった。L3号以上が除菌用に用いられた。同じころ，Berkefeldの珪藻土製円筒型ろ材も用いられた。Berkefeldの珪藻土製円筒型ろ材の孔径は3種類あり（V：6.6～8.4 μm，N：3.6～4.3 μm，W：2.8～4.1 μm），W号が細菌除去用として用いられた。これら陶土製／珪藻土製ろ材は，有効ろ過面積が小さいうえ，使用後の洗浄困難と交叉汚染の危険性より，ザイツ（Seitz）EK Filterとして知られるアスベストフィルターに代わった。アスベストフィルターは，約50年間，世界の製薬企業で使われたが，1970年代中期，アスベストと発がん性の因果関係が明るみになるに及んで，FDA（Food and Drug Administration：米国食品医薬品局）はアスベストフィルターの注射剤製造への使用を禁止した。以後，1970年代初頭に開発されたカートリッジタイプのメンブランフィルターが製薬企業で採用され，今日に至っている。

参考ながら，メンブランフィルターの歴史は，1918年，Zsigmondy と Bachmann[2] がセルロースエステルを主原料とする種々のグレードのメンブランフィルターの特許を取得したことに始まる。実用を目的とした最初の膜製品は，第一次世界大戦後の1929年にドイツのSartoriusによってつくられたが，膜をつくるノウハウはZsigmondyらの仕事をもとにしたものであった。

開発初期のフィルターはろ過効率も悪く，大量の注射剤をろ過するには適さなかった。1960

表2.8　注射剤の製造方法の比較

	1950年当時	現在
防腐剤添加	分割使用目的の注射剤，低温間欠滅菌法，細菌ろ過法または無菌操作法で製する注射剤には原則的に防腐剤を添加した。防腐剤としては，石炭酸，クロロブタノール，チメロサールなどが用いられた。	日本薬局方や生物学的製剤基準には，注射剤の分割使用要件はない。筆者の学童期には，インフルエンザワクチンや日本脳炎ワクチンなどの不活化ワクチンには，防腐剤としてチメロサールが含まれており，1バイアルが10人投与量であった。現在は，チメロサール添加量も当時の1/10以下，もしくは無添加である。
ろ過滅菌	ザイツ（Seitz）の石綿製EKろ過器が最も優れたろ過器として広く使われていた。ろ過器の滅菌は，100℃で1時間の蒸気滅菌が広く用いられていた。	石綿製ろ材に代わり，ろ過滅菌用メンブランフィルターが用いられている。ろ過滅菌前後において完全性試験実施（PUPSIT），バリデートされた条件下での高圧蒸気滅菌，またはインラインでの蒸気滅菌（SIP）が行われている。
滅菌法	あらかじめ滅菌した薬品を滅菌した容器に充填する以外は，熔閉後（当時の注射剤は，ほとんどがアンプル充填），高圧蒸気滅菌，流通蒸気滅菌，低温間欠滅菌のいずれかを行った。最も汎用された滅菌法は，100℃蒸気で30分間処理であった。	国内で，最終滅菌法でパラメトリックリリース承認を得ている医薬品はごく少数である。凍結乾燥医薬品に添付されている溶解剤（注射用水や生理食塩水）は最終滅菌法を適用しているが，パラメトリックリリースは採用せずに，無菌試験を適用している。
無菌操作法	薬品や用具を各別にそれぞれ適当な方法で滅菌し，特に作った無菌箱を適宜に滅菌して，その中に滅菌したものを入れ，消毒した両手を入れてガラス窓を通して薬品を調製した。無菌箱内は，通常，石炭酸または消毒用エタノールを噴霧し，UVランプ照射で清浄化を保った。	作業者が直接介在できないバリアシステム（アイソレータ，RABS）やBlow-Fill-Seal（BFS），Form-Fill-Seal（FFS），Single Use System（SUS）が積極的に導入されており，無菌性保証水準は格段に高まっている。
清浄空気	HEPAフィルター，空調設備のない環境下で製造。	無菌充填や調製作業はグレードA環境で行われ，HVACシステムも充実している。

年代後半まで孔径0.45μmフィルターが滅菌用フィルターとして用いられてきたが，1960年代中期，FDAのBowman[3]が0.45μmフィルターを通過する菌（*Pseudomonas diminuta*，現在は*Brevundimonas diminuta*と名称変更）を見いだし，本菌は孔径0.22μmフィルターで効果的に捕集されることを報告した。以後，ろ過滅菌用フィルターとして，孔径が0.22μm以下のフィルターが使用されている。表2.10に膜技術の発展の歴史を示す。ガス分離膜，膜蒸留，浸透気化膜技術も1980年代に開発された膜技術であり，膜技術応用の可能性は今後とも続くことであろう。

表2.9 ろ過材の歴史

時代	ろ過装置の名称	材質
1900～1940年代	陶土製（Chamberlain型） 珪藻土製（Berkefeld型）	カオリン 珪酸アルミニウム 石英砂 珪藻土 石綿
1930～1970年代	アスベスト薄板（Seitz型）	石綿
1960～現在	メンブランフィルター	ニトロセルロース アセトセルロース セルロース混合エステル（MCE） ポリカーボネート テフロン ポリビニリデンフロライド（PVDF） ポリテトラフルオロエチレン（PTFE） ポリエーテルスルホン（PES） 疎水性ポリビニリデンフロライド（PVDF） 疎水性ポリテトラフルオロエチレン（PTFE）

表2.10 膜技術の発展[4)]

膜技術	開発国	開発年代	応用
微生物除去	ドイツ	1920	実験室での使用
限外ろ過	ドイツ	1930	実験室での使用
血液透析	オランダ	1950	人工腎臓
電気透析	米国	1955	淡水化
逆浸透膜	米国	1960	海水淡水化
限外ろ過	米国	1960	高分子濃縮
ガス分離	米国	1979	水素回収
膜蒸留	ドイツ	1981	水溶液濃縮
浸透気化	ドイツ／オランダ	1982	有機溶液の脱水

(2) 空気清浄技術[5~8)]

無菌医薬品製造環境にHEPAフィルターが普及してから，無菌医薬品の無菌性は著しく向上した。生物学的製剤の国家検定無菌試験成績の推移よりわかるように（図2.1），わが国の生物製剤メーカーにHEPAフィルターが普及した1970年代前期を境に，再試験率および不合格率は激減し始めている。

HEPAは，High Efficiency Particulate Airの頭文字をとったもので，わが国では「高性能フィルター」と称している。HEPAフィルターは，JIS Z 8122によって，「定格風量で粒径が0.3 μmの粒子に対して99.97％以上の粒子捕集率をもち，かつ初期圧力損失が245 Pa以下の性能を持つエアフィルタ」と定義されている。

このフィルターは，表2.11に示すように，1940～1945年，第二次世界大戦中に米国において

表2.11　HEPAフィルターの生い立ち

年代	項目	特徴
1940以前	マスク用フィルターの研究開発が行われた。	綿，セルロース，羊毛，アスベストなどがろ材に使用された。
1940-1945	空調用高性能エアフィルターが開発された。	米国で軍用として99%以上の高捕集効率，大風量のフィルターが作られた。
1945-1965	0.3μm DOP粒子を99.97%以上の捕集効率のHEPAフィルターが完成した。	セルロース＋アスベストからグラスファイバー＋アスベストへとろ材の製造技術が進歩した。
1965-1980	捕集効率のさらに高い99.99%，99.999% HEPAフィルターが開発された。	ろ材はガラス繊維だけで作られるようになった。
1980-1982	0.1μm微粒子を99.999%以上捕集するULPAフィルターが開発された。 0.3μm，99.97%のHEPAフィルターでは圧力損失12.5mm H_2Oの低圧損失型が開発された。	1980年に日本で，次いで1982年に米国で商品化された。
1982-1985	低圧損失型ULPAフィルターが開発された。	0.1μm，99.999%で15mm H_2Oの低圧損失ULPAが商品化された。
1985-1990	高温用無塵埃HEPAフィルターが開発された。 耐酸，耐薬品性HEPAフィルターの開発	テフロンメンブレンとガラス繊維ろ紙との複合メディアを使用した250℃用HEPAフィルターが（株）忍足研究所から，またノーバインダーガラス線維ろ紙をステンレス金網でサンドウィッチしたメディアを使用した400℃用HEPAフィルターが日本無機（株）から発売された。 ポリプロピレンなどの化学繊維メディアを使用したHEPAフィルターが商品化された。
1990	0.1μm，99.999,999 %のSuper ULPAフィルターが開発された。	超LSI製造クリーンルームに使用。

表2.12　エアフィルターの種類と性能

エアフィルターの種類と性能		
フィルターの種類	適応粉塵粒径	粒子捕集効率
粗塵用エアフィルター	5μm以上	
中性能エアフィルター	5μm以下	
HEPAフィルター	0.3μm以上	99.97%以上
ULPAフィルター	0.15μm以上	99.9995%以上
超ULPAフィルター	0.15μm以上	99.9999%以上

軍用として開発されたことに始まり，1950年代に米国で原子力施設の排気処理用として，放射性物質の拡散防止のために開発された。US AEC（Atomic Energy Commission）は，0.3 μm DOP粒子を99.97％以上捕集という性能を定め，これをHEPAフィルターと命名し，AECお墨付きのフィルターとして急速に普及した。また専門メーカーとして，1954年にCambridge社が創設された。しかし，開発当初のHEPAフィルターは，ペーパーをろ材にしていたので火災に遭うことがあり，着火しないフィルターとしてグラスファイバーを主材とするろ材に代わってきた（表2.12）。HEPAフィルターは，その高い捕集効率により，無塵空間をつくることが可能となり，無菌医薬品，電子機器，精密機械などの製造のためのクリーンルームに使用されてきた。また，高温用無塵HEPAフィルターは，乾熱滅菌機などにも使われており，医薬品製造環境の向上に貢献している。わが国でもHEPA，ULPA（Ultra Low Penetration Air）フィルターは1980年代から1991年までに生産台数で7倍，処理風量で8倍の増加を示した。

無菌医薬品の充填環境であるグレードA区域での環境モニタリングで汚染菌が検出されると，当該区域で製造中の医薬品に汚染が起こったと考える傾向がある。筆者は，2013～2018年，ベトナムのハノイにある国営ワクチンメーカー“POLYVAC”で麻疹・風疹混合ワクチンの製造および品質管理に関するJICAプロジェクトに参加した。そのときに，汚染とはどういうときに起こるのかを示すために，窓も閉めていない会議室で，模擬無菌試験を実施した（図2.3）。QCスタッフ2人に無塵衣，マスク，グローブ等も着用せず，200本の液状チオグリコール酸培地と200本のSCD培地に滅菌生理食塩水を各1mL接種し，32℃で1週間培養後，何本に汚染が認められるかという質問を出した。余興ながら，最も近い回答者に日本から持参したお土産をあげるということで，真剣に答えていただいた。64名から回答が寄せられ，推定汚染本数として最も多かったのは350本以上で，次いで201～350本，51～200本と続いた。GMP教育を受けた者にとっては適切な回答結果といえるかもしれない。結果は，1週間培養で，液状チオグリコール酸培地に3本，SCD培地に1本の計4本しか汚染は認められなかった。この4本の汚染も，接種作業者のグローブがピペッターに装着したピペットの先端に接触したケースのようであった。この「模擬無菌試験」をグレードD環境で，グレードDの更衣を着用し実施すれば，まず汚染は認められない。よって，グレードA環境が一時的にグレードBやC環境になったとしても直ちに医薬品に汚染が生じるとはいえない。例えば，グレードD環境の空中浮遊微生物の許容値は200 CFU/m^3である。無菌試験用培地に1 cm^3の空気が混入した場合，1 cm^3の空気中に存在する菌数は200 CFU/1,000,000 cm^3 = 0.0002 CFU/cm^3と計算できる。すなわち，1個の菌が混入する確率は1/0.0002 = 5,000と計算され，5,000本の培地中，1本に汚染菌が混入し，汚染する確率である。

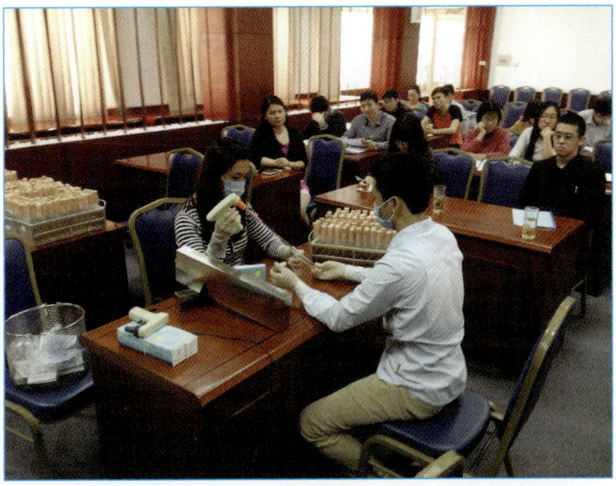

図2.3 非清浄区域での模擬無菌試験実施風景

(3) 凍結乾燥技術[9, 10]

真空凍結乾燥技術が無菌医薬品の製造に適用されるようになってから70年以上になる。凍結乾燥法は，当初，抗生物質や生物学的製剤などのように熱や水分に不安定な物質を製剤化するために用いられたが，現在はより広範な医薬品に好んで適用されている。水分活性が低いことより，汚染物質の増殖もなく，微生物学的には非常に安全な医薬品にすることができる。凍結乾燥医薬品の技術史の要約を表2.13に，日本で使用された血液製剤の剤形別推移を図2.4に示す。1950年には，液状のヒト血漿タンパク（PPF）だけしか製造されていなかったが，科学技術の進歩に伴い，全血投与に代表される各種成分の同時使用から，アルブミン製剤，グロブリン製剤，凝固因子製剤など，患者に不足している成分だけを病状に応じて投与する方向へと変わり，種々の製剤がつくられるようになった。

1970年代から凍結乾燥製剤として静注用免疫グロブリンや凝固製剤が使われるようになってきた。静注用免疫グロブリン製剤は，ヒト血漿から免疫グロブリン（IgG）画分を高度に精製したもので，感染症の予防や治療に用いられている。単に精製された免疫グロブリンを静注内に投与すると重篤な副反応（血液中の補体を非特異的に活性化し，アナフィラキシー様反応を惹起）を引き起こすことがある。そのため，副作用の原因である凝集体をなくす，または凝集体による補体というタンパクの異常活性化を抑えるなどさまざまな処理による製剤が次々に開発され，その安定性のため凍結乾燥製剤として流通している。また抗生物質や抗体医薬品，インターフェロンなど生物活性物質の多くがその力価安定のため乾燥製剤にされている。

表2.13　凍結乾燥医薬品の技術史

年代	
第１期	凍結乾燥法の揺籃期（1900年前半～1920年代） 凍結乾燥法の創始者とされるShackell（米，1909）は，食塩／氷混合中で凍結した材料（血清，補体，狂犬病ウイルスなど）を，硫酸を乾燥剤とする真空デシケーター内で乾燥させた。
第２期	実用技術としての成立，デビュー期（1930年～1940年代） Reichelら（米，1936）により，バルク血清の急速凍結と真空化の急速乾燥工程がつくられた。この工程の実現によって，乾燥血清は凍結乾燥品としての諸特徴を備えた。1933年，ペンシルベニア大学で凍結乾燥された回復期患者血清，正常血清や血漿を実際の治療に用いてから全米血清／血漿供給システムの主役となった。間もなく，巨大な戦時国家的計画に引き出され，もっぱら，血清／血漿の大規模生産と，さらにペニシリン生産へと突き進むことが強いられ，見事にそれを達成した。この過程で大規模生産の装置技術は飛躍的に進歩し，今日につながる医薬品生産用凍結乾燥装置の原型が確立した。
第３期	国際的／学際的な討論展開と新技術としての初期伸展期（1950年代～1970年代） 凍結乾燥過程（凍結，昇華，脱離）の原理的解明が進み，新しいさまざまなタイプの医薬品開発に大いに貢献した。日本においても1950年，多枝管方式凍結乾燥機による凍結乾燥BCGワクチンが開発された。1960年代に入ると，酵素製剤，ホルモン剤，抗生物質，ビタミン剤，グルタチオン注射剤など，各種広範な活性物質の用時溶解使用型注射剤，診断試薬などに広がった。
第４期	高効率／高品質へ：経験論から予測可能性への途上期（1970年代後期～現在） 医薬品GMPに基づくプロセスバリデーション導入による高品質の凍結乾燥医薬品の製造が行われるようになった。汚染防止のため，凍結乾燥装置の改良も進んだ。

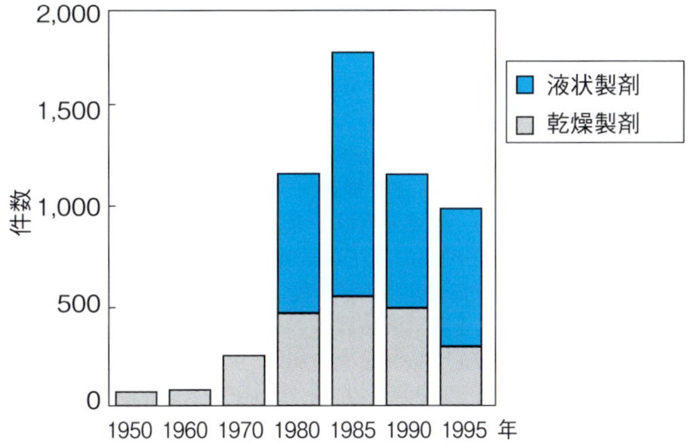

図2.4　わが国で使用された血液製剤の剤形別推移

(4) 滅菌技術[11, 12]

科学は一般に現象や経験が先行し，次いで理論が後追いする傾向がある。滅菌分野は特にこの傾向が強く，試行錯誤の中から今日の滅菌技術とその科学的裏付けが備わってきた感がある（表2.14）。例えば，滅菌後の無菌性保証水準（SAL：Sterility Assurance Level）の数値10^{-6}にとりわけ科学的な根拠があったわけではないが，滅菌分野においては最低許容値となって国際的に受け入れられるようになった。医療機器の製造分野ではEOG（Ethylene Oxide Gas）滅菌と放射線滅菌が主流を占めているが，医薬品の製造領域では高圧蒸気滅菌と乾熱滅菌が主流を占めている。加熱消毒は，1870～1890年代に確立された方法ではあるが，これを“滅菌”のレベルに高めたのは，高圧蒸気滅菌機を製作したUnderwood（1933年），乾熱滅菌を確立したValleryとRadot（1939年）であろう。その後，微生物の致死機構，パイロジェンの熱不活化機構，熱力学などの科学的知見の集積とともに，滅菌機にも多くの改良が加えられ，今日の滅菌機および滅菌条件に至っている。今日では，医薬品製造において耐熱HEPAフィルターを装着した乾熱滅菌機，ピュアスチームを導入する高圧蒸気滅菌機，製造設備のSIP（Steam in Place）/CIP（Cleaning in Place）はごく一般的に使われている。今後，さらに新しい滅菌技術（電子線滅菌，パルス滅菌など）を用いた医薬品製造，工程滅菌法（各種ガス滅菌，プラズマ滅菌など）も導入されてくるであろう。

(5) ガウニング技術

HEPAフィルターが普及し，クリーンルーム技術が確立する以前は，作業者からの微生物汚染にはそれほど関心は払われていなかった。現在では，クリーンルーム内に持ち込むものは空気を含め，すべて無菌状態にしなければならない（図2.5）。滅菌できない唯一のものが作業者である。それゆえ，作業者はクリーンルーム内での最大の汚染源であり，作業者による汚染を防ぐには，可能な限り無人化をめざすか，徹底的なクリーンルーム用衣服の着用とガウニング技術に

表2.14　各種滅菌技術の歴史

滅菌法	主な歴史
蒸気滅菌	1876　Tyndallによって Tyndallization（間欠滅菌法）確立 1881　Koch & Wolffhuegel，湿熱殺菌と乾熱殺菌の違いを指摘 1885　Schimmelbusch，手術材料の煮沸消毒滅菌 1886　Bergmann，蒸気滅菌法を提唱 1888　Davidsohn，煮沸消毒法を提唱 1891　Schimmelbusch，煮沸消毒器を考案 1897　Kinyoun，二重缶構造の高圧蒸気滅菌機を開発 1898　Rubner，高圧蒸気滅菌時の残存空気による効果低下の観察 1915　Underwood，高圧蒸気滅菌機へのドレン取り付け 1933　Underwood，高圧蒸気滅菌機を完成 1963　英国エジンバラ王室病院のJ. H. BowieとJ. DickによりBowie-Dickテストが開発された
乾熱滅菌	1939　Vallery & Radot，乾熱滅菌法を確立（150℃以上で30分間以上処理） 1974　Wegel，高清浄度空気下におけるガラス容器の短時間滅菌の研究を発表し，トンネル式乾熱滅菌機の設計に反映された
EOG滅菌	1859　Wurtz，EOの発見 1928　Cotton & Young，殺虫剤としてのEOの評価 1929　Schrader & Bossert，殺虫時としてEOの評価（1936年特許化） 1929　Cotton & Young，炭酸ガス添加によりEOの引火性減少を提唱 1933　Gross & Dixon，水（湿度）添加によりEOG滅菌効果の増大確認 1944　Griffith & Hall，脱気操作を用いたEOG滅菌工程の提唱 1949　Phillips & Kaye，EOG滅菌の理論的考察，90%致死率（D値）の検討 1952　Coward & Jones，7.15倍以上の炭酸ガス添加によりEOGの防爆を発表 1956　Hollingsworthら，EOGの安全限界50ppmを提唱 1978　FDA，EOおよび関連副産物の残留許容値ガイドラインを発表 1995　FDA，AAMIそれぞれ医療用具中のEOおよび関連副産物の最大許容値案を提出
放射線滅菌	1896　X線に微生物殺滅作用のあることが報告された 1942　シカゴ大学に初めてγ線照射施設が完成 1953　Ethicon社，電子線滅菌を試みた 1956　電子線加速器より照射される電子線を利用した滅菌法が米国のEthicon社およびJohnson & Johnson社によって縫合糸に適用された 1960　工業用コバルト照射施設がオーストラリアおよびフランスで稼働 1970　世界31施設でγ線滅菌 1980年代　実用滅菌に適した大出力の電子線加速器が出現した 1991　45カ国，170施設でγ線滅菌 1997　わが国では5施設で高エネルギー電子線施設が稼働

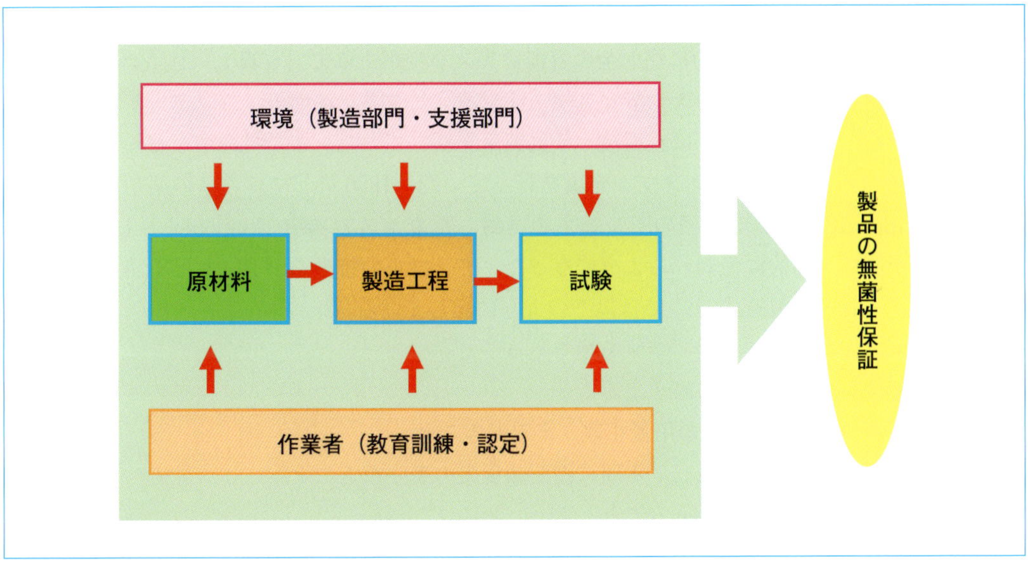

図2.5 製造工程で品質を造り込むには！

より，人間のもっている微生物を封じ込めることである。近年，静電性，防塵性，耐久性，着衣快適性などに優れたクリーンルーム用衣服が出回るようになったが，ガウニング技術と首より上の管理（特に首開口部，マスク，ゴーグル）にはまだまだ課題があるように思える。

(6) 日本薬局方の注射剤製造法[13, 14)]

注射剤が日本薬局方（以下，本書では日局，あるいはJPという）に収載されたのは第5改正（1932年）からである。収載品目も少なく，滅菌ゼラチン液など約7種で記載方法にも統一がとれていなかった。日局として注射剤の簡単な一般規定ができたのは1944（昭和19）年である。製剤総則として"注射剤"について規定されたのは，第6改正（1951年）からであり，収載品目も30種以上になった。

これらの注射剤には無菌試験の規定はなく，無菌試験の規定があったのは，注射用蒸留水と滅菌蒸留水だけであった。また，第5改正では，注射剤の定義として「注射剤は薬品の水性又は油性の溶解，あるいは乳剤を滅菌せざるものなり」とあったが，第6改正より，用時溶解して注射する薬品も注射剤に含まれるようになり，今日に至っている。

2.3 無菌操作技術の歴史

今日ある無菌操作技術は，まさに技術者が長い年月をかけて改良に改良を重ねた英知の結晶である。一昔前（1940～1950年当時）の最高技術を写真でながめながら，現在，無菌医薬品製造に用いられている技術に到着するまでの長い道のりを思い起こしてみたい。

(1) 注射剤容器／アンプル

1940年代中ごろまでは世界的に注射剤の容器はアンプルが主体で（写真1，2），一般医薬品の多く（ブドウ糖注射液，ジサリチル酸ビスマス注射液，ビタミン注射液，フェノールスルホフタレイン注射液など）はアンプルに充填後，蒸気滅菌を施していた。また抗血清など，加熱処理のできないものはろ過処理後，アンプル充填を行っていた。1886年，フランスの薬剤師Stanislas Limousin（1831-1887）が皮下用のモルヒネを密封したガラス容器を“Ampoule”として提唱し，以来，歳月を経て世界的に使われるようになった。アンプルの特徴を1919（大正8）年出版の「錠剤及びアムプーレーの製造法」[15]では以下のように記している。

①内容薬液の保存に対し，全く空気を絶ちえること。

②携帯に便にして永き貯蔵に耐ええること。

③容易に，かつ，正確に1回の用量を取りえるべきこと。

④注射針を挿入し，薬液を吸収する間に細菌類混入の憂いなきこと。

⑤無菌の状態に安全に注射しえること。

当時は，細管部の長さを一定の長さに切断する作業から始めた。その際，切断ガラス破片をアンプル内に混入させないように注意を要した。また，充填時におけるガラス破片混入を防止するために切断面をガス焔で焼くことも行われていた。長さを揃えたアンプルをアンプル吹上洗浄機に逆さに立て（写真3），はじめに常水の吹上げで洗浄後，蒸留水ですすいだ。洗浄後，アンプルを乾燥または乾熱滅菌して使用したが，大容量アンプルのようにその都度乾燥するのが困難な場合には，蒸留水による洗浄を完全にし，水を切ってから医薬品を充填することもあったと先輩から聞いている。

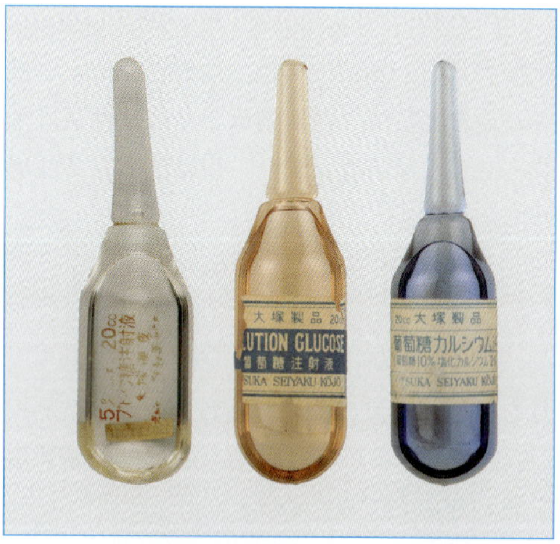

写真1　注射剤容器はアンプルから始まった
〔提供：株式会社大塚製薬工場〕

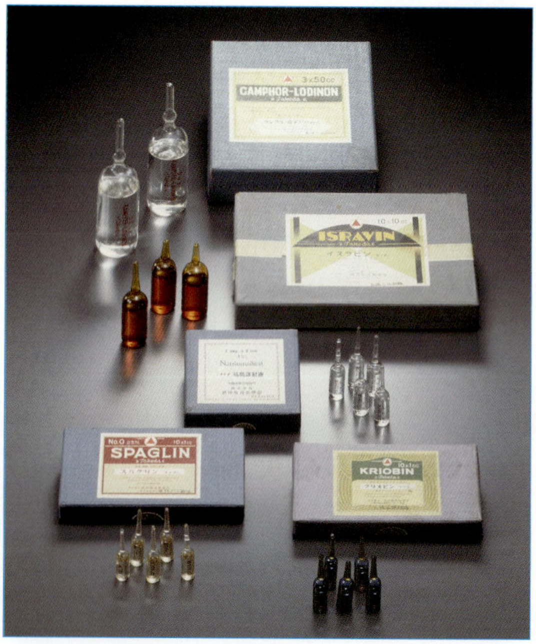

写真2　昭和初期の注射剤新薬（武田長兵衛商店）
〔提供：武田薬品工業株式会社〕

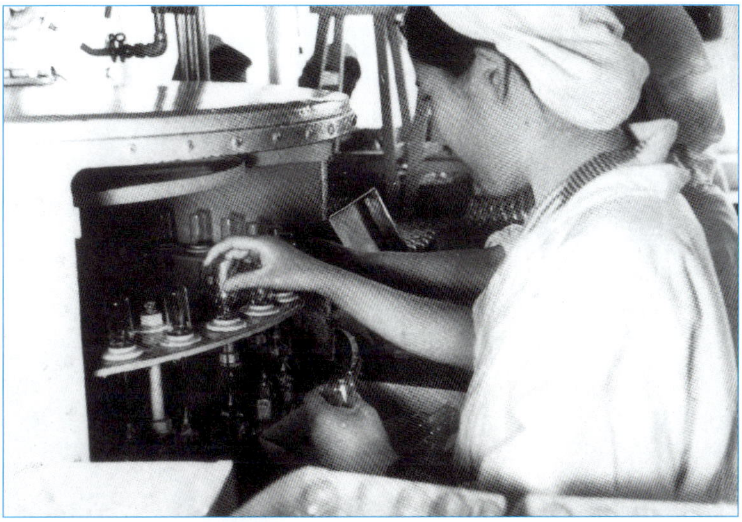

写真3　吹上げ洗浄機でアンプル洗浄　〔提供：武田薬品工業株式会社〕

(2) ろ過

ろ材としては，1970年代前半まで長い間，世界中でSeitzのEK filterが好んで使われていた（写真4，5）。

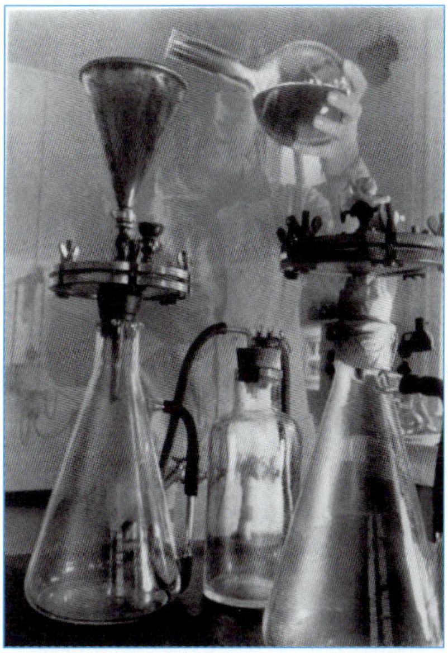

写真4　抗血清のろ過滅菌（ドイツ：ベーリング社）
〔提供：Dr. Klaus Haberer〕

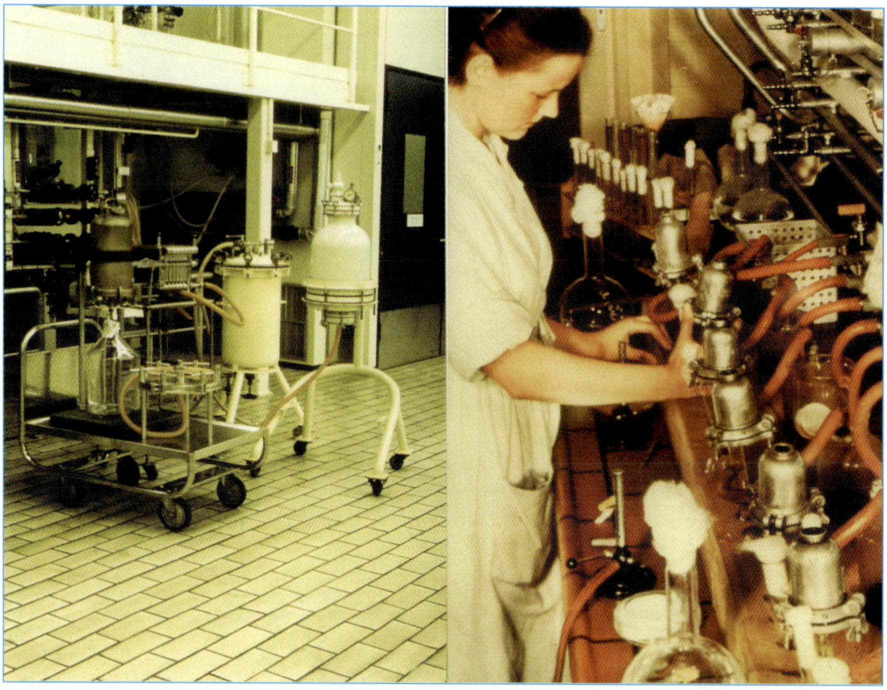

写真5　ろ過滅菌工程（ドイツ：ヘキスト社）　〔提供：Dr. Klaus Haberer〕

(3) 充填・熔閉

アンプルへの充填は主にビューレットを用いて一定量分注したが（写真6），目分量での分注も行われていた（写真7）。写真7は，ベーリングベルケ社（ドイツ）で，抗血清をアンプルに目分量で充填しており，ガラス製の充填ノズルに接続されたゴム管を鉗子のようなつまみで開閉している。ベーリングベルケ社は，ジフテリアに対する血清治療の研究業績が認められ，1901年，第1回ノーベル生理学・医学賞を受賞したエミール・フォン・ベーリング（Emil von Behring）がマールブルグ（ドイツ）に設立した抗毒素製剤製造所に由来している。現在はCSLベーリング社と社名を変えており，その玄関前には，ウマで抗血清を作製した記念碑が第1回ノーベル生理学・医学賞を受賞した説明パネルと一緒にある（写真8）。また近くにはベーリング記念館もあり，筆者は2回訪れる機会があった。そこで，北里柴三郎とエミール・フォン・ベーリングが発表した論文「動物におけるジフテリア免疫と破傷風免疫の成立について」を拝見したが，わずか2ページのものであり，ノーベル賞受賞は論文の長さではないことに驚いた。

薬液を充填したアンプルはガスバーナーで手動熔閉していた（写真9）。当初，ブラストバーナーを用い，ガスと圧縮空気によって細い強炎を発生させ，アンプルを回転させながら熔閉していたが，ガスの出口が2～3個のバーナーで，アンプルを回転することなく熔閉するものも開発され，またガスのない場所ではガソリンまたは燃料アルコールを用いた熔閉装置もあった。ブドウ糖注射液のように有機物を含む薬液の充填時，アンプル頸部に薬液を付着させると熔閉時，炭化させることになり，当時は充填も熔閉もかなりの熟練を要する作業であったらしい。

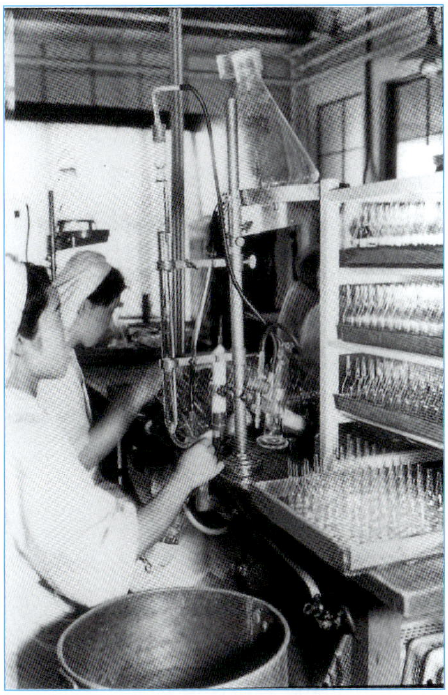

写真6　1940年代の充填工程
〔提供：武田薬品工業株式会社〕

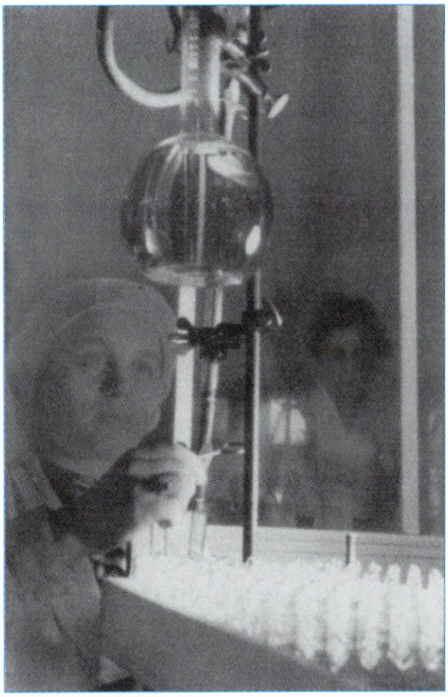

写真7　抗血清のアンプルへの充填作業
〔提供：ベーリングベルケ社，ドイツ，1938年〕

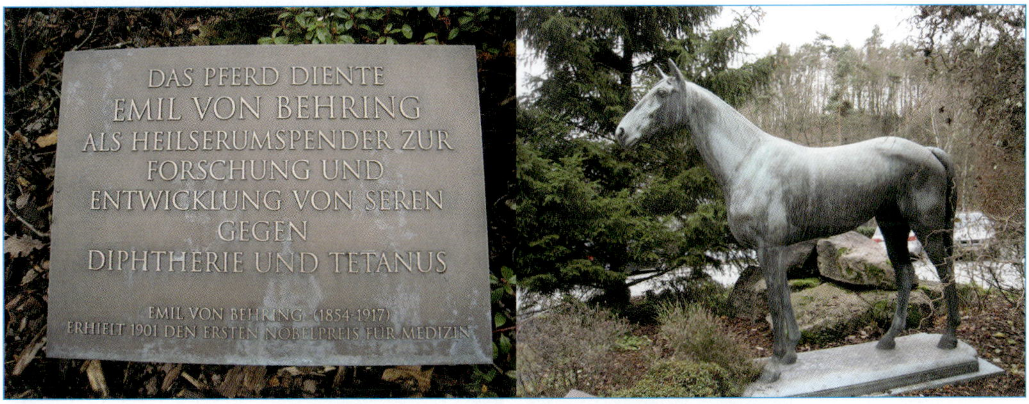
DAS PFERD DIENTE
EMIL VON BEHRING
ALS HEILSERUMSPENDER ZUR
FORSCHUNG UND
ENTWICKLUNG VON SEREN
GEGEN
DIPHTHERIE UND TETANUS
EMIL VON BEHRING (1854-1917)
ERHIELT 1901 DEN ERSTEN NOBELPREIS FÜR MEDIZIN

写真8　ウマで抗血清を作製した記念碑（CSL Behring社玄関前，MARBURG，ドイツ）

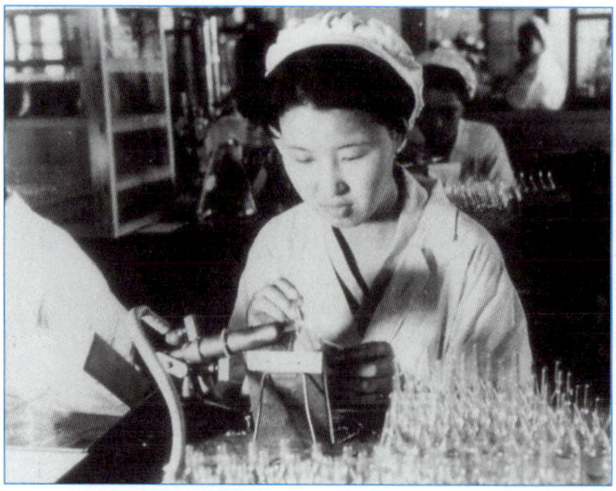

写真9　充填アンプルの熔封作業　〔提供：武田薬品工業株式会社〕

(4) 滅菌

薬液を充填したアンプルの滅菌（現在の滅菌の定義からは外れるが）は，通常，100℃の流通蒸気釜で30分間行っていた（写真10）。流通蒸気で加熱処理後，アンプルは全数，目視検査していた（写真11）。当時は，高圧蒸気滅菌機も徐々に普及しつつあったが，内容積も小さく性能的にも開発途上のものであった。1970年代になるとトンネル型乾熱滅菌機も開発され，ガラスバイアルやアンプルの滅菌に使われ始めた（写真12）。

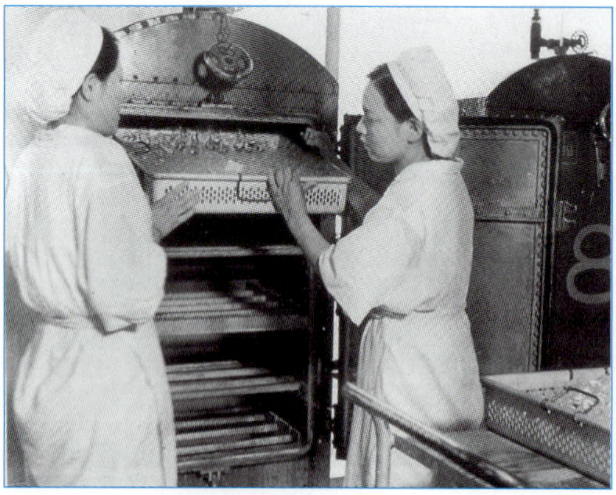

写真10　加熱殺菌処理
〔提供：武田薬品工業株式会社〕

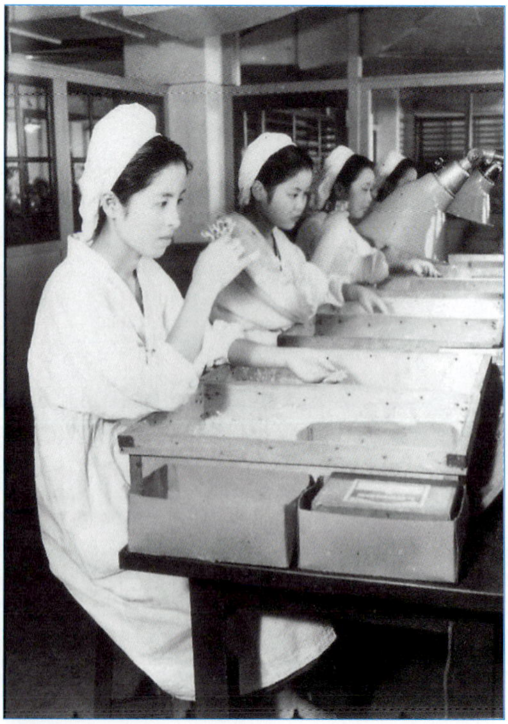

写真11　目視検査　〔提供：武田薬品工業株式会社〕

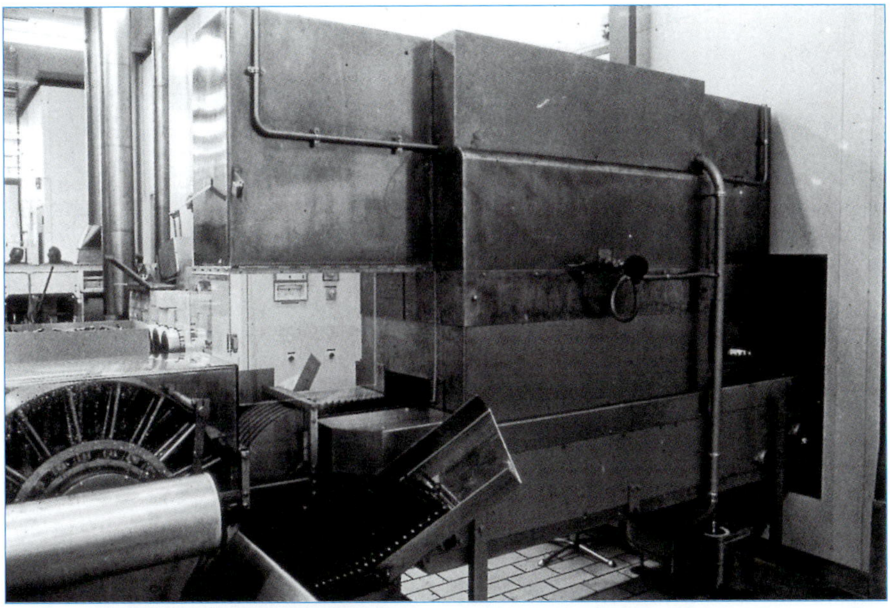

写真12　**初期のトンネル型乾熱滅菌機**〔提供：ドイツ：ヘキスト社，Dr. Klaus Haberer〕

(5) 製造環境

HEPAフィルターのない時代，無菌医薬品製造は“無菌箱”と称するガラス窓のついた箱型空間，またはタイル張りなどの清掃のしやすい独立した部屋などで行っていた。作業者は手指を石鹸でよく洗浄後，さらにアルコールや昇汞水で消毒し，過酸化水素などに浸して乾燥させた殺菌ガーゼなどで手を拭いてから作業に従事していた。無菌箱内の作業はガラス窓を通して行われた(写真13)。危険な百日咳ワクチン製造用培地の分注作業および百日咳菌の植付け作業もマスクは着用していたが，ガウニング，作業環境は今とは大違いである。試験管や培養容器の栓は綿栓で，製造環境に綿が飛散し，作業者の鼻から入り，クシャミをすることもしばしばであった（写真14)。製造環境のみならず，品質管理部門の無菌操作環境も粗悪で，ピペットはすべて口で吸う“マウスピペット”であった（写真15)。マウスピペットを通じての検体汚染はしばしば起こったが，それ以上に病原菌などに接触した指先でピペットを押さえ，そこに口を付けることによる実験室感染も後を絶たなかった。表2.15に，日本国内における実験室感染報告を，表2.16に海外における実験室感染報告例を示す。国立予防衛生研究所における1947～1972年（25年間）の実験室感染内容と日本ウイルス学会で1973年に調べた実験室感染報告数である。国立予防衛生研究所では，結核菌による実験室感染が首位を占め，日本ウイルス学会のアンケート結果ではインフルエンザウイルスによる実験室感染が首位を占めていた。海外からも1930～1978年の間に発生した実験室感染（LAI：Laboratory-associated infections）と1979～1999年に発生した実験室感染報告がある。あくまでも報告があったケースのみを集計しているが，1979～1999年に発生したLAIでは，結核菌，Q熱（*Coxiella burnetii*），ハンタウイルス，アルボウイルス，B型肝炎ウイルス，ブルセラ属菌，サルモネラ属菌，赤痢菌，C型肝炎ウイルス，クリプトスポロジウム属菌がLAIの85%を占めた（表2.16)。

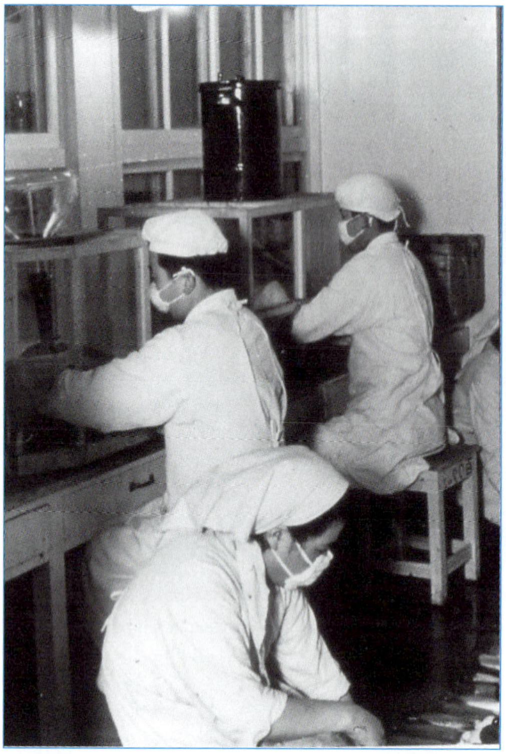

写真13　無菌箱内で百日咳ワクチン製造用培地の分注

〔提供：化学及血清療法研究所，化血研五十年史，平成9年12月発行，p.30〕

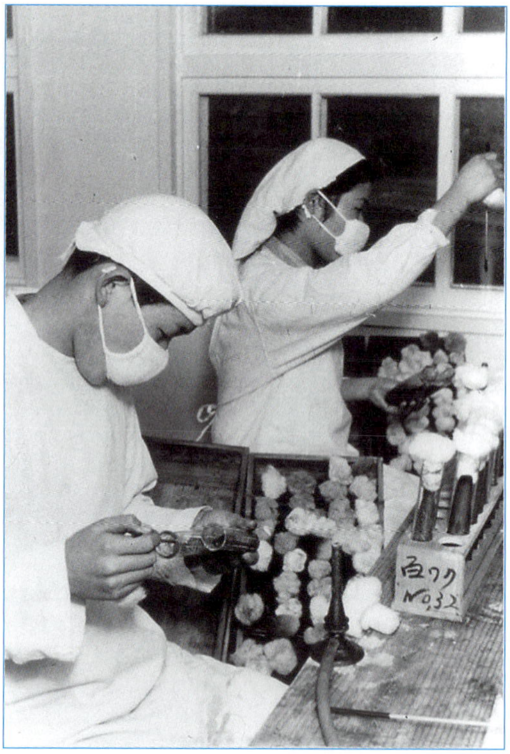

写真14　百日咳菌の植付け作業

〔提供：化学及血清療法研究所，化血研五十年史，平成9年12月発行，p.30〕

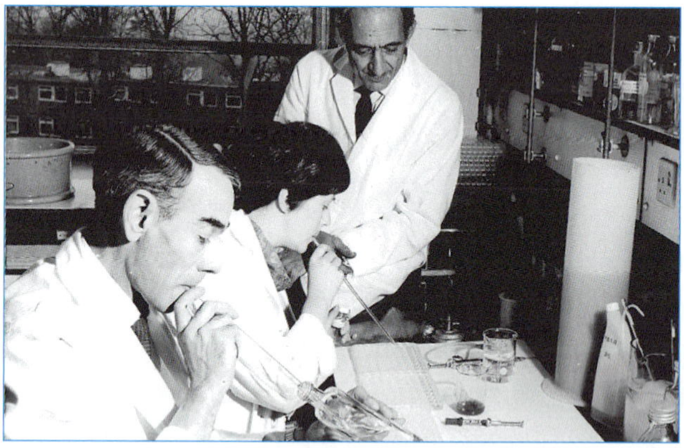

写真15　ピペットは口で吸っていた

〔出典：https://thebiomedicalscientist.net/2017/07/24/no-more-sucking-60-years-micropipette〕

表2.15　国内における実験室感染報告

報告者（期間）	実験室感染症
国立予防衛生研究所（現：国立感染症研究所），1947～1972年（25年間），総数80人の感染報告	結核菌（18例），インフルエンザウイルス（7例），つつが虫病リッケチア（7例）が上位を占めた
日本ウイルス学会，1973年，全国の主要ウイルス研究機関にアンケートを行った結果，35件61例中，上位を占めたのは右のとおり	インフルエンザウイルス（10件26例），つつが虫病リッケチア（8件9例），B型肝炎ウイルス（5件10例）と続いた

表2.16　海外における実験室感染報告

報告者（期間）	実験室感染症
Pike and Sulkin：文献調査によると1930年から1978年の間に，4,079のLAI（Laboratory-associated infections）が特定され，168人が死亡につながった	Brucella spp., *Coxiella burnetii*, hepatitis B virus（HBV）, *Salmonella enterica* serotype Typhi, *Francisella tularensis*, *Mycobacterium tuberculosis*, *Blastomyces dermatitidis*, Venezuelan equine encephalitis virus, *Chlamydia psittaci*, and *Coccidioides immitis*.
Harding and Byers：PikeとSulkinの出版物に続く20年間（1979～1999年）に，世界的な文献調査により，1,267件の明白なLAI感染と22人の死亡が明らかになった	*Mycobacterium tuberculosis*, *Coxiella burnetii*, hantavirus, arboviruses, HBV, *Brucella* spp., *Salmonella* spp., *Shigella* spp., hepatitis C virus, and *Cryptosporidium* spp.が，1,267件の感染中1,074件を占めていた

2.4　無菌性保証水準の歴史[16)]

1970年代に入ると無菌医薬品の製造工程もバリデーションの対象となり，製造方法別（最終滅菌製品，無菌操作製品）に無菌性保証水準（SAL）も規定されるようになった。無菌操作法で製造される医薬品の無菌性保証水準にみられるように，時代により少しずつその要求水準が厳しくなってきている。医薬品の無菌性保証水準の歴史を製造方法別に主なる公定書から示す。

(1) 滅菌法で製造した医薬品

(a) Nordic Pharmacopoeia（北欧薬局方，1970年）

無菌医薬品は，100万容器中に1個以上の生きている微生物が存在しないような環境下で調製し，そして滅菌しなければならない。

(b) USP 21版（米国薬局方，1984年）

一般に無菌であることを目的とする注射剤や医療用具を高圧蒸気滅菌した場合，生存微生物の存在確率は10^{-6}以下，すなわち滅菌物中に生存する微生物の確率が100万分の1以下なら許容される。

(c) French GMP Guidelines（フランスGMPガイドライン，1985年）

無菌状態とは，理論的に生きている微生物が存在しないことと定義される。実用的には，100万個の容器中，最大1個の非無菌容器を有する確率によって定義される。

(d) British Pharmacopoeia（英国薬局方，1988年）

最終製品100万容器中，生存微生物が存在する容器が1個以下の理論的レベル。

(e) EC-GMP（欧州GMP，1991年）

無菌とは，生きた微生物が存在しないことである。

(f) EU-GMP Annex 1，PIC/S-GMP Annex 1，WHO無菌医薬品GMP（2022年）

"最終滅菌"とは，密閉された最終容器内の製品に，あらかじめ設定した10^{-6}またはそれより良好な無菌性保証水準（SAL）（例えば，滅菌された容器の上あるいは中に1個の生存する菌が存在する理論確率が1×10^{-6}以下，100万分の1）を達成するために致死量の滅菌剤あるいは滅菌条件を適用すること。

(2) 無菌操作法で製造した医薬品

(a) WHO（Sterility of Biologicals，1973年）

液剤を充填する操作工程についてはチェックすべきである。これは少なくとも年に2回，1,000個以上の容器に培地を充填し，培養する。もし充填容器の0.3％以上に汚染が認められれば，国によってはその無菌操作を許容していない。

(b) FDA（FDA Industry Guideline on Sterile Drug Products Produced by Aseptic Processing，1987年）

一般に1,000個中に1個以下という汚染確率を示す結果は許容される。培地充填試験の結果，FDAがこのレベルの汚染率を許容していることは，本来無菌であるべき医薬品のロットが無菌的に処理された結果，1,000個中に非無菌のものが1個存在しても構わないということを意味しているものではない。製造業者は，非無菌製品を1個でも出荷したなら完全に責任を負うべきである。ただFDAは，いかに正確で精密なバリデーションを実施しても，汚染防止を目的とした管理システムを作り出すことに科学的，かつ技術的な限界があることを認めているに過ぎない。

(c) 日本薬局方（培地充填試験法，1996年）

0.1％の汚染率を十分検出できる数の容器に培地を充填し，95％信頼上限での汚染率が0.05％以上0.1％未満を警報基準値，0.1％以上を処置基準値とする。なお，培地充填試験における汚染率0.05％は最低許容基準値であって，製造業者はより低い汚染率を達成できるよう努力しなければならない。

(d) USP＜1116＞1998年

少なくとも3,000容器以上に充填し，許容汚染率は95％信頼上限で0.1％以下。

(e) FDA Guidance, Sterile Drug Products Processed by Aseptic Processing，2004年

充填数が5,000容器未満の場合は，汚染容器数はゼロ

充填数が5,000～10,000容器の場合は，

a）1容器に汚染が認められたら，原因調査を行い，培地充填試験を1回繰り返すことを検討

b）2容器に汚染が認められたら，原因調査後，再バリデーションを検討

充填数が10,000容器以上の場合は，

a）1容器に汚染が認められたら，原因調査を行う

b）2容器に汚染が認められたら，原因調査後，再バリデーションを検討

(f) PIC/S-GMP Annex 1，2022年

APS試験で充填される製剤容器数は，無菌製造工程を代表するすべての作業を効果的にシミュレートするために十分であること。充填される製剤容器数についての根拠はPQSにおいて明確に示すこと。通常最低5,000から10,000容器に充填される。小さいバッチ（例えば，5,000単位製剤以下のもの）に関しては，培地充填のための容器の数は少なくとも生産バッチのサイズと等しいこと。培養後，汚染が認められてはならない。

■参考文献

1）佐々木次雄（2000）：医薬品の無菌製造（佐々木次雄，川村邦夫，水田泰一監修）ISO規格に準拠した無菌医薬品の製造管理と品質保証，p. 17-37, 日本規格協会．
2）R. Zsigmondy and W. Bachmann（1918）：Z. Anorg. Chem., Vol. 103, p.119.
3）F. Bowman, M.P. Calhoun and M. White（1967）：Microbiological methods for quality control of membrane filters. J. Pharm. Sci. Vol. 56, p. 222.
4）吉川正和，松浦剛，仲川勤監訳（1997）：PDA Technical Report, No. 26.
5）上島雀也（1990）：エアフィルタの現状と今後，クリーンルームテクノロジー初級講座，日本空気清浄学会．
6）安岡修一（1993）：エアフィルタの発展過程と近年の技術動向，空気清浄，Vol. 31, No. 3, p.1-9.
7）滝沢清一（1994）：医薬品工業におけるエアフィルタ，空気清浄，Vol. 32, No. 2, p.28-38.
8）P.A.F. White and S.E. Smith eds.（1964）：High-Efficiency Air Filtration, Butter Worths, London.
9）小林正和（1998）：要約：凍結乾燥技術の歴史，製剤機械技術研究会誌，Vol. 7, No. 3, p. 4-18.
10）砂間良二（1998）：凍結乾燥機構成機器とシステムの解説と技術課題，製剤機械技術研究会誌，Vol. 7, No. 3, p. 32-51.
11）實川佐太郎（1981）：滅菌・消毒の考え方とその歴史的あゆみ（綿貫喆，實川佐太郎，榊原欣作編）滅菌法・消毒法 第1集，文光堂．
12）佐々木次雄，中村晃忠，三瀬勝利編（1998）：日本薬局方に準拠した滅菌法及び微生物殺滅法，日本規格協会．
13）第五改正日本薬局方註解（1932）：南江堂．
14）第六改正日本薬局方註解（1951）：南江堂．
15）小山義孝（1919）：錠剤及びアムプーレの製造法，宮澤書店．
16）佐々木次雄（1998）：第13改正日本薬局方第一追補解説書，滅菌法及び無菌操作法，B20-B25, 廣川書店．

【佐々木次雄】

第3章
医薬品の汚染事例

国内外問わず無菌医薬品の汚染事例は，枚挙にいとまがない。汚染により死亡者が出た事例や出荷前に汚染が判明し出荷には至らなかった事例，出荷後に汚染が判明した事例等，色々あるが，これらの中から筆者の印象に残っている汚染事例を示す。

3.1　死亡者が出た汚染事例

(1) 調剤薬局製ステロイド剤で多数の死亡者

2012年5月21日に米国マサチューセッツ州にあった調剤薬局「New England Compounding Center（NECC）」が製造したステロイド注射剤（Methylprednisolone）を使用した患者が髄膜炎症状を呈したことが報告された。本剤は23州に17,000バイアルが出荷され，2013年9月6日，23州で患者発生報告があり，多くの患者が真菌性髄膜炎を発症して死亡した（表3.1）。本剤には真菌である*Exserohilum rostratum*と*Aspergillus fumigatus*が汚染しており，まさに劣悪な製造環境で製造したことに起因したものであった。NECC社のような調剤薬局の伝統的な役割は，市販の薬では満たせないニーズを持つ特定の患者のために医師が処方する薬を製造しているが，米国の調剤薬局には医薬品メーカーと同じくらいの製造規模を有するものもある。本汚染製剤はFDAの承認医薬品ではなかった。本事件は議会でも問題になり，FDAは米国内にある調剤薬局に一斉にGMP査察に入り，多くの調剤薬局でGMP違反が認められ，当時は毎月のようにFDAから警告書（Warning Letter）が発出され，数社は業を廃止した。NECC社は，無菌試験結果が出る前に本汚染製剤を出荷していたことが判明し，また劣悪な製造環境，その他多くの問題を露呈した。NECC社のCEOならびに薬剤師であったBarry Cadden氏は逮捕され，2017年6月26日に懲役108カ月，監視付き釈放3年の判決を受けた。蛇足ながら，本事件を受け，日本薬局方「生物試験法委員会」で調剤薬局での無菌医薬品調剤上の指針を作成する必要がないかの議論が

表3.1　米国内における本剤の流通ならびに患者発生数

	2013年4月4日	2013年9月6日
医薬品流通州	19州	23州
投与患者数	約14,000人	
髄膜炎患者数	720人	750人
死亡者数	58人	64人

あった。結論的には，日本では院内調剤が主で，米国のような大規模な調剤薬局は存在しないとのことで，指針作成には至らなかった。

ワクチン接種に関する死亡事故では，太平洋戦争が終わって間もない混乱期の1948年に京都と島根で，無毒化が不十分だったジフテリア毒素を接種された幼児の間で多くの死亡者が出るという不幸な出来事が起こっている。1948年6月に新しく制定された予防接種法に基づいて，京都市では約8万人に対する沈降ジフテリアトキソイドの接種が開始された。すでに1週間ほど前に第1回目の接種を受けていた約13万600人が，11月4日あるいは5日に第2回目接種（1mL）を受けた。ところが，接種の翌日から注射局所の発赤や腫脹，発熱を認めた乳幼児が続出し，その総数は600人を超えた。11月13日に最初の死亡者が出てから1週間の間に急性中毒の症状で計6人が死亡した。患者の症状はジフテリア中毒と考えられた。さらに，11月末頃から心臓などにジフテリア後麻痺の症状を示す患者が出始め，後麻痺を主因とする死亡者が62人にも及んだ（黒川正身，ワクチンは安全か，大月書店，1993年8月）。本事故の原因は，トキソイド化とロットの組み立てに過誤があり，不活化試験も不十分であったことに起因していた（Kurokawa M, Murata M.：Jap J M Sc & Biol, 1961：14：249-256）。

1971年にメキシコで不活化不十分な破傷風トキソイド被接種者（実数不明）中，99人が破傷風に罹り40人が死亡した。原因は不活化試験に用いたモルモットが破傷風毒素に対する免疫があったためと考えられた。NECC社に関する死亡者数は，これらの事故を上回るものであり，GMP制定後に医薬品によって引き起こされた史上最悪の公衆衛生上の出来事であった。

(2) 緑膿菌汚染人工涙液で死亡者や失明者続出

2022年12月，FDAは米国疾病予防管理センター（CDC）と共同で，米エズリケア（EzriCare）社からネット販売されていた人工涙液に関連する抗生物質耐性緑膿菌感染症の調査を開始した。2023年1月31日現在，米エズリケア（EzriCare）社の人工涙液の使用と関連する感染症に罹患した患者を12州で55人確認した。関連する有害事象には，入院，血流感染による死亡1例，眼感染による永続的な視力低下が含まれた。本感染症では，最終的に80人以上の患者が影響を受け，4人が死亡，少なくとも14人が視力を喪失した。2023年2月2日，FDAは細菌汚染の可能性があるため，EzriCare社の人工涙液（図3.1）を使用しないよう警告を発した。

FDA/CDERは2023年2月20日～3月2日，製造元のGlobal Pharma Healthcare Pvt. Ltd.社（インド）を査察し，Form 483で11項目の査察所見を示した。FDAは，同社からの2023年3月22日付け回答書内容を精査し，2023年10月20日に警告書を発出した。警告書では，以下5項目のCGMP違反を示している。

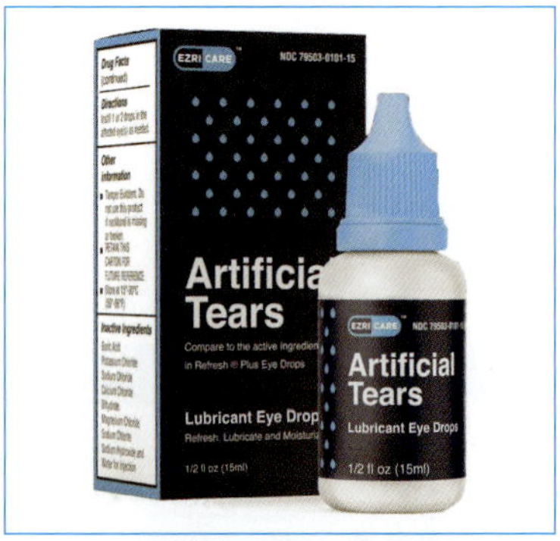

図3.1　EzriCare社の人工涙液（Artificial Tears）

1. 無菌を標榜する医薬品の微生物汚染を防止するための，すべての無菌および滅菌工程のバリデーションを含む適切な手順書を確立し，遵守していなかった。
2. 医薬品の原料成分ごとに検体の同一性と，純度，含量，品質に関するすべての適切な文書化された規格に適合していることを確認する試験を実施していなかった。また，原料供給業者が行う試験の信頼性を適切な間隔で検証し，確立することもできていなかった。

3. 無菌操作区域の環境状態を監視するシステムと，無菌状態を作り出すために室内を洗浄および消毒するための適切なシステムを確立していなかった。
4. 会社は，その試験方法の正確さ，感度，特異性，再現性を確立できず，また，無菌であると称する医薬品の各バッチがそのような要件に適合しているかどうかを判断するための適切な試験室で試験を実施することを怠っていた。
5. 品質管理部門は，製品がCGMPに準拠し，同一性，力価，品質および純度に関する確立された規格に適合することを確認する責任を果たしていなかった。

インドのGlobal Pharma Healthcare Pvt. Ltd.社で製造し，米国のEzriCare社ならびにDelsam Pharma社ブランドで，米国でネット販売していた人工涙液および人工眼軟膏に汚染が認められた。人工涙液製剤は，ドライアイ患者の目の乾燥を軽減するために，また目の軽度の刺激，風や太陽への暴露による不快感を一時的に軽減するために使用される。Global Pharma Healthcare Pvt. Ltd.社には，CGMP違反が多々あったが，一番の問題は多回使用製剤である人工涙液に「保存効力試験」を実施していなかったことである。無菌製造工程もお粗末で，FDA査察時に抜き取った18バッチ検体がFDAラボで行った無菌試験で汚染が確認されたことも異常である。FDAの警告書概要を表3.2に示す。

筆者は，“GMP Technical Advisor”として，国内外規制当局によるGMP査察に数多く同席し，また指摘事項に対する回答書作成にも協力してきた。死亡者や失明者を多く出した製造所だけに査察官の指摘も厳しくなることは理解できるが，本警告書で回答書として提示すべき資料内容を15営業日以内に提出するのは，「無理だ！」という感じになる。本警告書は，FDAのGMP査察を受け，Form 483指摘を受けた際の回答書作成において，どのように回答すべきか示唆に富んだ情報が含まれているので，参考にしていただきたい。

表3.2 Global Pharma Healthcare Pvt. Ltd.社（インド）に発出された警告書（一部）

緑膿菌のアウトブレークとFDAのサンプル検査

2022年12月，FDAは米国疾病予防管理センター（CDC）と共同で，複数州で発生した抗生物質耐性緑膿菌感染症の調査を開始した。本感染症では，最終的に80人以上の患者が影響を受け，4人が死亡，少なくとも14人が視力を喪失した。本調査の一環として，FDAは同社の施設で製造された人工涙液および人工眼軟膏バッチの完成品サンプルを採取し，FDA研究所で無菌試験を行うために本サンプルを送付した。完全な未開封容器を分析したところ，人工涙液の18バッチが非無菌であることが判明した。さらに，同社の人工眼軟膏製品バッチも採取したが，このバッチも非無菌であることが判明した。これらの完全容器の検査により，点眼薬製品が本質的に微生物に汚染されていることがわかった。非無菌検体からの微生物分離株は，全ゲノム配列決定を使用してさらに特徴づけられ，全国規模のデータベースの分離株と比較された。FDAが収集した完全な人工涙液検体の3つの異なるバッチから分離された緑膿菌は，このアウトブレークに関連した85以上の臨床分離株と遺伝的によく一致することが判明した。これらの試験結果は，これらのロットが微生物で汚染され，健康に害を与えているという点で，FD＆C法のセクション501（a）（1）に基づいて「不良品」であることを示している。

重要なことは，FDA研究所で実施した無菌試験結果が示すように，同社製医薬品の広範な汚染は，同社施設で製造されたすべての医薬品が不衛生な状態下で製造されており，FD＆C法のセクション501（a）(2)(A）条に基づいて「不良品」であることを示している。

さらに，異なるバッチから採取した人工涙液の2個の完全なサンプルには，目視で確認できる異物が含まれていた。

CGMP違反

FDAは，Form 483に対する2023年3月22日付の回答を詳細に検討した。同社の査察中に，FDA査察官は以下を含むが，これらに限定されない特定の違反を観察した。

1. 無菌を標榜する医薬品の微生物汚染を防止するための，すべての無菌および滅菌工程のバリデーションを含む適切な手順書を確立し，遵守していなかった（21 CFR 211.113（b））。

不適切な設備とプロセス

A. 人工涙液の製造に使用される無菌充填機は，その意図された用途に適していることを示す十分な科学的根拠が不足していた。また，適格性評価の一環として充填されたバッチに関するデータが不足しているなど，適格性評価報告書は不十分であった。さらに，米国市場で流通したすべての人工涙液バッチは，充填装置の設計規格から外れたパラメータを用いて製造されていた。

B. 人工涙液の無菌充填工程のバリデーションにおいて，以下の点が不足していた：

- 眼科用無菌医薬品を製造することを目的とした方法が検証できていなかった。具体的には，人工涙液製品に対して実行されたろ過滅菌が確実に達成できることを示す検証が欠如していた。
- 培地充填プログラムにおいて，微生物汚染を防ぐための適切な無菌操作が実行されるという保証が欠如していた。FDAの査察により，適切かつ十分な培地充填試験を実施していないことが判明した。例えば：
  - ○ 培地充填試験は商業的な無菌製造操作を適切にシミュレートできていなかった。介入作業が十分に，または正確にシミュレートされていなかった。さらに，汚染の可能性がより高い，最小限のバリア保護を備えた手動ラインがあった。それにもかかわらず，培地充填数は生産バッチサイズの●～●%に過ぎなかった。
  - ○ 人工涙液および人工眼軟膏製品の製造に使用される製造ラインは，3回の培地充填試験の成功によって認定されていなかった。
  - ○ 適切な正当理由なく，完全な容器（つまり，完全な容器・栓系を備えた容器）を培地充填試験から除去し，培養していなかった。
  - ○ 培地充填容器の目視検査を担当する担当者は，適切な訓練と資格を欠いていた。

C. 無菌製造ラインの有意義な気流パターンの検証が不十分であった。検証は動的条件下で実施されておらず，無菌製造作業中に発生する介入やその他の日常的な活動のシミュレーションが不足していた。

D. 滅菌プロセスを使用して製造された軟膏製品も米国に出荷しているが，人工眼軟膏を滅菌するために請負業者が採用した滅菌工程がバリデートされていることを確認できなかった。

貴殿の回答は以下のように不適切なものである：

- 製品汚染に関する内部調査の詳細が不足している。調査内容は包括的ではなく，実行された活動の説明や根本原因の分析が不足している。また，環境試験やその他の試験に使用されるサンプリング方法や試験方法についても詳細が不足している。
- 動的条件下での気流パターンの検証；暖房，換気，および空調（HVAC）システムの認定，または培地充填手順の改訂に関する詳細が不足している。
- また，人工眼軟膏製品の滅菌プロセスおよび無菌試験方法を検証するという約束も含めていない。

容器・栓の完全性の欠如

無菌であると称する多用途の眼科製品について，信頼できる容器・栓系の完全性を示す証拠が不足している。目視検査によりバッチ製造中に漏れが発見されたが，目視検査手順が適切であるという保証はなかった。

同社の製品販売業者は，人工涙液および人工眼軟膏ユニットの漏れに関する苦情を受けとった。FDAの研究所は，同社施設で製造された人工眼軟膏，バッチH29の容器の完全性試験を実施した。FDAは20個の容器を試験し，1個の容器で微生物の侵入が認められ，容器・栓系の完全性が欠如しており，無菌性を維持するには不十分であることが確認された。注目すべきことに，バッチH29はFDAの試験でも非無菌であることが判明したことである。

すべての無菌医薬品は，有効期間中製品の完全性を保護する容器・栓系を使用して包装する必要がある。製造，保管，流通，消費者による使用のストレス全体を通じて製品の完全性を維持することは，製品の品質と安全性にとって非常に重要である。容器の密閉性が損なわれると，医薬品が非無菌状態になる直接的原因となりうる。

回答では，人工涙液製品には色素侵入法を使用した容器・栓系の完全性試験と包括的な無菌性評価を実施すると述べているが，容器・栓の完全性試験プロトコルは人工眼軟膏には適用されていないため，回答は不十分である。さらに，色素侵入方法の感度に十分に対処していない。研究に使用される方法の感度は不明であり，それが緑膿菌に匹敵するサイズの細菌の検出と相関性があるかどうかが示されていない。さらに，回答には包括的な無菌性評価に関する詳細も含まれていない。

人工涙液および人工眼軟膏の不適切な製法

製品販売者であるEzriCare LLCおよびDelsam Pharma LLC向けに，多回投与量のOTC（over-the-counter）眼科薬製品を製造した。これらの製品は，製剤を保存するための抗菌性が欠けていた。重大なことは，保存剤効力試験を行わずにこの多回投与製品を販売したことである。多回投与の点眼薬製品には，製品を保存し，使用中の偶発的な汚染による傷害の危険を最小限に抑えるために1種類以上の適切な保存物質が含まれていることが不可欠である。

回答では，人工涙液製品の保存効力試験（AET：antimicrobial effectiveness testing）が開始され，これらの試験を使用して適切な防腐剤を製剤に添加するかどうかを判断すると述べている。回答には，なぜ同社の医薬品発売前にAET試験を実施できなかったのか，また同社の製品開発プログラムにおけるそのような根本的な欠陥をどのように是正するのかが説明されていないため，不十分である。また，人工眼軟膏製剤についてはAETを実施する義務はない。さらに，プロトコルでは米国薬局方（USP）に従っているといっているが，人工涙液プロトコルの許容基準はそれほど厳格ではなく，USP<51>保存効力試験法と一致していない【解説1】。

不適切な衣類着用方法と作業者の資格認定

クリーンルームの作業者には，無菌操作を実行するための適切な更衣と資格認定が不足していた。不適切な慣行や手順では，製品が汚染されるリスクが高くなる。例えば：

A. ガウニングのデモンストレーションでは，クリーンルーム作業者は滅菌ゴーグルを着用していないため，無菌作業中に目の周囲の皮膚が露出していることが判明した。

B. クリーンルーム用の衣類は，本来の用途には適していなかった。例えば，清潔であるとされている衣類には，汚れ，擦り切れがあり，適切に保管されていなかった。さらに，同社は追跡調査や検証も行わずにクリーンルーム用衣類を何度も再利用していた。

C. クリーンルーム作業者向けの適切な無菌操作や更衣に関する手順書および教育プログラムが欠如していた。また，すべてのクリーンルーム作業者が培地充填試験への参加を通じて資格を得ているという証拠も不足しており，更衣の適格性評価手順で設定されている微生物学的限度値は無菌操作には不適切であった。

D. クリーンルーム作業者向けの適切な無菌操作行動と更衣に関する手順書と教育プログラムが不足していた。また，すべてのクリーンルーム作業者が培地充填試験への参加を通じて資格を得ているという証拠と，無菌操作作業者の更衣の資格認定手順で使用される微生物学的限度値の正当性（すなわち，更衣のサンプリング箇所ごとに1 CFU未満）が欠如していた。また，効果的なCGMP教育プログラムの確保など，業務全体を通じて作業者の資格認定を体系的にレビューする取り組みも欠如していた。

回答では，更衣の適格性評価は培地充填試験を通じて行われ，社内評価でクリーンルーム用衣類に対する繰り返しの滅菌サイクルの影響を評価して，許容可能な滅菌サイクル数を確立すると述べているが，回答は不十分である。職員の更衣，資格プログラム，無菌操作技術，クリーンルームでの動作，工程における汚染の危険性としての作業者の役割に関するあらゆる側面の包括的な精査が不足している。さらに説明すると，無菌ゴーグルの導入，無菌衣類の汚染を防止するための実践の強化，更衣の認定基準（例：サンプリング要件，サンプリング箇所の説明，妥当性のある許容限度），および準拠した無菌施設の他の多くの基本要素を実現するための実質的な行動が依然として不足している。回答では，不適切な更衣習慣が無菌医薬品にどのような影響を与えたかについても言及していない。“無菌操作法で製造する無菌医薬品”に関するFDAのCGMPガイダンス文書（https://www.fda.gov/media/71026/download）が無菌操作法で無菌医薬品を製造するのに役立つので参照のこと。

本警告書への回答として，以下を提示すること：

- 無菌操作工程，機器，設備に関するすべての汚染危険性の包括的なリスク評価，これには，以下を含む（ただしこれらに限定されない）独立した評価が含まれる。
  - ISO 5エリア内のすべての作業者の関係
  - 機器の配置と人間工学
  - ISO 5エリアおよび周囲の部屋の空気の品質
  - 施設レイアウト
  - 人の流れと物の流れ（無菌操作の実施とサポートに使用されるすべての部屋全体）
- 独立した汚染ハザードのリスク評価結果に対処するためのタイムラインを含む詳細な改善計画。施設における無菌製造操作の設計と制御に対して行う具体的な改善について説明すること。是正措置と予防措置（CAPA）によって，欠陥のある無菌製造作業がどのように確実に改善されるかを説明すること。また，包括的に改善された施設，プロセス，機器の適格性確認とバリデーションの計画についても説明すること。

- すべての医薬品の製造ライフサイクルを通じて継続的な管理監督をより確実に行う改善計画。プロセス変動の原因を特定し，製造（生産と包装の両方を含む）作業が適切なパラメータと品質基準を満たしていることを保証する，よりデータ主導で，科学的に健全なプログラムを提供すること。これには，意図された用途に対する機器の適合性の評価，投入材料の品質の確保，製造プロセスの各ステップとその制御の能力と信頼性の判断，プロセスのパフォーマンスと製品品質の注意深く継続的なモニタリングが含まれるが，これらに限定されない。
- 施設および機器に対する日常的かつ注意深く運用管理の監視を実施するためのCAPA計画。この計画は，特に，機器／施設のパフォーマンス問題の迅速な検出，効果的な改善の実行，適切な予防保守スケジュールの遵守，機器／施設インフラストラクチャのタイムリーな技術アップグレード，および継続的な管理レビューのためのシステムの改善を保証する必要がある。
- 不透明なボトルや軟膏チューブを含むがこれらに限定されない，容器・栓システムの検査およびその他の品質管理方法で完全性違反を確実に検出できるようにするための計画。
- 事業全体を通じて職務を遂行するためのスタッフの資格と能力に関する包括的で独立した評価には，以下が含まれる：
  - 各スタッフが職務を遂行する前に，それぞれの職務を適切に遂行できるように研修を受けることを保証するシステム
  - コース，タイミング，頻度，トレーニングの効果など，トレーニングカリキュラムの見直し
  - スタッフが手順と適切な慣行を継続的に遵守しているかどうかを判断するための監督
  - パフォーマンス不足に応じて再訓練するための規定，または適切な場合には，その個人が割り当てられた仕事の種類と複雑さに応じた適切な資格と専門知識（訓練，教育，スキル）を持っているかどうかを再評価するための規定
  - CGMPにおける管理職とマネージャーのトレーニング

2. 医薬品の原料成分ごとに検体の同一性と，純度，含量，品質に関するすべての適切な文書化された規格に適合していることを確認する試験を実施していなかった。また，原料供給業者が行う試験の信頼性を適切な間隔で検証し，確立することもできていなかった（21 CFR 211.84（d）（1）および211.84（d）(2)）。

原薬（API）および包装材料の入荷ロットが製造使用に適しているかどうかを確認していなかった。

原料供給業者の分析証明書（COA）に基づいて医薬品製造で使用するAPIを受け入れており，適切なバリデーションを通じて分析の信頼性確立や，確認試験を実施していなかった。特に，その例には，米国市場で流通する人工涙液バッチの製造に使用される2ロットのカルボキシメチルセルロースナトリウム（carboxy methyl cellulose sodium）APIが含まれていた。

また，人工涙液の容器・栓系で使用されるキャップやプラグを含む一次包装材料の適切な試験も怠っていた。例えば，2019年から2022年の間に，ベンダーから無菌状態で供給されたキャップとプラグを受け取り，適切な試験を行わずにサプライヤーのCOAに基づいて受け入れていた。

医薬品の製造に使用される各成分ロットの同一性試験は必須であり，適切な間隔で供給業者の試験結果を検証して信頼性を確保した場合にのみ，他の成分属性についてCOAに依存できる。

無菌操作法によって製造された医薬品は，製造作業における許容できない慣行だけでなく，1つ以上の欠陥のある成分，容器，または栓の使用によっても汚染される可能性がある。

回答は，次のような理由により不適切であるが，これらに限定されない：

- 既存および新規のすべての供給業者が適格であることを示していない。
- 供給業者のCOAの信頼性の保証をどのように確立し，維持するつもりであるかなど，手順の改訂に関する詳細が不足している。
- また，試験対象の材料の範囲，サンプリングと試験方法，入荷した材料が意図した用途に適していることを確認する方法など，遡及的試験に関する詳細も欠如していた。

またFDAは，グリセリンやプロピレングリコールなど，ジエチレングリコール（DEG）またはエチレングリコール（EG）汚染のリスクが高い成分が含まれるパラセタモールシロップ（paracetamol syrup），1％クロトリマゾール（clotrimazole），ディアプレンチルドレンマキシマム局所クリーム（Diaprene Children Maximum Topical Creams）などの医薬品を同施設で製造し，米国での流通を目的としてFDAにリストアップしたことにも留意している。DEGまたはEGで汚染された原材料の使用により，世界中で人体にさまざまな致死的な中毒事件が発生している。DEGまたはEG汚染（「高リスク医薬品成分」）を含む医薬品を製造する際のCGMP要件を満たすのに役立つように，FDAのガイダンス文書"*Testing of Glycerin, Propylene Glycol, Maltitol Solution, Hydrogenated Starch Hydrolysate, Sorbitol Solution, and Other High-Risk Drug Components for Diethylene Glycol and Ethylene Glycol*"を参照でき，https://www.fda.gov/media/167974/ でダウンロードできる。

本警告書への回答として，以下を提示すること：

- 材料システムを包括的かつ個別に照査し，成分，容器，栓のすべての供給業者がそれぞれ適格であるかどうか，また材料に適切な有効期限または再試験日が割り当てられているかどうかを判断すること。照査では，不適切な成分，容器，および栓の使用を防止するために，搬入される材料の管理が適切であるかどうかも判断する必要がある。
- 製造で使用する各入荷ロット成分の試験および出荷するために使用する化学的および微生物学的品質管理規格。
- 各成分製造者のCOAの信頼性を評価するために，すべての成分を試験して得られた結果の概要。このCOA検証プログラムを説明する標準操作手順書（SOP）を含めること。
- 製造する医薬品を試験する契約施設の資格を取得し，監督するためのプログラムの概要。
- 医薬品の製造に使用される高リスク医薬品成分のすべてのロットについて，本書簡の日付から30暦日以内にDEGおよびEG試験結果を提供するという約束は維持されている。あるいは，成分ロットの保存ができていない場合は，影響を受ける可能性のあるすべての完成医薬品バッチの保存サンプルについてDEGおよびEGの存在試験を実施すること。
- DEGまたはEG汚染のリスクのある成分（グリセリンを含むがこれに限定されない）を含む有効期限内の医薬品の完全なリスク評価。汚染されたロットに対する顧客への通知や製品のリコールなど，DEGまたはEGを含む可能性のあるすべての成分および関連医薬品の安全性を判断するために，迅速かつ適切な措置を講ずること。将来的にサプライチェーンを確保するための追加の適切な是正措置と予防措置を特定する。これには，すべての入荷原材料ロットが完全に認定された製造業者からのものであり，安全でない不純物が含まれていないことを保証することが含まれるが，これに限定されない。本警告書への返信でこれらの行動について詳しく説明すること。
- 各成分のロットが，同一性，含量，品質，純度に関するすべての適切な規格に適合しているかどうかを試験する方法の説明。各成分のロットの含量，品質，純度を試験するのではなく，供給業者のCOAからの結果を受け入れる場合は，初期検証と定期的な再検証を通じて供給業者の結果の信頼性を確実に確立する方法を明示すること。さらに，入荷する成分のロットごとに少なくとも1つの特定の同一性試験を常に実施するという約束を含めること。グリセリン，プロピレングリコール，および特定の追加の高リスク成分の場合，これには米国薬局方（USP）モノグラフのパートA，B，およびCの性能が含まれることに注意のこと。

3.　無菌操作区域の環境状態を監視するシステムと，無菌状態を作り出すために室内を洗浄および消毒するための適切なシステムを確立していなかった（21 CFR 211.42（c）(10)（iv）および211.42（c）(10)（v））。

滅菌と洗浄

医薬品の製造に使用される機器を適切に滅菌および洗浄できていなかった。例えば；

A.　製品と直接接触するすべての機器が滅菌されていることを確認できなかった。査察中に，充填工程の充填用チューブ，および無菌の容器・栓用のボールを含む製品との接触機器の滅菌を示す記録を提供できなかった。滅菌記録を確認したところ，衣服と器具が滅菌されたことのみが記録されていた。また，製造装置の滅菌について説明した手順書も欠如していた。

B.　人工涙液を無菌的に製造するために使用される装置を適切に洗浄していなかった。重要なことに，FDA査察官は，洗浄後の充填機の製品接触面に目に見えるグリース状の残留物を観察した。また，製造装置の洗浄について説明した手順書やその他の文書も不足していた。

C.　製造工程の共用製造設備の洗浄バリデーション調査が不十分であった。
機器の洗浄やメンテナンスが不十分だと，交叉汚染や医薬品の品質低下につながる可能性がある。

回答は，次のような理由により不適切である。ただし，これらに限定されない。

- 洗浄手順または洗浄バリデーションプロトコルを提供できなかった。さらに，無菌医薬品の製造における充填機およびその他の機器の適合性を包括的に評価する約束がなされていなかった。
- 保存サンプルについて，試験の詳細を提供できなかった。
- 査察中にFDA調査官に提供された矛盾する情報について説明を怠った。例えば，査察官らは当初，充填ライン上の容器・栓用ボウルが洗浄も滅菌もされていないと知らされた。これらの発言は後に撤回された。ただし，容器・栓用ボウルが洗浄および滅菌されたという主張を裏付ける十分な情報を提供できなかった。

環境モニタリング

作業者のモニタリング（PM：personnel monitoring）を含む環境モニタリング（EM：environmental monitoring）プログラムは，眼科用無菌医薬品の製造に使用される清浄度区域として不適切であった。例えば，充填作業中にグレードAの充填ゾーンまたはグレードBの周囲区域内で空中微粒子サンプルが収集されなかったこと，残留消毒剤が表面生存物のモニタリングに使用される綿棒に干渉しないことを実証するための調査，およびEMおよびPMサンプリングから回収された分離株の同定データが不足していた。

無菌製造環境の制御状態に関する有意義な情報を提供するために，用心深く即応性のある環境および人員監視プログラムを設計する必要がある。手動による非常に集中的な無菌作業を含む作業では，バッチ製造条件を適切に監視するための適切なタイミングでのサンプリングを強化するなど，より広範な環境および人員監視プログラムが必要である。

回答では，2023年1月に採取された限られた数の環境サンプルが第三者試験機関に送られ，これらのサンプルでは同社の環境で緑膿菌が検出されなかったと述べている。この対応は不十分である。提供された記録によると，米国に出荷された人工涙液の最後のバッチ（2022年4月）は，同社の限られたサンプリングが実施される何カ月も前に製造されていた。バッチ製造の数カ月後に行われる環境サンプリングは，時間的な意味はほとんどない。また，無菌医薬品の製造エリアで単一の微生物種の存在だけを検査することには，科学的価値はほとんどない。また，バッチ保存サンプルを第三者機関で試験してもらったら，これらのサンプルは無菌試験で不適合でなかったと回答を受けた。しかし，微生物汚染は不均一な性質を持っているため，他の方法で汚染されたバッチの無菌試験が合格する可能性があることは予期できないことではない。上述したように，同社のバッチの多くがFDA研究所での試験で非無菌であることが判明し，重大な有害事象を伴うことが判明した。

本警告書への回答として，以下を提示すること：

- すべての微生物学的危険性を詳細かつ徹底的にレビューし，製造業務の設計と管理の包括的かつ独立した評価を提出すること。
- 交叉汚染の危険性の範囲を評価するための，洗浄効果の包括的で独立した遡及的評価。これには，残留物の特定，不適切に洗浄された可能性のある他の製造装置，および交叉汚染した製品が流通のために出荷された可能性があるかどうかの評価が含まれる。評価では，洗浄手順と実践の不備を特定し，複数の製品の製造に使用される各製造装置を対象とする必要がある。
- 洗浄および消毒プログラムの遡及的評価に基づくCAPA計画。これには，洗浄および消毒のプロセスと実践に対する適切な改善策，および完了までのスケジュールが含まれる。機器の洗浄と消毒のライフサイクル管理のプロセスにおける脆弱性の詳細な概要を提供すること。洗浄効果の強化など，すべての製品と機器に対する適切な洗浄と消毒の実施に関する継続的な検証の改善，その他必要とされるすべての改善など，洗浄・消毒プログラムの改善について説明すること。
- 医薬品製造業務において，ワーストケースとして特定された条件を組み込むことに，特に重点を置いた洗浄バリデーションプログラムの適切な改善。これには，すべてのワーストケースの特定と評価が含まれるが，これらに限定されない。
  - 高毒性の医薬品
  - 高力価の医薬品
  - 洗浄溶媒に低溶解度の医薬品
  - 洗浄が困難な特性をもつ医薬品
  - 洗浄が最も困難な箇所での拭き取り
  - 洗浄前の最大保持時間

さらに，新しい製造装置または新製品を導入する前に，変更管理システムで実行する必要がある手順についても説明すること。

- 製品，プロセス，および機器の洗浄手順の検証および妥当性確認のための適切なプログラムが確実に実施されていることを保証する，更新されたSOPの概要。
- 作業者および環境モニタリング・プログラムの包括的かつ独立したレビュー。これには，これらのプログラムを完全に改善する計画が含まれるが，これに限定されない。例えば，清浄度分類された領域における新たなリスクを迅速に検出して対応するために，有意義な継続的なデータが確実に収集されるようにするための，機器，手順，慣行への変更について説明すること。効果的な是正を確実にするために実行するCAPA手順の概要を含め，プログラムの実施に関する最新の予定表を提出すること。

4.　同社は，その試験方法の正確さ，感度，特異性，再現性を確立できず，また，無菌であると称する医薬品の各バッチがそのような要件に適合しているかどうかを判断するための適切な試験室で試験を実施することも怠った（21 CFR 211.165（e）および211.167（a））。

例えば，次のように適切な無菌試験が実施できていなかった。

A.　無菌試験方法が点眼薬製品中の微生物の検出に適していることを証明できなかった。

手法の適合性試験により，当該手法が製品中の微生物増殖の存在を確実に判定できることが保証される。手法のバリデーションと確認は，医薬品の真正性，含量，品質，純度，および力価の信頼できる決定をサポートするために必要である。手法の有効性を評価しなければ，顧客に提供されたデータが医薬品の品質と安全性を正確に反映しているという基本的な保証に欠けてしまう。

B.　培地充填試験や作業者モニタリングに使用される培地の発育性能試験を実施していなかった。

微生物試験の有効性は，培地の適切な検査がなければ保証できない。

回答では，無菌試験およびその他の分析方法のバリデーションを見直し，無菌性方法の検証を開始し，培地調製手順を改訂することを約束しているが，改訂された手順を提供していないこと，また，流通している最終医薬品に対して適切な無菌試験を実施していないため，対応は不十分である。

本警告書への回答として，以下を提示すること：

- ラボでの実務，手順，手法，機器，文書化，および分析者の能力に関する包括的で独立した評価を行う。このレビューに基づいて，ラボシステムの有効性を改善し，評価するための詳細な計画を提供すること。
- 汚染された医薬品の流通によってもたらされるハザードに対処するための詳細なリスク評価。
- 微生物汚染が確認された，または微生物汚染の可能性があるすべてのバッチの調査を完了すること。調査では，汚染の根本原因に関する調査結果を詳しく説明する必要がある。
- 各医薬品の分析に使用されるすべての化学試験および微生物試験方法。

5.　品質管理部門は，製品がCGMPに準拠し，同一性，力価，品質および純度に関する確立された規格に適合することを確認する責任を果たしていない（21 CFR 211.22）。

医薬品の製造を監督する責任と権限を備えた適切な品質部門（QU：quality unit）を設置していなかった。例えば：

A.　米国市場向けに出荷する前に，人工涙液の全バッチの適合性を確認するための適切なバッチ出荷試験を実施していなかった。

B.　品質システムは，製造する医薬品の品質を裏付けるデータの正確性と完全性を適切に保証していない。例えば，事前に記入されたバッチ出荷文書を使用するという容認できない慣行が許可されていた。

C.　変更管理手順に従っていなかった。人工涙液の容器密閉システムの一部として使用されるインナーキャップ（プラグ）の仕様を「下穴付き」プラグに変更した際の影響が評価されていなかった。

回答では，開始されたすべての変更管理について影響評価を実行すると述べている。しかし，回答は，これらに限定されないが，次のような理由により不適切である。

- データの完全性の欠如によって影響を受ける可能性のあるすべての記録を評価していない。また，文書化の不備が流通医薬品にどのような影響を与えたか，またQUの監視をどのように強化したか評価していない。また，現在は回復しているとした，紛失したバッチ出荷文書のコピーも提供していない。

- 変更管理システム以外で行われ，以前に評価されていない変更の影響評価をレビューしていない。

本警告書への回答として，以下を提示すること：

- QUが効果的に機能するための権限とリソースが確実に与えられるようにするための，包括的な評価および是正計画。評価には以下を含める必要があるが，これらに限定されない：
  - ○ 同社が使用する手順が堅牢かつ適切であるかどうかの判断
  - ○ 適切な慣行の遵守を評価するための，業務全体にわたるQU監視の規定
  - ○ QUの出荷判定前の各バッチとその関連情報の完全かつ最終的なレビュー
  - ○ すべての製品の同一性，含量，品質，および純度を確保するための調査およびその他すべてのQU義務の監督と承認

また，新たな製造／品質問題に積極的に対処し，継続的な管理状態を確保するためのリソースのタイムリーな提供など，経営層が品質保証と信頼性の高い業務をどのようにサポートしているかについても説明すること。

- 変更管理システムの包括的かつ独立した評価。この評価には，品質部門によって変更が正当化され，レビューされ，承認されていることを確認するための手順が含まれるが，これに限定されない。変更管理プログラムには，変更の有効性を判断するための規定も含める必要がある。
- 製造およびラボ業務で使用されている文書化システムを完全に評価し，文書化の実践が不十分な箇所を特定すること。企業の文書化慣行を包括的に修正する詳細なCAPA計画には，事業活動全体を通じて，帰属可能で，読みやすく，完全なオリジナルの，正確な，同時記録を確実に保持することを含めること。

データインテグリティの矯正

品質システムは，製造する医薬品の安全性，有効性，品質をサポートするデータの正確性と完全性を適切に保証していない。CGMP準拠のデータインテグリティ慣行の確立および遵守に関しては，FDAのガイダンス文書「Data Integrity and Compliance With Drug CGMP：Q&A」を参照のこと。https://www.fda.gov/media/119267/ からダウンロードできる。

同社は，矯正を支援する資格のあるコンサルタントを雇う必要がある。本警告書への回答として，以下を提供のこと：

A. 米国で流通する医薬品のデータレビューの結果を含む，データ記録および報告における不正確さの範囲に関する包括的な調査。データインテグリティの不備の範囲と根本原因についての詳細な説明を含むこと。

B. 観察された逸脱が医薬品の品質に及ぼす潜在的な影響に関する最新のリスク評価。評価には，データインテグリティの欠如によって影響を受ける医薬品の出荷によって引き起こされる患者へのリスク分析と，進行中の業務によってもたらされるリスク分析を含める必要がある。

C. グローバルCAPA計画の詳細を含む，会社の管理戦略。詳細な是正措置計画には，微生物学的データや分析データ，製造記録，FDAに提出されたすべてのデータを含む，企業が生成したすべてのデータの信頼性と完全性をどのように確保するつもりであるかを説明する必要がある。

不正ブランドの違反医薬品

EzriCare人工涙液，Delsam Pharma社の人工涙液，および人工眼軟膏は，FD&C法，21 U.S.C.のセクション201（g）(1)(B）で定義されている「医薬品」であり，疾患の診断，治癒，緩和，治療，予防での使用を目的としており，および／またはFD&C法のセクション201（g）（1）（C）ならびに合衆国法典第21条321（g）（1）（C）に基づいて，それらは身体の構造または機能に影響を与えることを目的としているためである。具体的には，EzriCare人工涙液とDelsam Pharma社の人工涙液は眼科用粘滑剤としての使用を目的としており，Delsam Pharma社の人工眼軟膏は眼科用皮膚軟化剤としての使用を目的としている。

医薬品としての製品の使用目的（21 CFR 201.128で定義）の証拠を提供する製品ラベルの表示例には，以下が含まれるが，これらに限定されない場合がある：

EzriCare人工涙液の製品ラベルの医薬品情報の用途には；
- さらなる刺激に対する保護剤として，または目の乾燥を軽減するために使用。
- 目の軽度の刺激，または風や太陽への暴露による不快感を一時的に軽減。

Delsam Pharma社の人工涙液の製品ラベルの医薬品情報の用途には；
- さらなる刺激に対する保護剤として，または目の乾燥を軽減するために使用。
- 目の軽度の刺激，または風や太陽への暴露による不快感を一時的に軽減。

Delsam Pharma社の人工眼軟膏の製品ラベルの医薬品情報の用途には；
- さらなる炎症を防ぐため，または目の乾燥を和らげるための潤滑剤として使用。

EzriCare人工涙液，Delsam Pharma社の人工涙液，および人工眼軟膏は，無菌ではないため，FD&C法 第502条（j），21 U.S.C.に基づき，不当表示となる。21 CFR 200.50では，眼科用に提供または意図されたすべての製剤は無菌であるべきであり，そうでない場合はFD&C法 第502（j）条に基づいて不当表示とみなされる。FDAがEzriCare人工涙液，Delsam Pharma社の人工涙液，および人工眼軟膏のサンプルを分析した結果，これらの製品には微生物が混入していることが判明した。例えば，製品に混入していた微生物は以下の通りだが，これらに限定されるものではない：

EzriCare人工涙液には*Pseudomonas*属の種が含まれ，Delsam Pharma社の人工涙液には*Bacillus*属の種が含まれ，Delsam Pharma社の人工眼軟膏には*Burkholderia cepacia* complexが含まれていた。細菌に汚染された眼科用製品を眼内に点眼すると，軽度から重度の視力を脅かす感染症まで，さまざまな眼感染症を引き起こす可能性があり，場合によっては生命を脅かす全身性細菌感染症に進行する可能性がある。したがって，EzriCare人工涙液，Delsam Pharma社の人工涙液および人工眼軟膏は，FD&C法 第502条（j），21 U.S.C.第352条（j））に基づく不当表示である【解説2】。

さらに，Delsam Pharma社の人工眼軟膏は，その表示が虚偽または誤解を招くものであるため，FD&C法 第502条（a），21 U.S.C 352（a）に基づき，不当表示である。具体的には，製品ラベルの主要表示パネル（PDP）には，製品が「無菌」であると表示されている【解説3】。しかし，Delsam Pharma社の人工眼軟膏のサンプルをFDAが分析したところ，*Burkholderia cepacia* complexを含む微生物で汚染されていることが判明した。

したがって，Delsam Pharma社の「人工眼軟膏」の表示は，眼科用緩和薬として意図された用途に対して実際には無菌ではないため，虚偽または誤解を招くものであり，FD&C法 第502条（a）（合衆国法典第21編第352条（a））に基づく不当表示である。

FD&C法 第301条（a）（合衆国法典第21編第331条（a））により，虚偽表示医薬品の州際通商への導入または導入のための引渡しは禁止されている。

医薬品のリコール

2023年1月30日，FDAは同社と電話会議を開催した。米国市場で流通しているEzriCare人工涙液とDelsam Pharmaの人工涙液のすべてのバッチ回収を検討することを勧めた。2023年2月2日，同社は，細菌汚染および電話協議したCGMP上の懸念に基づき，EzriCare人工涙液およびDelsam Pharma人工涙液の自主回収を開始した。会社発表はFDAのウェブサイトに掲載された：https://www.fda.gov/safety/recalls-market-withdrawals-safety-alerts/global-pharma-healthcare-issues-voluntary-nationwide-recall-artificial-tears-lubricant-eye-drops-due

2023年2月22日，FDAは同社と再度電話会議を開催した。米国で流通しているDelsam Pharma社の人工眼軟膏のバッチH29を市場から削除することを勧めた。2023年2月24日，Delsam Pharma社は人工眼軟膏の非無菌性を理由に自主回収を開始した。同社の発表はFDAのWebサイトに掲載された：https://www.fda.gov/safety/recalls-market-withdrawals-safety-alerts/global-pharma-healthcare-issues-voluntary-nationwide-recall-delsam-pharma-artificial-eye-ointment

医薬品の製造中止

FDAは，米国市場向けの医薬品の生産を一時停止するという同社の取り組みを認める。

同社施設におけるCGMPの重大な違反を考慮して，米国市場向けの医薬品製造業務の再開を計画している場合，所有権の譲渡，プロセスの委託，または新しい場所への移転を決定する場合は，以下のオフィスに通知すること。

同社で確認された違反の性質に基づき，同社が米国市場向け医薬品の製造を再開するつもりであるならば，医薬品CGMP要件を満たすための支援として，21 CFR 211.34に規定された資格を有するコンサルタントを雇うべきである。また，有資格のコンサルタントは，FDAに対する同社のコンプライアンス状況の解決を追求する前に，CGMP準拠のための業務全体の包括的なシステム監査を実行し，すべての是正措置と予防措置の完了と有効性を評価する必要がある。

コンサルタントを利用しても，CGMPに準拠する同社の義務が軽減されるわけではない。経営陣は，CGMPコンプライアンスの継続を確保するために，すべての不備と体系的な欠陥を解決する責任を負い続ける。

請負業者としての責任

医薬品はCGMPに準拠して製造しなければならない。FDAは，多くの医薬品メーカーが生産施設，試験所，包装業者，ラベル貼り業者などの独立した請負業者を利用していることを認識している。FDAは請負業者を製造業者の延長とみなしている。

製品所有者との契約に関係なく，契約施設として製造する医薬品の品質については貴殿が責任を負うことになる。医薬品が安全性，同一性，含量，品質，純度に関して，FD&C法のセクション501（a）(2)(B）に従って製造されていることを確認する必要がある。FDAのガイダンス文書「医薬品の製造契約：品質協定」https://www.fda.gov/media/86193/downloadを参照のこと。

非効率的な品質システム

本警告書での重要な指摘は，同社がCGMPに準拠した効果的な品質システムを運用していないことを示している。施設や設備に対する効果的な製造監視が大幅に欠如していることに加えて，同社の品質部門が適切な権限を行使できず，その責任を十分に履行していないことが判明した。同社は，システム，プロセス，および製造された製品がFDAの要求事項に適合していることを確実にするために，同社のグローバルな製造業務を直ちに包括的に評価する必要がある。

結論

本警告書で引用されている違反は，施設に存在する違反の包括的なリストを意図したものではない。貴殿には，違反の原因を調査して特定し，違反の再発やその他の違反の発生を防止する責任がある。

FDAは，2022年11月15日に送信した704（a）（4）の記録要求に対する同社の回答が，同社の医薬品に使用される高リスク成分のDEG/EGの管理に関するCGMP違反が証明されたため，2023年1月3日に同社を輸入警告66-40に指定した。

上述した査察所見と採取サンプルの試験結果は，同社のコンプライアンス違反をさらに証明している。

同社は依然として輸入警報66-40に指定されている。

すべての違反を速やかに是正すること。FDAは，すべての違反が完全に解決され，CGMPへの準拠が確認されるまで，同社を医薬品製造業者としてリスト記載する新規申請または一部変更の承認を保留する場合がある。違反に対する是正措置が完了していることを確認するために再査察することがありうる。

違反に対処しなかった場合，FDAはFD&C法 第801条（a）（3）（合衆国法典第21編第381条（a）（3））に基づき，Global Pharma Healthcare Private Limited, A-9 SIDCO Pharmaceutical Complex, Thiruporurで製造された製品の米国への受入れを引き続き拒否する可能性がある。

この権限に基づき，粗悪品または不当表示と思われる製品は，その製造に使用された方法および管理が，FD&C法 第501条（a）（2）（B）（合衆国法典第21編第351条（a）（2）（B））の意味におけるCGMPに適合していないと思われること，およびFD&C法 第502条の規定に基づき不当表示であることから，それぞれ留置または受入れを拒否することができる。

本警告書は，FDAの査察結果を通知し，上記の問題点に対処する機会を提供する。本書を受け取ったら，15営業日以内にこの事務局に書面で回答すること。違反に対処し，再発を防ぐために何を行ったかを明記すること。この手紙への返信として，FDAは同社の活動と実践を継続的に評価する際に考慮する追加情報の提供を求めることができる。15営業日以内に是正措置を完了できない場合には，遅れる理由となし終える計画について述べること。

電子返信をFEI 3012323885および担当者名（Carrie Ann Plucinski）を明記の上，CDER-OC-OMQ-Communications@fda.hhs.gov.に送ること。

【解説1】「防腐剤を含まない点眼剤は，使い捨ての単回使用バイアルに入っており，バイアルの先端を目に触れない限り，または1日以上保管しない限り，安全である。」といわれてきた。コンタクトレンズの洗浄液や多回使用点眼剤には，塩化ベンザルコニウムが0.002～0.01%含まれているが，感受性の強い人は角膜を傷めることもあり，防腐剤を含まない点眼剤は，ドライアイには最適な選択肢といわれてきた。

EzriCare社の人工涙液は，単回使用の1mL以外に多回使用の15mL容量もあり，OTC薬として流通していた。1種類以上の適切な保存物質（防腐剤）を含め，その有効性を保存効力試験で確認すべきであるが，検証せずに販売することは言語道断である。「人工眼軟膏製剤については保存効力試験を実施する義務はない。」とあるが，微生物が増殖するためには水分活性が重要であり，水分活性が0.6以下の非水溶性基剤である軟膏剤でも多回使用剤には保存効力試験を実施するのが「保存効力試験法」の趣旨である。

【解説2】 CDC（米疾病管理予防センター）は，Global Pharma Healthcare社が製造した人工涙液の使用に関連しているが有害事象には，耐性緑膿菌（VIM-GES-CRPA）感染が関与しているとの警告を発した。抗生物質の効かない多剤耐性緑膿菌感染症は，免疫力の低下した患者を収容している医療機関を中心に世界的に問題になっている。多剤耐性緑膿菌を“*Pseudomonas aeruginosa* resistant to the antibiotic carbapenem（CRPA）”といい，本件での耐性緑膿菌はVIM型（メタロ-β-ラクタマーゼ耐性とGES型（セリン型カルバペネマーゼ耐性）が汚染していたとの報告があったが，本警告書では触れていない。

Burkholderia cepacia complexとは，*Burkholderia*属菌の総称であり，20種以上の菌が所属する。セパシアの定着や感染の多くはICU患者や呼吸器関連器具を使用している患者において発生し，欧米においては特に嚢胞性線維症（Cystic fibrosis）患者におけるセパシア感染が頻繁に報告されており，嚢胞性繊維症患者において重大な肺疾患をもたらし死因となることがある。嚢胞性繊維症は遺伝疾患の一種で，欧米の白人では約3,000人に1人の確率で出生するのに対し，日本では60万人に1人の出生率とされる極めてまれな疾患である。

日米欧薬局方間で国際調和された「微生物限度試験法」中の特定微生物否定試験対象菌にはなっていないが，米国薬局方（USP）ではFDAの意向を反映し，長年の検討結果，吸入剤，経口液剤，口腔粘膜剤，皮膚剤，または経鼻剤を対象にUSP<60>に*Burkholderia cepacia* complex（BCC）の否定試験を導入した。USP<60>に導入された*Burkholderia cepacia* complex（BCC）の否定試験法は，おそらく日欧薬局方（EP/JP）にも導入されるものと思われる。

【解説3】 FDAは，医薬品，食品，化粧品等を店頭に陳列する際には，購入者が最も目にするパッケージや容器ラベルにPDP（Principle Display Panel）と呼ばれる表示をしなければならない事項を詳細に規定している。OTC薬のPDP要件は，連邦規則21CFR201のSubpart C（Labeling Requirements for Over-the-Counter Drugs）に示されている。セクション201.80にはラベル表示要件が示されており，その1つに「製品が無菌である場合，その事実の記述」がある。Delsam Pharma社が販売している人工眼軟膏剤“ARTIFICIAL EYE OINTMENT”の容器と箱には“Sterile（無菌）”の表示がある（図3.2）。

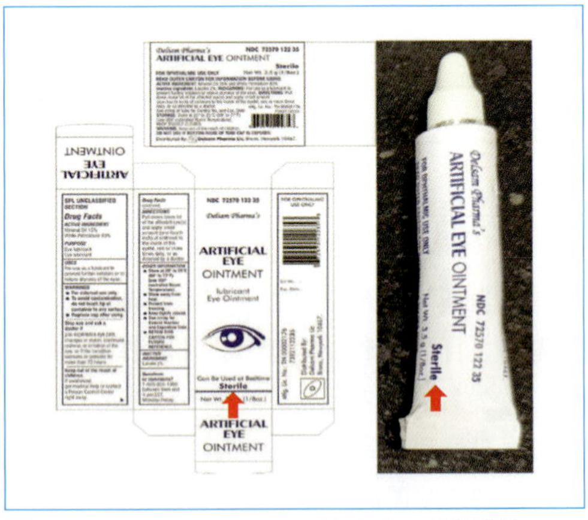

図3.2 Delsam Pharma社の人工眼軟膏
（⬆：Sterileの表示）

(3) 米国内で流通している点眼剤の微生物検査を強化

本汚染事故を受け，FDAは米国内で流通している点眼剤の微生物検査を強化している。また製造販売会社がインターネットでどのような宣伝をしているのかも重視している。なかにはFDAの承認も得ずに種々の薬効（飛蚊症，目の疲れ，目の充血，目の炎症やザラザラ感，目の膜の損傷，その他の目の症状の治療を補助するために使用，目の乾燥／炎症またはかゆみの軽減，充血や毛細血管の損傷を助けるため，視力の問題を助けるため，目のアレルギーを止め，症状を軽減，緑内障や白内障の影響を緩和または軽減など）をうたっているものもある。

企業名	LightEyez	Dr. Berne's Whole Health Products
所在地	ロンドン（英国）	ニューメキシコ州（米国）
主要製品	点眼剤	点眼剤
査察実施日	実地査察なし	実地査察なし
薬物使用禁止警報（Drug Alert）発出日	2023年8月22日	2023年8月22日
警告書（Warning Letter発出日）	2024年2月15日	2023年11月22日

FDAは英国ロンドンにある点眼剤メーカー“LightEyez”社に警告書を発した。FDAは同社ウェブサイトを介して直接入手した“MSM Eye Repair Drops”バッチ“P15D7”をFDA研究所で検査した結果（2023年4月），重大な微生物汚染を確認した。10個の複合サンプル（複合物ごとに2つの個別サンプル）の微生物学的検査を行ったところ，10個の複合サンプルすべてで微生物の増殖が認められた。これらの試験結果は，この眼科用医薬品製品の全体または一部が不潔，腐敗，または腐敗した物質で構成されているという点で，FD&C法のセクション501（a）(1）に基づく異物混入製品であると判断した。

同社製品中で検出された微生物汚染物質の例としては，シュードモナス属，マイコバクテリウム属，ミコリシバクテリウム属，メチルオルブルム属などが挙げられた。FDAはまたDr. Berne's Whole Health Products社製のDr. Berne's MSM点眼剤5%をFDA研究所で検査した結果，細菌と真菌汚染を確認した。Dr. Berne's Whole Health Products社で使用している原薬“methylsulfonylmethane（MSM）”は，LightEyez社から輸入したものであった。汚染原因は，製薬用水システムの故障により，ろ過していない市水を使用したためと，FDAに回答している。「ろ過していない市水を使用」とは，GMPを完全に無視した行為であり，ただ驚くのみである。

製品名	警告書発出	細菌汚染	真菌汚染
Dr. Berne's MSM Drops 5% Solution	2023年11月22日	*Bacillus*, spp.	*Exophiala*, spp.
LightEyez MSM Eye Drops-Eye Repair	2024年2月25日	*Pseudomonas*, spp. *Mycobacterium*, spp. *Mycolicibacterium*, spp. *Methylorubrum*, spp.	N/A

FDAは2023年8月22日付けで消費者に対し，細菌汚染，真菌汚染，またはその両方を理由に，両社のMSM含有点眼剤を購入せず，直ちに使用を中止するよう，薬物使用禁止警報（Drug alert）を発した。また両社にMSM含有点眼剤の自主回収も約束させた。しかし，2023年9月15日，FDAは両社が登録している住所に現地査察を試みたが，両社が見つからなかったとのことで，FDAは両社の製造業務を査察することができなかったとある。当時，両社とFDA間は通信停止状態になっていた。英国ロンドン市や米国にこのような会社が存在すること自体不思議ではあるが，これが現実でもある。

3.2 出荷前に汚染が判明した事例

(1) 抗体医薬品製造工程での汚染事例

米国にあるロシュグループ企業で発生した製造工程での汚染事例である。抗体医薬品は，遺伝子操作したCHO細胞で製造されていたが，製造工程で行っていた工程管理試験でたまたま偶然に検出された汚染事例である。バイオ製剤においてバイオリアクター内の微生物汚染は，生産物へのリスクに併せ，当該原薬や製剤の品質および安定性を損なうおそれがある。外見的には汚染を確認できない混濁培養物の無菌性管理に一石を投じる汚染事例でもあった。

①レプトスピラ汚染（2011～2012年）

- 製造は，抗体産生CHO細胞のWCBをスピナーフラスコに接種培養⇒20Lバイオリアクターに移植培養⇒培養物を80L，400L，2,000Lバイオリアクターで拡大培養⇒12,000Lバイオリアクターで生産培養⇒精製工程と進む。汚染は20Lバイオリアクター以降で確認されており，スピナーフラスコでの培養段階やWCBでは確認されなかった（図3.3）。
- 抗体医薬品製造用CHO細胞を製造用バッチとして12トンファーメンターで培養し，培養液回収前に，工程管理試験として製造部が光学顕微鏡下（接眼×10，対物×40）で観察したところ，微生物かどうか判別のできない動く異物を発見した。
- 本観察は，培養細胞のスケールアップまたは回収時に細胞状態を観察するために定期的に行っていた。
- 異物が検出された検体を自社のQCラボに送り検査を依頼したが，培養法で汚染物を分離できず，外部試験検査機関に汚染物の同定を依頼した。そこで16S rRNA塩基配列の解析結果，*Leptospira licerasiae*と同定された。
- 汚染菌が*Leptospira licerasiae*と同定されたことより，PCR系を確立し，種々の実験を行うことができた。その結果の1つとして，本汚染菌は0.1μm孔径フィルターを2枚重ねても通過することがわかった。
- そのため，当時のEU-GMPおよびPIC/S-GMPのAnnex 1の110項要件「最終容器内での滅菌が可能な場合，ろ過だけで十分であるとはみなされない。現在利用可能な方法では，蒸気滅菌が望ましい方法である。製品が最終容器内で滅菌できない場合は，溶液または液体を公称孔径0.22ミクロン（またはこれ未満）あるいは同等な除菌能力を有する無菌のフィルターでろ過し，あらかじめ滅菌した容器に充填することができる。これらのフィル

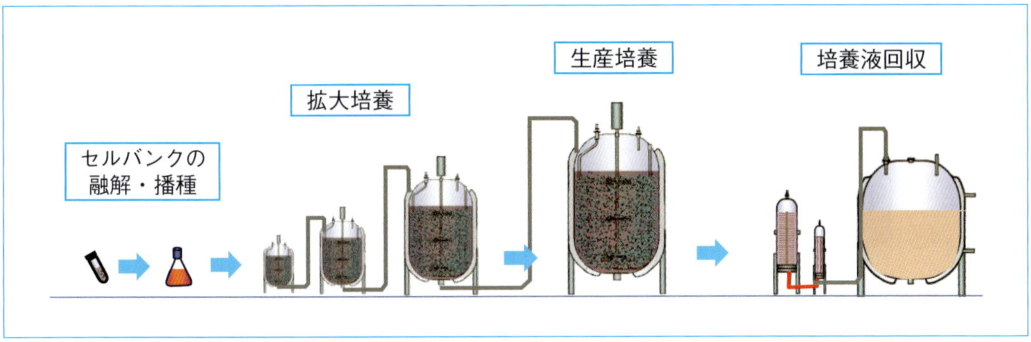

図3.3　抗体医薬品製造中での汚染事例

E社（米国）でのレプトスピラ汚染（2011～2012年）
製造は，WCBをスピナーフラスコに接種培養 ⇒20Lバイオリアクターに移植培養 ⇒培養物を80L，400L，2,000Lバイオリアクターで拡大培養 ⇒12,000Lバイオリアクターで生産培養 ⇒精製工程と進む。汚染は20Lバイオリアクター以降で確認されており，スピナーフラスコでの培養段階やWCBでは確認されていない。

ターは大部分の細菌および真菌を除去することができるが，ウイルスまたはマイコプラズマをすべて除去することはできない。ろ過滅菌工程を，ある程度の熱処理によって補完することを考慮しなければならない。」の下線部分を活用し，培地を102℃で10秒間，加熱処理後，孔径0.2 μmのフィルターでろ過したところ，汚染は認められなくなったとのことだった（図3.4）。

- 工程内管理試験として，培養細胞のスケールアップまたは回収時に細胞状態を観察するための光学顕微鏡観察（接眼×10，対物×40）であったが，汚染微生物がたまたま運動性を有していたのと観察者の注意力によって発見できた汚染事例である。検体を染色なしの光学顕微鏡観察で微生物を検出することは通常は無理である。本汚染により当該工場では，約1年間製造を中止した。

②ニキビ菌（*P. acnes*）汚染（2013年以降）

前述のレプトスピラ汚染事故のあった製造所では，過去にaerotolerant anaerobe（酸素耐性嫌気性菌）による微生物汚染を経験していた。2015年，グループ企業においてバイオリアクター内から*Propionibacterium acnes*（*P. acnes*）の検出を複数回認めたとの報告があった。*P. acnes*の検出は，通常行っている培養液の好気的な生菌数測定法では検出することはできないが，工程内管理試験として実施した「マイコプラズマ否定試験」で検出された。マイコプラズマ否定試験は，マイコプラズマの増殖に必須なコレステロール源として，培地に動物血清を添加し，好気および嫌気培養を行う。嫌気培養を行ったため，偶然，検出された汚染事例であった。また，培地には動物血清を加えていたため，本汚染菌の検出にも貢献したとの報告であった。本件も，工程内管理試験として実施したマイコプラズマ否定試験で偶然，検出された汚染事例である。

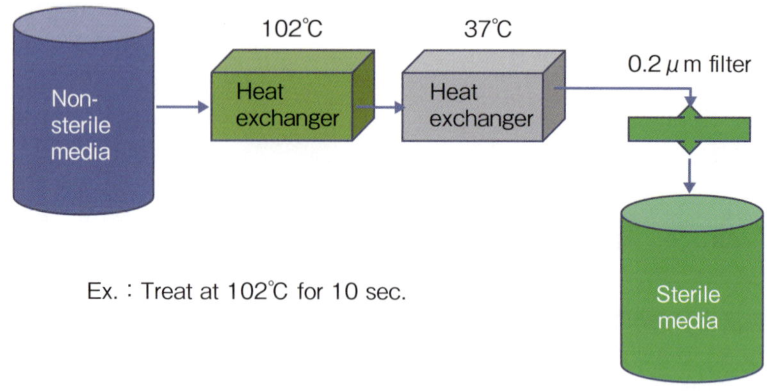

図3.4　HTST（Heat treatment for short time）

(2) 滅菌方法の誤りによる汚染事例（2006年）

30〜40年前なら滅菌に関係する汚染は多発していた。例えば，ゴム栓を滅菌バッグに入れて高圧蒸気滅菌後，乾燥せずに滅菌バッグを非清浄度環境に置いたため，真菌が汚染した事例，不活化ワクチンに含まれていた防腐剤"チメロサール"の効果を過信してろ過滅菌をせずに製造したら，たまたま水銀耐性菌が汚染した事例，その他数件の汚染事例を経験してきたが，ここに示すのは，最終バルク調製タンクを高圧蒸気滅菌する際に，タンクに取り付けられたベントフィルターに接続されたシリコン製チューブを鉗子で止めて滅菌した後（図3.5），当該タンクを低清浄度環境に保管した。年に1〜2ロットしか製造しない高価医薬品をろ過滅菌後，本タンクに入れ，冷室に保管した。自家試験，国家検定試験にも合格し，出荷前に小分容器を目視検査したところ，17799本中40本にピンク色の凝集塊が認められた。汚染原因は，最終バルクタンクに接続されていたシリコンチューブを鉗子で封じたため，滅菌後，内部が陰圧状態になり，蓋とタンクの間にあったシリコン製パッキンの傷口から汚染菌が混入したものと結論づけられた。現場製造責任者がベントフィルターの適切な使用方法を知っていたら防げた汚染事例であった。

3.3　出荷後に汚染が判明した事例

(1) 血液製剤でのカビ汚染（1998年）

古い事例ではあるが，血液製剤メーカー，旧ミドリ十字社からの国家検定無菌試験に供された検体で真菌汚染が頻発した。そこで，1992年（平成4年），当時の厚生省薬務局監視指導課に下記資料（表3.2，表3.3）を提出し，ミドリ十字社製アルブミン製剤から真菌が高頻度に検出されるので，GMP調査をしたほうがよいと進言した。しかし不合格ではないので，GMP調査はできないが，意見交換をされたらということで，監視指導課の係長と筆者がミドリ十字社に出かけ意見交換した。その結果，真菌が検出されたロット製剤は日本で製造したものではなく，米国の子会社「Alpha Therapeutic Corp.」で製造したものであることがわかった。そこで，米国子会社「Alpha Therapeutic Corp.」に指導を強化することをお願いした。現在とは違い，このよう

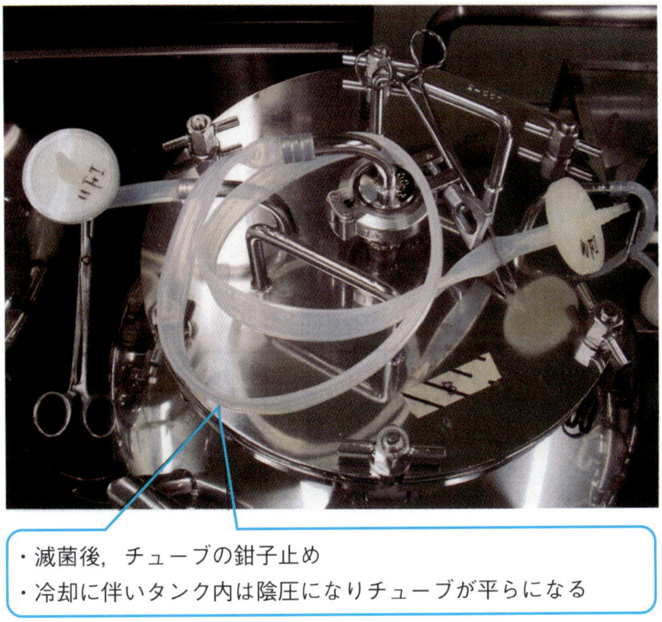

・滅菌後，チューブの鉗子止め
・冷却に伴いタンク内は陰圧になりチューブが平らになる

図3.5　高圧蒸気滅菌した最終バルクタンクでの汚染事例

なことでGMP調査に出かけられる時代ではなかった。

ミドリ十字社への指導後，国の規制緩和政策の一環として，アルブミン製剤のような加熱製剤に対する国家検定「無菌試験」は廃止された。そのため，1992年以降のAlpha Therapeutic Corp.製アルブミン製剤の無菌性はどう推移したか把握はできなかった。6年後にAlpha Therapeutic Corp.製アルブミン製剤3バッチからカビが検出されたとのニュースが入ってきた。

表3.2　国家検定「無菌試験」全検体でのカビ検出比較（1986〜1991年）

製造所	カビ検出（ロット数）	陰性（ロット数）	計（ロット数）
ミドリ十字社	9	2,509	2,518
他社	3	7,348	7,351
計	12	9,857	9,869

Fisherの直接確率法　$P = 0.000413$

表3.3　アルブミン製剤でのカビ検出比較（1986〜1991年）

製造所	カビ検出（ロット数）	陰性（ロット数）	計（ロット数）
ミドリ十字社	5	1,083	1,088
他社製アルブミン	0	1,662	1,662
計	5	2,745	2,750

Fisherの直接確率法　$P = 0.00963$

1998年2月　　　カビ検出／GR8011A
1998年4月　　　酵母検出／GR8020A
1998年6月　　　カビ検出／GR8004A

そこで，FDAは培地充填試験が適合した1997年12月12日〜1998年6月25日に製造された187バッチの血液製剤の回収を命じた。本汚染事例は，当時，国家検定「無菌試験」担当室長としての筆者にとってもいろいろと考えさせられる事例であった。例えば，

- アルブミン製剤は，最終製造工程でウイルス不活化を目的に，60℃で10時間以上加温することになっており，通常は60℃の温水浴に浸漬する。容器施栓系の密閉性が良くなければ，汚染水が侵入するリスクはあった。ゴム栓の首は長く，アルミキャップで締め付けられていたが，汚染が認められた。
- 1986〜1991年の5年間に，ミドリ十字社から1088件のアルブミン製剤が国家検定「無菌試験」に提出され，無菌試験「直接法」接種で，5検体の各1容器からカビが検出された。どこかで不合格判定ができれば事情も変わったかもしれないが，無菌試験の限界もあり，汚染ロットと判定できなかった。検出感度の悪い無菌試験で1,088ロット中5ロットの各1容器からカビが検出されたが，バイアル外部から目視で確認できるような汚染（菌の凝集塊ができたり，混濁するようなこと）はなかった。米国での汚染確認が無菌試験であったのか，目視で観察できる真菌汚染であったのか確認はできなかった。本汚染事故後，「Alpha Therapeutic Corp.」は他社に売却された。

(2) 生ウイルスワクチンでの汚染事例（1996年）

国内某社製「生ウイルスワクチン」で汚染が確認された。国家検定提出ロット製品は，提出前に製造所で実施するすべての試験に合格しなければならない。無菌試験でも，液状チオグリコール酸培地とSCD培地を用いて実施した自家試験では合格していた。本汚染は国家検定「無菌試験」で，液状チオグリコール酸培地に接種した全容器で汚染が認められ，即不合格判定を下した。当時の厚生省薬務局監視指導課に連絡し，相談のうえ，

1）原因究明は，ワクチンメーカーと国家検定機関である国立予防衛生研究所（予研）が共同で行う
2）一定の原因究明がなされた時点で，GMP調査を行う
3）汚染原因の究明後，次のロットを国家検定に提出させる判断は，予研と監視指導課が協議のうえ，決める

ことになった。

無菌試験は，液状チオグリコール酸培地とSCD培地を用いて行うが，本汚染菌は好気性菌であるにも関わらず，SCD培地には増殖しなかった（表3.4）。当時，確立しつつあった16S rRNA法で汚染菌は根粒細菌“*Bradyrhizobium japonicum*”と同定された。GMP調査で，製造所側の汚染原因を聞きながら，最終的には筆者の主張する汚染源に関係者全員が納得した事例でもあった。本汚染菌は好気性菌だけに，液状チオグリコール酸培地最上部でのみ増殖した（図3.6）。図3.6は，培地メーカーが異なる液状チオグリコール酸培地に汚染菌をある程度高濃度に接種したものである。国家検定「無菌試験」には，N社製液状チオグリコール酸培地を用い，ワクチン

表3.4　3種類の培地中での汚染菌の増殖

培地	培養温度	10^8 CFU/mL菌を連続10倍希釈して培地に1mL接種						
		−1	−2	−3	−4	−5	−6	−7
TG	25℃	+	W	—	—	—	—	—
	31℃	+	+	+	+	+	W	—
	37℃	W	W	—	—	—	—	—
SCD	25℃	W	—	—	—	—	—	—
	31℃	W	—	—	—	—	—	—
	37℃	W	—	—	—	—	—	—
GP	25℃	+	+	+	+	+	W	W
	31℃	+	+	+	+	+	+	+
	37℃	+	+	+	+	W	—	—

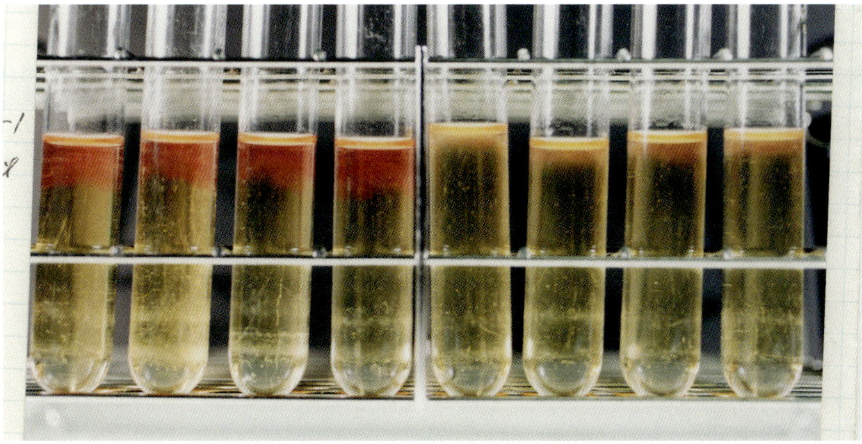

培地メーカー：E社　　　培地メーカー：N社

図3.6　汚染菌のTG培地中での増殖

製造所ではE社製液状チオグリコール酸培地を用いていた。同じ名称の培地を用いても菌の増殖は異なり，初回試験での少数菌汚染では，よほど注意しなければ汚染は確認できなかった。無菌試験判定は，ヒトの目で行うだけに，「汚染」とは単に培地混濁を見るだけではなく，培地全体を観察する能力を鍛える必要がある事例でもあった。汚染菌はグルコースペプトン（GP）培地で十分な増殖を示すことがわかったので（表3.4），製造所には，3年間，無菌試験用培地にGP培地も使うように指導した。

【汚染原因】厚生省監視指導課と筆者が共同で汚染原因究明にあたった。製造所側が提示した汚染原因と筆者の見解が異なった。汚染製剤は凍結乾燥製剤で，最終バルクで力価調整に希釈液を用いていた。希釈液は，ショ糖やゼラチンなどを含む構成物で，ろ過滅菌後，800mL × 126ボトルに分注し2カ月間以上，室温保管していた。小分け製品あたりの汚染菌数はPD培地を用いて最確数法で計算したら，17MPN/mL（約20MPN/mL）であった。最終バルクは，40,000mL，よって最終バルクあたりの汚染菌数は40,000 × 20 = 8 × 10^5 MPN，8 × 10^5 MPN/800mL = 1 × 10^3 MPN/mL，よって，最終バルク調製に用いた希釈液1本が汚染しており，そのための汚染と結論づけ，関係者全員が納得した事例であった。

(3) 抗生物質製剤での汚染（1995～1996年）

一時期，抗生物質の国家検定「無菌試験」を担当したことがある。輸入抗生物質ではあったが，汚染が検出されたので不合格にしたが，製造業者も汚染を確認した例と，製造業者が国家検定結果に不服を抱いた例を示す（表3.5）。“他社”とは，同時期に無菌試験を行ったP社以外の製品を示す。

①製造業者も汚染を確認した例

表3.5　製造業者も汚染に納得した事例（1995年1月～4月）

製造所	陽性（ロット数）	陰性（ロット数）	計（ロット数）
P社	2	24	26
他社	1	176	177
計	3	200	203

$\chi^2 = 3.771 < 3.841 = \chi^2(0.05)$

P社の汚染は危険率5%で，ギリギリで有意であると判断し，不合格にした。そこで，国内輸入業者（P社）は，市場から回収した製品，出荷前の在庫品，参考保管品について無菌試験を行ったところ，表3.6の結果を得て，汚染を確認した。

表3.6　P社での確認試験成績

検体種類	無菌試験個数	陽性個数
市場回収品	403	1
在庫品	1,900	11
参考保管品	965	0

②製造業者が国家検定結果に不服を抱いた例

R社の汚染は危険率5%で，有意であると判断し，不合格にした（表3.7）。そこで，国内輸入業者（R社）は，国内工場（1）と（2）に保管して製品について無菌試験を行った。その結果，表3.8の結果が得られ，国家検定結果について納得はしていなかった。国家検定結果については，行政不服審査法 第7条1号に掲げる処分・不作為，適用除外で不服審査の対象外になっている。R社は，ドイツに製造所があり，国際品質部長から長い国際電話がきたことを思い出す。この国際品質部長は，その後，欧州薬局方（EP）の微生物試験法委員会委員やISO/TC198/WG9の座長を務められたこともあり，今もって親交を続けている。

表3.7　製造業者が汚染に納得しなかった事例（1996年1月～8月）

製造所	陽性（ロット数）	陰性（ロット数）	計（ロット数）
R社	2	2	4
他社	3	275	278
計	5	277	282

$\chi^2 = 29.738 > 10.828 = \chi^2(0.001)$

表3.8　R社製製品の無菌試験成績

試験実施施設	試験実施本数	結果
国内工場（1）	1,500	陰性
国内工場（2）	150	陰性
製造所	600	陰性

3.4　無菌医薬品の無菌性と無菌試験の検出感度

What do mean by "Sterility"？ Sterility is a simple philosophical absolute concept. It simply envisages the complete absence of viable microorganisms[1].

半世紀前，医学雑誌Lancetに出ていた一文である。「"無菌性"とはどういう意味かとの問いに対して，無菌性とは単なる哲学的概念であり，それは単に生存可能な微生物がまったく存在しないことを想定しているだけである。」と答えている。当時はバリデーションや工程管理によって無菌性を保証できる時代ではなかったのである。しかし，過去半世紀の無菌医薬品の製造技術や清浄度管理技術の進歩，とりわけ作業者が直接介在できないバリアシステムの普及，培地充填試験や環境モニタリングなどの規制強化等により，無菌医薬品の無菌性は高度に保証されるものになっている。本章では，検出感度の悪い無菌試験で不合格になった事例をいくつか紹介したが，現在でも汚染ロット製剤が市場に出ているだろうことは容易に想定できる。

無菌試験の検出感度

無菌試験での汚染検出確率は，以下の式で表される。

$$P = 1 - (1 - X)^N$$

P：汚染検出確率　　X：母集団（ロット）の汚染率　　N：容器の抜取個数

例えば，汚染率1％と0.1％の母集団から無作為に20個を抜き取り，無菌試験を行ったとする。前提として，容器内の全量を接種し，1個でも菌が存在したら検出可能とする。この場合，抜き取った無菌試験検体中に汚染容器が入る確率は，18.2％と1.98％である。抜き取った無菌試験用検体中に汚染容器が入る確率と無菌試験で当該汚染を確認できる確率は，また別問題である。容器あたりの汚染菌数が少ない場合や，汚染菌と無菌試験用培地との相性が良くなければ目視的に観察できるほど増殖できないかもしれない（図3.6）。目視観察で汚染を確認するには，汚染菌が10^6 CFU/mL以上に増殖している必要がある。無菌試験結果判定者は，図3.6に示すような汚染も見逃さないような教育訓練を受けておく必要もある。

【佐々木次雄】

第4章
汚染管理戦略

2022年の改訂Annex 1に初めて提起された汚染管理戦略（CCS：Contamination control strategy）は，品質リスクマネジメント（ICH Q9）および医薬品品質システム（ICH Q10）に基づく広範な汚染防止対策である。本章ではCCSの概要について解説する。

4.1　Annex 1における汚染管理戦略

無菌医薬品のGMPに関わる“汚染管理戦略”なる用語は，この分野に従事する方々が，しばしば単に「アネックスワン：Annex 1」と呼ぶ文書の2022年改訂版とそれに至る改訂プロセスにおいて公開されたドラフト文書等で使用され始めたものである。このAnnex 1の正式名称は「欧州連合における医薬品規制（The Rules Governing Medicinal Products in the European Union, Volume 4, EU Guidelines to Good Manufacturing Practice, Medicinal Products for Human and Veterinary Use, Annex 1, Manufacture of Sterile Medicinal Products）」である。これは，無菌的に製造されたもの，および最終的に滅菌されたものを含む無菌医薬品の製造に関する，欧州連合の規制当局である欧州医薬品庁（European Medicines Agency：EMA）の要求事項のリストならびに解釈を示すガイドラインの付属書である。PIC/S（Pharmaceutical Inspection Co-operation Scheme）も，Annex 1（Manufacture of sterile medicinal products），GUIDE TO GOOD MANUFACTURING PRACTICE FOR MEDICINAL PRODUCTS ANNEXES PE 009-17（Annexes）を，一部編集上の差異はあるが，同一の内容の規制文書として発行している。これもまた，患者の利益のために医薬品の無菌性確保を目的とするものである。

Annex 1は，1989年の初版GMPガイドの付属書「無菌医薬品の製造」に始まり，欧州指令（Commission Directives）の2004年改正に合わせた，その前年の2003年，次に2008年に改訂発行されてきた。EUとPIC/SのGMPガイドラインは，初版発行から同等の内容を有し，並行して改訂されている[1]。GMPガイドラインと付属書（Annexes）の改訂は，欧州医薬品委員会（CHMP）による製造販売承認要件に関わるGMPと品質ガイドライン，ICHガイドライン発行などに伴う欧州指令の改正に沿い実施されてきた。

Annex 1の最新の改訂は，2008年発行のAnnex 1にICH Q9品質リスクマネジメントの原則を導入することによる新技術や革新的プロセスの利用の促進を目的の1つとして，2015年のEMAとPIC/Sの連名によるコンセプトペーパーの発行から全面改訂の作業が行われ，2022年に完成

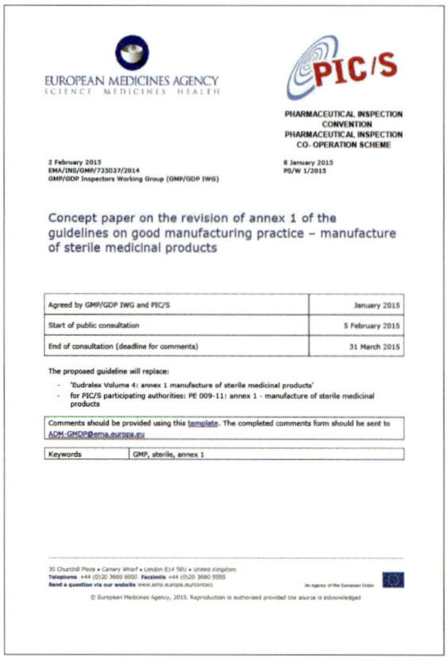
EUROPEAN MEDICINES AGENCY
SCIENCE MEDICINES HEALTH

PIC/S
PHARMACEUTICAL INSPECTION CONVENTION
PHARMACEUTICAL INSPECTION CO-OPERATION SCHEME

2 February 2015
EMA/INS/GMP/735037/2014
GMP/GDP Inspectors Working Group (GMP/GDP IWG)

8 January 2015
PS/W 1/2015

Concept paper on the revision of annex 1 of the guidelines on good manufacturing practice – manufacture of sterile medicinal products

Agreed by GMP/GDP IWG and PIC/S	January 2015
Start of public consultation	5 February 2015
End of consultation (deadline for comments)	31 March 2015

The proposed guideline will replace:

- 'Eudralex Volume 4: annex 1 manufacture of sterile medicinal products'
- for PIC/S participating authorities: PE 009-11: annex 1 - manufacture of sterile medicinal products

Comments should be provided using this template. The completed comments form should be sent to ADM-GMDP@ema.europa.eu

Keywords	GMP, sterile, annex 1

30 Churchill Place • Canary Wharf • London E14 5EU • United Kingdom
Telephone +44 (0)20 3660 6000 Facsimile +44 (0)20 3660 5555
Send a question via our website www.ema.europa.eu/contact
An agency of the European Union
© European Medicines Agency, 2015. Reproduction is authorised provided the source is acknowledged.

Annex 1（2022）までの道のり

◆ 2015年　コンセプトペーパー
2008年版 Annex 1 の改訂の意向を表明した文書
改訂理由：
1. ICH の概念導入と国際的要求事項との整合性および他の EU または PIC/S 医薬品ガイドライン文書との一貫性維持
2. 製造業者の無菌医薬品製造への ICH Q9 および Q10 ガイドラインの適用と活用の可能性の範囲を明確にする
3. 新たな GMP ガイダンスがとして，注射用水の製造に関する Ph.Eur. モノグラフ改訂の反映
4. 製造技術の進展にともなう新技術の導入の促進
5. 不正確さの修正，曖昧さの除去による GMP に期待される明確な解釈とより詳細な情報を提供する

◆ 2017年12月　A first targeted consultation
・140企業・団体から6300件のコメント
◆ 2020年2月　The second targeted consultation
・2000件のコメント
◆ 2022年3月　採択案 EMA の GMDP-IWG
4月　PIC/S 委員会に提出
8月　Eudralex，PIC/S website 公開（発行）
◆ 2023年8月　発効（8.123項 2024年8月25日まで猶予）

図4.1.1　Annex 1（2008）の改訂の目的と経緯

したものである[2]（図4.1.1）。

PIC/SとGMDPに関するEMA査察官作業部会（IWG）が共同で，欧州委員会（EC）および世界保健機関（WHO）が緊密に連携する中，PIC/S加盟機関とEEA加盟国の主要な規制当局と業界関連組織からの多様な意見も取り入れて作成された。2022年にEMA，PIC/S，WHOから最終文書が発行され，2023年8月に発効となった。これにより，EU特有のQualified Personに関する記述など一部の編集上の違いはあるものの，EU GMP Annex 1とPIC/S-GMP Annex 1は，無菌操作法および最終滅菌によるものを含む無菌医薬品のGMPに対する，欧州，PIC/SおよびWHOの規制当局と査察官の要求事項と期待を示す同一のものとなった（これ以降，Annex 1（2022）と記載する）。製造業者が，Annex 1（2022）のすべての記載事項に同意し，それに準じた実践ができるか，新たな対応が必要になるかどうかは別として，これには多くの査察当局と査察官の豊富な経験と知識に基づく査察への視点，規制当局に影響を及ぼしたと思われる企業や業界の専門家の意見が反映されていると考えるべき側面を有する。参考までに，PIC/Sは，Annex 1（2022）の発行に至る改訂のプロセスについて，「This has been a best-in-class model of international co-operation between EC, EMA, WHO, and PIC/S.」とアナウンスしている[3]。

改訂の対象とされた2008年のAnnex 1は，クリーンルームの分類とプロセスシミュレーション（いわゆる培地充填試験），バイオバーデンモニタリングと凍結乾燥製剤バイアルのキャッピングに対する要求事項が設定され，FDAの期待するものと一部調和した内容と解釈されていた[4]。しかし，2008年版は，体系的な品質リスクマネジメントアプローチの導入とQ10の医薬品品質システムによる管理状態の確立・維持と製品品質の実現およびライフサイクル全体にわたる継続的改善の促進に関する考え方が示される以前のものである。これらについて，よりグローバルなアプローチとの整合性，他の最新の規制やガイダンスとの一貫性の維持，さらに最新の革

新的技術の導入の促進を考慮したものが，Annex 1（2022）である。特に，2019年にEMAが発出したGuideline on the sterilisation of the medicinal product, active substance, excipients and primary containers（医薬品，原薬，賦形剤および一次容器の滅菌に関するガイドライン）[5] は，Annex 1（2022）の滅菌技術と管理方法との一貫性維持の側面から重要なものである。また，規制当局の査察官と製造業者や技術供給業者が，共通の理解に達するために有用な，基本から応用にわたる技術とGMPに関わる多くのトピックが追加されている。そして，適切な品質システムと品質リスクマネジメントによる，“無菌医薬品製造の施設と設備，工程の設計および製造における汚染管理戦略（CCS）”が，最重要事項として新たな要件となった（表4.1.1）[5]。

とはいえ，CCSは新しい概念ではなく，無菌医薬品の製造業者はこれまでも，患者への適切な品質の医薬品の提供と製品ロスを最小限に抑えるために，汚染のリスクを管理し，その顕在化を抑制してきた。現在，CCSが，無菌医薬品製造施設のGMP管理に関する規制のトップラインに位置づけられていると捉えると，製造業者には，品質リスクマネジメントに基づくより効果的な知識管理とそれらの実践，および継続的改善について，体系的な文書と記録の管理を通じて説明することが求められる。特に，微生物，微粒子およびエンドトキシン／パイロジェンによる汚染防止を目的とする品質リスクマネジメントの適用とガイダンスの位置づけから，適用範囲（Scope）として以下が強調されている。

1. 品質リスクマネジメント（QRM：Quality Risk Management）の原則を適用し，すべての無菌製品の製造に用いられる施設，設備，システムおよび手順の設計および管理において使用すべき全般的なガイダンスを提供する。
2. QRMは，Annex 1全体に適用され，特定の管理限度値，頻度，あるいは範囲が指定されている場合，これらは最小限の要求事項として考慮するべきである。
3. 汚染管理戦略（CCS：contamination control strategy），施設の設計，クリーンルームの区分（classification），適格性評価（qualification），バリデーション，モニタリングおよび

表4.1.1 CCSの用語としての重要度
Annex 1（2022）と2008年版Annex 1に使用されている語数の比較

EU Annex 1 - 2008	
Contamination	32
Control	11
Strategy	0
Contamination Control Strategy	0

EU Annex 1 - 2022	
Contamination	115
Control	111
Strategy	5
Contamination Control Strategy	54

〔出典：Word Comparison between 2008 Annex 1 and 2022 Annex 1 PDA Letter PUBLISHED ON May 25, 2023〕

職員の更衣などの原則およびガイダンスの一部は，いくつかの液体，クリーム，軟膏および低いバイオバーデンの生物学的中間体などの，微生物，微粒子およびエンドトキシン／パイロジェン汚染の管理および低減が重要となる，無菌を意図しない他の製品の製造に利用できる。

Annex 1(2022)のGlossaryの“Contamination：汚染”と“Contamination Control Strategy(CCS)：汚染管理戦略”の定義から，CCSとは，無菌医薬品の全工程にわたる個々のプロセスの性能維持により，微生物（菌数，菌種およびパイロジェン）と外来性粒子状物質の混入による汚染を制御するための管理計画であり，製品の品質を保証するためのものである。これには，詳細な実践計画と実施記録および計画の有効性評価も含むと捉えるべきものである。

Annex 1（2022）における汚染と汚染管理戦略の定義

Contamination—The undesired introduction of impurities of a microbiological nature（quantity and type of microorganisms, pyrogen）, or of foreign particle matter, into or onto a raw material, intermediate, active substance or drug product during production, sampling, packaging or repackaging, storage or transport with the potential to adversely impact product quality.

汚染—製品の品質に悪影響を与える可能性のある，微生物学的な特徴を持つ不純物（微生物の菌数および菌種，パイロジェン），または外来粒子状物質の望ましくない侵入。これらは，原料，中間製品，原薬の内部または外部に入り込んでおり，または医薬品の製造，サンプリング，包装または再包装，保管あるいは搬送中にも侵入する。

Contamination Control Strategy（CCS）—A planned set of controls for microorganisms, endotoxin/pyrogen and particles, derived from current product and process understanding that assures process performance and product quality. The controls can include parameters and attributes related to active substance, excipient and drug product materials and components, facility and equipment operating conditions, in-process controls, finished product specifications, and the associated methods and frequency of monitoring and control.

汚染管理戦略（CCS）—プロセスの性能と製品の品質を保証する，現行の製品およびプロセスの理解から導き出された，微生物，エンドトキシン／パイロジェン，および粒子をコントロールするための一連の管理計画。この管理には，原薬，添加剤，医薬品の原料および資材，施設および機器の運転条件，工程内管理，最終製品の規格に関するパラメータや特性や，モニタリングと管理（制御）に関連する手法とその頻度を含めることになる。

Annex 1（2022）では，冒頭にドキュメントマップが示されている。CCSを複数の要素技術と管理要素の多面性と複合性に基づく，いわゆる戦略と管理戦術として捉えるために追加された規制文書構成の情報とみることができる。なお，ドキュメントマップは，2008年版ではみられない。

Annex 1（2022）：Document Mapp（ドキュメントマップ）

Section Number 章番号		General overview 概要
1.	Scope 適用範囲	Includes additional areas（other than sterile products）where the general principles of the Annex can be applied. 一般原則，付加的に適用可能な（無菌製品以外の）分野を含む
2.	Principle 原則	General principles as applied to the manufacture of sterile products. 無菌製品の製造に適用する一般的原則
3.	Pharmaceutical Quality System（PQS） 医薬品品質システム	Highlights the specific requirements of the PQS when applied to sterile products. 無菌製品に適用する場合の，PQSに関わる特定の要求事項
4.	Premises 施設	General guidance regarding the specific needs for premises design and also guidance on the qualification of premises including the use of Barrier Technology. 施設の設計に関係する特定の要求に関する一般的なガイダンス，およびバリア技術の使用を含む施設の適格性評価に関するガイダンス
5.	Equipment 設備	General guidance on the design and operation of equipment. 設備の設計と運転についての一般的なガイダンス
6.	Utilities ユーティリティ	Guidance regarding the special requirements of utilities such as water, gas and vacuum. 水，ガス，および真空のような，ユーティリティの特定の要求事項に関するガイダンス
7.	Personnel 職員	Guidance on the requirements for specific training, knowledge and skills. Also gives guidance regarding the qualification of personnel. 特定の訓練，知識および技能の要求に関するガイダンス。また，職員の適格性評価に関わるガイダンスも提示
8.	Production and specific technologies 生産および特定の技術	Guidance on the approaches to be taken regarding aseptic and terminal sterilization processes. Guidance on the approaches to sterilization of products, equipment and packaging components. Also guidance on different technologies such as lyophilization and Form-Fill-Seal where specific requirements apply. 無菌操作法によるプロセスおよび最終滅菌によるプロセスに関してとるべきアプローチについてのガイダンス。製品，機器および直接包材（コンポーネント）の滅菌に対するアプローチについてのガイダンス。同様に，特定な要求が必要とされる凍結乾燥および，フォーム・フィル・シールのような特徴のある技術へのガイダンス
9.	Environmental and process monitoring	This section differs from guidance given in section 4 in that the guidance here applies to ongoing routine monitoring regarding the design of systems and setting of action limits alert levels and reviewing trend data. The section also gives guidance on the requirements of Aseptic Process Simulations（APS）.

Section Number 章番号		General overview 概要
	環境およびプロセスのモニタリング	このセクションは，セクション4に示されたガイダンスとは異なる。このセクション9は，同時的な日常モニタリングに関するシステムの設計およびアクション限度値とアラート（警報）レベルの設定，ならびにトレンドデータのレビューに適用するものである また，無菌操作法プロセスシミュレーション（APS）の要求事項に関するガイダンスを与えるものである
10.	Quality control（QC） 品質管理（QC）	Guidance on some of the specific Quality Control requirements relating to sterile products. 無菌医薬品に関する特定の品質管理要求事項に関するガイダンス
11.	Glossary　用語集	Explanation of specific terminology. 特定用語の説明

4.2 品質システムにおける汚染管理戦略の管理

4.2.1 管理戦略と汚染管理戦略

汚染管理戦略（CCS）の具体的な管理計画の立案は，医薬品品質システムにおけるプロダクトライフサイクルを通じた品質リスクマネジメント（QRM）と製品品質の管理戦略（Control

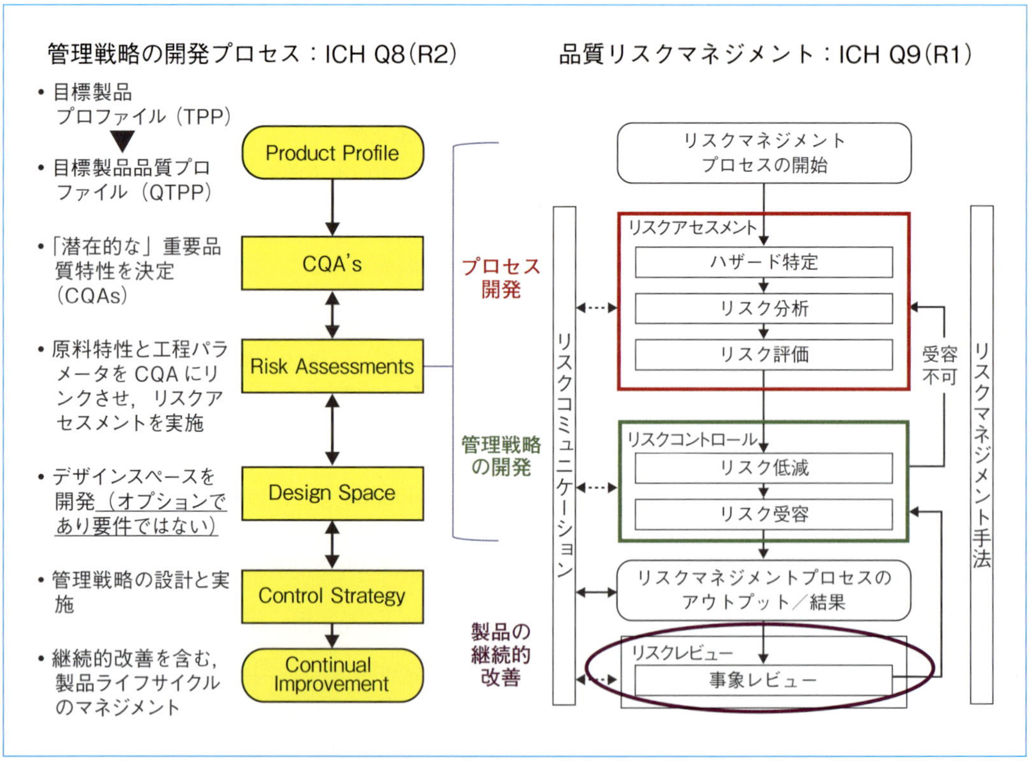

図4.2.1 管理戦略の開発と品質リスクマネジメントプロセス

〔ICH Quality IWG Workshop（2010）の資料[9]とICH Q9（R1）[8]の図1を用いて改編〕

strategy）の開発プロセスの側面から捉えることが必要になる（図4.2.1）[7,8]。

Annex 1（2022）の第1章“適用範囲”に，「無菌医薬品の製造は，広い範囲の無菌医薬品のタイプ（原薬，添加剤，一次包装材料，および最終投与形態），梱包サイズ（単一の単位から，複数の単位まで），プロセス（高度に自動化されたシステムからマニュアル（手動）プロセスまで）および技術（例えば，バイオテクノロジー，伝統的な小分子の物質に関わる製造，クローズドシステムなど）から構成される。」との記述がある。無菌医薬品としての目標製品プロファイル（TPP）の設定と，これらの領域における個々の品質設計要素を鑑みた品質目標製品プロファイルの設定がCCSの設計開発の起点になる。管理戦略の開発プロセスを進める中で，潜在的な汚染リスク要因（ハザードの特定とリスク評価対象の事象）を抽出し，予見的な対応策をプロセス開発に取り込むことで，CCSを包括的な管理戦略のサブセットとして設定できるものと考えられる（図4.2.2）。

製品の品質特性と製造プロセスの管理方法は製品ごとに決められるため，その複雑さも多様であることから，製品開発の開始時点からQRMを利用したプロセス開発と管理戦略（Control strategy）とCCSの開発を行う。新規または既存の製造施設，設備とライン構成についてもアセスメント対象とする。既存施設や製造ラインの技術と管理手順を利用する場合は，利用できる範囲とリスク要因を特定する。そして，施設，ユーティリティ，設備，プロセス，職員，原材料と手順書の管理のそれぞれに，CCS要素となる管理項目，すなわち，汚染防止方法とその運用手順およびCCSの有効性評価を目的としたモニタリングを規定し，運用する。このようなCCSの

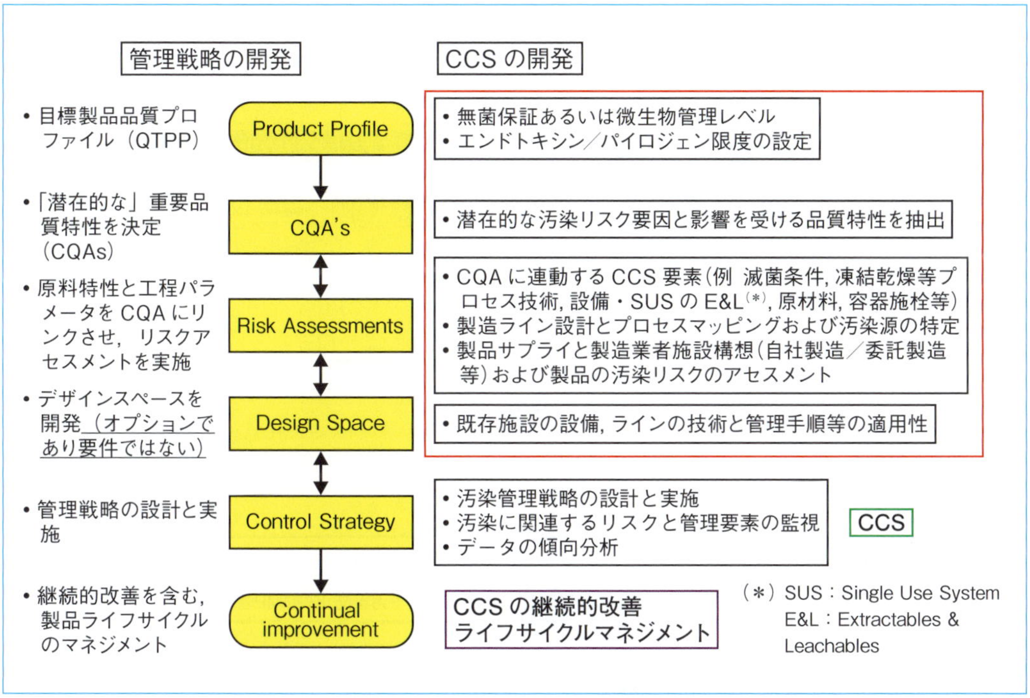

図4.2.2 汚染管理戦略の開発マネジメントプロセス（管理戦略とCCS開発のプロセス比較）

〔ICH Quality IWG Workshop（2010）の資料[9]を改編〕

設計と実施は，品質システムにおける一連の製品ライフサイクル管理の起点となる（図4.2.3）。

Sterility by Designの考え方は，医薬品，原薬，賦形剤および一次容器の滅菌に関するガイドラインに示されている。Annex 1（2022）においても，最終滅菌法と無菌操作法および無菌操作法後の最終加熱処理のそれぞれについて，具体的な滅菌法の選定と設計および容器施栓系の完全性の管理要素と要件が示されており，工程と管理戦略およびCCS開発における重要な考慮点を提供している。無菌操作法後の最終加熱処理は，無菌操作法に残る微生物汚染リスクをさらに小さくする方法として捉えることができ，微生物汚染によるハザードの顕在化を抑制するものである。

この方法は，欧州特有のリスク低減の考え方を反映したものと考えることができるが，既承認あるいは新規承認申請する製品のいずれにおいても，最終加熱処理が難しいものは少なくない。特に，日本国内の湿熱滅菌による無菌医薬品の既承認品に関しては，最終加熱処理することが適切ではないことを，滅菌法選択の根拠とCCSから説明する必要があるかもしれない。この点に関して，当該ガイドラインで示されている無菌性保証（SAL）とF_0値および製造販売承認事項（CTD：Common Technical Documentの品質モジュールM2とM3，あるいは単にQuality Dossierといわれる承認関連文書）との関連性に関する，編者の佐々木の専門知識と経験に基づく考察を囲み記事として示した（4.2.2参照）。承認事項として規定される滅菌法，製品品質と一次容器の特性（出荷時の品質と保存安定性および医療現場での使用性等），およびGMP要件となるCCSの文書について理解するための端緒になると思われる。

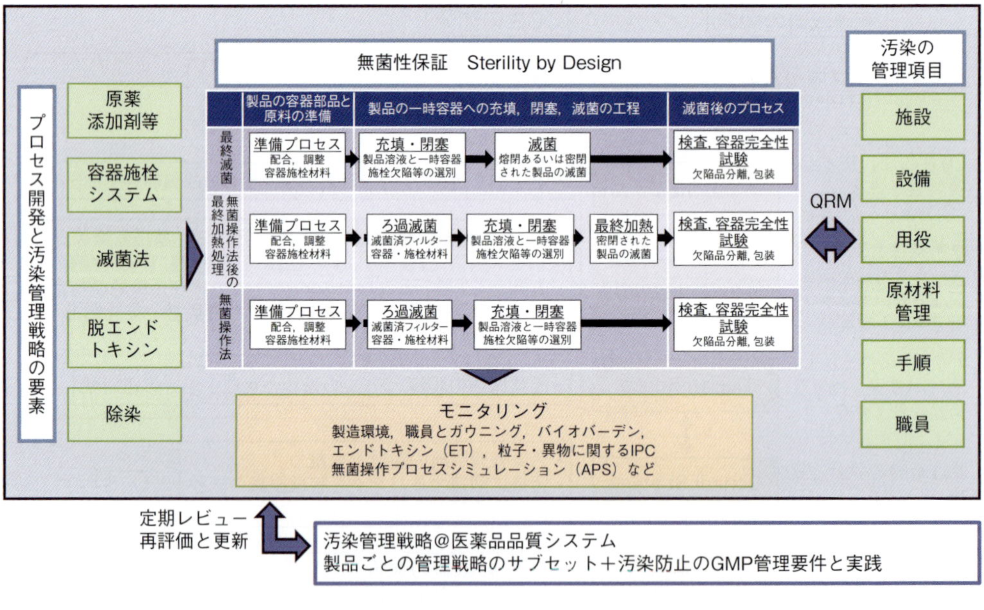

図4.2.3　工程開発の要素と滅菌法の選定およびCCSの管理項目

4.2.2 「無菌操作法により充填・密封された容器の加熱」に関する考察

米国FDAでは，1990年，すべての無菌医薬品は最終滅菌法で製するようにとの規則案を発出した。これに対して，生物製剤メーカーや学術団体から多くの反対意見が寄せられた。そこで，FDAは表4.2.1に示す内容で規則（Rule）として1991年に発出した。その後，作業員が直接介在できないバリアシステム（アイソレータ，RABS，BFS，シングルユースシステム等）の普及と環境モニタリングやAPS（無菌プロセスシミュレーション）への規制強化もあり，この加熱処理要件は削除された[2)]。

表4.2.1 米国FDAの無菌医薬品製造に関するルール（1991）[*1]

A. 下記を除き，最終滅菌法は無菌であるとされるすべてのヒトおよび動物用医薬品に要求される。
   1. 製品の完全性が損なわれる，または
   2. 製品がヒト用の生物製剤

B. 最終滅菌できない製品に無菌操作法を使用することを正当化するために科学的証拠を提示する必要がある。実験室での研究および／または文献引用からのデータが，最終滅菌を施すと以下の原因となることを示す必要がある。
   1. 分解生成物の増加
   2. 容器の完全性の喪失，または
   3. その他の悪影響による安定性の損失

＊1）FDA：Proposed rule：Use of Aseptic Processing and Terminal Sterilization in the Preparation of Sterile Pharmaceuticals for Human and Veterinary Use. Fed Regist. 56（198）：51354-51358, 1991.

Annex 1（2022）の8.34項に「可能な限り，最終製品はバリデートされ管理された滅菌工程を用いて最終滅菌すること。その理由は，この方法がバリデートされ管理されたろ過滅菌法および／または無菌操作法よりも，より高い無菌性保証を提供するからである。製品を最終滅菌することがで

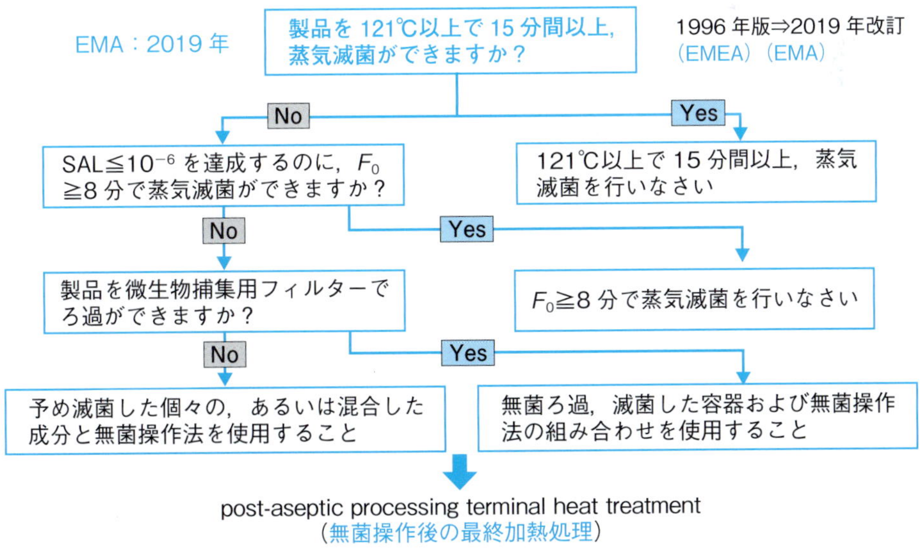

図4.2.4 水溶性製剤の滅菌条件選定のためのデシジョン・ツリー

きない場合は，より高い無菌性保証を与えるために，無菌操作と組み合わせた「無菌操作後の最終加熱処理（post aseptic processing terminal heat treatment）」を用いることを考慮すること」とある。

「無菌操作後の最終加熱処理」とは，用語の定義に「無菌性保証水準（SAL）≦10^{-6}を提供することが証明されているが，蒸気滅菌の要求事項（例えば，F_0≧8分）を満たしていないような無菌操作後に適用される最終湿熱工程。これはろ過により除去されない可能性があるウイルスの死滅に

表4.2.2　蒸気滅菌および無菌操作後，最終加熱処理のサイクルと“Quality Dossier”に要求される付随データ

サイクル	工程のタイプ	添付資料での情報*	蒸気滅菌前あるいは最終加熱処理前のバイオバーデンレベル	バイオバーデンの特徴づけ	プロセスの保持温度
欧州薬局方5.1.1項の基準サイクル	滅菌	1, 6	100CFU/100mL（非日常的）	No	121℃以上で15分間以上
オーバーキル F_0＞12分	滅菌	1, 2, 3, 4, 7	100CFU/100mL（非日常的）	No	≧121℃
F_0＞8分	滅菌	1, 2, 3, 4, 7	100CFU/100mL（日常的）	No	＞115℃
F_0＞8分	滅菌	1, 2, 3, 5, 7, 8	100CFU/100mL（日常的）	Yes**	＞115℃
F_0＞8分	滅菌	1, 2, 3, 4, 7	100CFU/100mL（日常的）	Yes	＞110℃
F_0＞8分	滅菌	1, 2, 3, 5, 7, 8	100CFU/100mL（日常的）	Yes**	＞110℃
F_0＜8分	無菌操作法後，最終加熱処理	1, 2, 3, 4, 7, 8	0CFU/100mL：無菌操作法によるろ過と，最終加熱処理（日常的）	Yes***	＞110℃****
F_0＜8分	無菌操作法後，最終加熱処理	1 2, 3, 5, 7, 8	0CFU/100mL：無菌操作法によるろ過と，最終加熱処理（日常的）	Yes***	＞110℃****

*　当該コード番号の明確化に関しては，以下を参照のこと。
**　バイオバーデンに関して，許容し得る熱抵抗性を証明する工程内管理。
***　滅菌段階（すなわち，ろ過）の前のバイオバーデンは，熱抵抗性の特徴づけを行うこと。
****　110℃以下の滅菌温度は，もしその論理的正当性がされたならば，使用が可能の場合がある。そのようなサイクルの追加的な証明の要求は，ケースバイケースで評価することになる。

Quality Dossierで要求される添付資料での情報
1：滅菌時間，温度プロファイル
2：滅菌方法（飽和蒸気サイクル，空気/蒸気過圧サイクル，真空段階など）の説明（SALを含む）
3：F_{0Phys}およびF_{0Bio}の検証
4：バリデーションに使用されたD121≧1.5分の生物学的指標
5：バリデーションに使用されたD121＜1.5分の生物学的指標
6：バリデーションデータは要求されず，バリデーションが実施されたことの確認のみ
7：添付する検証データ：Ph. Eur. 5.1.1標準プロセス要件を満たさないすべての蒸気滅菌プロセスに関するバリデーションデータ
8：添付する追加検証データ：低エネルギー蒸気プロセスまたは滅菌プロセスのバリデーションに，D121＜1.5分の生物学的指標を使用する場合に必要とされるバリデーションデータ

も有利である」とある。Annex 1の無菌操作後に加熱処理する考え方は，先に述べたように「医薬品，原薬，添加剤及び一次包装容器の滅菌ガイドライン」によるものであるが，これはEMEAのCPMP（Committee for Propriety Medicinal Products：医薬品委員会）が1996年に発行した「最終製剤の製造に関するガイダンスノート」をベースとしている。本ガイダンスノートには，「水溶性製剤の滅菌条件選定のためのデシジョン・ツリー」と「乾燥粉末製剤，非水溶性液体または半固形製剤の滅菌条件選定のためのデシジョン・ツリー」が示されており[※2]，水溶性製剤の場合，$F_0 \geqq 8$分であったが，今回の改訂版では$F_0 < 8$分を認めているのが特徴である（図4.2.4，表4.2.2）。

日本がPIC/Sに加盟したのは2014年である。加盟申請にあたり，日本とPIC/SのGMP要件が同等であることを示すために，GMP省令はもとより各種GMP関連通知の整合性作業が行われた。編者の佐々木は無菌医薬品関連文書の整合性責任者として，「無菌操作法による無菌医薬品の製造に関する指針」と「最終滅菌法による無菌医薬品の製造に関する指針」の改訂作業にあたっており，その中で議論になったのが，輸液製剤の滅菌条件であった。当時の国産輸液製剤の8割が$F_0 \leqq 2$分で製造されていた（表4.2.3）。輸液製剤には，易熱性のビタミン，アミノ酸，糖，電解質などが含まれており，容器もベッドサイドで取り扱いやすい透明性のソフトバッグが一般的に使われており，あまり熱を加えられないため，$F_0 \geqq 8$分の熱量を与えることは難しいものがあった。$F_0 \leqq 2$分に下限値を設定していない日本の製法も問題ではあるが，PIC/S加盟時に問題にならないように，「最終滅菌法による無菌医薬品の製造に関する指針」に参考情報として「A2．輸液剤等の大容量製剤の無菌性保証」欄を設定し，①滅菌前製品のバイオバーデンは＜1CFU／製品を目標値とする，②滅菌前のバイオバーデンについては，ロットごとにモニタリングを行う，③充填・閉塞区域の微粒子および微生物の管理はグレードAに準拠していること，などを要件として組み入れた。しかし，PIC/S加盟時に本滅菌条件が問題にはならなかったようである。現在，国内輸液メーカーの中には自社製輸液製品の滅菌条件をEU-GMP「医薬品，原薬，添加剤及び一次包装容器の滅菌ガイドライン」（表4.2.2）に示す最終加熱処理が必要となる境界の$F_0 = 8$分に近づけたところもあるので，今後

表4.2.3　国産輸液製剤の滅菌熱量（F_0値）

滅菌熱量（F_0）	製造本数	%
$8 \leqq F_0$	7,090,000	0.2%
$4 \leqq F_0 < 4$	15,189,750	0.5%
$2 \leqq F_0 < 4$	569,348,565	19.9%
$0 < F_0 < 2$	2,272,129,587	79.3%
合計	2,883,757,902	100.0%

輸液製剤協議会調査（2005年4月～2010年3月）

は問題にならないのかもしれない。

ここで話題にしている「医薬品，原薬，添加剤及び一次包装容器の滅菌ガイドライン」には，ろ過滅菌と無菌操作法を適用する製品についても，フィルターとプロセス設計およびバリデーションとして製造販売承認事項となるGMP要件が示されている。4.1.5 Sterile Filterでは，ろ過滅菌に使用するフィルターの仕様とバリデーションデータはAnnex 1によるべきものである

[※2] 編者注：このガイダンスノートは参考文献の12に置き換えられている。

ことが示され，Annex 1（2022）の8.79項では，製造販売承認事項と整合させる必要があることが記述されている。

無菌操作法のプロセスデザインとして考慮すべき事項は，4.1.6 Aseptic processingに記載されている。“Aseptic processing is not considered to be a sterilisation process but concerns the usage of technologies to process sterile components avoiding addition of microbiological contaminants, e.g. use of an isolator or Restricted Access Barrier System（RABS）.”と，Annex 1（2022）と同様の考え方が示されているほか，プロセス管理（バイオバーデンや時間制限など）および無菌操作プロセスシミュレーション（APS）などGMPの管理要件，つまりプロセスに関するCCS要素の妥当性を示す実際のデータをQuality Dossierにおいて説明することが求められている。なお，ガイダンスでは，ATMP（Advanced Therapeutic Medicinal Product），日本では再生医療等製品がこれに該当すると考えられるが，その大部分は，最終滅菌など加熱処理を行うことができない，さらに，ろ過滅菌もできない場合もあるため，製造工程は無菌的に実施すべきである，との記述がある。このような製品の無菌製造に関する詳細は，Guidelines on Good Manufacturing Practice for Advanced Therapy Medicinal Products（先進医療用医薬品に関する製造管理及び品質管理に関するガイドライン）[10)] を参照すべきことが記載されている。そして，このガイドラインには，Annex 1が引用されている。また，ATMPの無菌製造には，Annex 1（2022）を適用できるとの解釈[11)] も示されている。

このようにCCSは，重要品質特性である無菌性に影響する汚染リスクを低減するために，GMPとして管理する要素と要件，ならびに受容可能なリスクを管理するとの視点に立つQuality by Design，無菌製造の側面からのSterility by Designにより設計され，製造販売承認事項を構成するものとして理解される側面を有する。Annex 1（2022）は，設計要素と管理基準の考え方および重要事項の例を提供している。しかし，設計要素は提供されるが，実施と管理の具体的方法の設計と運用の妥当性については，製品とプロセスの開発者，実際に製造する組織および製造販売承認の保有者に，その説明責任があると考えるべきである。

4.2.3 CCSの計画と運用の管理

Annex 1（2022）“原則”では，CCSの計画としての運用と管理に関する前提と考慮点が示されている。

1. 施設，システム，設備およびプロセスの適切な設計と適格性評価，バリデーションおよび継続的確認（ongoing verification）と，無菌医薬品の製造管理の原則に沿う訓練を受けた適切な適格性評価と経験（qualifications and experience）を有する職員による使用と管理を行うこと。
2. 人為的原因による汚染リスクを最小化する適切な技術（例えば，アクセス制限バリアシステム（RABS），アイソレータ，ロボットシステムの利用と，環境汚染の検出を最適化するモニタリングシステム。迅速微生物試験および迅速微生物モニタリングシステム）の使用と，環境および製品での可能性ある汚染菌の迅速検出の導入の必要性も考慮すること。
3. QRMの原則に従ったプロセス，機器，施設，そして製造に関わる活動の運営管理を行うこと。

4. 施設全体でCCSを実施すべきであり，すべての重要管理点を定義し，品質と安全性に対するリスクを管理するために設定されたすべての管理方法（設計，手順，技術，組織，要員）をモニタリングし，有効性を評価する。トレンド分析，是正措置および予防措置（CAPA），詳細な調査，根本原因の決定，是正措置・予防措置（CAPA）および，より包括的な調査ツール（comprehensive investigational tools）を予防的な仕組みとするCCSの継続的改善を図ること。
5. 医薬品品質システムにおける変更マネジメントにより，CCSの継続かつ定期的レビューによる見直しと更新を管理すること。

PIC/SおよびEU GMP Part Iには，ICH Q10　医薬品品質システムのモデル（図4.2.5）に則した品質保証体系とその管理のためのサブシステムの要件が示されている。Annex 1（2022）には，無菌医薬品に焦点をあてた品質システムの要素と達成するための手法に対する考慮点として，マネジメントレビューの機会における品質システムの有効性，見直しと改善の必要性の評価の視点を提供している[13]。

1. 効果的なリスク管理システムが，製品ライフサイクルの全領域に統合されていること。
2. 製造業者は，製造している製品の品質に影響を及ぼす設備，エンジニアリングおよび製造方法に関して，十分な知識と専門性を有していること。
3. 不適合の根本原因分析（root cause analysis）による製品へのリスク特定と適切な是正・予防措置（CAPA）実施。
4. CCSの開発および維持管理に適用されるQRMは，文書化され，リスク低減および残留リスクの受容に関連する決定の根拠（rationale）を含むべき。
5. 上級管理者によるプロダクトライフサイクルを通じた管理状態（state of control）の監督。

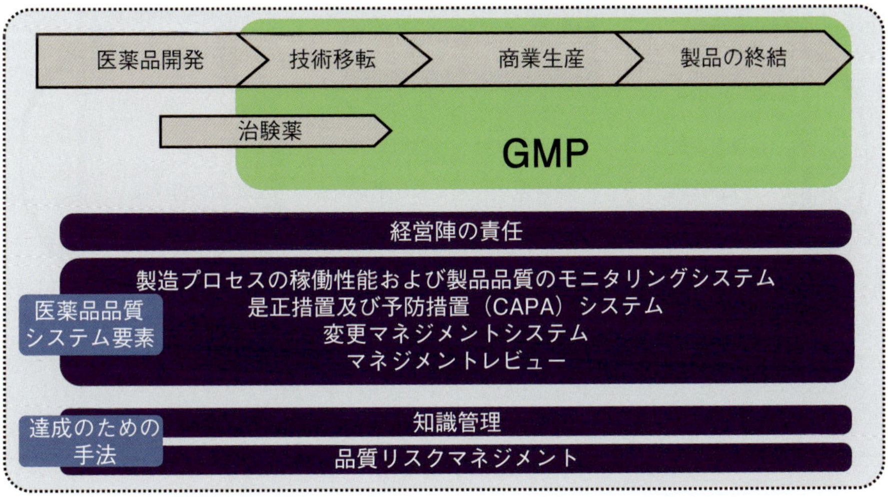

図4.2.5　医薬品品質システム-Q10

継続的品質マネジメント（on-going quality management）として，変更，重大な問題の顕在化，定期的な製品品質レビュー（periodic product quality review）の機会に，QRMの結果を見直すべき。

6. 無菌製品の最終化（finishing），保管，輸送に関連するプロセスの側面として，容器の完全性（container integrity），汚染のリスク，GDP要件を考慮した劣化の回避（avoidance）を考慮すること。
7. 無菌製品の認証／出荷（certification/release）の責任者は，無菌製品の製造および関連する重要な品質特性に関する適切な知識および経験を有し，製造および品質情報への適切なアクセスができること。
8. 無菌試験不合格，環境モニタリング逸脱は，確立された手順からの逸脱等のすべての不適合のバッチの認証／出荷前の調査，プロセスと製品品質への潜在的な影響，他のプロセスまたはバッチへの潜在的な影響の有無の判断，製品またはバッチを調査範囲に含む，または除外する理由の論理的正当性の説明（justified）を記録すべき。

ここまではAnnex 1（2022）の記述から，汚染管理戦略の設計，運用と管理に関する医薬品品質システムとQRMの利用の視点と考慮点を整理してきた。CCSは，医薬品品質システムとGMPの多くの要素の連続的かつ機能的な連結により管理するものと理解できる。CCSの実践を体系的に管理するための医薬品品質システムをCCSの要素の側面からみたモデルシステムの概念図が，PDA Technical Report No.90：Contamination Control Strategy Development in Pharmaceutical Manufacturing Technical Reportに示されている（図4.2.6）。

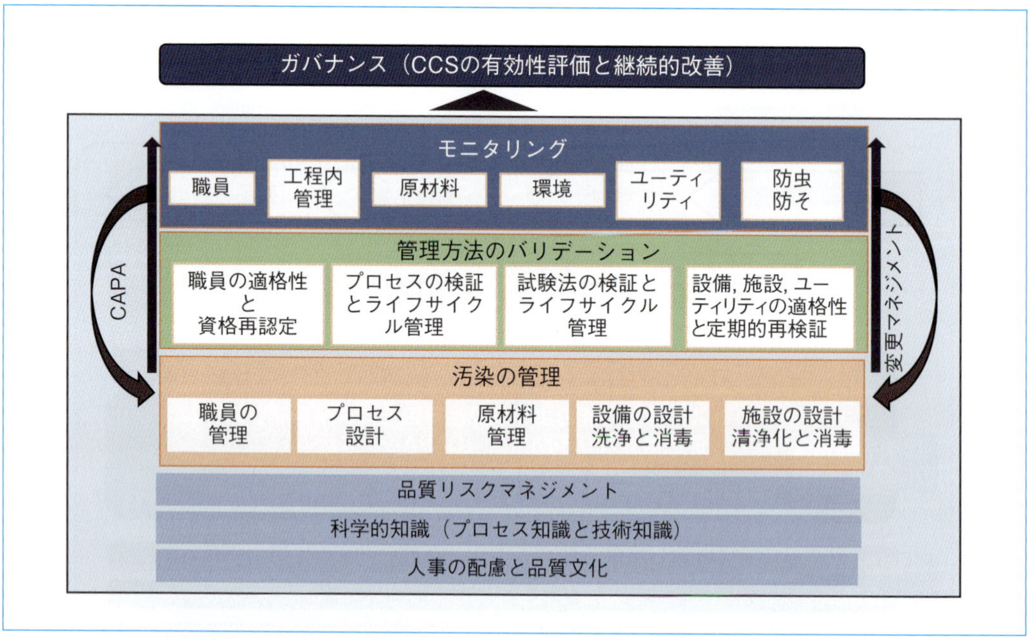

図4.2.6　汚染管理戦略（CCS）の要素

〔TR-90　図3.0-1 Elements of a Contamination Control Strategyを引用・改編〕

　これには，新規または既存の医薬品製造施設または製造工程に関するCCSの全体計画立案から，汚染管理レベルの監視と有効性評価レビュー，継続的な改善によるライフサイクルを通じた堅牢なCCSを構築するための視点と基本事項が示されている。ICH Q10における達成促進のツール（Enablers）も基盤要素として示されている。知識管理とQRMに職員への配慮／品質文化が加えられ，プロセスの科学的知識と汚染防止の技術的知識がCCSの基礎となる。CCSの具体化に必要な微生物汚染防止の主要技術は，本書の第5章で解説される。

　表4.2.4に示した基盤要素と表4.2.5に概説するCCS管理の要素をサブシステムとして捉えると，汚染管理の対象となる施設とユーティリティ，設備，プロセス，機器，人員，原材料管理に関するリスク要因と管理対象の基本要素を絞り込むことがQRMにおける考慮点となる。特定されたCCSの管理方法のバリデーションとして，個々の要素の適格性検証にAPSを組み合わせることで，その妥当性を確認し，バリデートされた状態を維持していることをモニタリング(監視)する。CCSの実施の結果と傾向分析および定期的な有効性評価，これらを通じたCAPAと変更マネジメントによる継続的改善を促進する組織のガバナンスもサブシステムの1つとされる。

　このような階層的なCCSの計画と実施の管理を行うために，個々の要素の相互関連性を理解することも必要である。その知識となるQRMからのアウトプットの要約は，CCSの設計背景と根拠として，CCSの文書に記載または相互参照できる文書とする。特に，微生物汚染防止の側面からGMPの原則，施設および製品特有の製造工程の各ステップの設備と技術の知識，操作手順に対する管理方法の技術要件への紐づけを文書で説明し，組織内で共有し，利用できることが重要である。これは，CCSに関する知識管理のツールとして品質文化の醸成に利用できる。

　CCSの文書の管理に関して，複数の製造ラインや製品を有する製造業者あるいは施設は，製品ごとのCCSのすべてを1つの文書にするのは困難かもしれない。異なる製品間の共通要素を共有し，特定の製造作業を個別に管理するような方法をとることができる。管理に利用した共通要素の有効性評価に関する情報量の拡張，製品ごとに特有なCCS要素の差異に基づく監視データの比較と変化の検出は，新たなQRMの視点とCCSの改善のアプローチへの知識となる可能性もある。

表4.2.4　医薬品品質システムにおけるCCS構築の基盤要素

基盤要素	システム構築の基本事項と視点	
科学的知識	プロセス知識	汚染の侵入，拡散，減少，除去の可能性の理解
	技術知識	汚染を防止，低減，除去する方法のメカニズム
QRM	ハザードの特定，リスクの評価，管理，伝達およびレビューの体系的プロセス	
	CCSのリスク分析	定期レビューによる有効性評価の方法 冗長性，あるいは多重防御の管理要素の設計
人事の配慮と品質文化	適切な適格性評価と経験を有する職員の処遇，定着のための支援 教育，訓練の場の提供とマインド維持への積極的な支援策。その継続と投資 職員の失敗を責めず，再訓練と復帰の支援と奨励する環境 CCS優先による品質の理解と実践に向けたリーダーシップ 組織横断的，職位縦断的なチーム連携を促す組織全体のコミュニケーション	

表4.2.5　医薬品品質システムにおけるCCS要素と管理あるいは文書化の考慮点の例

要素	管理あるいは文書化の視点	
汚染の管理	施設の設計と清浄化と消毒	適切なリスクベースの設計による，施設とユーティリティへの汚染源の侵入と拡散の防止機能の取り込み
		日常的，継続的な施設の清浄度，微生物管理が可能な清浄化と消毒方法，除染方法の設計と手順
	（空気清浄度の設計と監視と管理システム）	適切なHVACシステムと空気処理ユニットの設計と製造区域と空気の清浄度の設定
		リスクを考慮した適切な製造環境（圧力カスケード，分離，動線等）の設定と監視および管理システム
	（材料および廃棄物の経路）	取り扱い区域および移動経路の特定および対象物相互および職員との接触，交差の防止
	設備の設計と洗浄，消毒	適切なリスクベースの設計による設備への汚染源の侵入と拡散の防止，洗浄と消毒あるいは除染，滅菌機能の取り込み
		設備に導入する材料，同一区域内あるいは異なる製造区域間の設備と材料の移動に関する定義と汚染侵入の緩和を確実にする反復可能な管理手順
		設備間を移動する職員由来および物品による一過性の汚染の最小化のための洗浄と消毒の手順
	プロセス設計	微生物，エンドトキシン／パイロジェン，異物の侵入を防ぐように設計された工程と清浄度・微生物管理の手順の組み込み
		職員が直接および間接に介入・接触する作業の定義と汚染管理の手順の設定
	職員管理	汚染源と侵入を最小化するための職員の動線，行動様式，ガウン着用を含む衛生管理等の規定
		区域，設備へのアプローチと工程への介入などの作業の定義と行動への期待の文書化
		認定取り消し，失格，一時欠格などの定義と再訓練と再配置の規定と要件に関する文書
	原材料管理 供給者評価，サプライヤー・ベンダー管理	施設，区域，工程への汚染侵入の媒介となることを防止できる材料（例：原材料，医薬品有効成分，賦形剤，容器，フィルター）の選定
		原材料の起源・由来，原材料の原料，製造工程，および医薬品製造工程に必要な品質レベルに基づいて策定したリスクプロファイルの規定文書
		詳細なサンプリング計画とサンプリングによる汚染防止管理の手順
		製品の移動経路内での汚染の影響を最小化するための適切な仕様（含：滅菌，移動時の包装設計）と取り扱い環境の規定を含む手順
		材料の保管，包装，試験，輸送など，サプライヤーの品質システムの評価
		原材料の仕様と試験方法のバリデーションと品質管理レベルに関する品質契約あるいは取り決め書

要素	管理あるいは文書化の視点	
管理方法のバリデーション	職員の適格性と資格の再認定	バリデーションマスタープラン，個別のバリデーションあるいは再バリデーションに関する手順として以下を考慮する必要がある。また，モニタリングプログラムへの紐づけを考慮すること。 ・リスクに基づく，設備，施設，工程，分析方法，職員のそれぞれに適した適格性評価と定期的な再検証による状態確認を含むバリデーションの全体計画 ・ワーストケースでの定期的な充填閉塞ラインの培地充填による無菌プロセスシミュレーション（APS） ・ワーストケースのプロセスパラメータを使用したプロセス全体での容器施栓系設計と閉塞の完全性の実証 ・APSによるプロセスの無菌性検証の有効性と将来のエラーの影響予測の限界を考慮した監視，監督の方法を考慮したシステム ・職員の最初に資格取得したAPS後の定期的なAPS参加による認定と再訓練の規定とスケジュール ・環境モニタリングシステムの適格性評価，リスクに基づく監視と管理方法の設定および定期的な有効性評価 ・施設，設備，動線等のレイアウト変更が生じた場合の気流可視化評価を含む適格性検証の方法 ・管理戦略とCCS管理対象となるプロセス，設備と容器およびろ過後の保持時間など関連する時間制限と作業手順等のCAPAにおける差異と一貫性維持の評価 ・材料等の品質管理試験と製品規格試験に利用する方法に関連した試験目的への適切性と適格性評価および分析バリデーション ・CCSに利用する分析，試験法の適切性と適格性評価および定期的な再検証のプログラム ・ライフサイクルを通じたCAPA，定期レビューおよび変更マネジメントに基づくCCS，特に，微生物汚染の検出と制御向上を目的とする分析方法とバリデーションの採用の機会を含む試験法管理のプログラム
	プロセスの検証とライフサイクル管理	
	試験法の検証とライフサイクル管理	
	設備，施設，ユーティリティの適格性検証と定期的再検証	
モニタリング	職員	ガウニングと重要無菌操作等の訓練および認定，定期評価（含：APS参加）
		定常作業の監督とフィードバック インシデント発生バッチを起点とした作業従事歴の追跡 作業に適格な身体機能と健康状態の管理
	工程内管理	バイオバーデン，エンドトキシンの工程内管理計画プログラム ・サンプリング計画（含：サンプリング場所，頻度と量）は，プロセス，操作の種類，時間制限，バイオバーデンの低減，ろ過の場所および溶液の成長促進特性を考慮したワーストケースポイントに基づくこと ・採取，移動時の汚染防止対策と容器，表示等の計画も含まれる
		アラート，アクションレベルの設定と傾向分析の方法とレビュー間隔の計画

要素	管理あるいは文書化の視点	
	原材料	原材料のリスクプロファイルに基づく微生物，パイロジェン／エンドトキシン，重要品質特性を考慮した品質評価の実施と傾向管理
		原材料供給者，ベンダー等の品質システムとCCSに影響する品質変動管理プロセスの定期監査
	環境モニタリング	環境管理の重要パラメータの監視によるクリーンルームの動作評価と変動傾向管理の実施
		定常状態からの一過性の外れ値の発生とアラームの解析と処理，アラート，逸脱等に伴い同時的に微生物学的調査が行われる場合のバイオバーデン情報等のライブラリー的管理と変動傾向管理
		施設とHVACの設計，職員のアクセスと原材料の流れ，清掃／消毒，ガウン着用，物質移動，防虫などの監視結果に関連する環境制御要素について，区域・グレードに合わせた定期評価を実施
	設備モニタリング	日常および定期の設備表面の洗浄，清浄化，除染，滅菌プログラムの実施
		設備の稼働特性の監視と日常保守および定期メンテナンスプログラムに基づく検証状態の維持
		重要なユーティリティの品質監視の方法と頻度および傾向分析
	防虫，防鼠	施設，製造区域の建築材料等の表面，接合部等の完全性に関する日常および定期点検
		必要に応じて，微生物汚染の可能性の検出を目的とする重要区域以外の区域における侵入および内部発生する昆虫等の監視
		施設の保全あるいは外部からの汚染源侵入を監視する防鼠
ガバナンス	監督とレビューおよびエスカレーション	CCSの計画とそのすべての構成要素の有効性の監督，定期的な見直しおよび継続的改善を行う組織体制
		CCS統合評価を可能とする組織横断的チームによる監督と専門的レビュー
		不利な傾向や事象に関する報告と関連情報の，迅速な共有と組織的改善と資源配分の決定権限を有する職位者までのエスカレーション

4.2.4 環境モニタリングプログラムの構成と管理の留意点

(1) プログラムによる監視に関する留意点

2008年版のAnnex 1では，単に，“製造環境のモニタリング（Environmental Monitoring：EM)”との記載であったが，Annex 1（2022）では，“製造環境モニタリングプログラム(EM programme)”との考え方が導入され，第9章“環境およびプロセスのモニタリング(Environmental and process monitoring)”で，以下のように説明されており，プログラムとして文書化することが求められている。

> 9.1 The site's environmental and process monitoring programme forms part of the overall CCS and is used to monitor the controls designed to minimize the risk of microbial and particle contamination. It should be noted that the reliability of each of the elements of the monitoring system (viable, non-viable and APS) when taken in isolation is limited and should not be considered individually to be an indicator of asepsis. When considered together, the results help confirm the reliability of the design, validation and operation of the system that they are monitoring.
>
> 製造施設の環境とプロセスのモニタリングプログラムは，全体的なCCS（汚染管理戦略）の一部を形成し，微生物および微粒子汚染のリスクを最小化するために設計された管理をモニタリングするために使用される。モニタリングシステムの各要素（生菌，非生菌，そしてAPS）は，単独ではその信頼性は限定的であり，無菌操作可能な状態（asepsis）を示す指標として個別に考慮すべきではない。それらを総合的に考慮した場合には，その結果は，モニタリングしているシステムの設計，バリデーションおよび運用（operation）の信頼性を確認するのに役立つ。

ここで，無菌操作法により製造する製品のAPS（無菌操作プロセスシミュレーション）もEMプログラムにおけるモニタリングシステムの要素とされている。

さらに，プログラムによるサブシステムのモニタリングとして，原材料および機器の移動に使用されるマテリアル用エアロックに対する特定の消毒とモニタリングプログラム（第4章　施設），職員のモニタリングプログラム（第7章　職員），バイオバーデンのモニタリングプログラム（第10章　品質管理）をCCSの管理要素とすることが必要とされている。EMプログラムは，一定時間内の複数の監視ポイントあるいはサンプル評価を通じた環境の品質，クリーンルームと区域の清浄度の維持管理の計画である。そのために，他のプログラムとの関連づけと組み合わせの計画（実施項目と方法）と，実行の結果から得られた情報を処理する手順と計画の改善の道筋を示すものでもある。

一連のプログラムを効率的に進めることで，環境に関連する汚染制御プロセスのパフォーマンス測定と評価により，バリデートされたプロセスの稼働特性と職員の行動が適切に維持されていること，消毒作業と空調設備機器の不具合と施設の老朽化による異常の兆候の早期発見を可能にする。

EMデータは，洗浄・消毒・除染プログラムの有効性の監視と実証となることから，これらのプログラムの手順も，微生物学的管理状態の維持の検証に基づく適格性評価，あるいはその記録との紐づけが必要である。

表4.2.6にEMプログラムとの連携が必要な要素を示す。

なお，プログラムの文書化は，単一の文書とすることを要求しているわけではないと解され，既存の文書と特定の規定と記述の組み合わせにより構成することができると考えられる。ただし，プログラムとは“演題”（予定・計画された活動）と進行状態の説明，登場する人物と役（職位と役割），活動の背景の紹介と解説（根拠情報）とエピローグへの道筋（管理基準）を示すものであることから，正確な文書マップ（個々の文書の特定と相互引用あるいは関連づけ）を作成することに留意する。

表4.2.6　EMとの連携が必要なプログラムと要素の例

<table>
<tr><td>1. 洗浄，消毒／殺菌，除染プログラム</td><td>3. 職員のモニタリングプログラム</td></tr>
<tr><td>・施設と設備の清掃，洗浄の手順
・施設の除染の手順と検証
・設備の洗浄，消毒，滅菌の手順と検証
微生物の表面チャレンジあるいは担持材料との接触時間とバイオバーデン減少に関する実験室試験およびin-situ実験による補足データ</td><td rowspan="3">(1) トレーニングプログラム
・微生物汚染のリスクと汚染防止の理解度
・クリーンルーム内の行動の理解と実践
・ガウニングトレーニングプログラム
ガウンの種類と重ね着および更衣頻度，使用回数，摩耗と発塵および洗濯と滅菌の管理，シングルユースガウンの取り扱い，ガウンによる微生物汚染防止と更衣の重要監視点，更衣の微生物学的評価と認定
・再訓練の規程と手順
(2) 適正行動の監督と評価・フィードバック
・無菌操作プロセスシミュレーションへの職員の参加と行動の評価
・製造における職員の監督とチーム相互のフィードバック（必要な場合，現場QAあるいはビデオ記録による監視と評価）
・職員のガウン表面の微生物監視（定期および重要作業終了時など頻度規定）
(3) 検査職員トレーニングプログラム
・クリーンルーム内の製造職員の行動の理解とサンプリングと検査に関する行動の差異の理解と実践
・サンプリングとサンプルの汚染防止の教育訓練
・微生物検査と分析，調査方法および解析方法に関する専門員
・特に目視検査など官能検査に従事する職員の身体機能の維持のモニタリング</td></tr>
<tr><td>2. プロセス稼働性検証（PPQ）の有効性維持に関するモニタリングプログラム</td></tr>
<tr><td>・製造設備の稼働特性モニタリングと傾向分析
・メンテナンスプログラム（含：予防保全）
・バイオバーデンモニタリングプログラム
CCSに影響する原材料・資材受入時と工程内のバイオバーデンの測定および傾向分析，必要な場合，微生物種の検査
・フィルター，容器施栓完全性のパラメータの変動監視
・サプライヤーの継続的評価プログラム
・Continual verificationの対象となるプロセスパラメータのモニタリングと変動要因となるCQAsの評価管理プログラム
・PPQにおける製造工程の操作手順とAPSにおける操作，介入手順の一致の度合いの監視と定期的な差異分析</td></tr>
</table>

(2) EMプログラムの構成と留意点

EMプログラム適用の範囲と目的は，対象となる施設またはプロセスの領域として定義する。それには，複数の区域と部屋，RABSやアイソレータなどの設備が含まれる。EMプログラムの主要部分となるサンプリングプランの設定，とりわけその根幹となるサンプリング箇所の選定は重要であり，QRMに基づく必要がある。対象区域のクリーンルームでの製造工程の特定の位置における汚染リスクを評価するために，プロセスの理解（Process understanding）に基づくプロセスマッピングが必要となる。マッピングには，例えば，グリッドプロファイリングが有用とされ，クリーンルームレイアウトをグリッド化し，各グリッド内のプロセスステップを評価する[8)]。適切なサンプル採取場所は，区域の設計と製造工程によって異なる。製品に最も重大な微生物学的リスクをもたらす場所の特定は，プログラムの重要な部分となる。

微生物汚染に関する知識に加え，クリーンルームに関する技術知識やプロセス知識に基づき，以下の視点から施設特有の具体的要素をEMプログラムに反映すべきとされている。

1) ISO 14644で規定されたクリーンルーム分類に応じた微粒子モニタリングのポイント数と位置，頻度あるいはタイミング，および社内基準に対するサンプル量の設定
2) 微生物や粒子性異物の汚染が製品の品質に悪影響を及ぼすリスクの高い場所と配置
3) 均一な幾何学的パターンまたはクリーンルーム内のグリッドプロファイリングがカバーする区域
4) EMプログラムに含まれないアクセス制限区域あるいはワーストケースの適用範囲
5) 嫌気性微生物のリスクに関する評価（例　窒素あるいは二酸化炭素ガスラインなど）とモニタリング要否の決定
6) 気流可視化研究の結果に基づく，製造設備と付属機器，サンプリング機器等の配置および気流の流れによる汚染防護に関する評価

このような知識と施設が保有するデータおよび関連する情報を利用して，CCS実践の監督・監視のプログラムとして，EMプログラムを作成する。プログラムの構成とコンテンツに関する留意点の例を表4.2.7に示した。

EMプログラムのライフサイクルの視点から，QRMにおけるリスク要因の定義と手順および記録は文書化し，逸脱や変更マネジメントに関連した再検証とプログラム変更と改善に利用する知識として保持する。

表4.2.7　EMプログラムを構成する項目とコンテンツと留意点の例

項目	コンテンツに関する留意点
サンプリングプラン	・製造区域，区分あるいはクリーンルームの清浄度規定に対応するサンプルの定義，測定あるいはサンプリング箇所，サンプリング方法と頻度 ・空気中の粒子数，浮遊生菌，表面付着菌，落下菌等のコロニー検出試験法の選択と組合わせ ・迅速測定法等の利用方法と施設の基準および管理方法の設定（採用する場合）
サンプリング計画の根拠	QRMによるサンプリングポイント設定の根拠となる記録 ・レイアウト，設備の位置，人の流れ，物質の流れ，廃棄物の流れを示すプロセスマッピングの記録 ・6つのリスク要因からみたハザードとリスクの特定 ①清掃および消毒のための設備および表面へのアクセスのしやすさ ②要員の存在と流れ ③材料の流れ ④開放された製品または製品接触材料への近接性 ⑤職員よる介入／操作の必要性とその複雑さ ⑥その介入と操作の頻度 ・監視システムにおけるデータ表示とリスクの重大性評価に基づくリアルタイムモニタリングあるいは一定間隔でのモニタリングの選択の根拠 ・空気中の粒子数，浮遊生菌，表面付着菌，落下菌等のコロニー検出試験法の選択と組合せによる評価方法の根拠と妥当性 ・迅速測定法等の培地・コロニー検出に依存しない評価方法の選定の根拠とバリデーションデータ（採用する場合）

項目	コンテンツに関する留意点
データ収集と管理	サンプリングプランに基づく測定の実施とデータ管理の手順 ・リアルタイム管理の規定と管理者・担当者の行動規定 ・データ完全性確保の規定と手順 ・データ収集と評価の手順 ・警報の記録と評価の手順 ・バッチ製造記録との紐づけ評価と出荷判定時のレビュー方法と判定基準 ・監視システムと測定設備・機器の校正と点検，メンテナンス
アラートレベル，アクションリミットの設定と管理	アラートレベル ・アラートレベル設定による環境の変化やドリフトを監視 ・統計的な解析に基づくレベル値の設定と定期的な見直し ・イベント発生時の調査，対応の手順
	アクションリミット ・クリーンルームの分類，適用される規制ガイドラインや要求事項に基づいた警告値の設定 ・製造業者あるいは施設特有の警告値を設定する場合，QRMに基づく妥当性の説明 ・アクションリミットを超える状況が発生した場合の製品品質への影響の調査，最も確からしい根本原因の特定の手順
傾向分析と定期レビュー	・発生するデータの量と重要性に応じた傾向分析の手順 ①包括的レビューを目的とする専門家チーム編成 ②収集期間（短期，毎月，四半期，1年間等）と適切な分析頻度 ③傾向分析の評価項目の設定と解析方法，データ表示（表，グラフ，イベントリスト等）の設定，例えば，以下の事項 ▶同じ場所，例えば，1つの充填ラインの全従業員のガウンニング表面からの回収率の推移 ▶同じ部屋またはエリア，各グレードの検出数と，ヒトとモノの流れとして関係する部屋におけるモニタリング項目と試験方法，検出数の推移 ▶サンプルがアラートあるいはアクションの基準値を超えた事象の日時と製造品目および是正処置のリストと時系列解析による変化傾向の抽出 ▶観察された製品汚染（バイオバーデンなど）とクリーンルーム内で回収された微生物との潜在的な相関関係の分析 ▶グレードごとの非定型微生物の発生状況および潜在的な根本原因の説明 ▶細菌叢の分析による消毒プログラムの有効性と検証された状態の維持あるいは変化に関する評価 ▶製品の製造バッチごとおよびキャンペーン製造期間におけるEMデータの変化の傾向 ▶製造工程と操作の類似性と差異に基づく製品のグループ化によるデータの統合および層別解析 ▶月／四半期の短期の分析と前期との比較 ▶年度中のSOPの変更または修正，あるいは施設，設備，機器等に関するイベントに関する主な所見のハイライトに基づく変化傾向の評価

項目	コンテンツに関する留意点
EMデータと傾向分析の報告と取り扱いの規定	・重要区域と工程でのアラート，アクション発生時の関連部署（QA，製造，設備管理チーム等）への即時連絡の手順 ・アクションリミットへの到達の予見あるいは予測時の関連部署への連絡の手順 ・監視データとりまとめ単位（製造バッチあるいは作業日）のQAへの報告 ・設定された期間ごとでの傾向分析の結果報告とQA承認，有効性評価の経営層への報告 ・報告されたEMデータの製品品質照査およびマネジメントレビューでの取り扱いと経営層による評価フィードバック ・その他施設組織に必要な事項

(3) アラートレベル，アクションリミットの設定と管理における留意点

EMプログラムでは，アクションリミットとアラートレベルの設定が必要となる。その目的から，いずれも無菌性などの製品特性を定義するものではなく，製品規格に直結する判定基準として使用されるべきものではない。例えば，重要な無菌操作工程においてアクションリミットを超える状況が発生した場合でも，品質への直接の影響が判断できないとの理由で，安易に，バッチ不適合の判断をすることは望ましくない。製品を出荷する前に，製品品質への影響を調査し，最も確からしい根本原因を特定する。このとき，EMプログラムの根拠となったリスクアセスメントの記録を参照し，職員のモニタリングを含む他のプログラムにおける管理状況と製造記録の詳細な照査を行う。そして，受容可能なリスクレベルを保っているかどうか評価し，判断する。このような，アラートレベルまたはアクションリミットを超えた状況の調査および是正措置の手順は，一貫性のある適用となるようにあらかじめ文書化する必要がある。

適切な頻度でEMデータをレビューし，その傾向を定期的に分析することは，プロセスの改善と全体の管理パフォーマンスを評価するうえでもEMプログラムの重要な要素である。日常の監視，週あるいは月，四半期ごと，年度ごと，さらに数年間にわたるデータの蓄積と継続的な傾向分析は，施設のCCSの計画と実践の妥当性を示すことにもつながる。このようなデータを製品品質の照査およびマネジメントレビューの対象とすることで，経営者も，EMプログラムによる管理状況と傾向を把握し，CCSの有効性評価に基づく改善の機会の必要性を理解し確保することが，組織のガバナンスならびに品質文化の醸成にもつながる。

この経営者の責任を含むEMプログラムと管理および有効性評価も，ある意味ではリスクコミュニケーションとしてQRMの重要なステップである。ICH Q9（R1）では，QRMにおける意思決定者に対して，組織内のさまざまな機能および部門にわたるQRMを調整する責任，QRMプロセスの定義づけ・展開・レビューを行うと同時に適切な資源の投入を確実にする責任，科学的に頑健なリスクベースの意思決定をするために，QRM活動に主観性が入ることを最小限に抑えるよう管理する役割と責任を求めている。無菌医薬品の品質保証と流通に責任を有する経営者，ならびにQRMの適格な情報を経営者に伝達・報告する職位にある職員には，この意思決定者に相当するとの理解と認識およびCCS実効性の監督が期待されていると解釈できる。

このような観点から，無菌医薬品の製造に携わる施設，組織の職員のすべてが以下のような視点から，自らのCCSの適切さと妥当性に関するリスクコミュニケーションに参画できる品質文

化が期待される。

(1)「微生物学的汚染物質を含む製品による患者の健康被害，および製品品質の不良または安定供給の欠如による患者の不利益（危害）」の潜在的な原因（ハザード）を特定しているか。

(2) 危害発生の可能性（有害な状況）とその危害の重大性をリスクとして捉えているか。

(3) ハザードから，例えば，何がうまくいかないとき，何を失敗すると，その失敗をどの程度の確率で起こしてしまうと，どれほど重大な危害になるのか，のような視点を共有し，リスク要因（定量あるいは定性的に評価できる確率事象）として定義し，管理対象としているか。

(4) ハザードを特定するとき，社内の品質部門，製品開発，事業開発，技術，規制，製造，営業・マーケティング，サプライチェーン，法務，統計，臨床等の分野から専門性のあるメンバーとQRMの意思決定者がチームとして，製造および品質管理の現場の状況を正確に理解したうえで，ハザードを特定しているか。刻々と変化する現場の実状においても，自らのCCSは有効であるかとの問いを現場のメンバーと共有できているか。

(5) 意思決定者（経営者を含む）は，必要な改善の機会と資源の確保について，QRMチームと共有し，タイムリーに対処することを現場のメンバーに適切に知らせているか。

一方，科学技術の側面から「微生物の増殖」を危害の発端として捉え，目に見えない微生物の確率的な問題としてリスク要因を考えたとき，「何が微生物を増殖させるのか？　どの程度の個数の微生物の侵入を許すと，どのような状況で，どれくらいの増殖に至るのか？」のような問いが思い浮かぶ。これは，CCS管理要素のみならず，微生物汚染防止の要素技術の理解の前提になると考えられることから，次項でこの問いについて考察した後に，第5章に読み進めたい。

■参考文献

1) https://picscheme.org/en/publications

2) Concept paper on the revision of annex 1 of the guidelines on good manufacturing practice-manufacture of sterile medicinal products, 2 February 2015 EMA/INS/GMP/735037/2014 GMP/GDP Inspectors Working Group (GMP/GDP IWG), 8 January 2015 PS/W 1/2015

3) https://picscheme.org/en/news/publication-of-revised-pics-annex-1

4) Brussels, 14 February 2008 EudraLex The Rules Governing Medicinal Products in the European Union Volume 4 EU Guidelines to Good Manufacturing Practice Medicinal Products for Human and Veterinary Use Annex 1 Manufacture of Sterile Medicinal Products

5) Guideline on the sterilization of the medicinal product, active substance, excipient and container (6 March 2019, EMA/CHMP/CVMP/QWP/850374/2015)

6) https://www.pda.org/pda-letter-portal/home/full-article/how-to-establish-effective-ccs-with-tr-90

7) ICH Q8 (R2) Pharmaceutical Development (2009)

8) ICH Q9 (R1) Quality Risk Management (2023)

9) ICH Quality Implementation Working Group (Q-IWG) Workshop, How ICH Q8, Q9, Q10 guidelines are working together throughout the product life cycle (ICH2010)

10) EudraLex The Rules Governing Medicinal Products in the European Union Volume 4 Good Manufacturing Practice Guidelines on Good Manufacturing Practice specific to Advanced Therapy

Medicinal Products (22 November 2017)
11) Interpretation of GMP Annex 1 2022 (Rev. 1) 31.10.2023 Do No. I-SMI.TI.25e Version 1.0 Swissmedicines inspectrate
12) Guideline on manufacture of the finished dosage form (4 July 2017 EMA/CHMP/QWP/245074/2015)
13) ICH Q10 Pharmaceutical Quality System
14) Environmental Monitoring in Modern Biopharmaceutical Drug Product Facilities : a Harmonized Risk-Basedapproach to Selecting Monitoring Points and Definingmonitoring Plans, Biophorum Operations Group Ltd, November 2020

【秋元雅裕】

4.3　水分活性と微生物の増殖能

ヒトが直接介在できないバリアシステム（アイソレータ，RABS，シングルユースシステム，BFS等）の普及とともに，無菌医薬品の製造工程は一段と改善され，APS（無菌プロセスシミュレーション，培地充填試験）許容水準の推移からもわかるように，無菌性保証水準は大いに向上した。今後とも新しい技術が導入されるであろうが，1個の汚染菌の混入までを完全にゼロにすることは必ずしも容易ではないと思われる。要は，汚染があっても，患者に健康被害を及ぼさないためには当該汚染菌を増殖させないことである。

GMPの世界では，製造工程中において無菌医薬品（中間段階，最終バルク，最終小分製品や剤形を問わず）に1個でも微生物の混入が疑われたら「汚染」が発生したと捉え，厳しい対応が求められる。例えば，グレードA環境では菌が検出されてはならないが，複数の環境モニタリングポイントや1箇所で複数のコロニーが検出されたら，実際に無菌医薬品中に微生物が混入したかどうかではなく，「汚染」の疑いがあるとのことで，徹底的な汚染原因の究明や当該製品への影響を評価しなければ，出荷判定も難しいであろうし，GMP査察／調査で指摘の対象にもなる。しかし，汚染菌が増殖しなければ，無菌試験でも検出できず，健康被害を引き起こすこともないはずである。第2章に示したように，半世紀以上前の不活化ワクチンの無菌性は，添加防腐剤の効力に頼っていた。そのため，国家検定無菌試験で不合格や再試験をよく出していたが，免疫力の未熟な乳児や小児に使用されたこれらのワクチンで，健康被害につながったということはなかったように思える。もちろん，GMPが普及した現在においてはこのような詭弁は成り立たないことは十分に承知しているが，現行GMPの「汚染の可能性＝健康被害」という短絡的な考え方は，度を過ぎているようにも思える。規制当局者と無菌医薬品製造現場の者との葛藤が生じることも理解しつつ，結論的には，たとえ汚染が起こったとしても，患者のためには当該汚染菌を増殖させないようにすることが大事である。

汚染菌が増殖するためには，時間と水分活性（Aw：water activity）が重要である。よって，汚染菌の増殖を阻止するためには，水分活性のある状態での保持時間（holding time）をできるだけ短くすることである。PIC/S-GMP Annex 1では，表4.3.1に示す製造工程に時間制限を設定することを求めている。Annex 1に示しているこれらの保持時間／最大時間は，保持時間の長さによる汚染リスクの可能性に重点を置いてはいるが，水分活性が最も関与するのは，「8.85：液体のろ過前の保持時間」，「8.5：バルク溶液の調製と充填の間」，「8.18：薬液調製開始とその滅菌あるいは微生物捕捉フィルター（該当する場合）によるろ過時間，そして無菌充填工程の終了までの時間」である。EMAが2019年に発出した「医薬品，原薬，添加剤及び一次包装容器の滅菌ガイドライン」[1]には，「バルク溶液の調製開始」と「無菌ろ過」の完了までの最大許容時間を24時間以内としており，24時間以上である場合は，その論理的妥当性を説明すること，また無菌ろ過済みのバルク溶液を24時間以内に最終容器に充填しない場合にも，その論理的妥当性の説明がされていない限り，充填直前に無菌ろ過を繰り返すことを求めている。

無菌ろ過または最終滅菌したバルク薬液を長期間保管したり，他の製造所に輸送する場合，汚染菌の増殖リスクがある。保管時間を含む保管条件は，当然のことながら“バリデーション”で決定するが，バリデーション時には成功しても実製造時に汚染を引き起こした事例は多い。

表4.3.1 Annex 1における時間制限要件

項	要件	汚染微生物増殖の可能性
	保持時間（holding time）	
8.18 無菌製造	i. 設備，構成部品，及び容器の清浄化，乾燥，そして滅菌間の保持時間	○
8.18 無菌製造	ii. 滅菌された設備，構成部品，及び容器の使用前及び充填/組み立ての際の保持時間	○
8.18 無菌製造	iii. RABS及びアイソレータのような除染環境の，使用前の保持時間	○
8.18 無菌製造	v. 滅菌された製品の充填前の保持時間	●
8.85 ろ過滅菌	ii. 以下を含むろ過工程条件： ・液体のろ過前の保持時間とバイオバーデンへの影響	●
8.122 凍結乾燥	凍結乾燥機と付随する設備（例えば，トレー，バイアルサポートリング）の滅菌はバリデートし，滅菌サイクルと使用の間の保持時間はAPSの際に適切にチャレンジ試験をしておくこと	○
9.36 APS	APSの計画作成においては，以下を考慮すること： iii. 無菌工程中，曝露される無菌の製品と設備の最大許容保持時間	○
	最大時間（maximum time）	
8.5 バルク溶液の調製	バルク薬液の製造は，可能な場合，最終製品容器に充填する前にバイオバーデンレベルと微粒子を低減するために微生物捕捉フィルターを用いたろ過工程を含むこと，そして，調製と充填の間に最大許容時間があること	●
8.18 無菌調製・製造	無菌調製及び加工の各段階の時間は最小限とし，以下を含めて，規定されてバリデートされた最大時間内に限定すること： iv. 薬液調製開始とその滅菌あるいは微生物捕捉フィルター（該当する場合）によるろ過との間の時間，そして無菌充填工程の終了までの時間各製品についてその組成と所定の保存法を考慮に入れた最大許容時間があること	●
8.36 滅菌工程	全ての滅菌工程をバリデートすること。バリデーションは，製品組成，保存条件，そして，製品あるいは被滅菌物の調製開始と滅菌との間の最大時間を考慮すること	●

●：汚染微生物が増殖するに足る水分が存在する。
○：乾燥状態にあり，汚染微生物が侵入しても増殖は不可。

4.3.1 非無菌医薬品における水分活性と微生物の増殖能

第2章に示したように，抗体医薬品やワクチンの多くが凍結乾燥製剤である。乾燥製剤中では微生物は増殖できないので，製品流通中における汚染防止対策としては最も良い方法である。凍結保存製剤中でも微生物は増殖できないが，フリーザーの確保等，製品流通上は不便さが伴う。USP<1112>は，「非無菌医薬品の微生物学的特性—水分活性測定の応用」を示しており，非無菌医薬品（特に液体，軟膏，ローションおよびクリーム）を対象にしているが，無菌医薬品についても参考にできる情報を提供している。低い水分活性は，従来，食品の微生物学的劣化を制御するために使用されてきた。有効水分を減少させる事例としては，乾燥フルーツ，シロップ，塩漬けまたは酢漬けの肉製品や野菜などがある。医薬品も同様に，低い水分活性の医薬品内では微生物の成長を防ぐ。例えば，低い水分活性と同様に，低いあるいは高いpH，界面活性剤の存在，そして抗菌剤の存在といった製剤特性は，微生物成長に対するハードルとして作用するであろう。

水性の経口剤または局所製剤の処方を検討する際，当該製剤が自己保存性（self-preserved）を有するようにするためには，水分活性が重要である。例えば，処方中の塩化ナトリウム，ショ糖，エタノール，プロピレングリコールまたはグリセリンの濃度のわずかな変化が低い水分活性を持つ製剤を作り出し，製剤中の微生物の増殖を阻止するであろう。特に，これはユーザーによって汚染を引き起こす多回使用製剤（multiple-use product）では価値あるものである。

非水性液剤あるいは乾燥固形製剤は，その低い水分活性のために芽胞の発芽あるいは微生物の増殖を支持できない。そのため，微生物モニタリング頻度は，その製剤の過去の試験結果データベースの照査によって，そして原料，成分としての水および製造プロセスの微生物汚染管理の有効性で決定できる。各種のグラム陰性・陽性菌，細菌芽胞，酵母，およびカビに対する水分活性は，文献[1]に述べられているので，これら水分活性を参考に各種の製剤に対して適切な微生物限度試験プログラムを確立することができる。例えば，微生物限度試験法における特定微生物である緑膿菌（*Pseudomonas aeruginosa*），大腸菌（*Escherichia coli*）およびサルモネラ（*Salmonella* sp.）は，保存製剤中で，0.91以下の水分活性を持つものでは増殖できないであろう。黄色ブドウ球菌（*Staphylococcus aureus*）のようなグラム陽性細菌は0.86以下で，そして*Aspergillus niger*では0.77以下で増殖できない。さらに，多くの好浸透圧性酵母（osmopihlic yeast）および好乾性真菌（xerophilic fungi）は，0.60以下では増殖できず，公定書収載の微生物学的培地で分離することもできない[2]。代表的な微生物の生育に必要とされる水分活性を，表4.3.2に示す。

表4.3.2　代表的な微生物の成育に必要とされる水分活性

細菌（Bacteria）	水分活性（Aw）	カビおよび酵母（Mold and yeast）	水分活性（Aw）
Pseudomonas aeruginosa	0.97	*Rhyzopus nigricans*	0.93
Bacillus cereus	0.95	*Mucor plumbeus*	0.92
Clostridium botulunum, Type A	0.95	*Rhodotorula mucilagionsa*	0.92
Escherichia coli	0.95	*Saccharomyces cerevisiae*	0.90
Clostridium perfringens	0.95	*Paecilomyces variotti*	0.84
Lactobacillus viridescens	0.95	*Penicillium chrysogenum*	0.83
Salmonella spp.	0.95	*Aspergillus fumigatus*	0.82
Enterobacter aerogenes	0.94	*Penicillium glabrum*	0.81
Micrococcus lysodekticus	0.93	*Aspergillus niger*	0.77
Bacillus subtilis	0.90	*Aspergillus flavus*	0.78
Staphylococcus aureus	0.86	*Zygosachharomyces rouxii*	0.62
Haolobacterium halobium (halophilic bacterium)	0.75	*Xeromyces bisporus* (xerophilic fungi)	0.61

0.75よりかなり低い水分活性を持つ医薬品，すなわち直打錠，非水性液剤，軟膏などは，微生物限度試験を減少させることに関して優れた候補となりえる。これは特に，当該医薬品が良好な微生物学的品質を持つ原料から，微生物汚染を促進させない製造環境において，微生物含有量を本質的に減少させるプロセスによって，低いバイオバーデンの試験履歴を持つ時に微生物限度試験の実施を減少させることが考慮される。表4.3.3は，水分活性に基づいて代表的な医薬品およびOTC医薬品に関しての微生物限度試験実施戦略への示唆を含んでいる。

表4.3.3 水分活性に基づく代表的な薬局用およびOTC医薬品に対する微生物限度試験の戦略

製剤	水分活性(Aw)	最も可能性ある汚染	推奨される試験
吸入式点鼻薬（Nasal Inhalant）	0.99	グラム陰性細菌	TAMC，TCYMC，*S. aureus*否定試験，*P. aeruginosa*否定試験
ヘアーシャンプー（Hair Shampoo）	0.99	グラム陰性細菌	TAMC，TCYMC，*S. aureus*否定試験，*P. aeruginosa*否定試験
制酸剤（Antacid）	0.99	グラム陰性細菌	TAMC，TCYMC，*E. coli*否定試験，*Salmonella* spp.否定試験
局所クリーム（Topical Cream）	0.97	グラム陽性細菌	TAMC，TCYMC，*S. aureus*否定試験，*P. aeruginosa*否定試験
経口液剤（Oral Liquid）	0.90	グラム陽性細菌および真菌	TAMCおよびTCYMC
経口懸濁剤（Oral Suspension）	0.87	真菌	TAMCおよびTCYMC
局所用軟膏（Topical Ointment）	0.55	なし	TCYMC
リップクリーム（Lip Balm）	0.36	なし	なし
膣用および直腸用坐剤（Vaginal & Rectal Suppositories）	0.30	なし	なし
圧縮錠（Compressed Tablets）	0.36	なし	なし
液体充填カプセル（Liquid-filled Capsule）	0.30	なし	なし

注：TAMC（Total Aerobic Microbial Count）；総好気性菌数，TCYMC（Total Combined Yeast and Mold Count）；総真菌数

水分活性（Aw：water activity）とは，簡単に説明すれば，微生物が利用できる水の程度を示した数字ということになる。よく例に出されるが，食パンや餅には，そもそも絶対量としての水分は少ないがカビが生える（図4.3.1）。漬物やジャムには，それぞれ，塩と糖が大量に溶け込んでいるため，それらが溶媒である水を奪ってしまい，微生物が利用可能な水（自由水）が不足しており，長期保存に耐えうる（図4.3.2）。例えば，塩水では塩は溶けてナトリウムイオンと塩化物イオンになっている。このイオンの周りに水分子が集まった状態になっている。つまり，これらイオンが溶けていない水に比べると，自由に動ける水分子（自由水）が減った状態になっている（図4.3.3）。

水分活性とは，同じ温度での純粋なH_2Oの蒸気圧（P_0）に対する製剤の水の蒸気圧（P）の比率である。これは，閉じられた系中で製剤によって発生する相対湿度（RH）の1/100に数値的

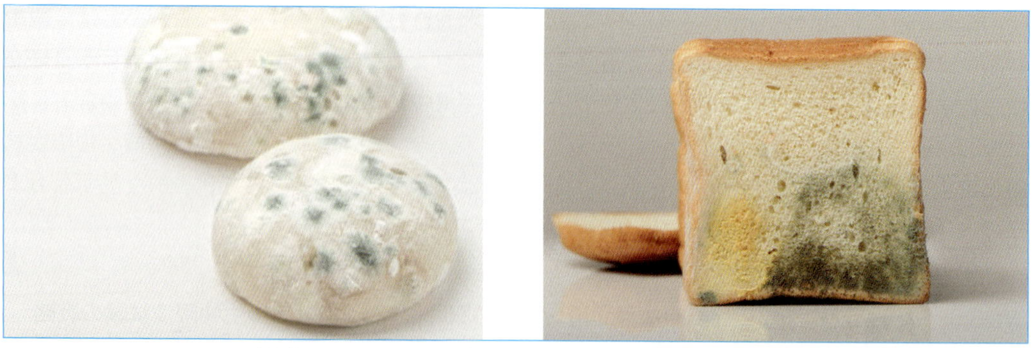

〔出典：chisou-media-jp〕　〔出典：shufuse.com〕

図 4.3.1　カビの生えた餅や食パン

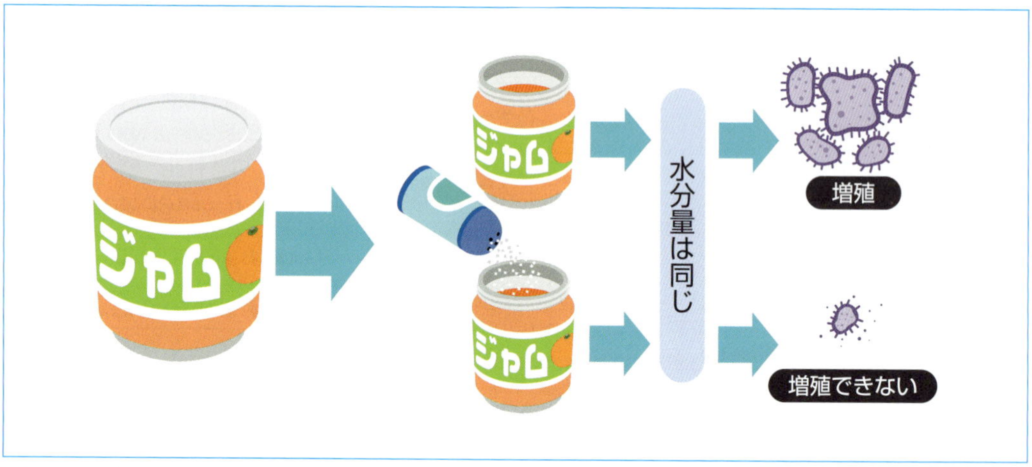

図 4.3.2　塩や砂糖を含む食品例

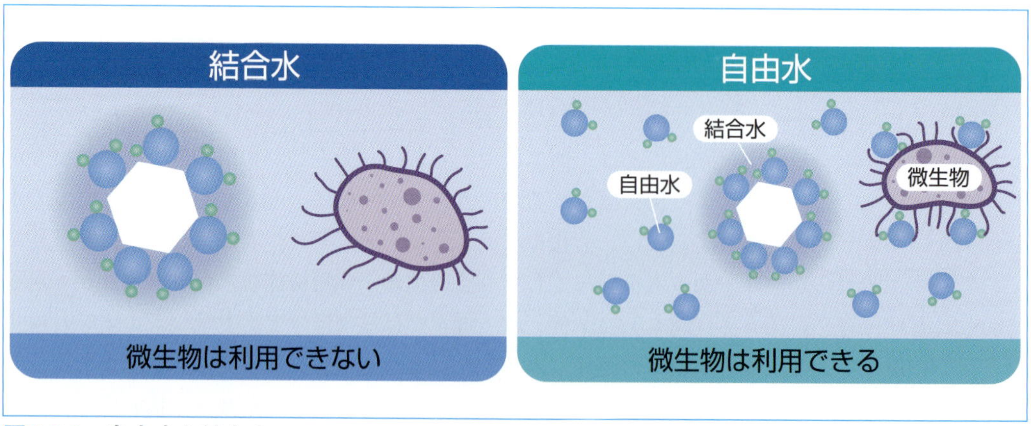

図 4.3.3　自由水と結合水

例えば，塩水では塩は溶けてナトリウムイオンと塩化物イオンになっている。このイオンの周りに水分子が集まった状態になっている。つまり，これらイオンが溶けていない水に比べると，自由に動ける水分子（自由水）が減った状態になっている。

に等しくなる。RHは蒸気分圧（partial vapor pressure）を直接に測定して算出するか，あるいはその製剤を空気にさらすことでRHが変化するが，そのRHが変わると物理的あるいは電気的特性が変化するというセンサーを用いて間接的な測定から算出することができる。

*Aw*と平衡相対湿度（equilibrium relative humidity：ERH）の間の関係は，次式によって表される。

$$Aw = P / P_0 \quad \text{および} \quad \text{ERH（\%）} = Aw \times 100$$

*Aw*の測定は，露点／冷却鏡面（dew point/chilled mirror）法[3]を用いて行うことができる。凝縮面（condensing surface）として，磨いたそして冷却した鏡を使用する。冷却システムは電子的に光電管（photoelectric cell）にリンクしており，その電子管は凝縮用鏡面（condensing mirror）からの反射光が入るようになっている。試料と平衡状態にある気流は鏡面に向けられ，凝縮を生じるまで冷却される。凝縮が始まるこの温度が露点となり，ERHが決定される。この露点／冷却鏡面法または，他の技術を使用する市販の機器は，水分活性の測定に使用する場合に，その適切性を評価し，バリデートし，かつ検証することが必要である。それらの機器は一般に，表4.3.4に掲げる25℃での飽和塩類溶液で校正する。

表4.3.4　水分活性測定機器の校正に使用する標準飽和塩類溶液

飽和塩類溶液	ERH（%）	Aw
硫酸カリウム（K_2SO_4）	97.3	0.973
塩化バリウム（$BaCl_2$）	90.2	0.902
塩化ナトリウム（NaCl）	75.3	0.753
硫酸マグムネシウム（$Mg(NO_3)_2$）	52.9	0.529
塩化マグネシム（$MgCl_2$）	32.8	0.328

■参考文献

1) J. A. Troller, D. T. Bemard, and V. W. Scott. Measurement of Water Activity, In：Compendium of Methods for the Microbiological Examination of Foods. American Public Health Association, Washington, DC, 1984 pp.124-134.
2) Guidance on the sterilization of the medicinal product, active substance, excipient and primary container. EMA/CHMP/CVMP/QWP/850374/2015, 6 March 2019.
3) FDA：Withdrawal of certain proposed rules and other proposed actions. Fed Regist. 69(227)：68831-68838, 2004.
4) Guideline on the sterilization of the medicinal product, active substance, excipient and primary container. EMA/CHMP/CVMP/QWP/850374/2015, 6 March 2019.
5) Note for Guidance on Manufacture of the Finished Dosage Dorm, CPMP/QWP/486/95.

【佐々木次雄】

第5章 汚染防止のための施設・装置要件

本章では無菌医薬品製造における代表的な技術，設備・装置について，国内を代表する専門家に汚染管理戦略を考慮に入れながらの要点説明，また無菌性の確認方法等について解説していただいた。

5.1 クリーンルーム

無菌医薬品を製造するためには，その名が示すとおり「無菌的に管理された環境」が一部の製造工程には求められる。無菌医薬品を製造する施設においては，最も厳格な管理が求められる無菌操作区域を適切に維持管理することが可能な施設設計を行う必要があり，それらの構成要素には，クリーンルームの建築仕上げ・構造などのハード面のみならず，空調設計，製造エリアのゾーニングとそれに合わせた工程室のレイアウト，ガウニングシステムなどが含まれる。

本項では，これらの無菌医薬品製造用クリーンルームを構築する上で，理解が必要となる重要項目について解説する。

5.1.1 クリーンルームに求められる規制要件

主要な無菌医薬品用のガイダンスとしては，PIC/S-GMP Annex 1が2022年に改訂[1]され，2023年よりすでに施行されている。日本もPIC/S加盟国であり，日本国内用，およびPIC/S加盟国向けの輸出品については，本ガイダンスを参照することが現時点では最も適切であるため，改訂されたPIC/S-GMP Annex 1（以下，改訂版Annex 1もしくは単にAnnex 1と記載）の内容を基本として解説を行う。

クリーンルームには，半導体工場や精密機器などの製造工程に適用される「インダストリアルクリーンルーム（ICR）」と医薬品の製造やバイオテクノロジー関連の研究施設などに適用される「バイオロジカルクリーンルーム（BCR）」の2種類がある。インダストリアルクリーンルームは，

『工業品の製造工程で用いるクリーンルームであって，主に空気中における浮遊微小粒子が管理された空間』

とJIS規格（JIS Z 8122：2000）において定義され，浮遊微粒子，いわゆる非生菌パーティクル

のみが管理基準となっているのに対して，バイオロジカルクリーンルームは，

『主としてバイオテクノロジーの分野で用いられるクリーンルームであって，主に空気中における浮遊微生物が管理された空間』と定義されており，インダストリアルクリーンルームに加えて微生物管理が上乗せで求められる点が大きな相違点である。

しかしながら，すべての種類の医薬品の製造に共通して適用可能なバイオロジカルクリーンルームのグレード分類ルールは現状存在せず，例えば，経口固形製剤の製造工程で用いられるクリーンルームでは，その製品特性上から無菌医薬品と同等の微生物管理は求められていない。したがって，本節で解説する無菌医薬品用のグレード分類の考え方を無菌医薬品以外の製造工程に適用する場合は，品質リスクマネジメント（QRM）の観点から，その妥当性を評価した上で，適用内容を決定する必要がある。

表5.1.1，5.1.2に，Annex 1におけるクリーンルームの各グレード分類に対する，クオリフィケーション（適格性評価）の際に満たすべき浮遊微粒子数と微生物の上限値が記載されてい

表5.1.1　Annex 1の『グレード分類のための最大許容総微粒子数』

グレード	最大許容総微粒子数 0.5 μm以上/m^3		最大許容総微粒子数 5 μm以上/m^3	
	非作業時	作業時	非作業時	作業時
A	3,520	3,520	(a)	(a)
B	3,520	352,000	(a)	2,930
C	352,000	3,520,000	2,930	29,300
D	3,520,000	(b)	29,300	(b)

(a) CCSあるいは過去の傾向で示された場合，5 μmの微粒子を含めたグレード分類を考慮してよい。
(b) グレードDについては，作業時の限度値はあらかじめ決められていない。製造業者はリスク評価と，該当する場合，日常のデータに基づいて作業時の限度を確立すること。

表5.1.2　Annex 1の『適格性評価の際の最大許容微生物汚染レベル』

グレード	浮遊微生物 CFU/m^3	落下微生物（直径90 mm）CFU/4時間（a）	表面付着微生物（直径55 mm）CFU/プレート
A	生育を認めないこと		
B	10	5	5
C	100	50	25
D	200	100	50

(a) 落下菌測定プレートは作業継続中暴露し，必要に応じて最大4時間後に交換すること。暴露時間は回収試験に基づくこと，そして使用する培地を乾燥させないこと。

注1：表中の個々のグレードに示されたすべての方法をそのグレードの区域の適格性評価に用いること。表で示された方法のうちの1つを使用しない場合，あるいは代替法を用いた場合は，採用したアプローチの妥当性を適切に示すこと。

注2：本文書を通じて限度値がCFUを用いて適用されている。もし，CFUと異なる方法で結果を示すような別の，あるいは新技術を用いるならば，製造業者は適用する限度について科学的に妥当性を示し，可能な場合CFUとの相関を示すこと。

注3：人員の更衣の適格性評価に関しては，表5.1.4に示されているコンタクトプレートおよび手袋のプリントを適用すること。

注4：サンプリング法は，製造作業に汚染リスクをもたらさないこと。

る。この表に記載されている値は，施設完成時やその後の定期的なバリデーション／クオリフィケーションにおいて，製造空間の健全性を評価する際に用いる値と考えればよい。浮遊微粒子の上限値については，各グレード分類に対して「非作業時」と「作業時」について，異なる値が示されている点は，「作業時」の上限値のみを提示しているFDAの無菌ガイダンス（2004）[2]とは差異がある。以下に，Annex 1における「非作業時」と「作業時」の定義とその状態イメージを図示する（図5.1.1）。

＜非作業時（at rest）＞

クリーンルーム内の設備，施設が完成した状態で，空調システムが設計条件で稼働している環境下において，製造設備の稼働は行わず，室内に人員がいない状態。

＜作業時（in operation）＞

クリーンルーム内の設備，施設が完成した状態で，空調システムが設計条件で稼働している環境下において，実際の製造設備を運転して製造作業もしくはその模擬作業に必要な人員を配置した状態。人員は想定されるワースト条件を再現する必要がある。

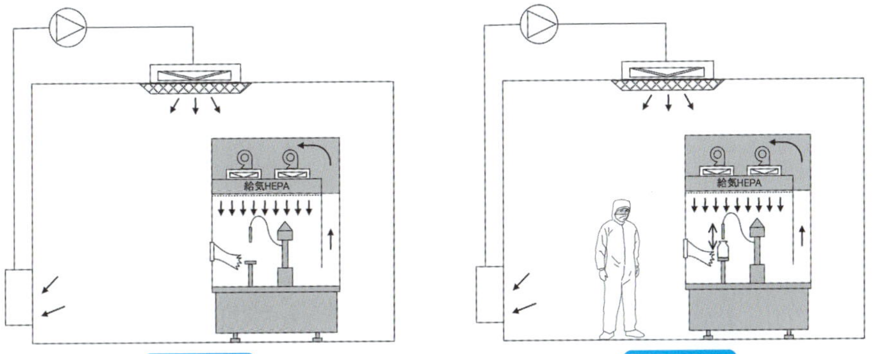

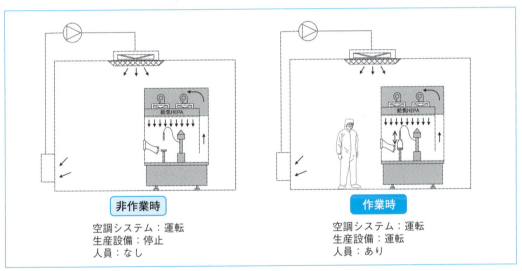

図5.1.1　Annex 1における非作業時と作業時のイメージ

浮遊微粒子数と微生物の上限値に関して注意すべき点としては，改訂版Annex 1においては表5.1.1，5.1.2とは別に，実際に製造を行っているタイミングで環境をモニタリングする際に適用する上限値として別表（表5.1.3，5.1.4）が示されていることである。

クオリフィケーション用の表（表5.1.1，5.1.2）とモニタリング用の表（表5.1.3，5.1.4）の相違点として，浮遊微粒子に関しては粒径5μm以上の粒子の測定対象エリアに違いがあり，モニタリング時はグレードAに対しては非作業時および作業時について，グレードBに対しては非作業時について，粒径5μm以上の粒子の測定が求められている点に注意が必要である。測定を

表5.1.3　Annex 1の『総微粒子モニタリングの上限許容値』

グレード	上限総微粒子数 0.5 μm/m^{3}以上		上限総微粒子数 5 μm/m^{3}以上	
	非作業時	作業時	非作業時	作業時
A	3,520	3,520	29	29
B	3,520	352,000	29	2,9300
C	352,000	3,520,000	2,930	29,300
D	3,520,000	(a)	29,300	(a)

(a) グレードDに関しては，作業時の限度値は規定されていない。企業は該当する場合，リスク評価と履歴データに基づいて作業時の限度値を確立すること。

注1：「非作業時」状態について表に示した微粒子限度値は，作業が完了した後で作業者がいない状態での，適格性評価の際に規定した短時間の「清浄化」期間（20分未満のガイダンス値）の後で達成されること。

注2：グレードAの中で時折示される大きな粒子径のカウント，特に≥5 μmのものは，電子的ノイズ，迷光，偶然の一致による偽のカウントと考えられる。しかし，継続的あるいは定常的な低レベルでのカウントは汚染の事象の可能性を示唆しており，調査すること。そのような事象は部屋の供給空気のろ過システムの初期故障，設備故障，あるいは機械の組み立ておよび日常運転の際の作業実施が適切でないことを示しているであろう。

表5.1.4　Annex 1の『生物微粒子汚染の処置上限値』

グレード	浮遊菌 CFU/m^3	落下菌 (直径90 mm) CFU/4時間 (a)	表面付着菌 (直径55 mm) CFU/プレート (b)	手指付着菌 (両手5指を含む) CFU/グローブ
A	(c)			
B	10	5	5	5
C	100	50	25	—
D	200	100	50	—

(a) 落下菌測定用プレートはグレードAおよびBの区域において作業実施中（設備の始業準備を含めて）暴露し，必要に応じて最大4時間後に交換すること（暴露時間は菌の回収試験の結果を含めたバリデーションに基づくものとし，使用する培地の適切性に悪影響がないこと）。
- グレードCおよびDの区域に関しては，暴露の時間（最大4時間）および頻度はQRMに基づくこと。
- 個々の落下菌測定用プレートは4時間以内の暴露でもよい。

(b) コンタクトプレートの限度値がグレードAおよびグレードB区域内の設備，部屋および作業衣の表面に適用される。日常の作業衣のモニタリングは，グレードCおよびDの区域では，それらの機能によるが，通常は必要とされない。

(c) グレードAについては，いかなる菌の生育の結果についても調査するべきことに留意すること。

注1：上の表にリストされているモニタリング方法のタイプは例であり，製品が汚染される可能性がある重要工程（例えば，無菌ラインの組み立て，無菌操作，および凍結乾燥機への投入）の全体にわたって情報を提供するという意図に適合しているならば他の方法を用いることができる。

注2：限度値は本文書を通してCFUを用いて適用されている。CFUと異なる結果を示す異なる技術や新しい技術が用いられる場合，製造業者は適用した限度値について科学的に妥当性を示し，可能な場合それらとCFUとの関係を示すこと。

求める理由として，5 μm以上の粒子の継続的あるいは定常的な低レベルでのカウントが認められる場合，潜在的な汚染が発生している可能性を示唆する指標となり得るということがAnnex 1では述べられている。また，グローブのフィンガープリント試験は，実際に製造作業者が存在する場合に行う試験であることから，モニタリング用の表にのみ上限値が記載されている。

モニタリング時において，グレードAおよびB（非作業時）の5 μm粒子の上限値は1m^{3}あたり29となっている。一般的に広く用いられているレーザーパーティクルカウンターの吸引量は28.3L/min（28.3Lは1立方フィートに相当）であるため，1m^3のサンプリング容積で評価するためには約35分間の連続した測定期間を1ピリオドとみなし，その間の合計カウント値が29を超えなければよい。

無菌医薬品を製造する環境として4種のグレードのクリーンルームが定義されている。以下に各グレード分類の概要を示す。

(1) グレードA

無菌医薬品の製造プロセス中，汚染リスクが高い重要区域に適用される。FDAの無菌ガイダンスでは，「クラス100」に相当する。最も厳格な清浄度管理が求められ，微生物の生育の検出を許容しない区域である。適用箇所を以下に示す。

＜グレードAの環境が求められる重要区域の例＞

- 無菌操作を行う箇所
- 無菌充填を行う箇所
- 滅菌済みの容器が開放状態で暴露される箇所
- 滅菌済みのゴム栓が暴露される箇所
- 凍結乾燥機への充填済み半打栓容器をローディングする箇所

グレードA区域は，通常，RABSもしくはアイソレータといった隔離作業空間内に供されるHEPAフィルターを介した一方向気流（Unidirectional Air Flow）が常に維持されるよう設計される。また，作業者からの汚染リスクを低減することを目的として，グレードA区域は原則的には作業者不在の空間であり，常時作業者が留まることは許容されない。まれに発生する可能性のある，あらかじめ定義された，グローブポートなどのバリアシステムを用いない直接的な作業者の介入作業（RABSの扉を開放して，作業者がグレードAに進入する作業など）は，最小限とすることが求められる。なお，グレードA区域においては，製造作業に関わる工程実施中の全期間に対して，浮遊微粒子の常時モニタリングが求められる。

〔ファーストエア（First Air）について〕

2022年に改訂されたAnnex 1において，新しく提示された言葉であり，Annex 1では以下の定義がされている。

ファーストエア

重要区域に到達する前に空気に汚染を加える可能性のある，露出した製品および製品接触面に接触する前に遮られていない，ろ過された空気のこと。

すなわち，一方向気流が重要区域に到達する前に，汚染の可能性がある障害物に遮られる，あるいは汚染を巻き込む可能性があるような場合，重要区域に供給される一方向気流は，ファース

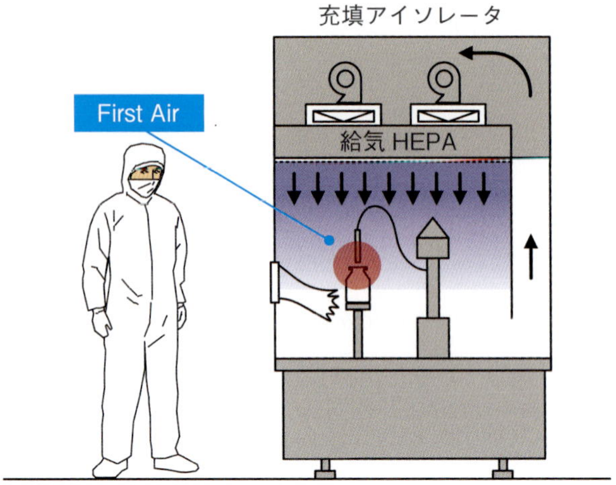

図5.1.2　ファーストエアのイメージ

トエアとは呼ぶことはできない。ファーストエアのイメージを図5.1.2に示す。

(2) グレードB

RABS等で構築されたグレードA環境の周辺環境がグレードBである。RABSを用いて無菌操作を行う場合，周囲の作業者が作業するあるいは待機するエリアがグレードBに該当し，FDAの無菌ガイダンスでは，「クラス10,000」に相当する。

グレードB区域は，無菌的な管理が求められる区域とされ，日本版の無菌ガイダンス[3]では，グレードAを『重要区域』，その周囲環境としてグレードBを適用する場合は，そのエリアを『直接支援区域』と称し，『重要区域』と『直接支援区域』を合わせて『無菌操作区域（APA：Aseptic Processing Area)』と定義している。そのため，グレードBで使用する資材や作業者が着用する更衣は，滅菌処理あるいはそれと同等の処理を施されたものを用いる必要がある。

グレードB区域の環境モニタリングにおいては，Annex 1ではグレードA同様に常時の浮遊微粒子モニタリングが推奨されているが，サンプリングによる測定でも許容される。

(3) グレードC

無菌操作などの重要工程に適用するグレードA/Bエリアに対して，重要度が低い工程や作業を行うエリアに適用する。日本版の無菌ガイダンスでは，アイソレータの周辺環境としての使用を除いて，グレードCおよびDは『その他の支援区域』に分類される。FDAの無菌ガイダンスでは，「クラス100,000」に相当する。グレードCが適用される工程の例を以下に示す。

＜グレードC区域で行われる作業／工程の例＞

- 非無菌秤量作業
- 非無菌調製作業

・オープンアイソレータの周辺環境
・滅菌やパイロジェン除去を行う装置へのローディング作業
・最終滅菌製品の調製作業
・最終滅菌製品の充填作業（通常レベルの汚染リスクの場合）
※グレードC区域をオープンアイソレータの周辺環境として用いる場合においては，グレードC区域は『直接支援区域』と定義される。

(4) グレードD

グレードCよりもさらに重要度が低い作業や区域に適用される区分であり，Annex 1の清浄度区分表（表5.1.1）に示された浮遊微粒子数は，「非作業時」でFDAの「クラス100,000」に相当するが,「作業時」の上限値は記載されておらず，製造業者自らがリスク評価の結果と日常のデータに基づいて値を設定することを求めている。

グレードD環境が適用される箇所としては，器具類の粗洗浄を行う工程室，クローズドアイソレータを用いる場合や，グレードA空気の供給環境下でキャップ巻締めを行う場合の最低限の周囲環境としても用いられる。また，一部の検査や包装工程をグレードD環境下で行う場合もあるが，規制要件ではない。

なお，前述のようにFDAの無菌ガイダンスの上限値は「作業時」の値のみを示しており,「非作業時」の上限値のみを示すグレードDに合致する環境区分は，FDAの無菌ガイダンスにおいては存在しない。グレードDに近い環境区分として「CNC (Controlled Not Classified)」があるが，グレードDとCNCを同等に扱う場合もあれば，グレードDのさらに下位の区分としてCNCを用いる場合もある。CNC区分を取り入れる際には，区分設定の内容によって“定義の揺らぎ”が生じるので，CNCを独立した区分として採用する場合は，その定義を明確にしておくことが重要である。

(5) グレードA空気の供給

「グレードA空気の供給（Grade A Air Supply)」は，2008年版のEU-GMP Annex 1（旧版のAnnex 1）にて，初めて用いられた表現であり，浮遊微粒子や微生物の上限値があらかじめ定められた環境ではなく，HEPAフィルターでろ過された清浄な空気が局所的に供給される空間として，汚染リスクを低減する目的でさまざまな用途で使用される。FDAの無菌ガイダンスで用いられている,「局所防護（Local ProtectionあるいはLP)」と同義である。また,「グレードA空気の供給（Grade A Air Supply)」は，その頭文字を取って「GAAS」と称されることもある。

Annex 1においては,「グレードA空気の供給」はキャップ巻締め前の全打栓済みバイアルの保護に用いることができるとの文脈で記載[4]がみられるが，実際にはより広範囲に適用可能である。以下に適用例を示す。

<グレードA空気の供給の適用例>
・バイアル容器のキャップ巻締め前の全打栓済みバイアルの保護（図5.1.3, 5.1.4）
・全打栓状態のバイアル容器を巻締め機まで搬送する箇所

・アイソレータのマウスホール外側の保護（グレードCからグレードAへの逆汚染防止目的として）
・RABSの扉開放部の外側に設置するプロテクションブース
・調製タンクへの原料投入時の異物巻き込み防止のためのクリーンブース
・オートクレーブ取出部のクールダウン兼汚染防止のためのクリーンブース
・洗浄，リンス後の器具の乾燥兼汚染防止のためのクリーンブース

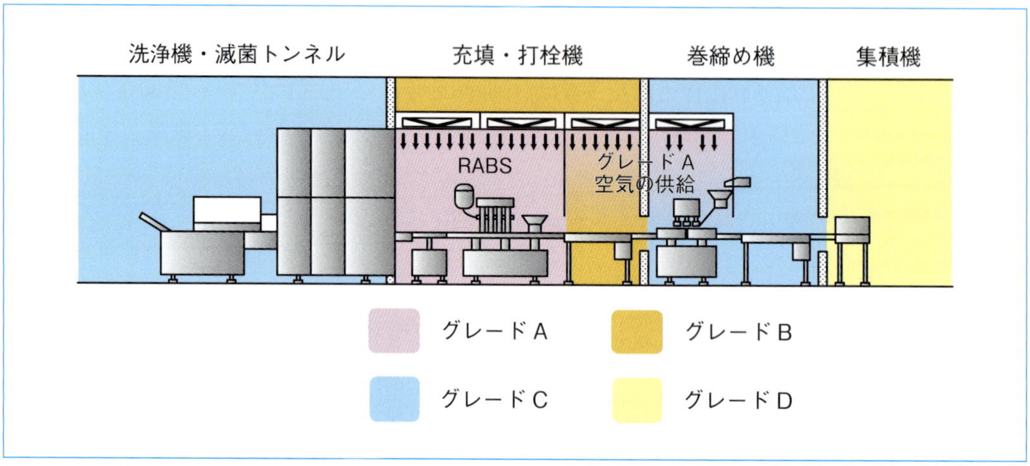

図5.1.3　グレードA空気の供給によるキャップ巻締め前のバイアルの保護（RABSの場合）

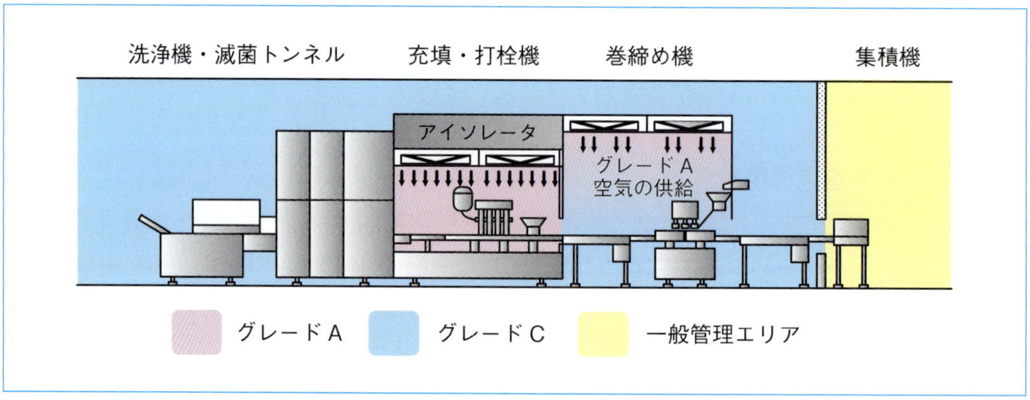

図5.1.4　グレードA空気の供給によるキャップ巻締め前のバイアルの保護（アイソレータの場合）

5.1.2　クリーンルームの構造

無菌医薬品製造用のクリーンルームは，外部からの異物や微生物の侵入を防ぐとともに，クリーンルーム内の異物の発生や微生物の増殖リスクを低減するための設計と施工が求められる。また，完成したクリーンルーム内での生産活動が開始されれば，運用に伴う汚れや汚染の発生は必ず生じる。したがって運用段階においては，発生した汚染を除去・リセットするためのクリーニングや消毒・除染などの作業性・耐性についても考慮しておく必要がある。

本節では主に，建築的な面からクリーンルームの構造や仕上げについて解説する。

以下に，2022年に改訂されたPIC/S-GMP Annex 1（以下，改訂版Annex 1もしくは単にAnnex 1と記載）のクリーンルームの建築面に関連する主要な記載内容を示す。

4.5	クリーンルーム及び重要区域においては，全ての露出表面は微粒子，微生物等の飛散あるいは蓄積を最小限とすべく，平滑で不浸透性で破損し難いものであること。
4.6	塵の蓄積を低減し，清浄化し易くするため，効果的に清掃できない凹みがないこと，したがって張り出した庇，棚，戸棚，設備，等は最小限とすること。ドアは，清掃できない凹みを避ける設計とすること。この理由から，引き戸は好ましくないであろう。
4.7	クリーンルームにおいて用いられる材質は，部屋の建材及び室内で用いられる物のいずれについても，微粒子の発生が最小限で，洗剤，消毒剤，及び殺芽胞剤等が用いられる場合それらの繰り返しの使用が可能なものを選択すること。
4.8	天井は上部空間からの汚染を防止すべく設計し，封止すること。

(1) クリーンルームの機能

クリーンルームの外側（天井の上や壁の裏側）は，ダクトスペース，パイプシャフト，天井裏等と呼ばれる空間で，一般的には清浄度や微生物の管理がされていないエリアに区分される。そのため，内部環境が管理されたクリーンルームとの間は，適切にシールされていなければならない。シールの目的は主に以下の3つがある。

①外部の汚れた雰囲気（空気）の進入を防ぐ

②外部からの防虫管理

③クリーンルーム内の差圧確保（一般的には外部空間に対して内部を陽圧とする）

また，クリーンルーム内部は，清掃を容易にするために，表面の平滑性の確保や凹凸を少なくすることが重要である。清掃性や消毒剤の使用への耐薬品性の確保を考慮した表面材質の選定，

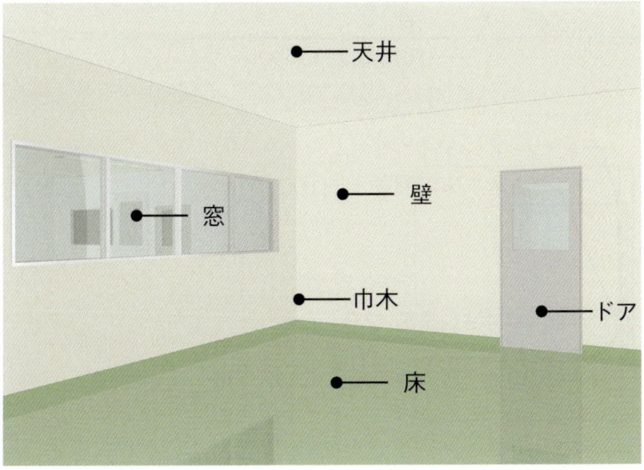

図5.1.5　クリーンルームのイメージ

仕上げにも注意が必要である。クリーンルームのイメージを図5.1.5に示す。

(2) クリーンルームの方式① (従来工法)

クリーンルームは組立手順により，大きく分けて2つの工法がある。1つはいわゆる「従来工法（LGS工法）」と呼ばれる方法で，LGS（Light Gauge Steel）と呼ばれる軽量鉄骨材を骨材にして，そこに，下地ボード，仕上げボードを貼り付けることで，壁面や天井面を形成する方法で，現在もコスト面や施工時の融通性において利点があるため広く採用されている。床面は必要とされる耐荷重や強度により，塗床あるいはシート貼りとするかを使い分ける。塗床とは，下地のコンクリート面を床専用の合成樹脂系の材料で保護し，耐荷重性や美観を向上させる工法である。塗床を採用する場合は，コンクリートのひび割れやブリスター（気泡）対策を考慮した施工

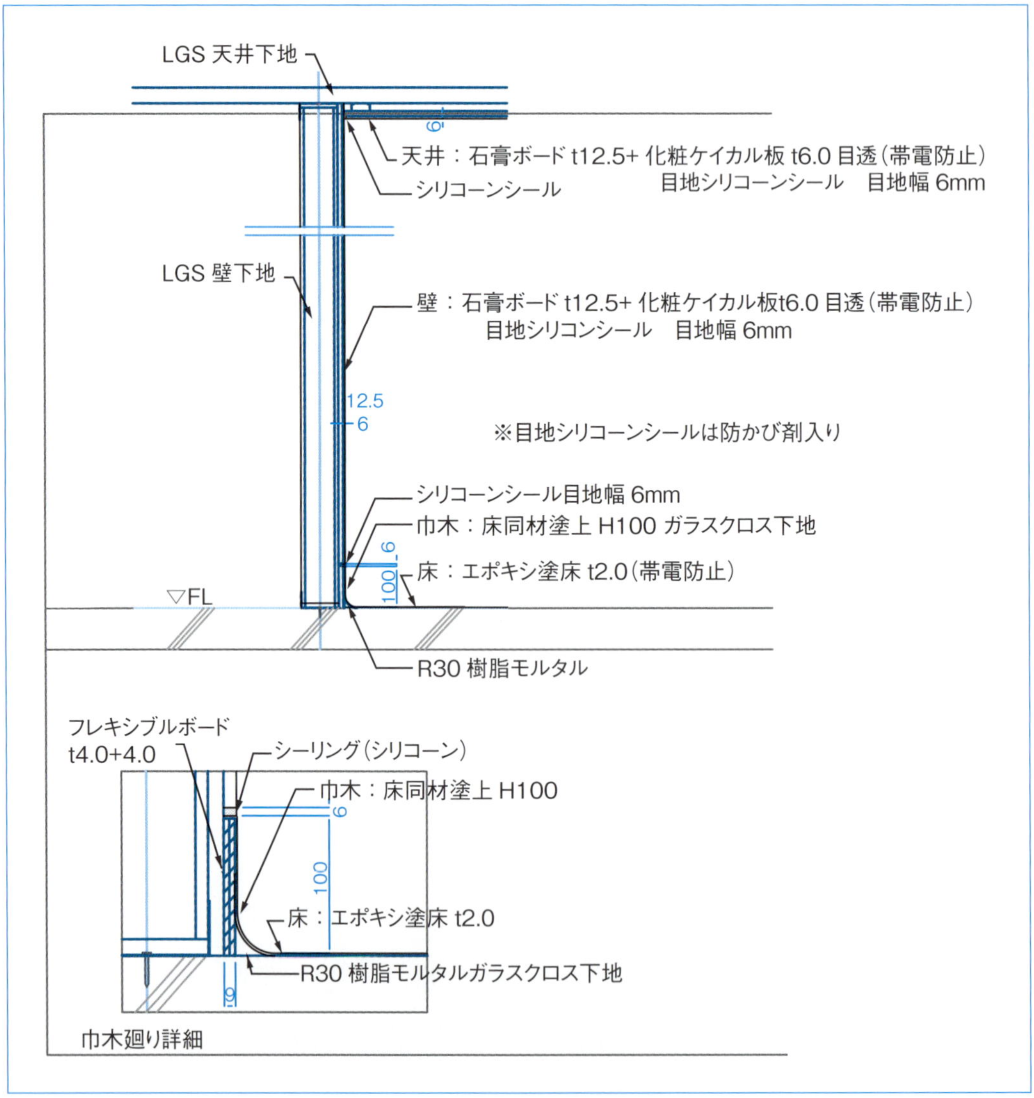

図5.1.6　従来工法（LGS工法）のクリーンルームの構造例

が求められる。塗床には主にエポキシ系樹脂とウレタン系樹脂が用いられる。シート貼りは，その名の通り，下地コンクリート面に長尺塩ビシートなどのシート材を接着剤などで貼り付ける工法である。

ボードには不燃建材が使用され，下地ボードには石膏ボード（プラスターボード）が広く用いられる。ただし，石膏ボードは水に対して耐性が低いため，室内の水拭きや洗浄作業が想定される医薬用クリーンルームの仕上げには適さないため，仕上げボードには，ケイカル板（ケイ酸カルシウム板）が多く用いられている。用途を鑑み，必要な場合にはシージング石膏ボード（防水加工した石膏ボード）を下地とすることもある。ケイカル板の表面は，現場での塗装仕上げとする場合と，表面があらかじめ硬化コーティングされた化粧ケイカル板を用いる場合がある。従来工法のクリーンルームの構造例を図5.1.6に示す。

(3) クリーンルームの方式②（パネル工法）

従来工法以外で，多く採用されている工法としては，パネルやパーティションと呼ばれる金属表面とポリイソシアヌレートフォーム等の芯材で構成される事前に製作された複合パネル（図5.1.7）を，現地で組み立てて壁と天井を構築する「パネル工法」がある。金属表面はカラー鋼板が一般的であるがステンレスを選択することも可能である。従来工法に比べて，施工期間を大きく短縮できることや，パネルの強度が高いため天井パネル面の上を作業者が歩行可能となることから天井内のメンテナンスが容易になるといったメリットがある反面，コストが従来工法に比べて高くなる。また，現地加工可能な範囲が限定されるため，パネル上に設ける開口の位置や大きさを設計の早い段階で決定してパネル製作に間に合わせる必要があるため，施工スケジュール上の調整には考慮が必要となる。パネル工法のクリーンルーム構造例を図5.1.8に示す。

また，パネル工法をさらに進めた，モジュール式のクリーンルームが開発されており，海外では採用事例が報告されている。モジュール式クリーンルームの施工手順としては，あらかじめモジュールメーカー工場でいったんクリーンルームモジュールをそのまま使用可能なレベルまで製作してしまい，それをトレーラーなどにより現地に持ち込み据え付ける手順をとることで，現地の工事期間の大幅短縮が可能となる。イメージ的にはコンテナハウスのクリーンルーム版のようなものと考えるとわかりやすいかもしれない。

新しく事業を始めるにあたり，利用可能な製造施設資産がない場合，大空間の中に非常に小規模なクリーンルームを新設したい場合，現地工事を行うスペースや期間がとれない場合などに有効な手法となり得るが，日本国内に関しては，道路法で公道を通行可能な最大車輌幅が2.5mのため，短辺がこれより大きなクリーンルームの場合は組み立てた状態で

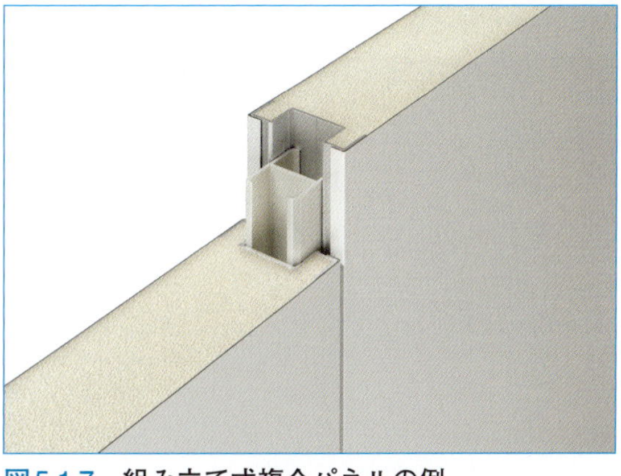

図5.1.7　組み立て式複合パネルの例
〔画像提供：日軽パネルシステム株式会社〕

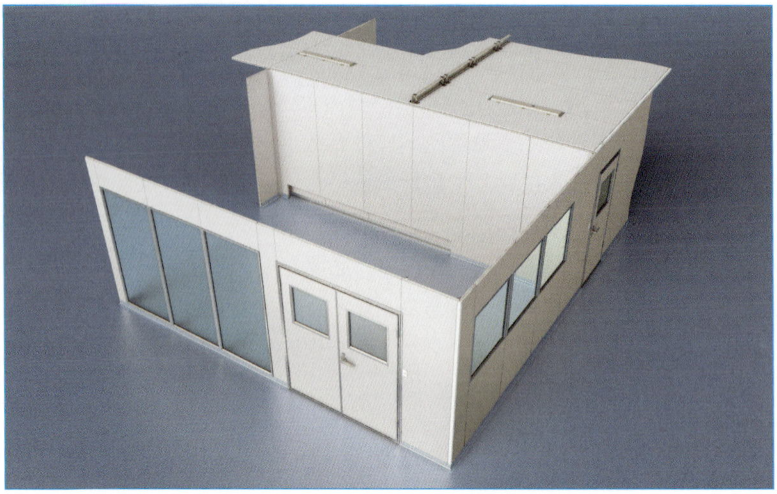

図5.1.8　パネル工法のクリーンルームの構造例

〔画像提供：日軽パネルシステム株式会社〕

の道路輸送ができないという課題がある。また，建築基準法への適合性についても注意する必要がある。

(4) 継ぎ目，窓，ドア，照明器具

いずれの工法を採用した場合でも，床と壁，あるいは壁と天井の継ぎ目部分は，清掃性を考慮したR（アール）仕上げ（図5.1.9）が広く採用されている。また，窓を設ける場合は，埃だまりが生じないように，高いグレードのクリーンルームでは壁パネルの厚みに合わせて，ガラス面と壁面の段差を極力少なくする必要がある。低グレードのエリアにおいても，窓枠下端部は埃だまりを考慮しテーパーを付けるなどの配慮が必要である（図5.1.10）。

ドアは，構造的に清掃が困難な箇所が生じやすいスライド式のドアの採用は極力避けるので，一般的には開き戸が用いられる。開き戸の開き方向は，差圧がある場合は原則として室圧の高い側へ開くようにすることで，扉を閉じた状態で，室間差圧により扉の気密材（エアタイト材）部

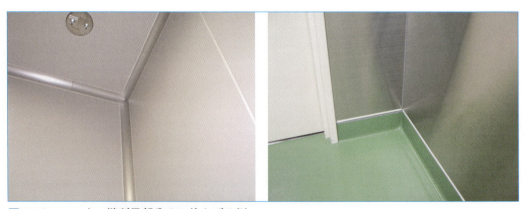

図5.1.9　コーナー継ぎ目部分のR仕上げの例

分が密着するように設計する。また，適切な室間差圧を維持するために，エアタイト式あるいはセミエアタイト式といった気密性を有する構造の扉（図5.1.11）を採用する必要がある。

照明器具に関しては，グレードC以上の部屋については，埃だまりを避ける必要性から天井埋め込み式の照明器具（図5.1.12）を採用することが望ましい。クリーンルーム天井面の取り付け箇所においてシールを確実に行うことが施工面では求められる。シール位置はメンテナンスを室内から行うか，天井裏側から行うかにより異なる。天井裏側からのメンテナンスを要する場合は，電灯の交換などのメンテナンス作業のルートを確保しておくことにも留意が必要である。また，グレードAの一方向気流ブース内の照明は，スクリーン面の上部空間に照明を設置し，スクリーン面における一方向気流の形成を阻害しない構造を採用するのが一般的である。

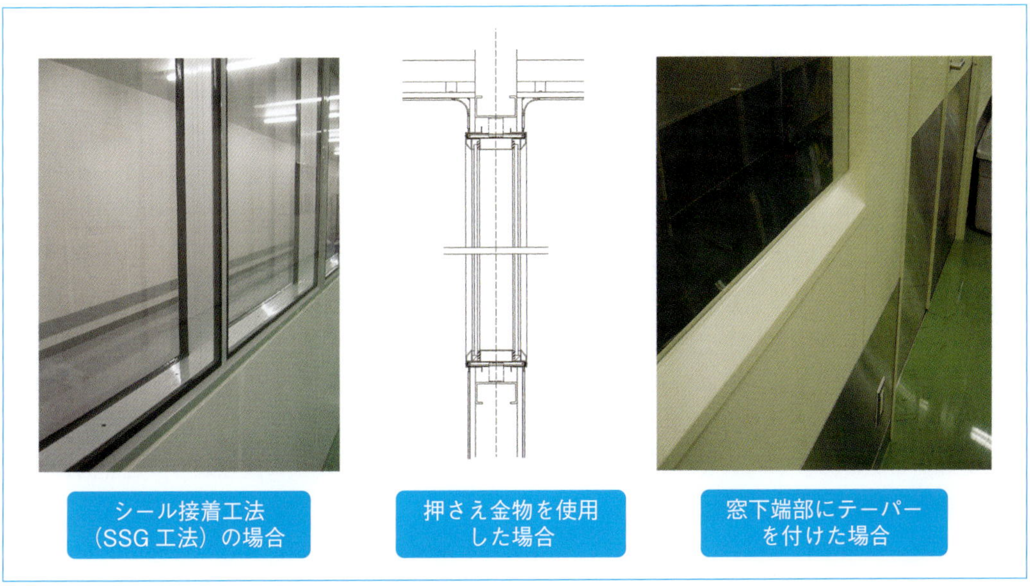

図5.1.10 クリーンルームの窓部の施工例

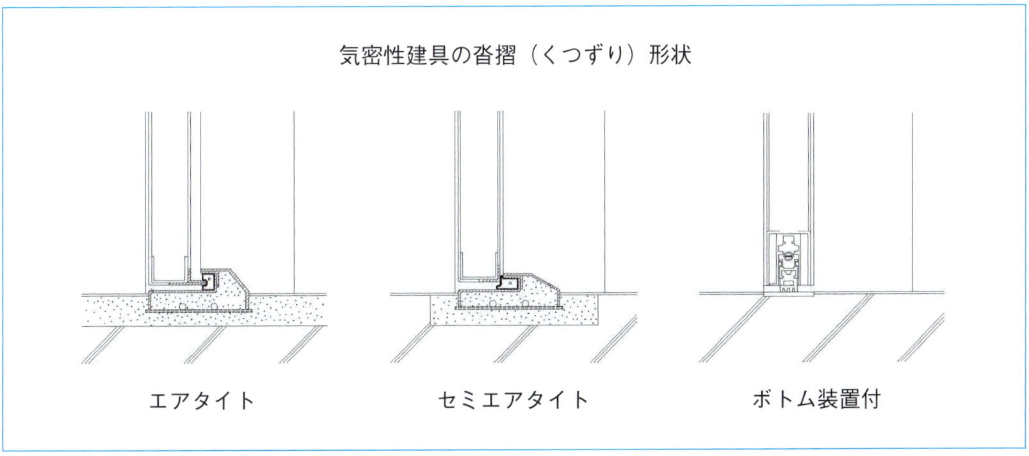

図5.1.11 エアタイト機能を有するドアの構造例

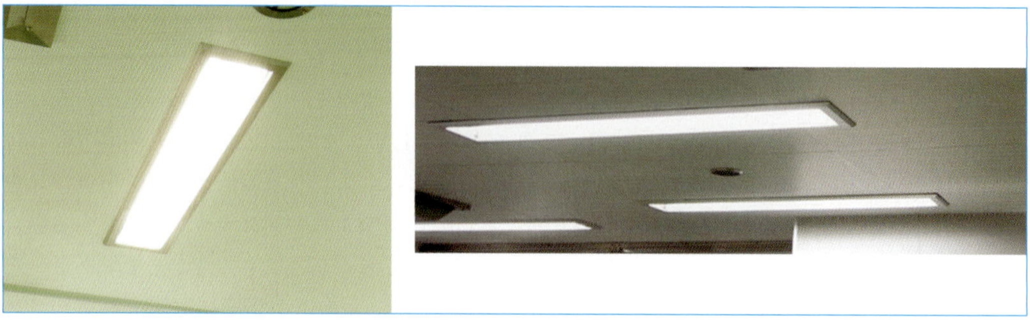

図5.1.12　天井埋め込み式の照明器具の施工例

(5) グレードA/Bエリアの室内除染対応

無菌医薬品の製造に用いるグレードB以上の作業空間（例としては，RABS方式による無菌充填設備がある充填室とその関連区域）は，微生物管理の観点から，定期的に室内空間全体表面に対して，過酸化水素などの殺芽胞薬剤を用いた除染あるいは高度な消毒を実施する場合がある。その際，使用する薬剤によっては建材や室内に露出している付属機器に対して腐食性を示す場合があるため，使用薬剤に耐性のある建材選定を施設の設計段階から行っておくことが重要である。薬剤への耐性を有する適切な材料選定ができない箇所・器具などについては，養生などにより除染薬剤への暴露を防ぐなど，運用面での対応も考慮する必要がある。

室内除染には，過酸化水素などの除染剤を用いる方法が近年の主流となりつつあるが，以前はホルマリン燻蒸が多く採用されてきた。ホルマリンは施設や設備に対するダメージが比較的少ない上，浸透性が高いため使用しやすい除染剤として長らく扱われてきたが，2000年代にホルムアルデヒドの発がん性が報告されたことにより，作業者への労働安全の観点から，世界的にホルマリン燻蒸の採用は少なくなっている。

ホルマリン燻蒸を行う場合は，燻蒸後に残留するホルマリンを強制排気して作業空間を安全な状態に復帰させる作業が必要となるため，ホルマリン燻蒸を前提に設計された施設では，燻蒸後の強制排気用空調モードを有する場合がある。

5.1.3. 空調システム

医薬品製造に要求される適切な作業空間の空気環境を提供するのが空調システムである。空調はHVAC（Heating, Ventilation, and Air Conditioning）とも表現され，その名の通り，クリーンルーム内の空気環境条件を決定するものであり，製造環境からの製品への汚染を防止するための重要な設備要素である。

本節では，空調システムの役割と設備構成，およびそのクオリフィケーション（適格性評価）に関する内容を解説する。

(1) 空調システムの役割

クリーンルーム内の環境を空調システムによって常時設定された状態に保つことにより，製造環境からの製品への汚染リスクを低減し，安定した品質の医薬品製造が実施可能となる。空調機能により維持・管理される主要なパラメータには以下が含まれる。

①環境温度
②環境湿度
③浮遊微粒子
④浮遊菌
⑤室間差圧
⑥換気回数

上記は，製品品質上求められる規定値を満足することに加えて，作業者の快適性，安全性を含めた上で，最適な空調条件設定を行うことが重要である。

また，汚染や微粒子などがクリーンルーム内の局所で発生した場合，それらを吹き流して清浄な空気に置換する機能（sweep away）や，同様に局所で発生した発熱を排出・希釈する機能，高薬理活性物質を取り扱う場合に，それらを周囲に拡散させないために室内へ留めておく機能なども空調の機能に含まれる。

無菌医薬品の管理区分のうち，グレードAからグレードCまでの製造上重要度が高い区域については，各極の無菌ガイダンスに規定された許容微粒子および微生物上限値を満足するために，HEPAフィルターでろ過された空気を室内へ供給するシステムが一般的に用いられる。

なお，HEPAフィルターの規格は，日本で広く用いられているISO 29463-1[5]においては，ISO 35, 40, 45クラスがHEPAフィルターと規定されており，日本ではISO 35および40クラスのフィルターが多く採用されている。一方，欧州では，EU加盟国内の統一規格としてのEN規格が存在し，ISO規格よりもEN規格が優先される傾向がある。現在のEN規格であるBS EN 1822-1[6]におけるHEPAフィルターの規格は，ISO 35に相当するH13とISO 45に相当するH14の2つがHEPAフィルタークラスとして定義されており，ISO 40に相当するEN規格が存在しないことが，日本におけるHEPAフィルター選定の課題の1つとなっている。表5.1.5にISOとEN規格の比較表を示す。

(2) 空調システムの構成

無菌充填アイソレータの設置を想定したグレードCのクリーンルームに対する一般的な空調システム構成例を図5.1.13に示す。

空気は，AHU（エアハンドリングユニット）と呼ばれるいわゆる「空調機（空気調和機）」により，①フィルターによる異物除去，②熱交換器（冷却コイル／加熱コイル）による除湿と温度調節，③蒸気による加湿を行い，④給気ファンにより，空調された空気をダクトへ送り出す。

送り出された空気は，部屋ごとにダクト分岐したあと，各クリーンルームの天井面に設置された吹き出し口のフィルターユニットに送気，HEPAフィルターによりろ過され，ステンレス製のフェース面（図5.1.14）を経由してクリーンルームへ給気される。

室内天井面から供給された清浄空気は，室内空気を希釈・置換して，床近傍壁吸込口から排出され，排気ダクトを介して多くは再びAHUに循環させる。通常，排気ダクト側にはPCD（室圧制御ダンパー）などの室圧調節機能が付帯され，排気風量をコントロールすることで室内の圧力

表5.1.5　HEPAフィルターに関するISOおよびEN規格

ISO 29463-1 :2017の分類		BS EN 1822-1 :2019の分類	性能規格			
			総合評価		局部評価	
クラス	グループ	クラス	捕集効率（%以上）	透過率（%以下）	捕集効率（%以上）	透過率（%以下）
ISO 15	E	E11	95	5	－	－
ISO 20		－	99	1	－	－
ISO 25		E12	99.5	0.5	－	－
ISO 30		－	99.9	0.1	－	－
ISO 35	H	H13	99.95	0.05	99.75	0.25
ISO 40		－	99.99	0.01	99.95	0.05
ISO 45		H14	99.995	0.005	99.975	0.025
ISO 50	U	－	99.999	0.001	99.995	0.005
ISO 55		U15	99.9995	0.0005	99.9975	0.0025
ISO 60		－	99.9999	0.0001	99.9995	0.0005
ISO 65		U16	99.99995	0.00005	99.99975	0.00025
ISO 70		－	99.99999	0.00001	99.9999	0.0001
ISO 75		U17	99.999995	0.000005	99.9999	0.0001

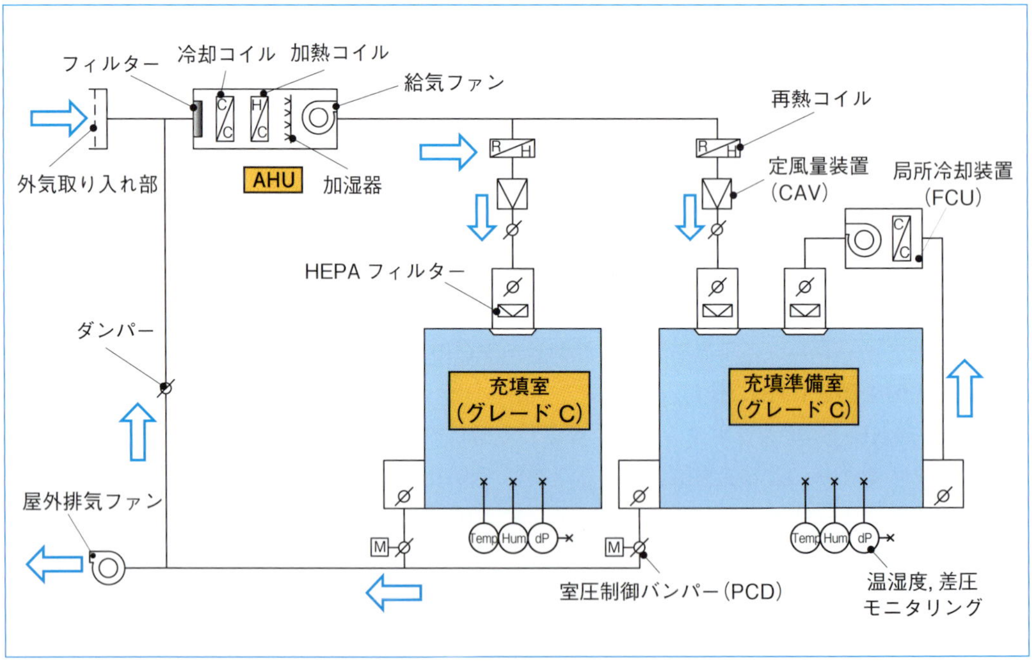

図5.1.13　グレードCエリアの空調システム構成例

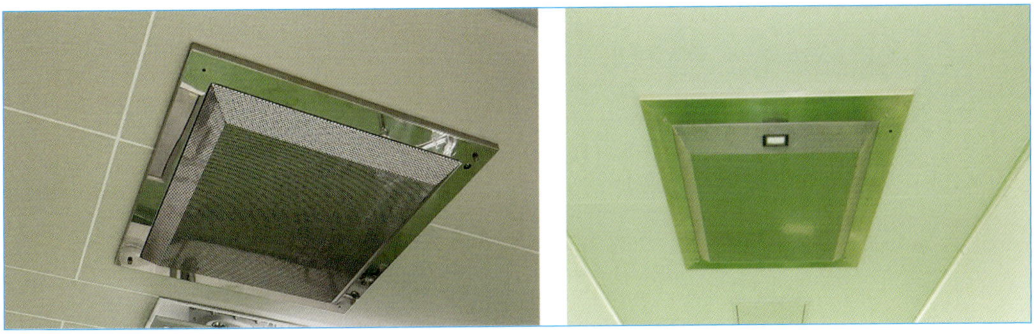

図5.1.14 HEPAフィルター給気部のステンレス製フェース面の例

を安定的に保つ。

クリーンルームの換気回数は，従来，グレードC以上の区域では，20回／時間以上が推奨されてきたが，2022年に改訂されたPIC/S-GMP Annex 1（以下，改訂版Annex 1もしくは単にAnnex 1と記載）においては，換気回数に関する推奨値は記載されていない（表5.1.6）。近年は，工場稼働後のエネルギー消費において大きな割合を占める空調システムについて，よりサステナブル（＝省エネルギー）な工場設計という観点がクローズアップされており，一律の換気回数にとらわれずに部屋の大きさやそこで行われる製造プロセスの特性を考慮し，クリーンルームの回復性能試験などの要件を満足する時間あたりの換気量を，CCS：Contamination Control Strategy（汚染管理戦略）に基づいて部屋ごとに設定するアプローチが主流になりつつある。

また，図5.1.13に示したシステム以外では，オールフレッシュ（全排気）方式の空調システムが挙げられる。システム構成例を図5.1.15に示す。このタイプのシステムは，①外気条件が年間を通じて比較的安定しており，室内空気を循環させなくてもAHUによる空調エネルギーが少なくて済む場合や，②製造対象原料にハザード要因が含まれており，空気を循環させることでハザード要因を拡散，残留させることで生じるクロスコンタミネーションをはじめとするリスク回避を優先する際に採用されることがあるが，日本の地理的，気候的条件においては，エネルギー消費の観点からは，一度温湿度が調節された空気を再利用可能な循環方式のほうが，AHUにおけるエネルギー消費は少なくなる。

ケミカルハザードあるいはバイオハザードの要素が製造プロセスに含まれる場合，対象となるハザードを取り扱う空間をできるだけ限定することで，管理対象区域を小さくすることができる。そのような観点から，ハザードの原因物質が環境に暴露される可能性のある場合，給気のみではなく，部屋の排気側にもHEPAフィルターを設けて，対象物質を部屋内にとどめる方法が

表5.1.6 3極ガイダンスにおけるクリーンルーム換気回数の推奨値

対象区域	FDAの無菌ガイダンス（2004）	無菌操作法による無菌医薬品の製造に関する指針（日本，2011）	EU, PIC/S-GMP Annex 1（2022）
グレードC（ISO 8）	少なくとも20回／時間	20回／時間を確保することが望ましい	記載なし
グレードB（ISO 7）以上	20回／時間より多くの換気回数が必要	30回／時間を確保することが望ましい	記載なし

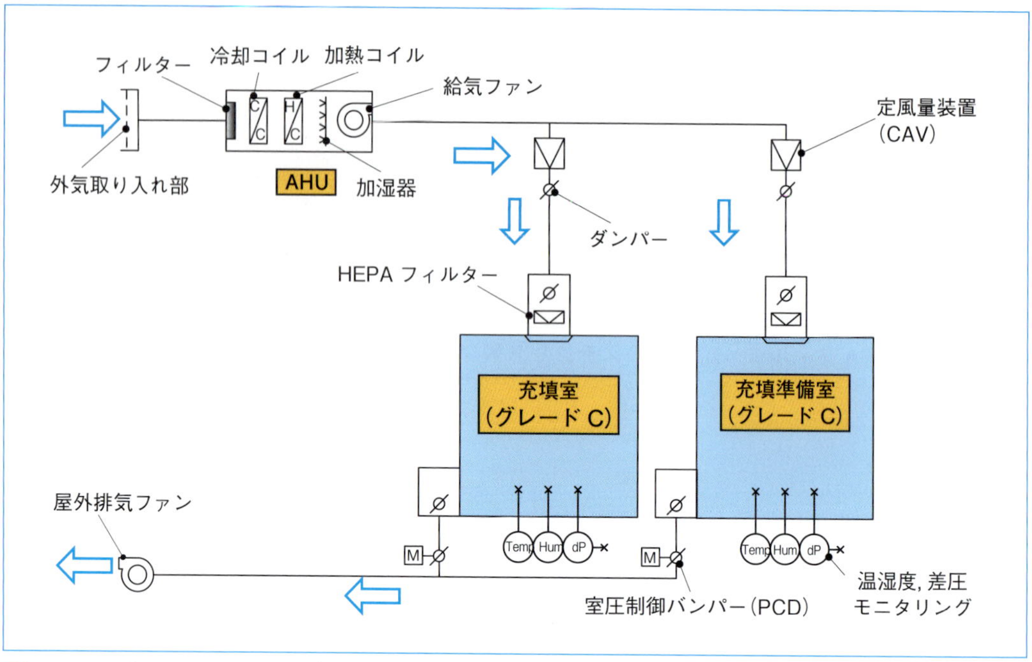

図5.1.15　オールフレッシュ方式の空調システム構成例

必要に応じて採用される。その場合は，ハザードのレベルに応じて，排気ガラリ部に設けられるHEPAフィルターを2段とすることや，HEPAフィルターに付着したハザード物質が作業者へ暴露しないように，バグアウト方式でHEPA交換を可能とするシステムを採用するなどの対応を設計時に考慮する。

(3) 室圧管理の考え方

無菌医薬品の製造に用いられるクリーンルームは，清浄度が高いほうから低いほうへ気流を流す考え方が基本となる。そのため，グレードBから非クリーンエリアまでの圧力バランスは，通常以下のようになる。

グレードB＞グレードC＞グレードD＞非クリーンエリア（一般管理エリア）

主要な無菌ガイダンスでは，グレードが異なる区域間の室間差圧は，最低でも10～15Paを確保することを求めている。また，同一グレードの区域内においても，エリアの重要度に応じて(例えば廊下と工程室との間など)，多少の室間差圧を設けることで，気流の方向を明確にすることが設計上必要となる場合もある。

ハザード対象となる原料等を取り扱う場合は，以下のような対応をとることで，ハザード要因の周囲への拡散を防止する設計とする場合もある（図5.1.16)。

①室間差圧を廊下＞工程室とすることで，工程室内にハザードを封じ込める。

②エアロック(AL)やパスルーム(PR)内の圧力を接続する両区域に対して陽圧とすることで，

ハザード雰囲気の外部流出を防止する。

③エアロック（AL）やパスルーム（PR）内の圧力を接続する両区域に対して陰圧とすることで，ハザード雰囲気の外部流出を防止する。

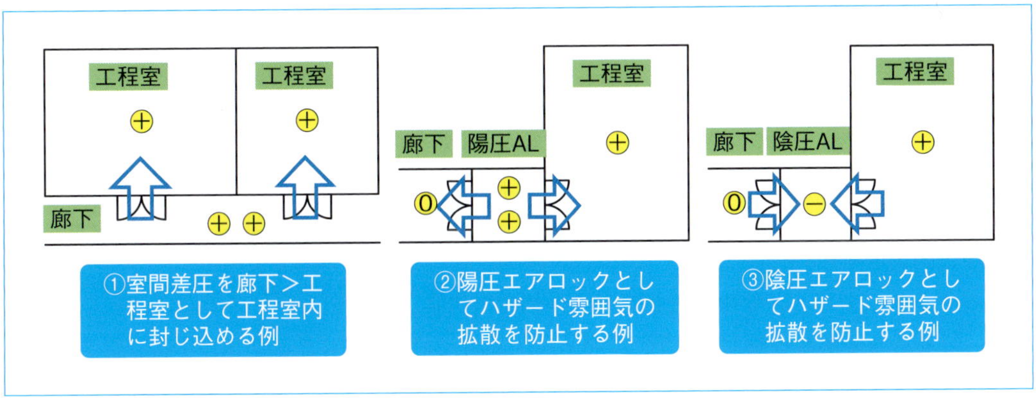

図5.1.16 封じ込めを考慮した差圧管理の例

(4) クリーンルームのクオリフィケーション

クリーンルームに対して要求されるクオリフィケーションの内容については，改訂版Annex 1の4.23～4.32の記載が参考となる。

以下に，改訂版Annex 1において，クリーンルームおよびクリーンエア設備のクオリフィケーションとして最低限含むことが求められている項目を示す。

4.25	クリーンルーム及びクリーンエア設備の適格性評価は，グレード分類されたクリーンルームあるいは清浄空気設備の意図した用途への適合性のレベルを評価する総合的なプロセスである。Annex 15の適格性評価の要求事項の一部として，クリーンルーム及びクリーンエア設備の適格性評価は（据え付けた設備の設計/稼働に関連するものに関して）以下を含むこと：
i	設置フィルターシステムのリーク及び完全性試験
ii	気流試験―風量及び風速
iii	差圧試験
iv	気流方向の測定及び可視化
v	浮遊菌及び付着菌
vi	温度試験
vii	相対湿度試験
viii	回復性能試験
ix	封じ込めリーク試験
	クリーンルーム及びクリーンエア設備の適格性評価に関する参考資料はISO 14644シリーズの基準において参照できる。

以下に，上記項目のうちクリーンルームの空調システムに関するクオリフィケーションとして含めるべき項目について解説する。

①HEPAフィルターのリーク試験（完全性試験）

クリーンルームの給気用HEPAフィルターは，フィルターを取り付けた状態で，シール部を含めたリーク試験を実施する。スキャンテスト（図5.1.17）が主に用いられる。

②室間差圧測定

設計において設定された室間差圧設定（通常は高いグレードから低いグレードへ気流が流れていく圧力カスケードとなる）が適切に機能していることを確認する。通常作業で起こりうる室圧変動や圧力計器の測定誤差等による影響を考慮した差圧設定とすることが重要である。

③浮遊菌測定

設定されたグレード分類に対して定められた微生物上限値を上回っていないことを確認する。付着菌の確認も必要であるが，こちらは，建材や清掃状態に結果が依存する。空調システムの健全性により担保されなければならないのは空気中の微生物である浮遊菌数となる。

④温度測定

対象となる製造プロセスに適合する環境温度をカバーするために，設計において設定された温度条件を満たしていることを確認する。

⑤湿度測定

対象となる製造プロセスに適合する相対湿度をカバーするために，設計において設定された湿度条件を満たしていることを確認する。

⑥回復性能試験

一時的にクリーンルーム内の環境が汚染されたとしても，空気の希釈・置換により一定時間

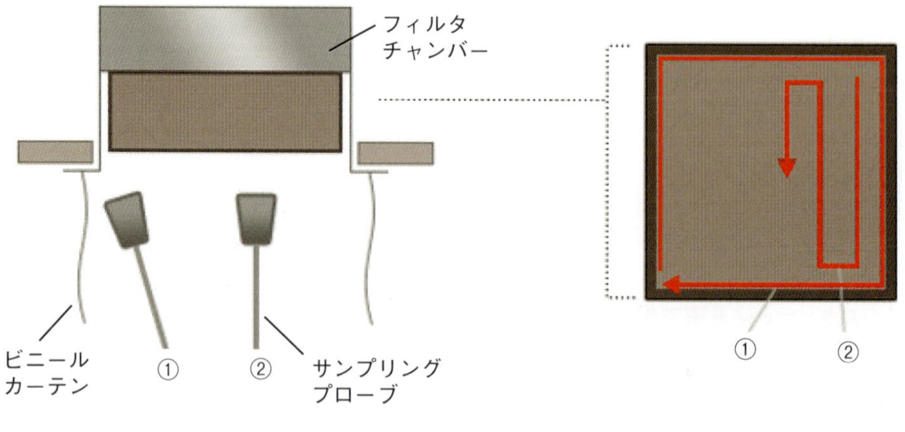

図5.1.17　クリーンルーム用HEPAフィルター完全性試験（スキャンテスト）の手順

後に環境が復帰する能力を有しているかを確認する。グレード分類により規定された「作業時」から「非作業時」の上限値まで浮遊微粒子数が低減するまでの所要時間を確認する。検証方法については，ISO 14644-3[6] に記載されている方法（グレードCでは1/10回復時間，グレードBでは1/100回復時間を測定する方法）がある。PAO（ポリアルファオレフィン）などの試験粒子を用いる方法と試験粒子を用いずに環境に存在する微粒子を用いる方法があるが，試験粒子を用いる方法の場合，残留粒子による環境汚染リスクがある点は留意が必要であり，試験粒子ではなく環境に存在する微粒子を活用する手法が有効な場合もある。

5.1.4. 移送用設備・施設（物品用エアロック，パスボックス，マウスホール）

異なるグレード分類が隣接する区域間において，機器類や製品および廃棄物等の物品の受け渡しが必要となるケースは施設内に多数存在する。物品の受け渡しにおいては，作業を行うことで上位側グレード区域の環境を汚染しないような仕組みが必要となる。その解決手段の1つとして，異なる2つの区域間に緩衝空間を設ける方法があり，その空間は一般的にエアロックと呼ばれる。

エアロックには，MALと称される物品用エアロック（Material Air Lock）と，PALと称される人用エアロック（Personnel Air Lock）に区分される。人用エアロックは更衣室を含む人用の入退出経路を指す。更衣室については次節にて解説する。日本においては，MALはパスルーム（PR），PALは単にエアロック（AL）という名前で用いられることが多い。

MAL，PALは小空間のクリーンルームの形態をとるが，比較的小さな物品を受け渡す機能に特化した設備として，パスボックスを用いるケースもある。

本節では，物品用エアロック（パスルーム），パスボックスおよび緩衝空間を設けずにクリーン側からダーティ側への連続的に物品を搬出するマウスホールについて解説する。

以下に，2022年に改訂されたPIC/S-GMP Annex 1（以下，改訂版Annex 1もしくは単にAnnex 1と記載）のエアロック（AL）およびパスボックスに関連する主要な記載内容を示す。

4.1	無菌製品の製造は適切なクリーンルームで行うこと，そこへの人員の入室はエアロックとして機能する更衣室を通り，設備及び原材料の搬入はエアロックを通すこと。クリーンルーム及び更衣室は適切な清浄度基準を維持し，適切な効率のフィルターを通した空気を供給すること。管理及びモニタリングは科学的な妥当性を示し，クリーンルーム，エアロック，パスボックスの環境条件の状態を評価できるものであること。
4.12	エアロックは，異なる区域の物理的区分を提供し，微生物及び微粒子による汚染を最小限とするために設計し，用いること，そして，異なるグレード間の物品や人員の移動のために存在すること。可能な限り，ヒトの移動用のエアロックは物の移動用のエアロックとは別にすること。実施困難な場合，手順による移動の時差分離（人員/物品）を考慮すること。エアロックは，クリーンルームのグレードが維持されることを保証すべく，フィルターを通した空気を供給して効果的にフラッシングすること。エアロックの最終段階は非作業時の状態でこれから入ってゆく区域と同じ清浄度グレード（生菌数及び総微粒子）であること。（中略）エアロックは以下のように設計すること：

4.12 ii	物品用のエアロック：物品や設備の移送に使われる。 ・承認されたリストに含まれている物及び設備で，移送工程のバリデーションの際に評価されたもののみを，エアロックあるいはパスボックスを通してグレードAあるいはグレードB区域に搬入すること。設備及び物（グレードA区域での使用を意図するもの）は，グレードB区域を通過する際には保護されること。承認されていない物で移送の必要な物はどのような物でも例外として事前に承認を得ること。製造業者のCCSに従った適切なリスク評価と低減策を適用し，記録し，QAに承認された特別な消毒及びモニタリングプログラムを含めること。 ・パスボックスは，例えば稼働中のろ過空気の供給により効果的にフラッシングすることにより，高いグレードの側の環境を保護するように設計されたものであること。 ・低グレードあるいは清浄度分類されていない区域から高いグレードの清浄区域への物あるいは設備の移動は，リスクに相応しCCSに沿った清浄化および消毒を受けること。

(1) 物品用エアロック（パスルーム）

物品用エアロック（MAL）は，パスルーム（PR）と呼ばれることも多いが，本節ではMALを使用する。MALは異なるグレード分類（例えばグレードC区域とグレードB区域）の間に設けられる緩衝区域としての小空間であり，クリーンエリア内であれば空調設備と清掃・消毒等により適切にMAL内部の清浄度や微生物管理が行われる。通常，上位グレード区域と下部グレード区域につながる2つの扉を有しており，2つの扉は電気的なインターロック機能によって，同時に開くことがないように制御される。片方の扉が開放された状態においては，MALの内部空間は接続された区域と一体となり，室圧も同圧になる。

一例としてグレードC区域とグレードB区域を接続するMALを用いて，グレードBからCに物品を搬出する手順とその時のMALの状態変化を図5.1.18に示す。重要なことは，グレードB区域側の扉を開放する時点においては，MALの内部空間はグレードBの環境管理基準を満足する状態としておく必要があるということである。それが満足できない状態でグレードB側の扉を開放すると，MAL内部の汚れた雰囲気によって，扉を開けたことにより一体の空間となったグレードBの空間を汚染することになる。MALを含む異なるグレード間の差圧管理の考え方は，例えばグレードC区域とグレードB区域の設定差圧が15Paである場合，図5.1.19に示すように，MALを挟んだ両区域間で15Paの差圧が確保されていればよく，グレードC区域とMAL，MALとグレードB区域のそれぞれについて15Paの差圧を確保する必要はない。

そのため，MALにおいては，両側の扉が閉じた状態においては，MALの内部環境は非作業の状態（at rest）で，上位側グレードの環境管理基準（微粒子および微生物の上限値）を満足する必要がある。すなわち，MALの内部空間は，両側の扉を閉めた状態において原則的には，接続する上位グレードと同じグレード分類となるように設計する必要がある。

MAL内部の環境を適切に維持するために，微粒子に対しては空調システムによる適切な給排気による換気機能によりその目的が達成される必要がある。これは，前述の回復性能試験により，設定された時間内に一時的に汚れた環境を回復することであり，改訂版Annex 1においては，20分以内（ガイダンス値）に回復することを求めている。微生物管理については，持ち込む物品や台車等の外装を適切な薬剤と手順により消毒・除染することで達成される。

また，MALにおいて，これから使用するためによりクリーンなエリアに搬入する物品と，使

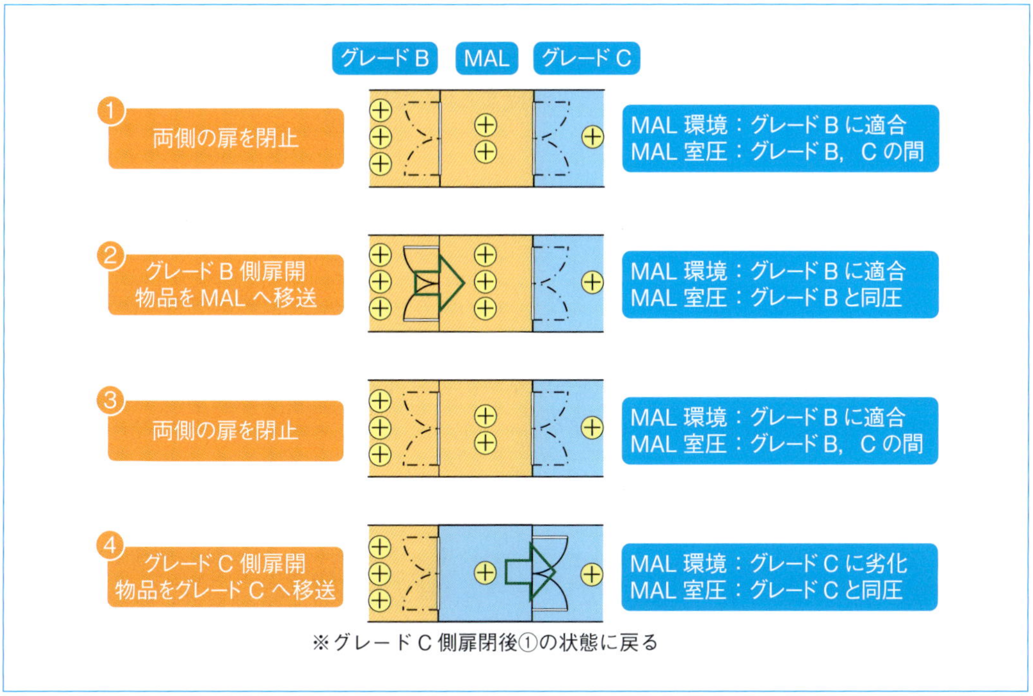

図5.1.18　グレードBからCへ物品を搬出する場合のMAL内環境の状態変化

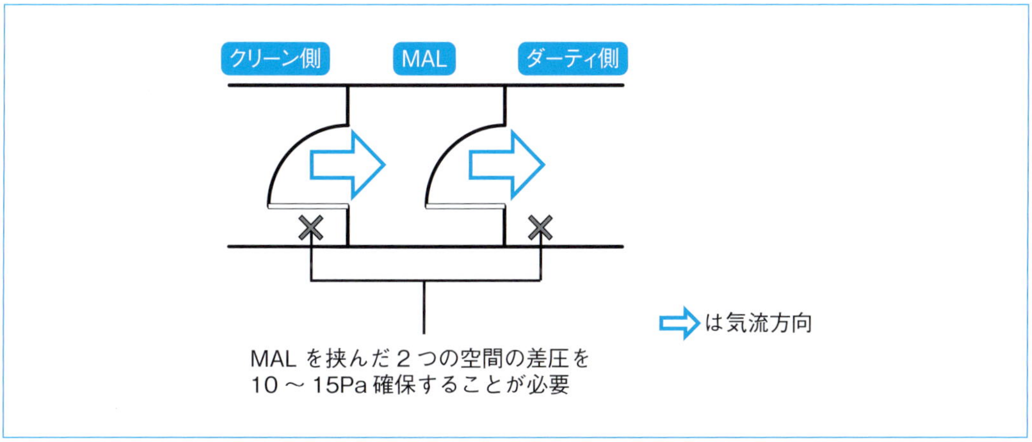

図5.1.19　MAL（物品用エアロック）を含む差圧設定の要件

用済みで汚れた物品を搬出する動線の交錯は，製品汚染リスクにつながる。そのため，施設設計段階で十分なスペースを確保し，搬入用と搬出用のMALは別々に設置することが望ましい。搬入／搬出エアロックの分離は，混同／取り違え防止のGMPの基本的な観点からも採用が推奨される。適切なリスクアセスメントを実施した上で施設設計に反映していくことが重要となる。

MALを用いて，無菌充填エリアに必要な資材や原料等を持ち込む場合，段階的にグレード分類を上げていることが重要である。無菌医薬品製造施設では，グレードAは局所空間となるため，クリーンルームとしてはグレードDからグレードBまでが通常想定される。その際，非クリーンエリアからグレードBまで開梱や消毒／除染作業を行いながら物品を持ち込んでいく経路は，汚染を無菌管理エリアに持ち込まないというリスク管理の観点から以下のような順序で1段階ずつグレードを上げて持ち込んでいくことが望ましい。

＜物品の持ち込み手順の推奨例＞

非クリーンの管理エリア⇒＜MAL＞⇒グレードD⇒＜MAL＞⇒グレードC⇒＜MAL＞⇒グレードB

一方，高い清浄度から低い清浄度へ閉塞済みの製品や廃棄物などを搬出する際には，搬出専用のMALであれば，運用手順とリスク評価の結果その妥当性が確認できれば，一度に2段階以上のグレードダウンによる取り出し（例えばグレードB⇒＜MAL＞⇒グレードDなど）も許容される。

MALの運用面での課題として，MAL内部において，下位グレード分類の作業者と上位グレード分類の作業者は，それぞれMALのどこまで進入することができるのかについて，判断に迷うケースがあるが，その解決手段の1つとして，「移行ライン（Transition Line）」という考え方がISPEの無菌製品製造施設ベースラインガイド[8)]に示されており参考となるので紹介する。「移行ライン」の考え方を図5.1.20に示す。

「移行ライン」は，MALの内部に設けられた境界線であり，移行ラインにより下位グレード側作業者の作業範囲と上位グレード側作業者の作業エリアを区分する。下位側作業者は移行ラインの下流側で，消毒等の適切な処理をした物品を上位グレード側へ置き，下位側作業者がMALから退出した後に上位側作業者がMALに進入し，移行ラインの上流側から物品を取り出し上位グレードの作業エリアへ持ち込む手順となる。

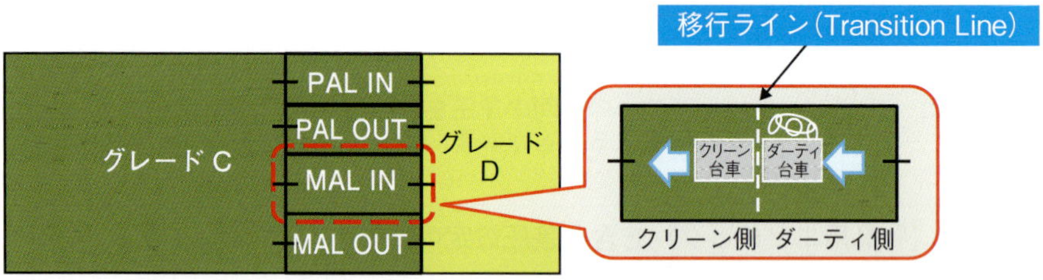

MAL の内部に移行ラインを設置し，ダーティ側の作業者は移行ラインを超えないエリアまでは MAL に進入して作業を認める方法。クリーン側の作業者と同時に MAL に入室することはできない。

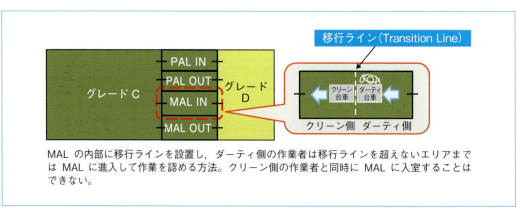

図5.1.20　物品の受け渡しを行うMALにおける移行ラインの設置イメージ

(2) パスボックス

パスボックス（Pass Box）は，海外ではPass-Through Box, Transfer Hatch等とも呼ばれる。

MALと同様に異なるグレード分類（例えば一般管理区域とグレードD区域）の間に設けられる緩衝区域としての小空間であるが，空間容積が小さな，部屋ではなくステンレスなどの金属で構成された両扉付きのボックス形状の装置のことをいう（図5.1.21）。MALと同様に付属する2つの扉は同時に開くことがないようにするインターロックシステムが通常備わっている。大きさは用途に合わせて各種設計が可能であるが，据付は壁の一部に埋め込む形で設置されるケースが多い。

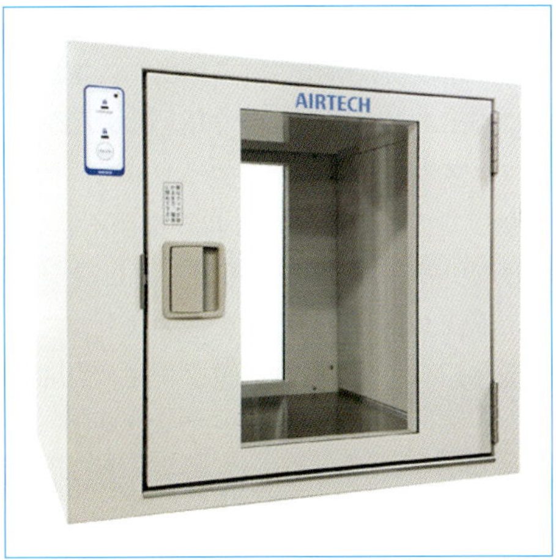

図5.1.21　パスボックスの例
〔資料提供：日本エアーテック株式会社〕

また，設置されるグレード分類によって，①内部の換気機能の有無，②内部の消毒／除染機能の有無，など仕様の違いがあり，用途に応じて適切な仕様を選択する。無菌医薬品の製造エリアのうち，クリーンエリアで使用するパスボックスは，適切なHEPAフィルターでろ過された空気により換気するシステムを備え，クリーン側の扉を開放した際にも，接続した環境空間を汚染することがない仕様とする必要がある。

グレードC区域からグレードB区域に物品を持ち込むために用いるパスボックスには，除染や殺菌の機能を付属させ，物品表面の微生物を死滅させる機能を付属することが望ましい。図5.1.22に除染機能を備えたパスボックスの例を示す。

パスボックスは，MAL（パスルーム）と同様に，物品の搬入だけではなく，製造された製品，使用済品や作業エリアで発生した廃棄物の搬出用にも用いられる。混同防止の観点からは，搬入用と搬出用のパスボックスを区別することが望ましいが，パスボックスが用いられる環境グレードや用途，頻度を鑑みて，適切な設備構成と混同を防止する管理手順を設定すればよい。

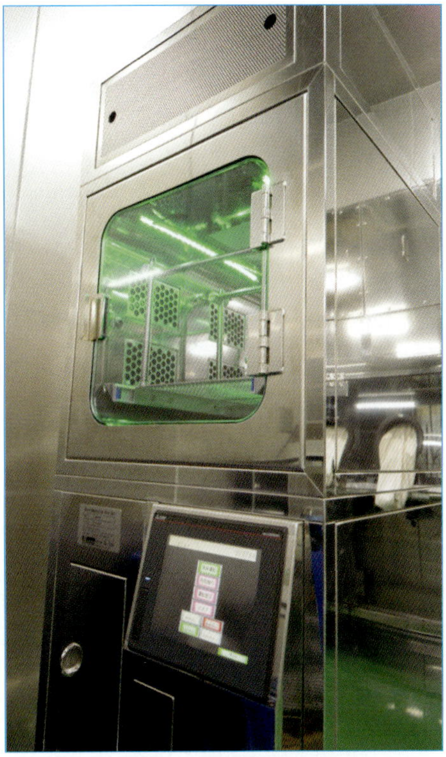

図5.1.22　パスボックス（過酸化水素による除染機能付き）の例
〔写真提供：株式会社エアレックス〕

(3) マウスホール

マウスホールは，通常，クリーン側からダーティ側のゾーンへ連続して物品を排出する用途で用いられる。その名が示す通り，必要最小限の大きさの開口を設け，クリーン側からダーティ側へと流れる気流を常に確保することで，ダーティ側からクリーン側へ汚染を持ち込むことを防ぐという考え方を基本としている。

無菌医薬品製造設備では，無菌充填アイソレータやRABSから封栓された製品容器がグレードA外へ連続的に排出される箇所や，閉塞された製品容器がクリーンルームから一般エリアへ連続的に排出される箇所で多く用いられる（図5.1.23）。

マウスホールは，壁やアイソレータの筐体を介した異なるグレード分類の境界となり，開口部を介して前後の空間が常時つながる状態となる点が，扉のインターロックによって緩衝区域を設けているMALやパスボックスと異なる。上位グレード側区域の圧力は，清浄度管理の原則から，下位グレード側区域の圧力より高く設定されるため，マウスホールでは上位グレード側から下位グレード側へ常に気流が排出されることで，下位グレード側からの汚染逆流リスクを低減する。

マウスホールは，通過させる物品によって大きさや形状もさまざまであり，それを用いる環境条件もケースバイケースである。前述の通り，マウスホールは開口を介して前後の異なるグレード分類の空間が常時つながっているので巻き込みの発生など適切な気流が確保されない場合は，下位グレード側の雰囲気が上位グレード側に混入する可能性がある。それらのリスクを低減するためには，追加的なクリーンフードの設置（図5.1.24）や，マウスホール部をトンネル形状にする（図5.1.25）といった対策が有効である。

マウスホール方式を用いる場合の注意点としては，以下の点が挙げられる。

・コンベヤなどの搬送設備がマウスホールを介して異なるグレード分類の区域を行き来することがない設計とすること。

・マウスホールの前後の差圧が大きい場合，それにより発生する気流の影響で，搬送物が加速するケースがあり，それによる転倒や系外への脱落などが生じないようにすること。

・アイソレータとの境界，あるいはグレードBとの境界でマウスホールを設ける場合，アイソレータ内／グレードB区域を除染する際に，マウスホールを気密性のある蓋で閉じられる構造としておくこと。

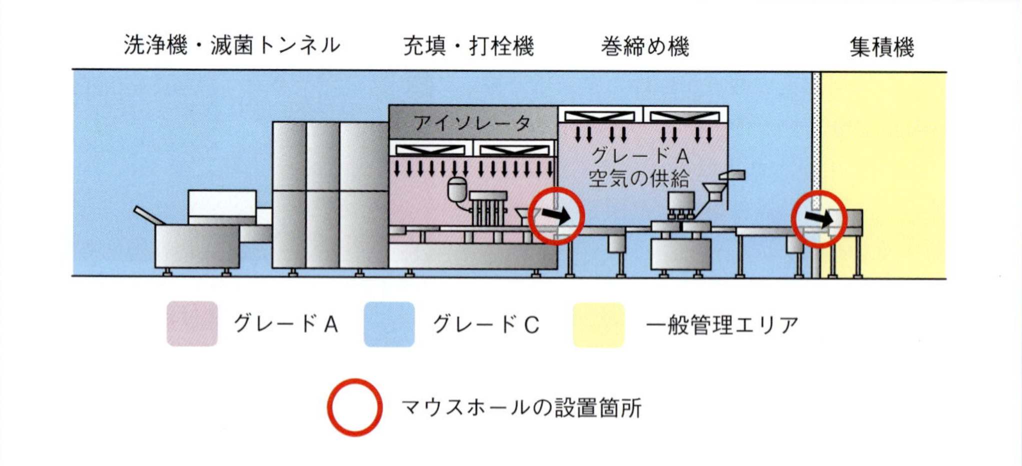

図5.1.23　マウスホールの設置箇所の例と気流方向

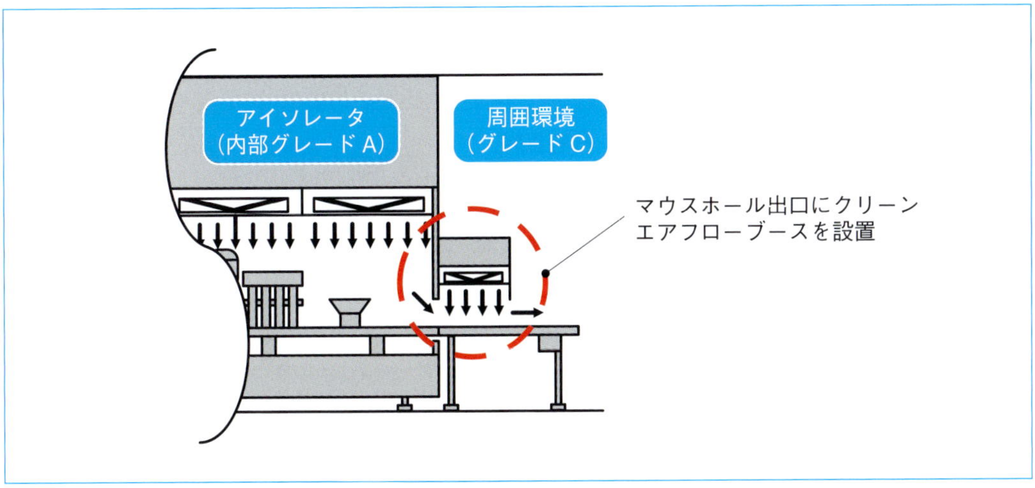

図5.1.24 マウスホールからの汚染防止対策の例① クリーンフードの追加設置

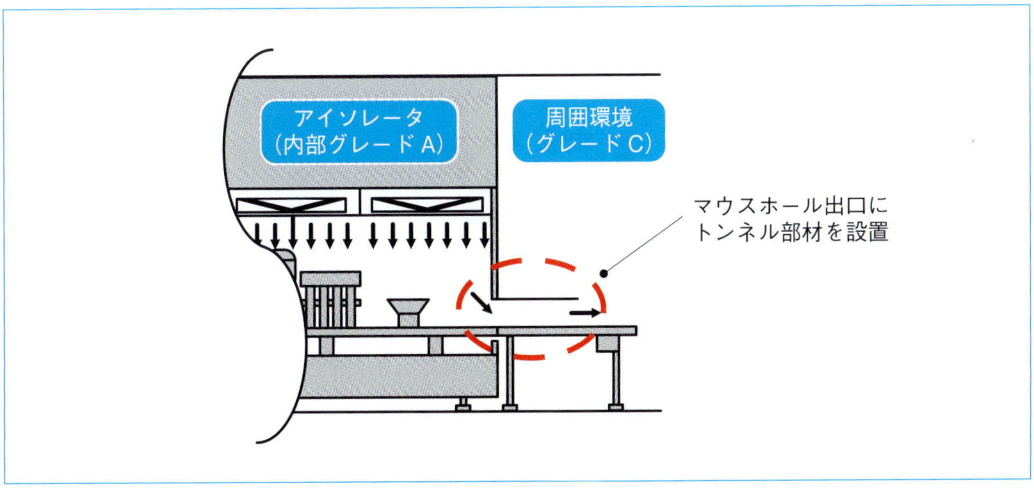

図5.1.25 マウスホールからの汚染防止対策の例② トンネル形状部材の追加

5.1.5. 更衣システム

異なるグレード分類が隣接する区域間において，物品の搬送においてMALがあるように，作業者の往来に対して，無菌医薬品の製造空間への汚染持ち込み防止対策として人用エアロック（PAL）が必要となる。基本的には，『PAL＝更衣室』と理解してよい。PALはMALと違い1つの部屋を示すのではなく，一連の更衣に必要となる連続した部屋の組み合わせまでを含む。

無菌医薬品製造施設においては，作業を行うグレード分類によって，更衣システムに求められる内容が異なるため，グレード分類に応じて複数の種類の更衣室や更衣の種類が，同一の施設内部に存在する点が特徴といえる。これは，最も重要かつ厳格な環境管理が要求されるグレードA区域（重要区域）をグレードB，C，Dと段階的に取り囲んでいく施設の設計思想が多く採用されていることによる。このような施設設計は，『ネスト化された製造区域のコンセプト』と呼ば

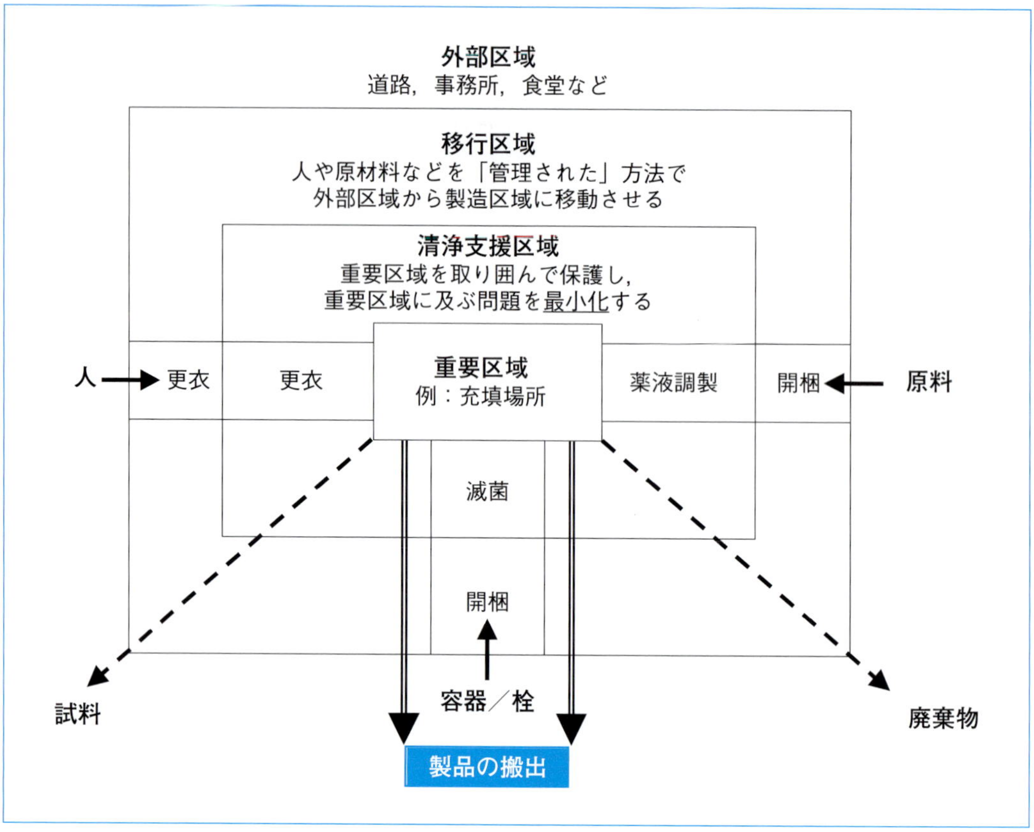

図5.1.26　ネスト化された製造区域のコンセプト

〔引用：ISPE無菌製品製造施設ベースラインガイド（2018）〕

れる（図5.1.26）。

本節では，無菌医薬品の製造グレードとして重要度が高いグレードCおよびグレードB区域への入退室について，施設構成としてのPALの説明と，更衣および更衣手順に関する内容を含めて，更衣（ガウニング）システムとして解説する。

以下に，2022年に改訂されたPIC/S-GMP Annex 1（以下，改訂版Annex 1もしくは単にAnnex 1と記載）の更衣システムおよび人用エアロック（PAL）に関連する主要な記載内容を示す。

4.12	（前略）ヒトの移動用のエアロックは物の移動用のエアロックとは別にすること。実施困難な場合，手順による移動の時差分離（人員/物品）を考慮すること。エアロックは，クリーンルームのグレードが維持されることを保証すべく，フィルターを通した空気を供給して効果的にフラッシングすること。エアロックの最終段階は非作業時の状態でこれから入ってゆく区域と同じ清浄度グレード（生菌数及び総微粒子）であること。グレードBのクリーンルームの入室と退室は別の更衣室を使用する事が望ましい。これが実施困難な場合，手順による行動（入室/退室）の時差分離を考慮すること。CCSでクロスコンタミのリスクが高いと示されている場合，製造区域への入室及び退室について別々の更衣室を用いること。エアロックは以下のように設計すること：

4.12 i	人員用のエアロック：人員の入室については清浄度が高くなる区域が用いられる（例えば，グレードD区域→グレードC区域→グレードB区域)。一般に，手洗い施設は更衣室の最初の段階のみに提供され，グレードBクリーンルームに直結している更衣室には存在しないこと。
7.4	グレードA及びグレードB区域での作業に携わる人員は無菌操作のための更衣及び無菌操作時の行動について訓練を受けること。無菌操作のための更衣手順の遵守を評価して確認し，最低年1回定期的に再評価すること，そして目視と微生物学的評価（手袋をした指，前腕，胸及びフード（マスク/額）などのモニタリング部位を用いて。期待限度値については9.30項を参照。）を共に含むこと。無菌操作を行うか又は行われているグレードA及びグレードB区域への監督者なしでの入室は，適切に適格性評価された人員で，更衣の評価に合格し，合格であった無菌工程シミュレーション試験（APS）に参加した人員に限定すること。
7.13	清浄度の各グレードで必要な典型的な作業衣の内容を以下に示す：
7.13 i	グレードB（グレードAへの入室/介入を含めて)：滅菌したスーツの着用前にその下に用いるために専用の適切な作業衣を着用すること（7.14項参照)。滅菌衣を着用中は，適切に滅菌された，パウダーフリーのゴム製あるいはプラスチック製の手袋を着用すること。無菌の頭巾はすべての毛髪（顔面の毛髪も含めて）を包み込み，作業衣の他の部分と分離されている場合は無菌のスーツの首の中に裾をしまい込むこと。すべての顔面の皮膚を覆い隠し，水滴及び微粒子の発散を防止するため，無菌のマスク及び無菌の眼カバー（例えばゴーグル）を着用すること。適切に滅菌された作業靴（例えばオーバーブーツ）を着用すること。ズボンの裾は作業靴の中に仕舞い込むこと。作業衣の袖は，上着着用中に着用していた手袋の上に着用した2セット目の手袋の中に仕舞い込むこと。保護衣は繊維あるいは微粒子の発塵を最小限とし，身体から発散する微粒子を留めておくものであること。作業衣の微粒子発散及び微粒子保持効率は，作業衣の適格性評価の際に評価すること。作業衣は，作業者が着用の際に作業衣の外表面に触れずに着用でき，床に触れさせないように着用できるよう折りたたみ包装すること。
7.13 ii	グレードC：頭髪，あごひげ，口ひげを覆うこと。つなぎ，あるいはツーピースの作業衣で，手首が絞られていて，ハイネックのもの，適切に消毒した靴あるいはオーバーシューズを着用すること。それらは繊維及び粒子の発散を最小とすること。
7.13 iii	グレードD：頭髪，あごひげ，口ひげを覆うこと。一般的な保護衣，適切に消毒を行った靴あるいはオーバーシューズを着用すること。清浄区域外からの汚染を避けるための適切な対策をとること。
7.13 iv	グレードC及びDの区域で，CCSにより規定されている汚染リスクがあると考えられる作業を実施している際は手袋，マスクを着用する必要があるだろう。
7.15	グレードBあるいはAの区域に入るいずれの作業者も，入室毎に適切なサイズの清浄な滅菌済の保護衣（眼のカバーとマスクを含む）を着用すること。作業シフト中に滅菌された作業衣を交換するまで着用してよい最大の時間を作業衣の適格性評価の一部として規定すること。
7.16	手袋は作用中定期的に消毒すること。作業衣及び手袋は損傷を受けた場合及び何らかの製品汚染のリスクがある場合は直ちに交換すること。

(1) グレードC区域に入室するための更衣室

グレードC区域は，無菌管理は必要とはされないが，高度な微粒子および微生物の管理が求められる無菌医薬品の製造においては重要なクリーンルームである。グレードDからグレードCへ入室するための更衣室構成の例を図5.1.27に示す。

グレードC区域へ入室するために用いる更衣室は，微粒子や微生物汚染の許容上限値を鑑みた結果として，入室用と退出用の経路を共用するケースが既存設備においては比較的多く採用されている。更衣人数が多い場合や，十分なスペースが確保可能な場合は，グレードB用の更衣室で採用されるような入室用と退室用でルートを区別する場合もある。より望ましい対応ではあるが，規制当局の要求事項にはなっていない。

以下に，グレードC用の更衣室設計において考慮すべき事項を示す。

＜グレードC用更衣室の考慮点＞

・屋外用の衣服を着用した状態でC用の更衣室に進入しないこと。
・手洗いを設置する場合は，更衣の初期段階にのみ設置すること。消毒のみで対応可能な場合は，手洗いは設置しないほうが望ましい。
・作業動線は，できるだけ一筆書き（一方向）となるような施設設計，備品配置とすること。
・床面は，かまち（框）や区画ベンチの設置（図5.1.28）などにより，管理区分の境界を明確にすること。

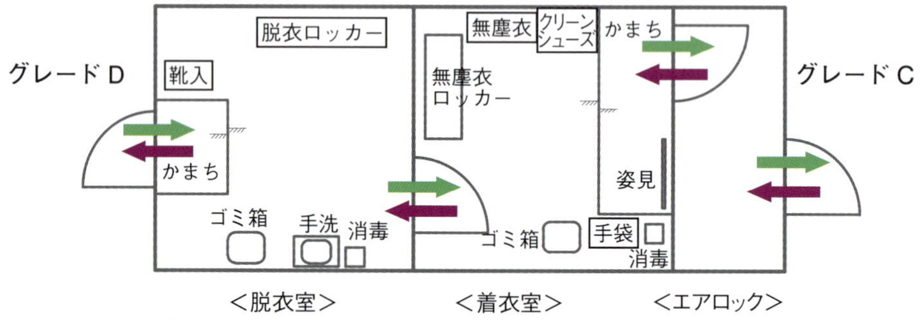

図5.1.27　グレードCへ入室するための更衣室例

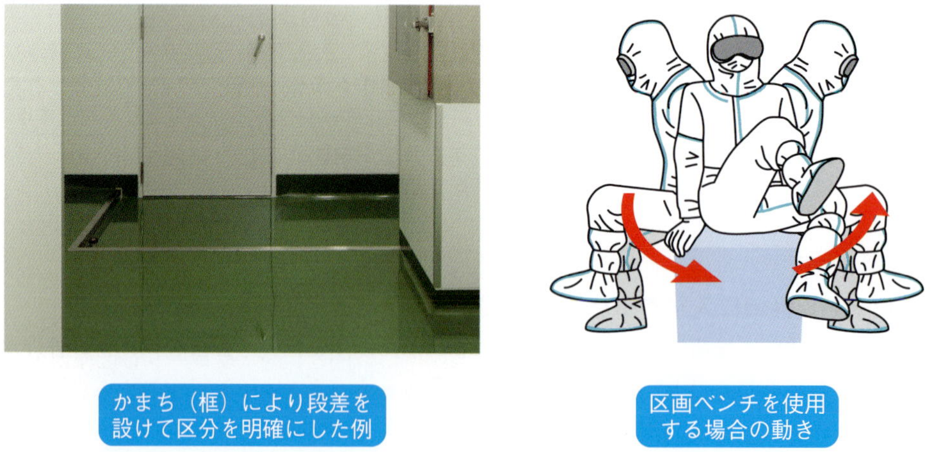

図5.1.28　床面の管理区分境界の例

・脱衣を行う部屋と着衣を行う部屋を区分すること。やむを得ず，同一室での実施が必要な場合は，時差分離などの対策をとり，脱衣と着衣が同時に行われない運用とすること。
・更衣の最終段階の空間は，非作業時の状態で，グレードCと同等の微粒子と微生物上限値を満足する空調設備および建築設計とすること。一般的には，着衣室以降を非作業時の状態でグレードCの管理基準を満たすように設計することが一般的である。
・更衣作業を行う空間の汚染が作業エリアに広がるリスクを低減するために，更衣を行う部屋と作業エリアの間には，人用のエアロックを緩衝区域として設置することが望ましい。
・封じ込めに対する考慮が必要でない場合は，原則として，グレードC区域からグレードD区域に向かって流れる気流を確保できるように，圧力カスケードを設定する。

無菌医薬品製造においては，グレードC区域での作業内容は多岐にわたる。例えば，秤量作業や調製作業を開放系操作としてグレードC区域で実施する場合，原料などの粉体が作業者の衣表面に付着する可能性があり，その状態で作業者が別の場所に移動して作業を行うと，クロスコンタミネーションや原料物質のメカニカルトランスファー（残留物の移動）といったリスクにつながるケースがある。そのような場合は，作業内容に合わせて，同じグレードCの更衣であっても，粉体を取り扱う作業用のグレードC用更衣室とそれ以外のグレードC用更衣室を区別する，といった施設設計を行う場合もある。

(2) グレードC区域で作業を行うための更衣

グレードC区域は，無菌管理区域ではないため，着用する衣類の滅菌処理は求められず，それらの衣類は，塵埃の発生を抑えた素材で構成され，「無塵衣」と称されることもある。

毛髪類は，作業中に脱落しやすいため，頭髪はヘアキャップ，あごひげはマスク等で覆う必要があるが，作業者の肌の一部の露出は許容される。手作業中に作業者由来の汚染を拡散させないために，手首は絞られた衣類を着用する。足には適切に消毒されたクリーンシューズかオーバーシューズを着用する。衣類は，規定されたルールの中で繰り返しの使用が可能である。

下着は着たままでよいが，靴下は，環境管理に適合した施設用のソックスをあらかじめ着用した状態でグレードCの更衣室に入室する必要がある。

製造作業における汚染リスクを評価した結果，必要があれば，手袋やマスクの着用を含めた追加的な対応を行うケースもある。図5.1.29にグレードC用の更衣姿の例を示す。

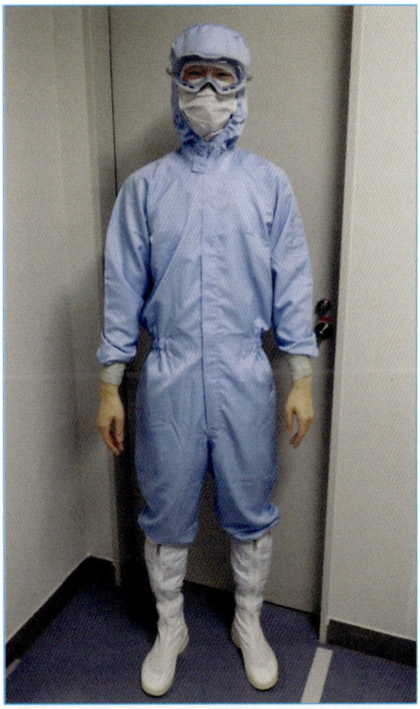

図5.1.29 グレードC区域用の更衣姿の例

Annex 1の最少要件ではゴーグル，手袋の着用は必須ではないが，作業者由来の異物混入・落下防止の有効性を鑑みて着用した例

〔写真提供：富士製薬工業株式会社〕

以下に，グレードC用の更衣作業に関する考慮点を示す。

<グレードC用更衣作業に関する考慮点>

・衣類は，クリーニングを含めて適切に管理されていること。
・更衣の汚れや破れ・ほつれなどの不具合がないことを着用前と使用後に目視確認すること。
・施設用ソックスをあらかじめ着用すること。
・着衣が完了したら，作業前に着用状態に不備がないことを鏡などで目視確認すること。

グレードD区域における更衣は，毛髪類やシューズについてはグレードC区域に対して求められる内容と同様であるが，衣類については，手首の絞りがないようなユニフォームなど，より通常作業衣に近い形状であっても許容される。

(3) グレードB区域に入室するための更衣室

グレードB区域では，作業空間の無菌管理が求められる。すなわち，グレードC区域よりもさらに厳格な微粒子および微生物の管理が求められるため，一般的に本更衣は「無菌更衣」と称されるケースが多い。無菌医薬品の製造においてグレードB区域は，RABSにより形成される重要区域（グレードA）の周辺環境として直接支援区域と定義され，これらを合わせて無菌操作区域とされる（図5.1.30）。

グレードB区域は，グレードAで処理される無菌操作への汚染管理面での影響が大きい区域のため，更衣手順とそこで行われる無菌操作に関する作業について訓練（無菌工程シミュレーション試験（APS：Aseptic Process Simulation）を含む）による資格認定を受け，作業者としての適格性を少なくとも1年に1度は評価することが求められる。グレードCからグレードBへ入室するための更衣室構成の模式図を図5.1.31に示す。

グレードB区域へ入室するために用いる更衣室は，更衣作業時に更衣表面への汚染を最小限にするため，入室と退出を別の動線とすることが規制当局の推奨事項となっている。

以下に，グレードB用の更衣室設計において考慮すべき事項を示す。

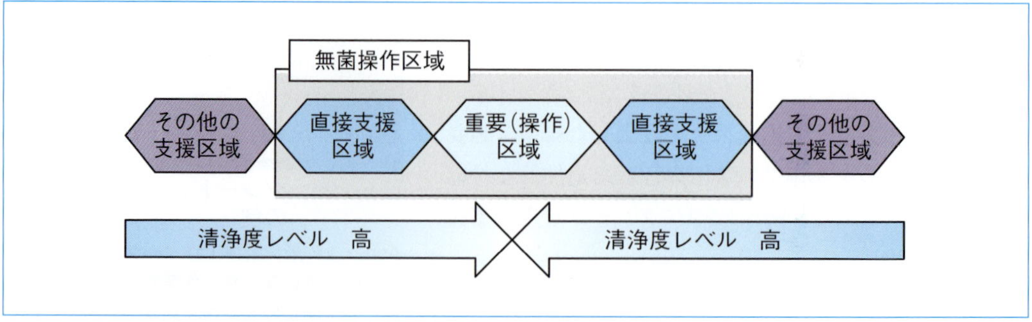

図5.1.30　無菌操作区域の範囲

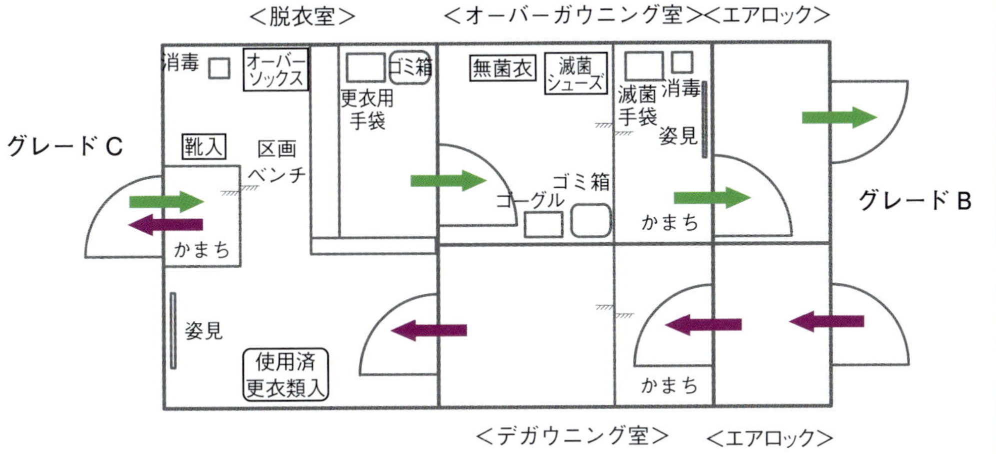

図5.1.31　グレードBへ入室するための更衣室例

＜グレードB用更衣室の考慮点＞

- 一般環境から直接グレードB用の更衣室に進入しないこと。段階的に清浄度を高めていく手順が必要で，通常はグレードCに適合した作業者がグレードB用更衣室に進入すること。
- 手洗い場は微生物汚染の原因となるので設置しないこと。
- 作業動線は，一方向となるような施設設計，備品配置とすること。入室と退出の動線は原則として別にすること。CCS上動線の兼用が認められると判断した場合は，時差分離により，入室者と退出者が同時に同じ空間を使用することがないようにすること。
- 床面は，かまち（框）や区画ベンチの設置などにより，管理区分の境界を明確にすること。
- 更衣の方式として，オーバーガウン（重ね着）を行う場合と，グレードCで着用した衣類を一度脱衣して，グレードB用衣類を再度着衣するケースがある。脱衣を含む場合は，脱衣を行う部屋と着衣を行う部屋を区分すること。
- 更衣の最終段階の空間は，非作業時の状態で，グレードBと同等の微粒子と微生物上限値を満足する空調設備および建築設計とすること。一般的には，着衣室以降を非作業時の状態でグレードBの管理基準を満たすように設計することが一般的である。
- 更衣作業を行う空間の汚染が作業エリアに広がるリスクを低減するために，更衣を行う部屋と作業エリアの間には，人用のエアロックを緩衝区域として設置することが望ましい。
- 封じ込めに対する考慮が必要ではない場合は，原則として，グレードB区域からグレードC区域に向かって流れる気流を確保できるように，圧力カスケードを設定する。

無菌医薬品製造においては，グレードB区域での主要な作業は，RABSなどで実施される無菌操作に関連する作業，各種環境モニタリング作業，資材供給や製品の取り出し作業，種々の製造前後の準備・片付け作業および装置の各種操作などが挙げられる。

RABSのグローブを介して行うプロセス作業や環境モニタリング関連の作業は，更衣表面の汚染がプロセスへ直接影響するリスクは少なく，グローブ管理が適切にされていれば，作業者の手技の熟練度の重要性のほうが高い。一方，RABSの扉を開放してグレードA区域に作業者が直接的に介入して作業を行う状況においては，作業者の更衣がグレードA環境に直接暴露される状況となるため，不適切な更衣状態での作業を行うとプロセスへの汚染を引き起こすリスクが非常に高くなる。

また，着衣完了時の状態が適切であったとしても，グレードB区域内の作業空間で，不適切な動作（グローブで床に触れる，床に座るなど）を行うと，更衣表面が汚染され，適切な着用状態でなくなってしまうため，更衣手順とともにグレードB区域での作業ルールの遵守も重要となる。

グレードB区域での無菌操作に関連する作業の適格性については，無菌工程シミュレーション試験（APS）の実施により評価される。

(4) グレードB区域で作業を行うための更衣

グレードB区域は無菌管理区域となるため，着用する衣類は，使用前に滅菌処理されたものを用いる。それらの衣類は，「無菌衣」や「滅菌衣」と称されることもある。

毛髪類はすべて滅菌済みの頭巾等で覆い，作業者の肌の露出がないようにする。滅菌された手袋で手指を覆い，顔面は滅菌されたマスクおよびゴーグルを着用する。頭巾とスーツあるいはスーツと手袋などの接合部は，襟にしまい込む，手袋を裾の上に被せる等でつなぎ目に隙間ができないようにする。

更衣を行う際に滅菌された衣類の表面を汚染しないために，更衣作業のはじめに更衣用の滅菌済み手袋を着用し，その手袋で衣類を着用する必要がある。すべての衣類（シューズ，ゴーグルを含む）の着用が完了したら，最後に製造作業用の滅菌済み手袋を更衣用手袋の上から重ねて装着して，更衣が完了となる。

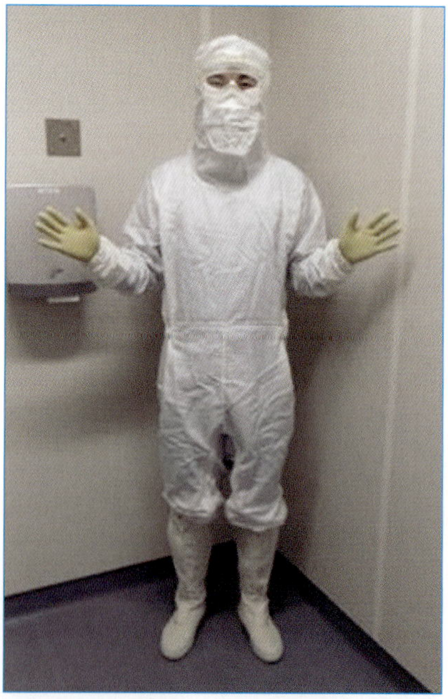

図5.1.32　グレードB区域用の更衣姿の例
〔写真提供：富士製薬工業株式会社〕

グレードB用衣類は，使用後にいったん脱衣をしたら再利用はしないこと（繰り返し使用の禁止）が原則である。また，長時間にわたり同一の衣類を着用し続ける場合は，あらかじめ連続使用可能な最大時間を規定しておく必要があり，それを超える場合は衣類を交換する。また，作業中に定期的に手袋表面を消毒し，手袋が破損した場合は，直ちに手袋を交換する。

更衣作業に起因する汚染持ち込みリスクを低減する観点からは，オーバーガウン方式のほうが有利である。オーバーガウン方式を採用する場合はグレードCで着用していた衣類の上から滅菌された衣類を重ね着することになる。

グレードCで着用していた衣類を一度脱衣してから

グレードB用の衣類を着用する場合，個人の下着の上から直接グレードB用衣類を着用してはならない。その場合は，専用の適切な作業衣（インナーウェア等）を着用した上にグレードB用の衣類を着用する必要がある。図5.1.32にグレードB用の更衣姿の例を示す。

以下に，グレードB用の更衣作業に関する考慮点を示す。

＜グレードB用更衣作業に関する考慮点＞

- 衣類は，適切に，クリーニングおよび滅菌処理されていること。
- 滅菌処理された衣類に触れる場合は，滅菌済みの更衣用手袋を着用してから触れること。
- 脱衣を含む手順の場合は，専用の適切な作業衣（インナーウェア等）を着用した上にグレードB用衣類を着用すること。
- 着用作業中に衣類の表面が床面に触れないようにすること。
- 着用の最終段階で，製造作業用の滅菌済み手袋を重ねて着用すること。
- 更衣の汚れや破れ・ほつれなどの不具合がないことを着用前と使用後に目視確認すること。
- 着衣が完了したら，作業前に着用状態に不備がないことを鏡などで目視確認すること。

■参考文献

1) Revised Annex 1 (Manufacture of Sterile Medicinal Products) To Guide to Good Manufacturing Practice for Medicinal Products (Ps/Inf 26 (Rev. 1)), 2022
2) FDA Guidance for Industry ; Sterile Drug Products Produced by Aseptic Processing – Current Good Manufacturing Practice (2004)
3) 厚生労働省（2011）：「無菌操作法による無菌医薬品の製造に関する指針」
4) PIC/S-GMP Annex 1 (2022) の8.27および8.28
5) ISO 29463-1 : 2017 High efficiency filters and filter media for removing particles from air–Part 1 : Classification, performance, testing and marking
6) BS EN 1822-1 : 2019 High efficiency air filters (EPA, HEPA and ULPA) – Classification, performance testing, marking
7) ISO 14644-3 : 2019 Cleanrooms and associated controlled Environments–Part 3 : Test methods
8) ISPE (2018) : Baseline Pharmaceutical Engineering Guide Volume 3 Sterile Product Manufacturing Facilities, Third Edition

【中村健太郎】

5.2 バリアシステム（アイソレータ，RABS）

PIC/S-GMP Revised Annex 1. PS/INF 26/2022（Rev.1）（以下PIC/S-GMP Annex 1）では，アイソレータやRABSなど人との物理的な隔離が可能となるバリア技術を積極的に取り込もうとする考え方が，より明確に示されている。

PIC/S-GMP Annex 1において“バリア”は「バックグラウンド環境から分離することにより，無菌プロセスエリア（通常はグレードA）の保護を提供する物理的なパーティション」[1]と定義される。これを受けて本項で述べる“バリアシステム”とは，アイソレータまたはRABSとして知られるバリアを部分的または全体的に搭載した，無菌プロセスのためのトランスファーシステムおよび補助装置を装備した設備のことを指すものとする。

5.2.1 アイソレータの種類と特徴

アイソレータはPIC/S-GMP Annex 1において「外部環境（クリーンルームの周囲の空気や職員など）から内部への妥協のない継続的な隔離を提供する，グレードAの条件を満たす内部作業ゾーンを備えた，再現可能な内部へのバイオ除染（bio-decontamination）を受けることができるエンクロージャ」[1]と定義されている。

(1) アイソレータの設備形態による分類

アイソレータはその設備形態により次の2つのタイプに分類される。

①クローズドアイソレータ

クローズドアイソレータは，周辺環境への開口部を使用せず，補助装置への無菌的な接続により物質移送を行うことで，アイソレータ内部への外部からの汚染を排除する。クローズドシステムは操作中も密閉された状態を保つ[1]。

②オープンアイソレータ

オープンアイソレータは，（筆者補足：無菌充填ラインなどで）1つ以上の開口部を通して，作業中の物資の連続的または半連続的な出入りを可能にするように設計されている。開口部は外部からアイソレータ内への汚染物質の侵入を排除するように設計されている（例えば連続的な陽圧を使用）[1]。

(2) アイソレータの用途による分類と基本的要求事項

アイソレータはその用途によっても次の3つのタイプに分類される。

①無菌プロセスアイソレータ

無菌の原薬や製剤を調製，滅菌され開封された容器および／または栓を使用し，充填，組付け，密封するプロセスを無菌プロセスという。はじめに，PIC/S-GMP Annex 1における無菌プロセスエリアでの基本的な要求事項について，図5.2.1のオープンアイソレータシステムの

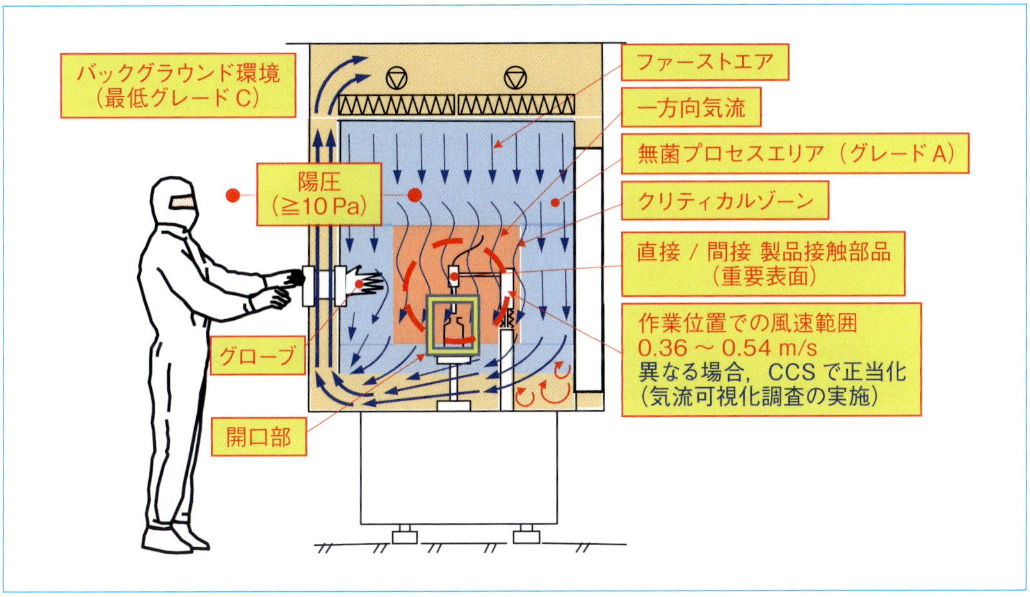

図5.2.1 オープンアイソレータシステム

事例を中心に以下に記載する[1)]。

- 無菌プロセスエリア（Aseptic processing area）：微生物，エンドトキシン／パイロジェン，微粒子汚染を防ぐために，空気供給，資材，職員が制御された環境で無菌製品，容器，装置の取扱いが行われるエリア（通常はグレードA）。
- クリティカルゾーン（Critical zone）：無菌プロセスエリア内で製品および重要表面（Critical surfaces）が環境にさらされる場所。
- ファーストエア（First air）：露出した製品および製品接触面に接触する前，クリティカルゾーンに到達する前の，空気を汚染する可能性のある物に遮られることのない，ろ過された空気。
- 一方向気流（Unidirectional airflow）：堅牢で均一な方法で十分な速度で一方向に移動する気流で，重要な作業または試験のエリアから微粒子を再現性よく掃き出すことができる。
- オープンアイソレータの設計は，クリティカルゾーンのファーストエアによる保護と，プロセス中に露出した製品の上を掃除，通過する一方向気流によりグレードAの条件を確保しなければならない。
- 一方向気流システムはCCS（Contamination Control Strategy—汚染管理戦略）において科学的に妥当性が示されない限り，作業位置（Working Position）において0.36～0.54 m/s（ガイダンス値）の範囲の均質な気流を提供することが望ましい。
- 低グレードのバックグラウンド環境（Supporting background）に対して陽圧（Positive pressure）（最低でも10Pa）と気流を維持するHEPAフィルターでろ過された空気を供給し，そのエリアを効果的に吹き流すこと。
- オープンアイソレータのバックグラウンド環境は，一般的に最低でもグレードCに相当するべきである。周辺環境分類の決定はリスク評価に基づきCCSで正当化される必要がある。

- グローブシステム（アイソレータおよびRABSの両方）に使用される材料は，適切な機械的および化学的耐性があることを実証する必要がある。

その他関連する無菌プロセスの管理・運用に対する重要な要求事項について以下に抜粋する[1)]。

- 無菌プロセスでは，製品が直接および間接的に接触する部品（direct and indirect product contact parts）を滅菌する必要がある。製品が直接接触する部分とは，充填ニードルやポンプなど，製品が通過する部分である。間接的な製品接触部品は，製品とは接触しないが，他の滅菌済み表面と接触する可能性がある機器部品であり，その無菌性は製品全体の無菌性にとって重要である（例：ゴム栓ボウルやガイドなどの滅菌済みアイテム，および滅菌済み一次包装資材（component））。
- 直接または間接的に製品に接触する滅菌された器具，一次包装資材および付属品の開梱，組立および調整は，無菌プロセスとして扱われる。
- クリティカルゾーン近傍での動きは制限される。一方向気流（ファーストエア）の経路を妨害することは避けること。

次に，クローズドアイソレータのみに関連した無菌プロセスに関する基本的要求事項を以下に抜粋する（図5.2.2参照）[1)]。

- クローズドアイソレータの設計は，作業中に暴露される製品を適切に保護するグレードA

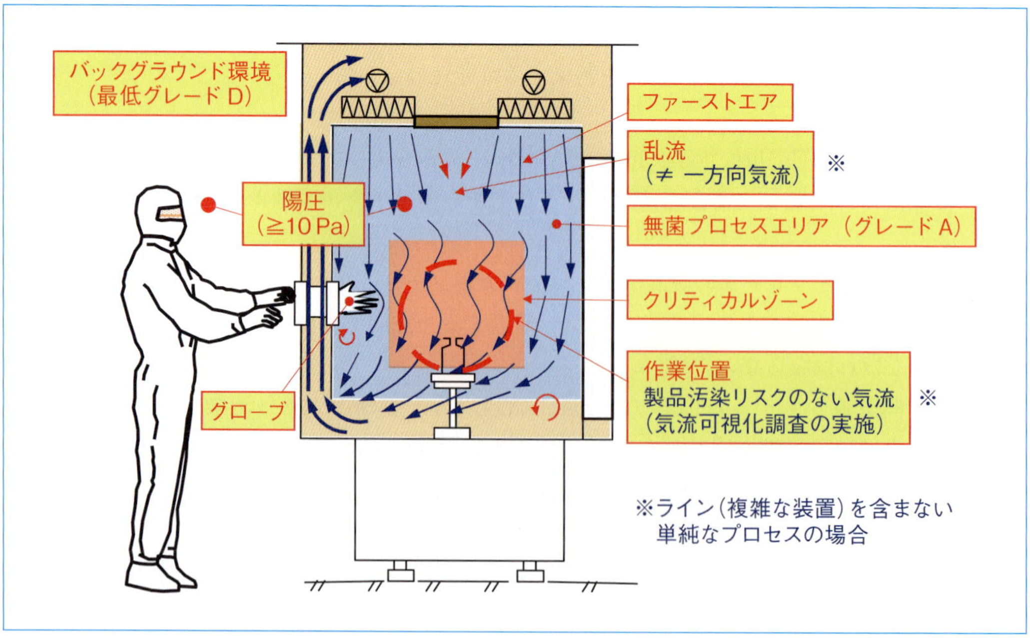

図5.2.2　クローズドアイソレータシステム

の条件を確保する必要がある。単純な操作が行われるクローズドアイソレータでは，気流が完全に一方向でなくてもよい。ただし，乱流（Turbulent airflow）によって，露出した製品の汚染のリスクが増大してはならない。プロセスラインがクローズドアイソレータに含まれている場合，グレードAの条件は，クリティカルゾーン内で作業中に暴露する製品のファーストエアによる保護と，ゾーン内を一掃する一方向気流により確保される必要がある。

- クローズドアイソレータのバックグラウンド環境は，最低限グレードDに対応する必要がある。

②封じ込めプロセスアイソレータ（ケミカルハザード／バイオセーフティ）

高活性製剤（ケミカルハザード）あるいは生物学的製剤（バイオセーフティ）を扱う“封じ込め装置”に求められる基本的要求事項は以下のように考えられる。

管理区域内の作業室は，空気の流れを制御する管理方式においては，高活性の化学物質や微生物の漏出を最小限とするため（開口がある場合は）内向き気流を確保すること。内向き気流を監視するために，例えば差圧を設けている室間では差圧を測定し記録すること。高活性（ケミカルハザード）を持つ化学物質では，その残留が管理できない領域や除染が困難な領域には拡散させないことが基本となる。

封じ込めプロセスアイソレータの構造は，基本的にはクローズドアイソレータの形態をとったうえで内部を陰圧に設定する。その他の封じ込め対策として，HEPAフィルターやグローブの密閉交換（押出式），RTP（Rapid Transfer Port—迅速移送ポート）あるいはパスボックスによる物品の搬入とバグアウトによる搬出などのトランスファーシステム，アイソレータ内部のウエットダウンや水洗対応なども講じられる（図5.2.3参照）。

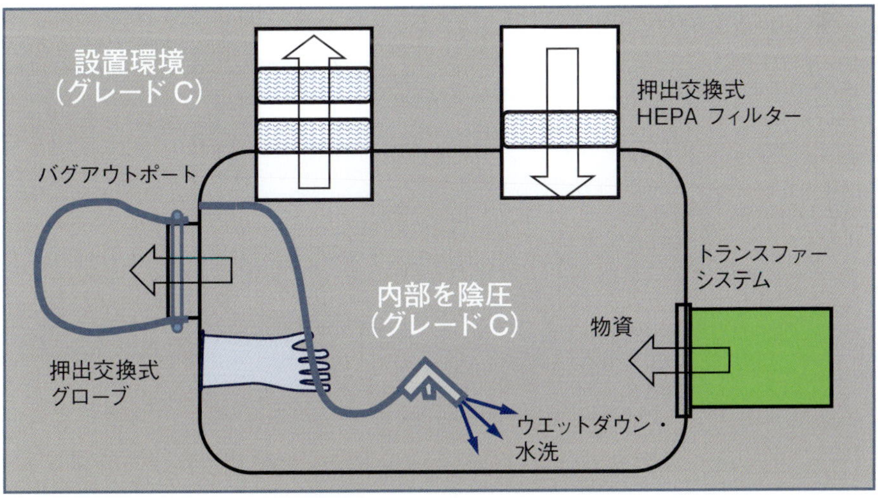

図5.2.3　封じ込めアイソレータの基本構造

③"無菌＋封じ込め"プロセスアイソレータ

近年，高生理活性製剤あるいは生物学的製剤を扱う無菌プロセスの中で，製品の封じ込めが不可欠と考えられるケースが急激に増加してきており，アイソレータシステムにおいても，無菌と封じ込めの両立を求められるケースが増えてきている。

PIC/S-GMP Annex 1における"無菌＋封じ込め"プロセスに関する記述は以下の通りである[1)]。

- クリーンルームにおいて，特定の物質（病原性，毒性，放射性物質，生きたウイルスや細菌など）を封じ込める必要がある場合，空気の供給や圧力に関する推奨事項を修正することが必要になる場合がある。この修正には，有害物質が周辺地域を汚染するのを防ぐための陽圧または陰圧のエアロックが含まれる場合がある。施設の除染(例：クリーンルーム，暖房，換気，および空調（HVAC）システム）およびクリーンエリアから排出される空気の処理は，一部の操作で必要になる場合がある。封じ込めのためにクリティカルゾーンに空気を流入させる必要がある場合，その空気の供給源は同等かそれ以上のグレードのエリアからのものである必要がある。
- 陰圧アイソレータは，製品の封じ込めが不可欠であると考えられる場合（放射性医薬品など）にのみ使用する必要があり，クリティカルゾーンが危険にさらされないように，特別なリスクマネジメント手段を適用する必要がある（図5.2.4参照)。

【参考情報】 ISO14644-3_2019（クリーンルーム及び関連制御環境―第3部：試験方法）の中に"4.2.8. Containment leak test"（封じ込め漏れ試験）として，ろ過されていない空気がクリーンルームまたはクリーンゾーンのエンクロージャの外側からジョイント，合わせ目，

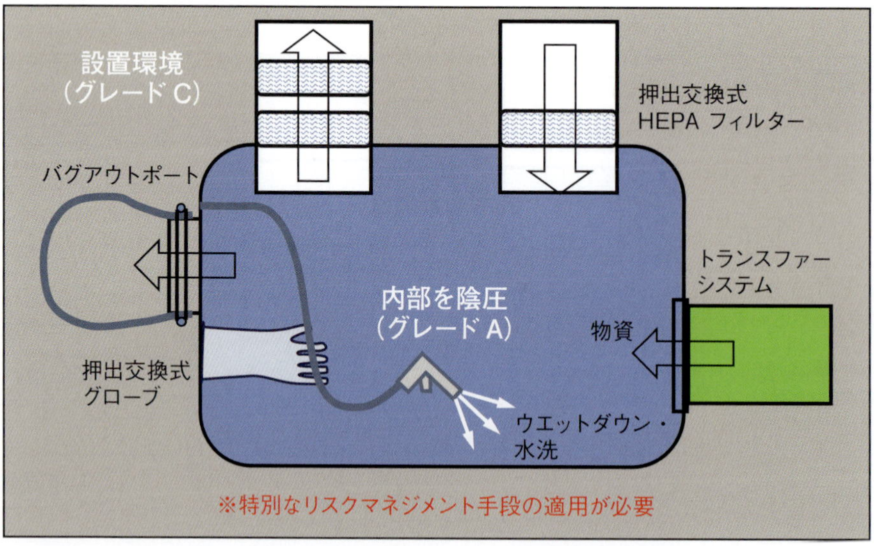

図5.2.4 "無菌＋封じ込めプロセス"の陰圧アイソレータへの要求事項

戸口，および加圧天井を通って，クリーンルームまたはクリーンゾーン内に流入していないかどうかを判断するための試験が示されている[27]。このような試験の適用は，陰圧アイソレータにおけるQRM（Quality Risk Management—品質リスクマネジメント）に寄与する手段の1つであると考えられる。

このように，“無菌”の観点からは，外部からの汚染リスクを低減するために周囲に対して陽圧であることが求められ，“封じ込め”の観点からは，周囲に対して陰圧であることが求められる。この相反するニーズを両立させる必要がある中で，いかなる場合であっても，封じ込め対策を理由として，製品の無菌性保証レベルが低下したり曖昧になったりすることがあってはならない。このようなことから，“無菌＋封じ込め”が求められる設備では，通常の無菌製剤充填設備に比べて複雑かつ厳格な差圧管理が必要となる。

結果として，医薬品の無菌バルクや細胞培養など封じ込めが必要な場合においても，「製品への微生物汚染リスク＞オペレータへの安全衛生面でのリスク」と判断される場合には陽圧管理のアイソレータが採用される。この場合，一次封じ込め装置となるアイソレータの気密度によって封じ込め性能が担保されることになる。ただし，適切に設計されたアイソレータであっても完全に密閉された空間ではないため，オペレータの安全に対するリスクの度合いに応じて更衣による防護や，設置室空調による封じ込めなど二次封じ込め計画による追加の対応などを講じる必要がある。

(3) アイソレータの特徴

適切に設計された陽圧アイソレータは，その維持，監視，および制御のための適切な手順とともに，無菌医薬品の従来型クリーンブース内での無菌プロセスに比べてヒトの介在・介入による汚染リスクが少ないという，大きな優位性を提供する[6]。また，無菌環境の維持が容易であり，無菌環境を最小限にすることによるランニングコストの低減というメリットもある。

無菌操作はグレードAの環境が求められるが，クリーンブースシステムやRABSの場合にはグレードBのバックグラウンド環境と厳密なガウニングが必要である。そのような厳重な管理をしたとしても，HEPAフィルター下のグレードAエリアへのヒトの介入によって常に汚染リスクにさらされるため，極力，ヒトの介入を避ける必要がある。一方で，アイソレータの設置環境はグレードCあるいはDで良いため，厳密なガウニングは不要でありながら，アイソレータに設置されたグローブによりある程度の介在作業が可能である。また，アイソレータは微生物学的に閉鎖された空間であるため，いったん内部を除染すると外部の微生物によって汚染されるリスクはほとんどない。内部を陽圧に管理することで，長期間の無菌性維持が可能となる[5]。

5.2.2　RABSの種類と特徴

RABS（Restricted Access Barrier System—アクセス制限バリアシステム）は，PIC/S-GMP Annex 1において，「閉鎖されているが完全に密閉されていない，定義された空気品質条件（無菌プロセスではグレードA）を満たす環境を提供し，堅固な壁の筐体と，一体化されたグローブを使用して，その内部を周囲のクリーンルーム環境から分離するシステム。RABSの内面は消毒され，殺芽胞剤で除染される。オペレータは，グローブ，ハーフスーツ，RTP，およびその他の統合されたトランスファーポートを使用して操作を実行したり，物資をRABSの内部に搬送したりする。設計によっては，ドアが開かれることはめったになく，厳密に事前に定義された条件下でのみ開かれる。」[1] と解説されている。

(1) RABSの設備形態による分類

RABSの設備形態は，簡易的なハードウオールからアイソレータと同等の強固な障壁と隔離性能を持つものまでさまざまである。また，付随する空調システムの方式については，設置室の空調を利用する（パッシブ型）や独立した空調系統を持つもの（アクティブ型）などがある。現在の国内においては，バックグラウンド環境がグレードCのグローブ付きクリーンブースをRABSと呼称したり，ガス除染時のみ密閉されるRABSをクローズドRABSと呼称したり，その定義が未だにまとまらず，誤解を招きかねない状況がある。

今一度，そのルーツを紐解いてみると，RABSは1980年代の医薬分野におけるアイソレータ誕生後，1990年代初めにUpjohn社（現：ファイザー社）によってアイソレータの代替法として生み出されたシステムである。その後，2001年にISPE Washington D.C.のBarrier Isolator conferenceでRABSの概念が初めて広く紹介された。以来，RABSと称して無菌操作においてさまざまな手法が採用されるようになったが，その多様性が混乱を招くに至り，2005年にISPEによってISPE Definition：RABS for Aseptic Processing（ISPE定義：無菌プロセスのためのRABS）が発出された。さらに，2011年にPHSS（Pharmaceutical and Healthcare Sciences Society：イギリスの製薬技術団体）がそれを引継いでPHSS Technical Monograph No.15：Restricted Access Barrier Systems（RABS）（以下，PHSS TM 15と記す）を発刊した。このPHSSの技術指針は，複雑化したRABSの定義，分類，仕様，および無菌プロセスとその関連プロセスにおける使用法について詳しく解説しており，現在でもRABSの本質を理解し，整理するうえで参考となる文献である[5, 7, 8]。本項ではPHSS TM 15を参考にRABSの形態について整理する。

①C-RABS（クローズドRABS）

C-RABSは，フレッシュエアを供給し，ダクトによる排気システムを備え，物理バリア内部で循環する一方向気流を供給するための独立した（アクティブな）空調システムを持つ。またその多くは自動バイオ除染プロセスのためにガス状の蒸気による蒸気ガス除染装置を装備している。トランスファーシステムは，アルファ－ベータRTPなどの完全にクローズドなシステム，または気流によるプロテクション下で接続またはインターフェースする装置であり，移送操作の間，周囲の環境に対して完全にクローズされた状態を保つシステムとなっている。移送操作の後，RABSの接続部またはアクセス経路の開口部は内部の無菌プロセスエリアがバックグラウンド環境にさらされるのを防ぐために閉じなければならない。そしてトランスファー装置の内側もまたRABS内部の環境を汚染しないように同等のレベルまで除染されなければならない（図5.2.5参照）[9]。

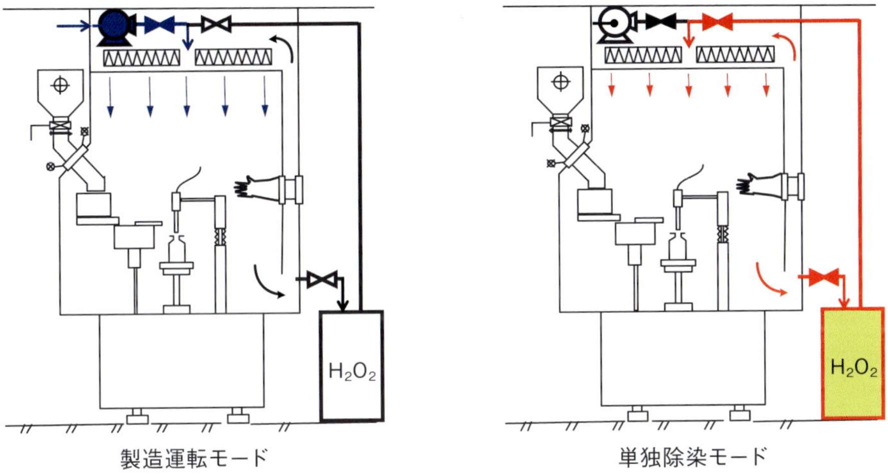

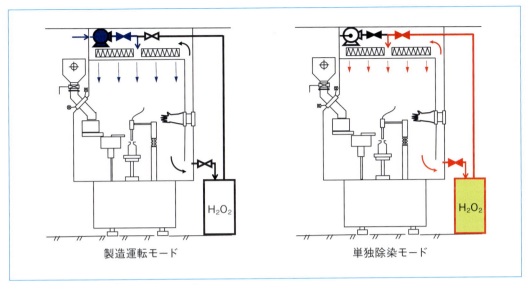

図5.2.5　C-RABS（Closed RABS）

②O-RABS（オープンRABS）

O-RABSは，専用（アクティブ型）もしくはクリーンルームの天井からのダウンフローをシェアする形態（パッシブ型）の空調システムを持つ（図5.2.6はパッシブ型）。

RABSからの排気は物理的なバリア壁の下方，すなわち重要な操作ポイント（例えば，充填ポジション）から300mm程度下方に導かれる。O-RABS内部の除染プロセスは手作業による殺芽胞消毒（sporicidal disinfection），あるいは設置室ごとの蒸気ガスによるバイオ除染のいずれかが選択される。トランスファー装置の接続には，①「クローズドまたは気流によるプロテクション下で移送操作の間，周囲の環境に対して完全分離を維持するシステム」と，②「オペレータアクセスを制限する小さなドア／ポート（移送のために開閉する）を使用するシステ

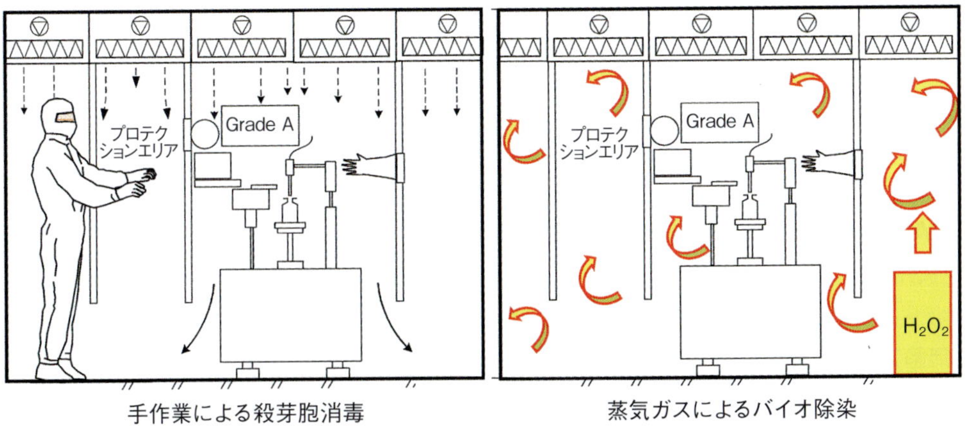

図5.2.6　O-RABS（Open RABS）

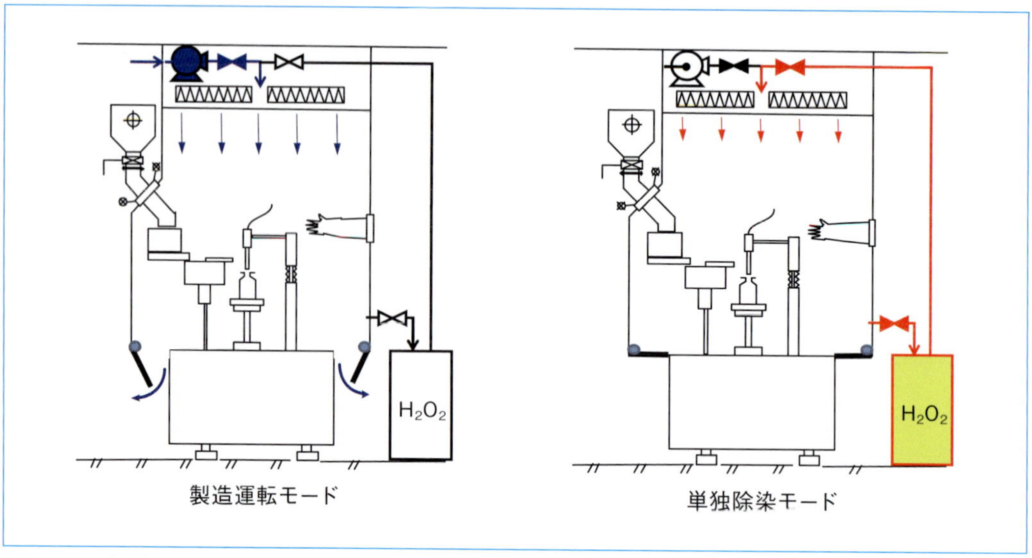

図5.2.7　製造時O-RABS／除染時C-RABS切替え方式

ム」の2つがある。気流によるプロテクションに完全に依存するその他のトランスファー装置は，結果としてバリアを連続的に開放することになり，最善の操作が考慮されないのであれば，採用のためのリスクアセスメントや正当化を要求されることになる[9]。

③製造時O-RABS／除染時C-RABS切替え方式

蒸気ガス除染のために閉鎖（密閉）可能なバリア設計と開放設計の形態（すなわちバックグラウンド環境への空気排出）を組み合わせることで，シンプルなエアハンドリング形態に自動バイオ除染の機能を組み込むことができる。業界内ではこれを“C-RABS”と呼ぶケースもあるが，PHSS TM 15では“デュアルデザインRABS”として区別している。本方式のRABSに求められる気密性は除染プロセスにおけるガス封じ込めの安全性に関するものとなる。過酸化水素蒸気は水素結合の性質(筆者補足：沸点が高く飽和蒸気圧が低いため液相に転移しやすい性質)により拡散性が低い。そのため，換気量が既知の設置室へのリークに関しては，換気による希釈とOEL（Occupational Exposure Limit—職業曝露限界）に基づいて計算される気密レベルは低いものとなる。1時間当たり2%～5%の体積リークであれば，通常1ppmのOELで設定される曝露限界値を超えることはない（図5.2.7参照）[9]。

(2) RABSの用途による分類と基本的要求事項

RABSにおいても，無菌プロセスと封じ込めプロセスの2つの用途分類が考えられる。

①無菌プロセスRABS

PIC/S-GMP Revised Annex 1における無菌プロセスRABSでの基本的な要求事項は，前述の無菌プロセスアイソレータと同様であるが，RABSの管理運用に対する要求事項についてはアイソレータと異なる点がいくつかある。以下にそれを記載する（図5.2.8参照）[1]。

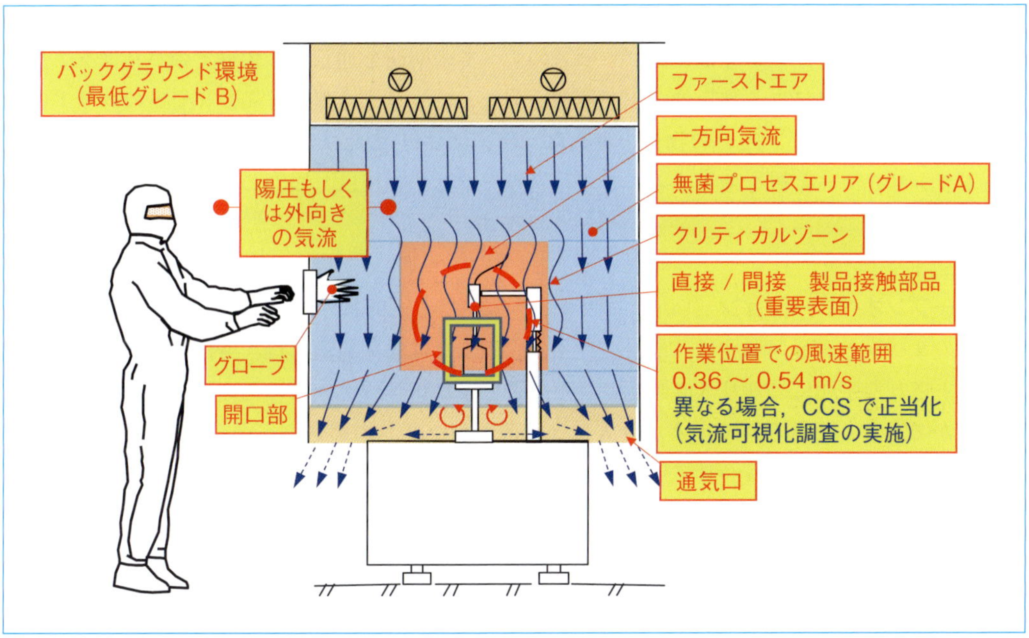

図5.2.8　無菌プロセスRABS

- 無菌操作に使用されるRABSのバックグラウンド環境は，最低でもグレードBに対応する必要があり，該当する場合はドアの開口部を含め介入中に空気の侵入がないことを示すために気流可視化調査を実施する必要がある。
- RABSの場合，グレードAエリアで使用されるグローブは，取り付け前に滅菌し，各製造キャンペーンの前にバリデート済みの方法で滅菌または効果的にバイオ除染をする必要がある。作業中にバックグラウンド環境にさらされた場合は，暴露ごとに承認された方法を使用して消毒を完了する必要がある。グローブは使用のたびに目視検査し，定期的に完全性試験（integrity testing）を実施する必要がある。
- RABSの場合，殺芽胞消毒またはバイオ除染は，内部表面のすべての領域を確実に含み，無菌プロセスに適した環境を確保することがバリデートされ，かつ実証された方法を使用して，定期的に適用する必要がある。

②封じ込めプロセスRABS

PHSS TM 15では，封じ込めプロセスRABSを，空気力学的プロテクションと圧力差を組み合わせた物理的バリアという確立した封じ込め設計の機能を使用することで，オペレータの保護に重点を置いた封じ込め用途でのアプリケーションとして規定している。この場合，関連する運用にはメンテナンス中または除染プロセス中における作業者の保護服の着用が含まれる[9]。

(3) RABSのオペレーション形態による分類

RABSはそのオペレーション形態によっても，次の2つのタイプに分類できる。

①クローズドオペレーション

このオペレーション形態は無菌プロセスのすべての期間を通して，すべてのバリアドアが閉じた（オペレータによるあらゆるドア開放介入なしの）状態を維持する。RABSのバリアによる無菌プロセスエリア内への物資の移送は，例えばRTPまたは気流による保護の下で接続するトランスファー装置を使用する。また移送操作中とその後は，周囲の環境に対して閉鎖された状態を保つ[9)]。

②オープンオペレーション

このオペレーション形態は，最後のバイオ除染または殺芽胞消毒後，無菌製造作業中にバリデートされた手順によりリスク評価された段階で，オペレータ介入のためにバリアドアを開くことができると認識されている。介入には滅菌された部品の移送や無菌操作による組み立て，あるいは物理的バリア（バリア壁のグローブ）の使用下で完全にできない調整もしくは作業などがある。汚染リスクは介入段階がセットアップから無菌製造に進むにつれて増加し，開口した製品容器や医薬品が危険にさらされる可能性がある。あらかじめ定義された操作手順の一部としてのやむを得ない介入（無菌運転中にオペレータがバリアドアを開けて無菌プロセスエリアへアクセスする操作など）は，リスクアセスメント，APS（Aseptic Process Simulation—無菌プロセスシミュレーション）および適切なリスク低減手法により妥当性を示す必要がある[9)]。

PHSS TM 15では，RABSにおいて介在・介入操作により起こり得る潜在的汚染リスクレベルを表5.2.1のようにまとめている。

バリアドアの開放を伴う介入操作や無菌プロセスエリアをオペレータやバックグラウンド環境にさらすことを回避することは，無菌プロセスの最善の操作の基本とすべきである。バリアドアの開放を伴う介入操作が生じた場合，製品への潜在的汚染リスクが高まるため，RABSの

表5.2.1　RABSへの介在・介入の種類と潜在的汚染リスクレベル分類[9)]

タイプ	介在の種類	補足説明	リスクレベル
Type 1	製造中にバリアを開放するプロセスへの介入操作	無菌操作中にRABSのドアを開けて行う作業者の介入操作は，GMPコンプライアンスの観点から査察の注目点となりやすい。	高リスク
Type 2	製造開始前のセットアップ作業のためにバリアを開放する介入操作で，製造中はバリアの閉鎖を維持	製品接触部品のC/SIPができない，あるいは間接接触部品の定置滅菌ができない場合，セットアップ作業においてあらかじめ滅菌されたそれらの部品を必要な環境モニタリング下で無菌的に搬送，組み立てを行わなければならない。 あるいは，RABSのバリア内部の壁や部品に手作業による消毒を行う場合。	中リスク
Type 3	バリアを閉じた状態で製造中に行う“内在的，是正的”介在操作	内在的介在操作とは，無菌のトランスファー装置経由でフィーダーボウルにゴム栓やキャップなどを供給する操作。是正的介在操作とは，グローブ操作で行う“詰まり解除処理”などの操作。	低リスク

〔PHSS Technical Monograoph No.15（RABS）（一部加筆）〕

保護概念を維持するための対応として図5.2.9内に示すような項目が挙げられる[7]。

図5.2.9のように開放されたドアから侵入する汚染を気流によりプロテクトすることは，本来は適切な方法とはいえない。さらに，オペレータが開放バリア内に手を伸ばせば，RABSバリアと無菌プロセスを汚染するリスクが著しく高まり，製品の品質が脅かされることになる[9]。

また，バリアドアを開放しないバリアグローブによる是正的介在操作の場合，直接的もしくは間接的な製品接触部品に触れないように，無菌性を担保する良好な操作を維持しなければならない。このような介在は製造プロセスを一時停止させることがあるかもしれないが，ラインクリアランスおよびこれに関連する除染は不要である。

グローブにピンホールがないことを確認する検査は，バリア内部の無菌性に関して影響がないことを証明するために必要である。

すべての介在・介入操作は，承認されたSOPの記述に則って実施され，記録されるべきである。またAPS（無菌プロセスシミュレーション）においても実施されるべきである[9]。

(4) RABSの特徴

RABSには異なった分類の組み合わせによるさまざまなタイプが存在する。

1)設備形態：製造中，バックグラウンド環境へダウンフローを流出させる“オープン形態”，もしくはバリア内で循環する“クローズド形態”

2)エア供給形態：クリーンルームエアフロー天井システムと統合した“パッシブ型”，もしくは，専用独立型空調ユニットを装備した“アクティブ型”

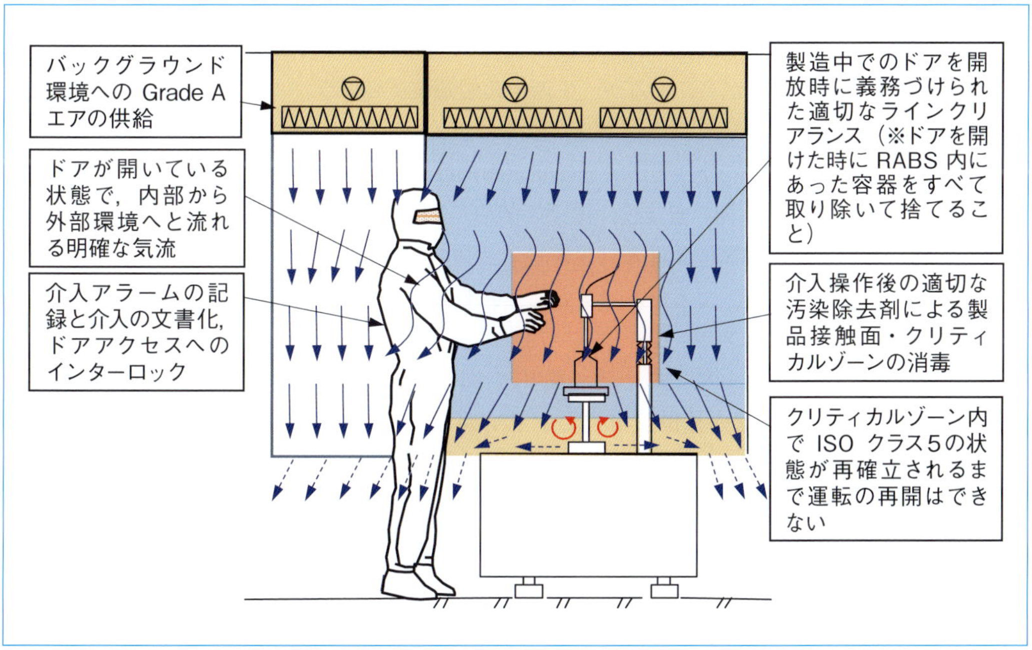

図5.2.9　無菌プロセスRABS（オープンオペレーション）介入時の対応

3)オペレーション形態：無菌プロセス中にドア開放を伴う介入操作が行われる“オープンオペレーション”，もしくは無菌プロセス中にドア開放を行わない“クローズドオペレーション”
4)RABS除染方法：手作業（湿潤＋拭き取り）による殺芽胞消毒，もしくは自動バイオ除染

そしてRABSの形態選択に関してはおおよそ以下のように考えられる。

- C-RABSは実質的にアイソレータと同等のものになり，内部の自動バイオ除染に加えてバックグラウンド環境がグレードBの構成となる。クローズドオペレーションの運用を前提とすることで高度な無菌性環境の達成を目指すが，製造装置の安定稼働性にリスクがある場合の選択となる。
- O-RABSはバックグラウンド環境ごと殺芽胞消毒もしくはバイオ除染を行うプロセスに選択される。
- “製造時オープン／除染時クローズ切替えRABS”は，自動バイオ除染によってバックグラウンド環境より除染強度を高め，より高度な無菌性環境を達成する必要がある場合に選択される。

これらのハード（設備形態・エア供給形態）とソフト（オペレーション形態・除染方法・トランスファーシステム・製品接触部品の滅菌とセットアップ方法）の組み合わせによって，さまざまな形態のRABSが設計され，内在する製品への微生物汚染リスクも変化する。その管理・運用においては，混乱や誤った操作が生じないよう，詳細なリスクアセスメントを実施し，適切なリスク低減につながるCCSを構築する必要がある。

5.2.3　アイソレータとRABSの選択

オープンオペレーションが前提のRABSは，クローズドオペレーションが前提のアイソレータに比べて微生物汚染リスクが高くなるが，生産中の製造装置のトラブルに対してバリアドアを開放した処理が可能であるという利点がある。ここにアイソレータとRABSの大きな違いがあり，どちらを選択するかに関しては，製造装置の安定稼働性（充填の難易度，容器の強度，搬送上の安定性）や生産作業性（操作性，安定性，除染の制約），生産計画（最終滅菌可能性，品種，数量，人員の制約）といった直接製造要件と，生産性（設置スペースや稼働率），経済性（イニシャルコスト，ランニングコスト）などをスコア化し，比較検討して決定する方法がある（表5.2.2参照）。

その他の意思決定方法として，微生物汚染リスクの低いアイソレータを第一選択とした場合の，それに対する製造装置の稼働安定性とトラブル発生時の対応に関する阻害要因の有無をチェックしながら決定する方法がある。例えば，一次包装資材の強度，搬送上の安定度，生産能力（機械速度），品種切替頻度，充填の難易度，操作性などの観点から，予想されるトラブル発生の潜在リスクへの対応の可否を想定し，いずれかの項目でバリアドアを開けての作業者の介入なしに復旧ができないと想定された場合，代替法としてのRABSが採用される[8)]。

表5.2.2 アイソレータとRABSの設備特性比較[10)]

設備	用途	メリット	デメリット
コンベンショナル設備	・自動化困難な特殊製品の製造 ・フレキシブルな対応が必要な製造	・介在作業のフレキシビリティ：高 ・設備導入イニシャルコスト：低	・厳格なリスクコントロールが必要な反面，運用規則が曖昧になりがち ・設置環境の維持管理コスト：高
アイソレータ	・無菌操作法による製造 ・型替頻度の少ない大量生産設備 ・安定稼働が見込める設備	・無菌性保証レベル：高 ・査察での説明が容易 ・設置環境の維持管理コスト：低	・設備管理作業負荷・コスト：高 ・介在作業のフレキシビリティ：低 ・搬送トラブルリスク（除染による滑り性悪化など）：高 ・除染による準備作業時間：長 ・設備導入イニシャルコスト：高
RABS（標準的Open RABS）	・最終滅菌製品の製造 ・型替頻度の多い設備 ・稼働リスクのある設備（アンプル充填溶閉など）	・無菌性保証レベル：コンベンショナル設備より高 ・介在作業のフレキシビリティ：アイソレータより高	・設備管理作業負荷：高 ・ドアオープン介入時の製品廃棄が運用規則で明確に定義 ・設備導入イニシャルコスト：中 ・設置環境の維持管理コスト：高

【参考文献】角田匡謙，森本憲明：「社会に貢献する無菌医薬品の製造・品質管理の在り方」の研究成果報告 アイソレータ搭載充てん設備の生産性向上に関するケーススタディ．Pharm Tech Japan Vol.33 NO.6：129-143, 2017（一部修正）

5.2.4 汚染防止上注意すべき事項

(1) “ファーストエア”による保護の原則

PIC/S-GMP Annex 1では，クリーンルーム内の気流に関連して“First air”（ファーストエア）という用語が頻繁に使われている。これは，EU（PIC/S)-GMP Annex 1では2020年の2nd Draftになって初めて登場した用語である。

- ファーストエア：露出した製品および製品接触面に接触する前，クリティカルゾーンに到達する前の空気を汚染する可能性のある物に遮られることのない，ろ過された空気を指す[1)]。

その意図するところは「無菌プロセスのクリティカルゾーンは，職員や機器による汚染を受けていない“ろ過された空気”（ファーストエア）によって保護されなければならない。」と解釈される（図5.2.10参照）。

①HEPAフィルターでろ過された空気は無菌といえるのか？

この「“ファーストエア”による保護の原則」は，HEPAフィルターでろ過された空気は無菌であるということを前提としている。はじめに，HEPAフィルターでろ過された空気の無菌性について検証する。

1) 生菌粒子（Viable Particle）の大きさ

一般環境の空気中に浮遊するほとんどの微生物は，カビの胞子などの特殊なものを除き，塵埃などに付着して存在しており，これらは生菌粒子（Viable Particle）と呼ばれている。

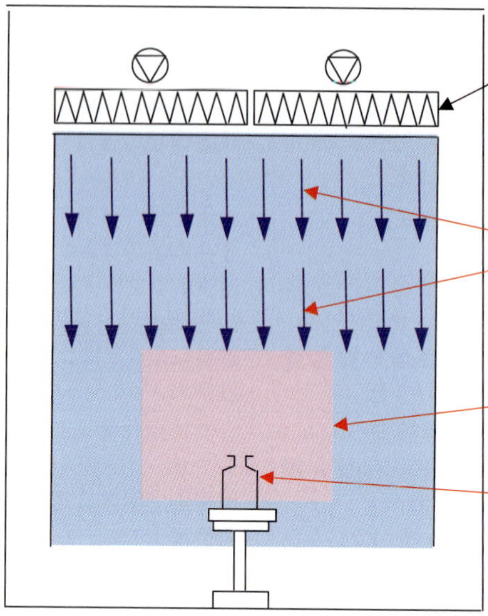

図5.2.10 "First air（ファーストエア）"（参考図解）[11]

そしてクリーンルームでの測定対象となる空中浮遊の生菌粒子のサイズは，大部分が2〜15 μmの範囲にあると考えられている（表5.2.3参照）[12]。

空気中に浮遊する生菌粒子がこの範囲となるのは，粒子の沈降速度が大きく関わっている。例えば，直径5μmの粒子の沈降速度は約4.5cm/min，直径50μmでは約4.5m/minであり，大形の粒子は速やかに沈降するためである（表5.2.4参照）。

2）HEPAフィルターの性能

近年，HEPAフィルターの性能規格分類は，従来の主流であった米国規格IEST-RP-CC001におけるClass A（99.97%@0.3μm）およびClass C（99.99%@0.3μm）から，欧州規格EN 1822-1におけるH13（99.95%@MPPS※)）およびH14（99.995%@MPPS※)），ISO 29463-1やJIS B 9927-1におけるISO 35H（99.95%@MPPS※)）および，ISO 45H（99.995%@MPPS※)）へと移行しつつある。

このようなHEPAフィルター性能規格における基準粒子径の変化は，フィルター性能試験に用いられる微粒子計測技術の進歩が少なからず影響しているものと思われる。

いずれにしても，HEPAフィルターの性能を評価するための基準粒子径はクリーンルームの清浄度クラス評価の最小基準粒径である0.5μmを十分下回っており，このような性能

※) MPPS（Most Penetrating Particle Size―最大透過粒径）：最も粒子が透過しやすい粒径の略語であり，ガラス繊維ろ材の場合0.1〜0.2μm程度といわれている。

表5.2.3 浮遊微生物のサイズ[12, 13)]

環境	粒径／粒径分布	生菌粒子当たりの細菌数
紡績工場	グラム陰性菌の大部分は2～6μmであった。	1粒子あたりの細菌数は13個であった。
ヒトの皮膚片を使用する実験の結果	粒子の48%は8.2μm以上であった。	
	大きさが4～25μm粒子の筏状皮膚片の等価直径は約14μmであった。	粒子は約4個の *Staph. aureus* を含んでいた。
下水処理場	粒子の62%は5μm以上であった。 粒子の30%は2～6μmであった。	1粒子あたりの細菌数は24個であった。
都市（屋外） 田舎（屋外）	細菌の約77%は9.2μmの粒子に付着しており，わずか13%が単一の細胞として存在していた。	真菌の胞子の大部分は単一状態で存在していた。

〔Dr. M.A. Broaders,“PARTICLE SIZE CARRYING MICROORGANISMS,”Env. Sci. & Technology：3 Air Poll.（Microbiol.）http://staffweb.itsligo.ie/staff/mabroaders/webbased/envsci/es3/Air%20pollution/particle%20size-instruments-general%20points.pdf 2018.12.30 アクセス〕

表5.2.4 塵埃粒子の分類と物理特性[13)]

日本薬学会編『衛生試験法・注解』(2005)

粒子の径	分類と例	沈降速度（球）	粒子数
		δ(粒子密度)＝1 21.1℃	1 mg/m² δ＝1のとき
100μm		18m/min	0.002/mL
50μm		4.5m/min	0.016/mL
10μm		18cm/min	2/mL
5μm		4.5cm/min	16/mL
1μm		0.21 cm/h	200/mL
0.5μm		0.061 cm/h	16000/mL
0.1μm		0.002cm/h	2×10^6/mL
0.05μm		0	1.6×10^7/mL
0.01μm		0	2×10^9/mL

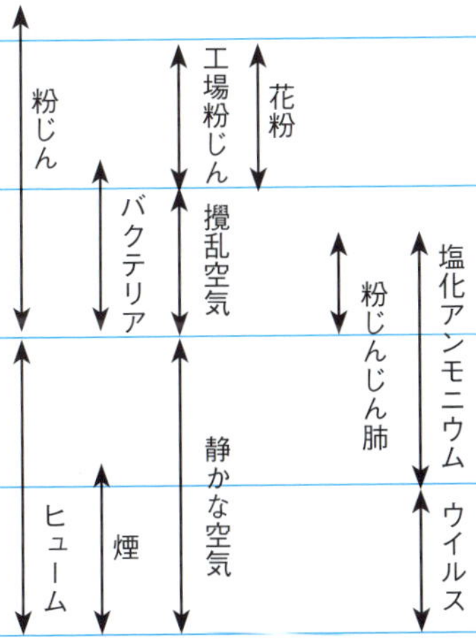

〔2019研究成果報告会_発表用PPT（第8世代_5Gr.）無菌アイソレータにおける微生物環境モニタリングの汚染管理戦略〕

を持つHEPAフィルターを適切に使用すれば，無菌プロセスエリアへの0.5μm以上の粒子の透過はまず起こらないと考えられる。一方で，HEPAフィルター上に捕集された生菌粒子に付着している微生物は生存している可能性があり，これがフィルターろ材から再び離脱した場合の再汚染リスクについて議論されることがしばしば見受けられる。

HEPAフィルター内に生菌が堆積するリスクを低減するためには，殺芽胞蒸気ガスを使用したバイオ除染プロセスをアイソレータやRABS内の除染と同時にHEPAフィルターにも適用することが有効と考えられている[14]が，それでも微粒子の離脱による再汚染リスクは残る。これは製薬企業の多くが漠然と抱いている懸念である。

HEPAフィルターによる微粒子の捕集に関わる研究については，1980年代の江見らの研究報告から多くの情報を得ることができる。捕集された微粒子の再飛散の問題もすでに報告されている。その要約を表5.2.5に示す。

表5.2.5　微粒子離脱速度の推定値と実測値[15]

粒径 d_p（μm）	微粒子離脱速度Uc（cm/s）	
	推定値	実測値
1	20～200	200～900
5	4～40	20～80
10	2～20	6～30

〔角田匡謙，深谷優介，小暮慶明：「社会に貢献する無菌医薬品の製造・品質管理の在り方」の研究成果報告～HEPAフィルタの交換はどの位の頻度で行うべきか～. Pharm Tech Japan Vol.34 No.6：31-43, 2018（一部加筆）〕

これによると，10μmの粒子は6～30cm/sec，5μmの粒子は20～80cm/sec，1μm以下の粒子については，気流を数m/sec以上にしないと離脱が起こらない。一方で，製薬工場で使用されているHEPAフィルターと上述の研究との関連性について，HEPAフィルターメーカーから，計算上のろ過風速（＝風量÷折り込まれたろ材面積）は1～3cm/secとの見解をいただいている。つまり，微粒子の離脱速度に対し，ろ材繊維を通り抜ける風速は十分に低い。結論として，HEPAフィルターにより捕集された微粒子の再飛散はないといえる。

ただし，地震などの強い力や，空調停止後，再起動時の衝撃がHEPAフィルターに加わった場合には，フィルターに捕集・堆積された微粒子の再飛散のリスクや，その他の箇所に損傷によるリークが生じて，清浄区域に汚染リスクを与える可能性は存在している[15]。

以上のことから，空気中を浮遊する生菌粒子は，HEPAフィルターにとって適正な流量，流速でろ過される場合，フィルターろ材繊維上ですべて捕集される。そして，適切な管理状態が維持される限り，生菌粒子は再飛散することがなく，HEPAフィルターでろ過された空気（ファーストエア）は無菌であるということができる。

②ファーストエアを遮断する製造装置の品質リスクマネジメント（QRM）

無菌プロセスエリアに設置されるバイアル充填打栓機やアンプル充填溶閉機，シリンジ充填打栓機などの製造装置では，充填ノズル，ノズルホルダ，ゴム栓打栓ヘッド，溶閉装置など開口した滅菌済み容器の上部に存在する機構と部品はファーストエアの遮断を完全に避けることは不可能である（図5.2.11参照）。

本項では，“無菌のファーストエア”を汚染させる可能性のあるリスク構成要素の1つである製造装置のクリーニングと滅菌，除染に関するQRMの手法について考察する。

無菌プロセスエリア内で無菌の製品薬液に直接接触する表面を持つ“製品直接接触部品”は

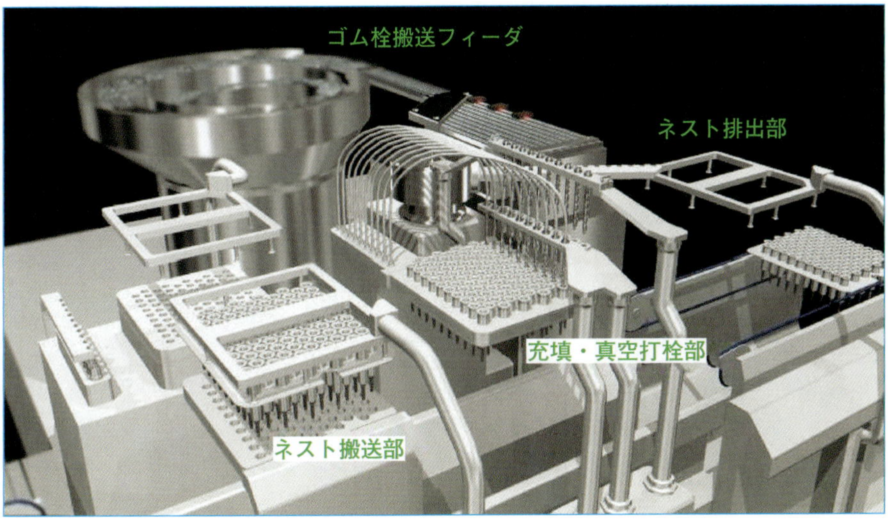

図5.2.11 シリンジ充填打栓機の主要機構（ファーストエアの遮断）

加熱による滅菌（可能であれば"SIP"が推奨される）処理が施されなければならないが，その他の"製品間接接触部品"を含めた無菌プロセスエリア内のアイソレータやRABSの内壁や製造装置表面は，製造前に過酸化水素蒸気ガスを用いたバイオ除染が施されることが多い。このようなガス法は，加熱法に比べて低い温度での除染や滅菌が可能であるが，表面の汚れや水分が微生物殺滅効果を阻害するため，浸透力が弱く脆弱なプロセスであるといわれている。そのため，表面の十分なクリーニングと乾燥が重要であり，また，ガスが被滅菌物に吸着される場合にはその効果が減少する[9, 17]。

したがって，ファーストエアを遮断する製造装置の表面は，それに対するクリーニングや消毒，除染，滅菌などの処理方法やいくつかの"管理パラメータ"によって，ファーストエアに汚染リスクをもたらす可能性が変化し，可能な限りそのリスクを低減させる必要がある。

以下に紹介するのは，2023年10月にWashigton, DCで行われたPDA Microbiology conferenceにおいて，Novo Nordisk社Thais Vilgren氏らが発表したThe Challenge of First Air Protection to Ensure Annex I Complianceというポスター展示の概要である。ここでは，QRMによるアイソレータ充填ライン設計支援の手法が述べられており，グローバルにおけるファーストエアによる保護の考え方が読み取れる内容となっている[18]。

図5.2.12は，設計段階でCFD（Computational Fluid Dynamics―コンピュータ流体力学）解析などを使用し，ファーストエアを遮断する部品をリストアップしたものである。

図5.2.13は，リストアップされたファーストエアを遮断することが予想される製造装置の部品表面へのクリーニングと滅菌，除染に関するリスクレベルの分類例である。

この分類の中で，"理想的な状態"と"許容範囲"以外の"低―中―高"のいずれかのリスクを持つことが懸念される部品表面については，表5.2.6のスコアテーブルを用いてリスクスコアを計算しリスク評価を実施する。ここでのCCS上の"重要管理点"は「ファーストエアに対する潜在的汚染リスク」であり，"管理パラメータ"として清掃性，エリアサイズ，製品との

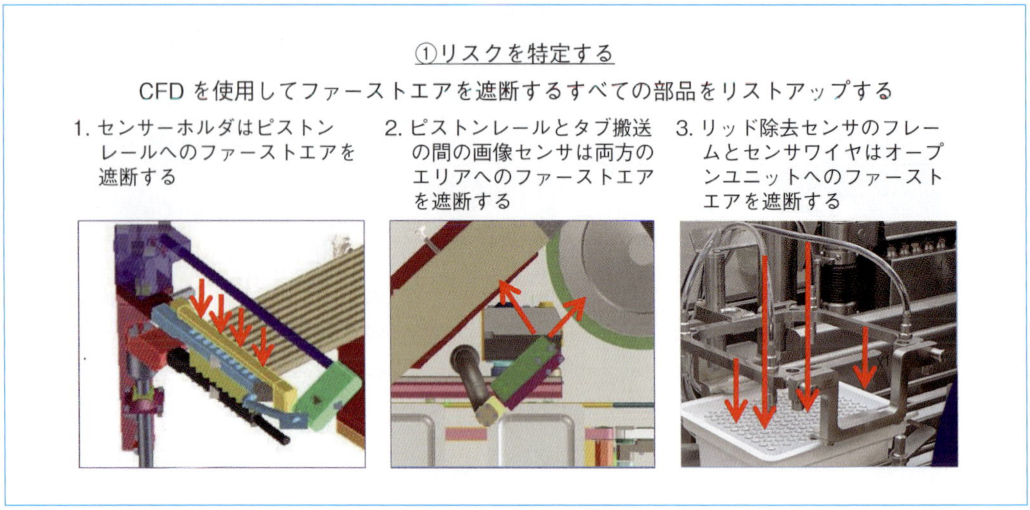
①リスクを特定する
CFD を使用してファーストエアを遮断するすべての部品をリストアップする
1. センサーホルダはピストンレールへのファーストエアを遮断する
2. ピストンレールとタブ搬送の間の画像センサは両方のエリアへのファーストエアを遮断する
3. リッド除去センサのフレームとセンサワイヤはオープンユニットへのファーストエアを遮断する

図5.2.12　新規アイソレータラインにおける設計上の課題[18)]

〔The Challenge of First Air Protection to Ensure Annex I Compliance〕

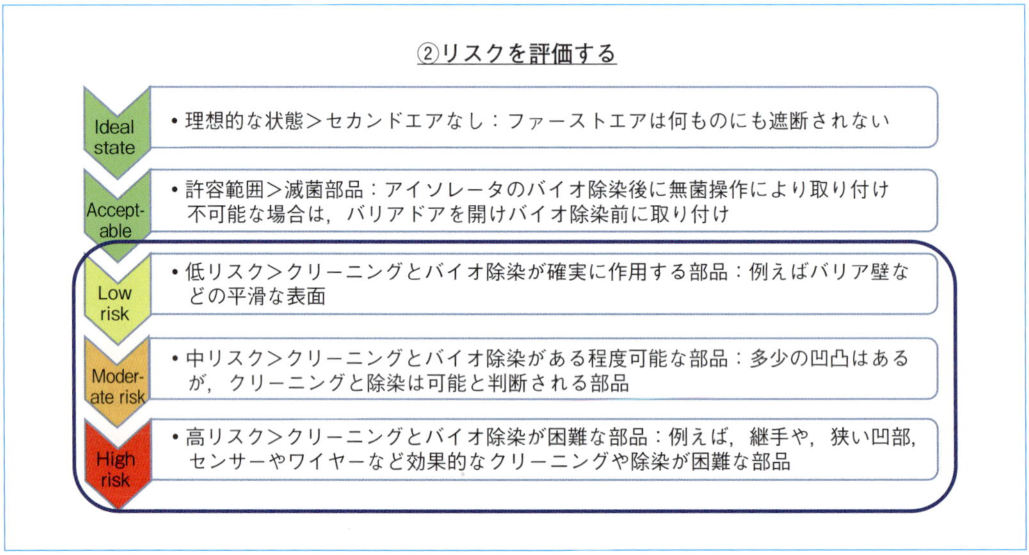
②リスクを評価する
Ideal state
• 理想的な状態＞セカンドエアなし：ファーストエアは何ものにも遮断されない
Accept-able
• 許容範囲＞滅菌部品：アイソレータのバイオ除染後に無菌操作により取り付け不可能な場合は，バリアドアを開けバイオ除染前に取り付け
Low risk
• 低リスク＞クリーニングとバイオ除染が確実に作用する部品：例えばバリア壁などの平滑な表面
Moder-ate risk
• 中リスク＞クリーニングとバイオ除染がある程度可能な部品：多少の凹凸はあるが，クリーニングと除染は可能と判断される部品
High risk
• 高リスク＞クリーニングとバイオ除染が困難な部品：例えば，継手や，狭い凹部，センサーやワイヤーなど効果的なクリーニングや除染が困難な部品

図5.2.13　ファーストエアを遮断する製造装置部品に関するリスクレベルの分類例[18)]

〔The Challenge of First Air Protection to Ensure Annex I Compliance〕

距離の3つが挙げられている。

表5.2.7は，リストアップされた潜在的汚染リスクが懸念される部品表面のリスク評価事例である。許容範囲を超える潜在的汚染リスクが懸念される部品に関しては，残存リスクを許容レベルまで軽減するための設計変更の可能性として，以下の項目について検討する。

(1) 詳細な製造手順

(2) 気流設計への配慮

表5.2.6　潜在的汚染リスクが懸念される部品表面のリスク評価のためのスコアテーブル[18)]

重要管理点：ファーストエアに対する潜在的汚染リスク			
管理パラメータ			スコア (A×B×C)
A：清掃性	B：エリアサイズ	C：製品との距離※	
1＝容易にクリーニングが可能（例：平滑なステンレス鋼の表面など）	1＝1～3cm^2	1＝31cmあるいはそれ以上	1～6：低
2＝多少の凹凸はあるがクリーニングは可能	2＝4～9cm^2	2＝11～30cm	7～14：中
3＝清掃が困難な凹部やエリア（例：センサ，継手，ケーブルなど）	3＝＞9cm^2	3＝1～10cm	15～27：高

※【筆者注記】“製品との距離”は物理的な距離ではなく，懸念される部品表面に触れたセカンドエアと製品との近接度（設計段階のCFDで確認）であると考える。

〔The Challenge of First Air Protection to Ensure Annex I Compliance〕

表5.2.7　潜在的汚染リスクが懸念される部品表面のリスク評価事例[18)]

部品	A	B	C	スコア
1. センサーホルダ	1	3	2	6
2. 画像センサー	3	3	1	9
3. リッド除去センサー	2	3	2	12

〔The Challenge of First Air Protection to Ensure Annex I Compliance〕

(3) 環境モニタリング

(4) 職員の特殊訓練　など[18)]

図5.2.14はリスク低減のための設計変更検討後の解決策について示したものである。

リスク低減策実施後の最終的なリスクアセスメントはCCSで参照される。リスクアセスメントは少なくとも年1回，または変更があった場合に見直す。継続的な改善を推進し，長期的

③リスクを管理し受容する

1. センサーホルダを移設し，重要表面のファーストエアによる保護を確保

2. 画像センサーをアイソレータの壁に取り付けファーストエアを遮らない位置に移動

3. リッド除去センサーがファーストエアを遮らないよう2分割し，センサーワイヤをフレームに内蔵

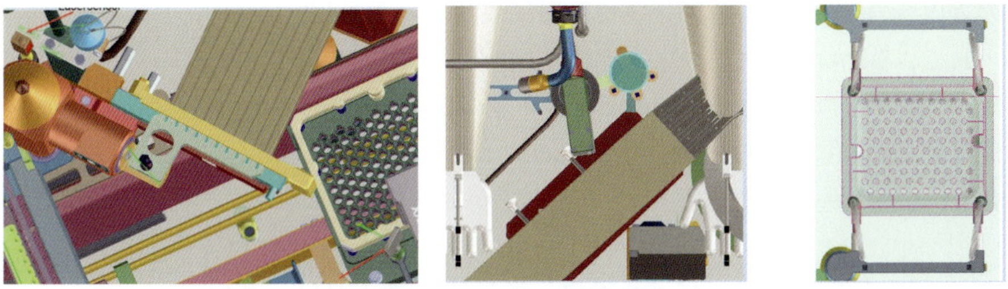

図5.2.14　リスク低減のための設計変更検討後の解決策[18)]

〔The Challenge of First Air Protection to Ensure Annex I Compliance〕

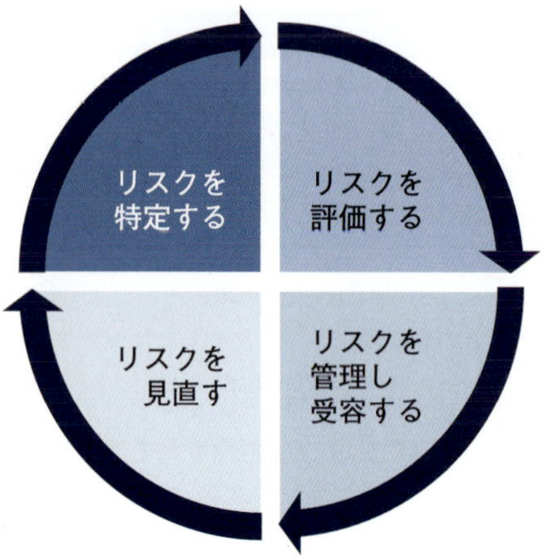

図5.2.15　継続的リスク低減のためのサイクル[18)]
〔The Challenge of First Air Protection to Ensure Annex I Compliance〕

にリスクを低減する（図5.2.15参照）[18)]。

ここで紹介した充填機アイソレータシステムに関するQRMの事例では，基本的にはファーストエアを遮断するパーツは滅菌するものとし，除染後に無菌操作により取り付け，もしくはバリアドアを開け除染前に取り付けとしている。さらに滅菌できないパーツに関しては，ファーストエアを遮断しないよう，直接接触部品である製品一次容器およびゴム栓などの上部から移動する処置をとっている。

ファーストエアを遮断する構造部品が滅菌できず，設計上移動もできない場合には，対象部品表面をクリーニングしやすくバイオ除染効果を損なわない（例えばステンレス製で凹凸のない平滑な）性状にする，クリーニング手順を正確に文書化しオペレータを訓練する，環境モニタリングにおいて表面付着菌サンプリングの数と頻度を上げるなどの対策をとる必要がある。

アイソレータやC-RABSでのバイオ除染による無菌性保証の考え方は，もともと微生物汚染レベルの低い部品表面を6LRV（Log Reduction Value—対数減少値）以上の強度で除染することで，微生物生存確率を10^{-6}以下にまで到達させようとするものである。

特にファーストエアを遮断する部品については，図5.2.13（前掲）によれば，滅菌もしくは除染前の表面へのクリーニングの確実な作用により，微生物汚染レベルとして「$<1(=10^0)$」が求められていると考えられる。除染前表面の微生物汚染レベルの管理は，バックグラウンド環境（オペレータを含む）の汚染制御とグレードの設定，管理（例えば，グレードCの表面付着菌限度は25CFU（Colony forming unit—コロニー形成単位），グレードBでは5CFUとされる）とともにCCSの一部となる。

(2) 汚染除去プロセス（滅菌，バイオ除染，殺芽胞消毒，クリーニング）

PIC/S-GMP Annex 1の“Glossary”（用語解説）では，「“汚染除去（あるいは除染）”(Decontamination)：汚染物質（化学物質，廃棄物，残留物，微生物）をあるエリア，物体，または人から除去または低減する全体的なプロセス。使用される方法（クリーニング，消毒，滅菌など）は，被対象物品の使用目的に適した清浄度を達成するために選択され，検証されなければならない。」[1] と書かれており，ここでの“Decontamination”は，幅広い汚染物質と方法を含む広義の意味を持っている。さらに，アイソレータでの使用が推奨される“バイオ除染（あるいは生物学的除染）プロセス”（bio-decontamination process）については「殺芽胞化学剤を使用して生存しているバイオバーデンを除去するプロセス。」[1]，RABSでも使用される“消毒”（Disinfection）については「微生物の構造または代謝に対する製品の不可逆的な作用によって，微生物の数を減少させ，定義された目的に対して適切と考えられるレベルまで減少させるプロセス。」[1] と解説されている。また，4.22項では，“汚染除去”（decontamination）プロセスに関して，「アイソレータの場合は自動化された“バイオ除染プロセス”（bio-decontamination proccss）で気体または気化形態の殺芽胞剤を使用し，アイソレータの内表面およびクリティカルゾーンに生存微生物が存在しないようにすべき，そしてRABSの場合は“殺芽胞消毒”（sporicidal disinfection）でRABS内表面の全域を確実に含み，無菌プロセスに適した環境を確保することがバリデートされ実証された方法を用いた殺芽胞剤の日常的な塗布が含まれるべきである。」[1] と記され，それぞれ区別されていることがわかる。要約すると，アイソレータではバリア内の無菌プロセスエリアに対して「殺芽胞蒸気ガスによるバイオバーデンの除去」が，RABSでは「殺芽胞消毒による微生物数の規定レベルまでの減少」が求められているということになる[※]。

“除染”や“消毒”の強度に関する基準値としては，現在，第十八改正日本薬局方 参考情報 G4 微生物関連 消毒法及び除染法〈G4-9-170〉において，消毒法の基準値を「細菌及び真菌3Log以上の菌数減少，芽胞2Log以上の菌数減少」，除染法の基準値を「無菌プロセス用アイソレータ内部等の高度な清浄度を達成させる場合において指標菌を6Log以上減少，作業室を除染する場合は指標菌を3Log以上減少」と示している[19]。

一方，PIC/S-GMP Annex 1ではアイソレータ，RABSに関する除染強度の数値に関しては明記されていない。(ただし，PIC/S RECOMMENDATION, ISOLATORS USED FOR ASEPTIC PROCESSING AND STERILITY TESTING. PI014-3：2007（無菌プロセスおよび無菌試験に使用されるアイソレータ）の「5.3. Sporicidal process」（殺芽胞プロセス）に“…a target of six log reductions is often applied.”（6log減少という目標がしばしば適用される）との記述がみられる。

表5.2.8に，アイソレータとRABSに適用される汚染除去プロセスについて，PIC/S-GMP Annex 1，第十八改正日本薬局方 参考情報とPHSS TM 15に関する筆者の解釈を組み合わせ，プロセスの概要と適用例として整理する[※※]。

主要な薬局方に規定されているすべての滅菌方法は，すべての製品直接接触部品，例えば薬液配管・充填ポンプ・充填針・製品用栓にも適用される。このプロセスはバリデートされた定置洗浄および定置滅菌（CIP/SIP），もしくは無菌的な搬送と組み立てにより補完される非定置滅菌

[※] これらの記述は，バリアシステムの非製品接触部品に対するバックグラウンド環境に応じた清浄度管理要求と解釈される。製品直接接触部品および間接接触部品の滅菌およびセットアップについては別の取り決めがなされている。

表5.2.8　汚染除去プロセスの分類

汚染除去プロセス	適用一例
滅菌（Sterilization）：浸透性のあるプロセスによる12D以上または12LRV以上の達成 ※被滅菌物上のバイオバーデン数や検出菌の当該滅菌法に対する抵抗性とは関係なく，10^{-6}以下の微生物生存確率を目標とする．オーバーキル法（最小D値1分，12Dの滅菌），もしくはハーフサイクル法（芽胞10^{6}BI全数死滅（6LRV以上）の2倍の処理時間での滅菌（12LRV以上））を適用	・製品直接接触部品－薬液配管，充填ポンプやチューブ，製品用栓などの滅菌 ・製品間接接触部品ーフィーダボウル，栓／キャップのトラックウェイ，供給シュートなどの滅菌 ・滅菌した部品と接触するRABSグローブの滅菌 ・ファーストエアを遮断する部品の滅菌 ※バリデートされた定置洗浄／定置滅菌（CIP/SIP），もしくは無菌的な搬送と組み立てにより補完される非定置滅菌により達成
バイオ除染（Bio-decontamination）：自動の殺芽胞ガス蒸気除染　芽胞6LRVを達成するバリデートされた表面の無菌化プロセス（作業室除染の場合3LRV以上） ※被除染対象物の除染前の表面付着菌数をグレードD～Bレベルに管理したうえで，芽胞BIの6LRVを達成することで，10^{-4}～10^{-6}の微生物生存確率を目標とする．	・アイソレータ，クローズドRABSに適用 ・製品間接接触部品ーフィーダボウル，栓／キャップのトラックウェイ，供給シュートなどの表面の除染 ・ファーストエアを遮断する部品の表面の除染 ・バリア壁の表面の除染 ・グローブ／スリーブの表面の除染
殺芽胞消毒（Sporicidal disinfection）または消毒（disinfection）：効果がBIによりバリデートされた自動あるいは手作業のプロセス．芽胞では高レベルは3LRV以上，低レベルは2LRV以上．細菌／真菌では高レベルは4LRV以上，低レベル3LRV以上 ※被除染対象物の消毒前表面付着菌数をグレードBレベルに管理したうえで，10^{-1}～10^{-4}の微生物生存確率を目標とする．	・オープンRABSのバリア壁やその設置室表面に適用 ・無菌プロセス設備の非製品接触部品の消毒 ・サポート用RABSグローブ表面の消毒
クリーニング（Cleaning）：汚染を除去するプロセス ・除染，消毒前：洗浄剤，WFI，無菌アルコール ・製造中：WFIもしくは無菌アルコールによるワイパーでの清拭	・製品または洗浄剤，消毒剤の残留物の除去

※※）表5.2.8中の“微生物生存確率”という用語は，バリアシステム内の部品表面に関するものであり，SAL（Sterility Assurance Level－無菌性保証レベル：滅菌後に生育可能な1個の微生物が製品中に存在する確率であり10^{-n}で表される。最終滅菌プロセスにのみ適用可能な数学的外挿値．生物指標体（BI）を用いて毎バッチで検証可能。），および，PNSU（Probability of a Non-Sterile Unit－非無菌（汚染）ユニット確率：無菌操作法で製造した容器群に汚染容器が存在する確率。数学的に外挿できない数値．無菌プロセスシミュレーション（APS）を用いて定期的に検証可能。）とは区別した。無菌プロセスエリア（グレードA）においては，各種汚染除去プロセスで目標とする“微生物生存確率”のレベルに差があったとしても，バリデーションやAPSにおいて芽胞BIおよび環境微生物の生存が検出されてはならないことに変わりはない。“微生物生存確率”＝10^{-1}～10^{-6}の範囲に関しては，汚染リスクの大‐小の見地からの目標値であるといえる（図5.2.16参照）。

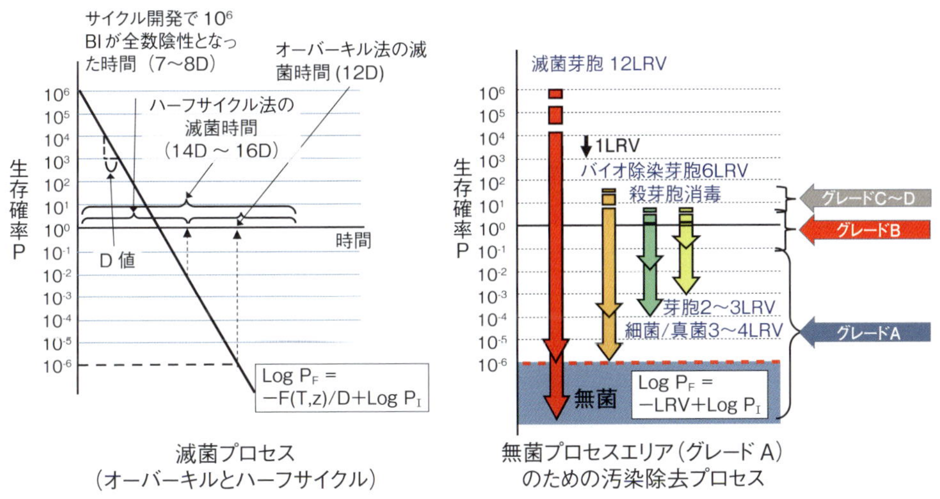

〔参考〕佐々木次雄：新GMP微生物試験法（一部加筆）〕

図5.2.16　汚染除去プロセスの微生物殺滅強度と表面微生物生存確率

により達成される[9]。

アイソレータと一部のRABSに適用される蒸気・ガス相によるバイオ除染プロセスである蒸気ガス除染は，殺芽胞チャレンジのバイオロジカルインジケータ（以降“BI”と記載）でバリデートされ，堅牢で再現性のある6log減少（6LRV）を達成しなければならない。このような高レベルのバイオ除染（bio-decontamination）性能は，通常，自動化された殺芽胞蒸気ガスプロセスによってのみ実現可能である[9]。

製品間接接触部品は，現在の規制上，芽胞数10^6のBIで実施するバリデートされた滅菌サイクル（オーバーキル法あるいはハーフサイクル法など）で処理されていることが必須である。つまり，ゴム栓ホッパーを滅菌装置から取り出したときには，いかなる微生物も存在しないことになる。しかし，実際にホッパーを使用するためには滅菌用のラップを外してホッパーを充填装置に組み付ける必要があり，取り付けるための工具が必要になることが多い。いったん滅菌ラップを外した後では，ホッパーに微生物が付着しないという保証はなく，無塵衣を着た人間がホッパーを組み付ければ無菌であるという科学的な根拠はなくなってしまう。しかしながら，一度滅菌された表面は通常のグレードCあるいはDの環境よりもはるかに微生物生存確率が低いため，10^6個の芽胞を殺すのに十分な自動のバイオ除染サイクルを実施した後は無菌である可能性が極めて高いことは間違いない。この考え方こそがバイオ除染に適用すべきリスク分析のロジックである[20]。

次に，アイソレータやC-RABS内のバリア壁や装置表面の除染について考える。アイソレータの場合，グレードC（ISO 8）またはグレードDの環境の部屋に設置されている。したがって，アイソレータを開放してセットアップ作業を行った後ではアイソレータの表面に何らかの汚染が生じることは明らかである。仮にセットアップ後の環境モニタリングテストで表面付着菌がグレードDレベルの上限の50CFU以下であるとし，これに過酸化水素蒸気に高い耐性をもつ10^6個の芽胞BIを使用し，6LRVを達成したとしたら，アイソレータ内表面の微生物生存確率は細菌／真菌と芽胞菌を含め10^{-4}～10^{-6}以下である。

一方でRABSの場合，バックグラウンド環境はグレードBであるため，RABS内表面の消毒前バイオバーデン数は5CFU以下で管理される。手作業による殺芽胞消毒で芽胞BIの2～3LRVが達成される場合，微生物生存確率は細菌／真菌と芽胞菌を含め10^{-1}～10^{-4}の範囲にとなり，グレードAに規定された微生物の“No growth”（増殖なし）は達成される。

アイソレータ内のファーストエアを遮断する部品表面に関しては，除染前の滅菌もしくはクリーニング，その他の汚染防止策により微生物生存確率が「$<1(=10^0)$」であることがクリーニングバリデーションで実証されていれば，自動バイオ除染により芽胞BIでの6LRV以上を達成した場合，アイソレータ内表面の微生物生存確率が10^{-6}以下であることは明らかであり，ファーストエアを汚染しないと考えてよい（図5.2.17参照）。

一方で，RABS内のファーストエアを遮断する部品表面に関して，微生物生存確率を10^{-6}以下にするためには上述の手作業による殺芽胞消毒では十分とはいえないため，非定置でのオートクレーブ滅菌後に無菌的組立を行うか，アイソレータと同様に6LRV以上を達成する自動バイオ除染を適用する必要がある。また，無菌プロセス中に他の製品間接接触部品あるいは滅菌済み製品容器の外面に接触する可能性のあるオペレーション用グローブも製品間接接触部品と同様の扱いとなる（図5.2.18参照）。

このように，アイソレータやRABSに対する汚染除去プロセス（滅菌と除染あるいは消毒）の選択は，そのバックグラウンド環境と，適用対象となる部品表面の製品への近接度を考慮したリ

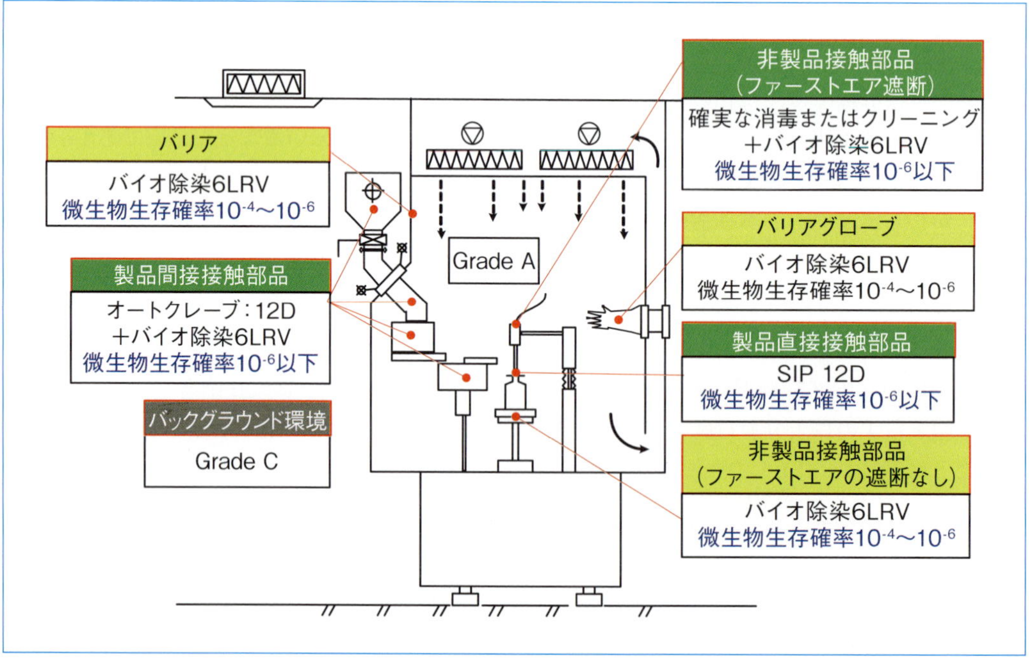

図5.2.17　アイソレータやRABSにおける自動バイオ除染プロセスの適用事例

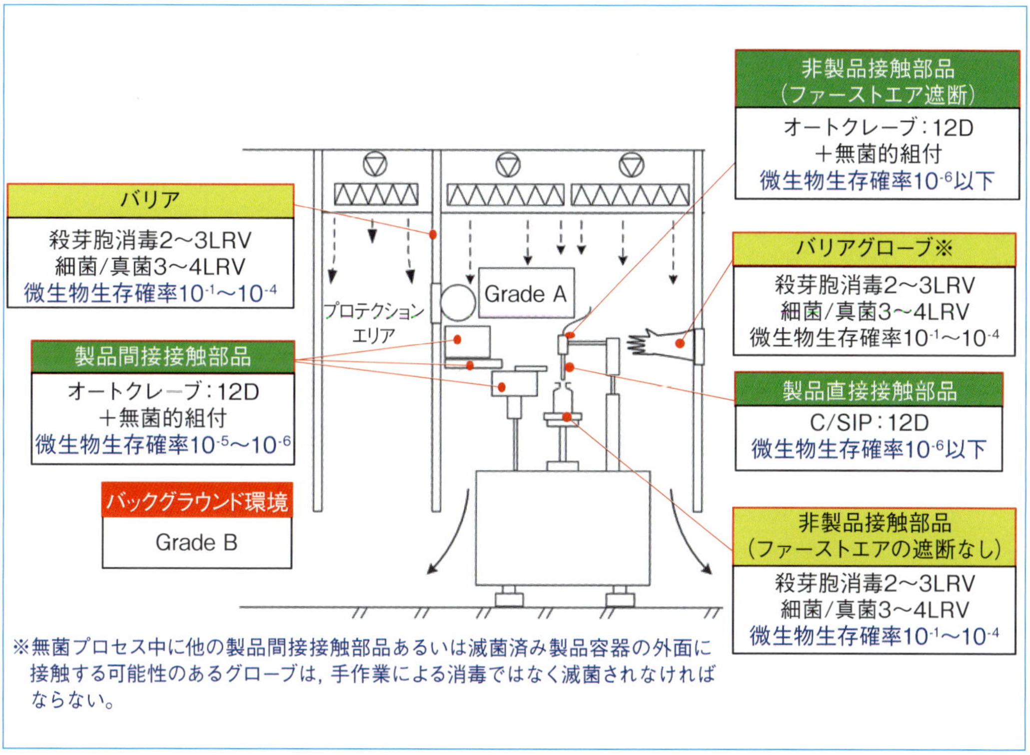

図5.2.18　オープンRABSにおける手作業による殺芽胞消毒プロセスの適用事例

スク論的な見地に基づいているといえる[20]。

最後に，本項の記述は筆者の解釈により独自にまとめたものであり，必ずしも業界内でコンセンサスがとられたものではない。また，図5.2.17と図5.2.18に示したようなアイソレータやRABS内表面の"微生物生存確率"の概念は（無菌操作法における"PNSU"と同じく），最終滅菌法による"SAL"のように信頼性の高い形で定量化できるものではなく，証明できるものでもない[21]。したがって，熱や放射線に耐性のない製品および容器施栓系を扱う無菌操作法の場合，可能な限り"微生物生存確率"を低くする汚染除去プロセスとバリアシステムが求められるかもしれないし，最終滅菌法を適用する製剤であれば，それほど高度な汚染除去プロセスとバリアシステムは必要ではないと判断されるかもしれない。最終的な判断と選択はケースバイケースでQRMの手法をもって実施していただきたい。

(3) 過酸化水素ガス蒸気除染システムと生物学的指標BI

アイソレータの除染に使用されることの多い過酸化水素蒸気（VPHP—"Vapor Phase Hydrogen Peroxide"）による除染の殺菌メカニズムは，過酸化水素の分解に際して生成するヒドロキシルラジカル（・OH）を起点とする酸化反応に基づいている。微生物はこの酸化反応により細胞が破壊され死滅に至るとされている。

過酸化水素蒸気（VPHP）は，特に医薬品工場ではアイソレータシステムの除染方法として国際的なガイドラインに記載され承認されているため，除染剤としては最も広く知られているものである[22]。

また，生物学的指標BI（“Biological Indicators”）は，PIC/S-GMP Annex 1の“Glossary”（用語解説）において「物理的または化学的プロセスの滅菌サイクルまたは消毒サイクルの有効性を判断するために，適切な媒体（溶液，容器，クロージャなど）に接種され，滅菌器，載荷，または部屋といったロケーションに配置された微生物の集団。チャレンジ微生物は，特定のプロセスに対する耐性に基づいて選択され，バリデートされる。入荷ロットのD値[※]，微生物数，および純度がBIの品質を定義する。」[1] と解説されている。

表5.2.9は，過酸化水素蒸気に対する各菌のD値をまとめたものである。

表5.2.9　過酸化水素蒸気に対する各菌のD値[16)]　〔澁谷工業社内資料からの引用〕

	菌　種	濃度（mg/L）	D値（分）
Bacterial Spores			
	Bacillus subtilis	1.69	1.22
過酸化水素蒸気殺菌の指標菌	*Geobacillus stearothermophilus*	1.72	3.31
	Bacillus pumilus	1.74	1.89
	Bacillus sereus	1.59	0.56
	Clostridium sporogenus	1.32	0.61
Vegetative Bacteria			
	Escherichia coli	1.77	0.56＞
	Staphylococcus aureus	1.70	0.45
	Streptococcus faecalis	1.82	0.56＞
	Pseudomonas aeruginosa	1.67	0.72＞
	Serratua marcescens	1.81	0.56
Molds and Yeast			
	Aspergillus terreus	1.75	0.56＞
	Rhodotorula glutinis	1.69	0.56＞
	Penicillium chrysogenum	1.68	0.56＞
	Saccharomyces cervisiae	1.63	0.51

第十八改正日本薬局方 参考情報 G4 微生物関連滅菌法及び滅菌指標体〈G4-10-162〉では，代表的な滅菌法別にBIの菌種，株名，D値が参考として掲載されているが，過酸化水素滅菌法に関しては，*Geobacillus stearothermophilus*の芽胞を採用している[17)]。表5.2.10より，この菌は過酸化水素蒸気に対して強い抵抗性を持つ芽胞菌であることがわかる。

また，同参考情報で「BIとは，ある滅菌法に対して強い抵抗性を示す微生物の芽胞を用いて作られた指標体であり，当該滅菌法の滅菌条件の決定および滅菌工程の管理に使用される。指標

[※)] 生存可能な菌の数を元の数の10%に減らすために必要な殺菌のパラメータ（持続時間または吸収線量）の値[1)]。

体は，その形状から，“ペーパーストリップタイプ”，“金属などの表面に接種するタイプ”，“液体タイプ”および“培地とペーパーストリップがあらかじめ封入された培地一体タイプ”などに分類される。また，担体から分類すると，ろ紙，ガラス，ステンレス又はプラスチックなどを担体として，指標菌の芽胞を接種して包装したものと，製品又は類似品を担体として指標菌の芽胞を接種したものがある。」[17] と解説されている。

これらの解説をみてわかる通り，滅菌や除染の評価に使用されるBIは指標となる微生物を紙や金属の表面に吸着あるいは塗抹しているものがほとんどであり，環境下における表面付着菌を想定したものとなっている[22]。

本項では，過酸化水素蒸気を使用したバイオ除染プロセスとBIを用いた除染サイクル開発および除染検証方法について解説する。

①過酸化水素蒸気による除染原理

過酸化水素蒸気の除染プロセスは，アイソレータのバイオ除染用としてFDAでは4～6LRVとして承認されているが，その除染レベルは各国際ガイドラインにおいてばらつきがみられる（表5.2.10参照）。

現在のところ，アイソレータにおける除染レベルはすべての国際ガイドラインを包括し，おおむね“6LRV”とするのが主流である。ただし，6LRVというのは10^6個のBIが全数死滅するということではない。10^6個のBIが全数陰性になるというのは，6LRV以上の除染強度を達成

表5.2.10　主要規制における除染強度（LRV：対数減少値）

発行機関	法規名	除染強度（LRV：対数減少値）	
		アイソレータ内表面／持ち込まれる資材表面	製品接触面
FDA	Sterile Drug Products Produced by Aseptic Processing-Current Good Manufacturing Practice (2004)	4-6LRV	6LRV以上
PDA	PDA Technical Report No.34 Design and Validation of Isolator Systems for the Manufacturing and Testing of Health Care Product (2001)	(3LRV)	
PIC/S	Recommendation Isolators used for Aseptic Processing and Sterility Testing（2007, PI 014-3）	6LRV	
ISO	Aseptic processing of health care products-Part 6：Isolator systems（2021, ISO 13408-6）	6LRV	
USP	USP27-NF22 Supplement 1 <1208> Sterility Testing-Validation of Isolator Systems（2004）	6LRV	
厚労省	無菌操作法による無菌医薬品の製造に関する指針(2011)	4-6LRV	6LRV以上
厚労省	第十八改正日本薬局方　参考情報 G4. 微生物関連消毒法及び除染法〈G4-9-170〉(2021)	6LRV	

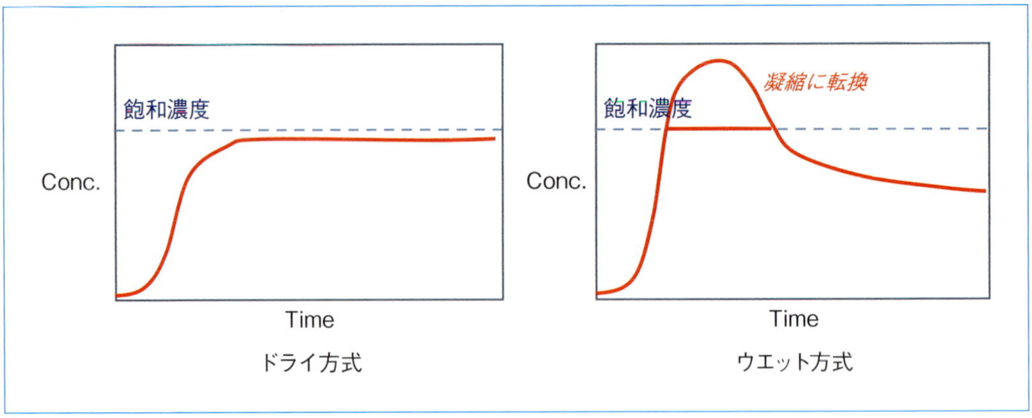

図5.2.19　除染方式の代表例

しているということであり，実際に6LRVであることを証明する場合には，統計学的手法を用いる必要がある。

過酸化水素蒸気での除染原理には，大きくはドライ方式とウエット方式と呼ばれる2つの考え方が存在している（図5.2.19参照）。"ドライ"は蒸気ガスを飽和（凝縮）させない方式[23]，"ウエット"は蒸気ガスを過飽和（凝縮）させる方式[24]といわれるが，両方式とも「ガスまたは蒸気の状態で対象空間内に拡散し，器物表面に存在する菌と過酸化水素分子が遭遇，接触し，過酸化水素の分解・酸化反応により微生物を殺滅する」という除染プロセスの基本は同じであると考えられる。

②過酸化水素蒸気除染プロセスのサイクルフェーズ

図5.2.20は，澁谷工業の代表的な無菌プロセスアイソレータシステムにおける除染装置の構成例である。アイソレータの動力は給気，排気，循環ブロアで構成されている。過酸化水素蒸気発生器には35％濃度の過酸化水素水がセットされており，送液ポンプで蒸発器まで送られ，蒸発器の熱エネルギーによって気化される[※]。発生した過酸化水素蒸気は除染用循環ブロアでアイソレータのHEPAフィルター上部から投入され，これをアイソレータ内で循環させる。

アイソレータにおける除染装置の除染プロセスの代表例を図5.2.21に示す。

ここでは澁谷工業で開発したウエット方式をベースに解説を進めるが，過酸化水素による除染方式には上述のようにさまざまなものがあり，必ずしもこれに沿うものではない。

まず，除染プロセスに入る前に，除染中の過酸化水素蒸気がバックグラウンド環境に限度値

[※] 現在では，過酸化水素蒸気を発生させる装置には，このような熱エネルギーによるフラッシュ蒸発方式のほか，エアジェットや超音波により霧化，ガス化する方式などがある。また，除染時間を短縮するためにターミナルHEPAフィルターに過酸化水素ガスを通さない方式のものなども市販されている。

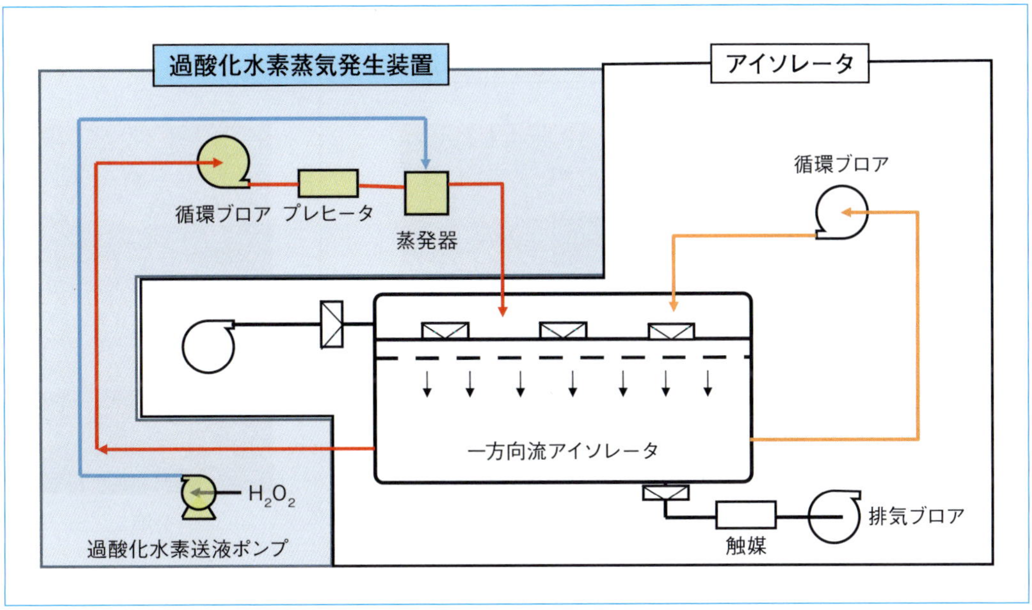

図5.2.20 無菌プロセスアイソレータシステムにおける除染装置の構成例

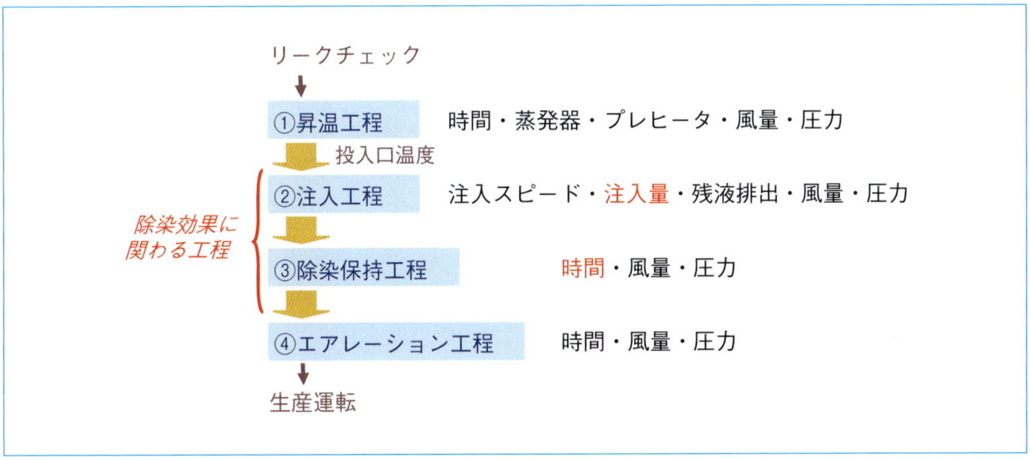

図5.2.21 除染プロセスのサイクル（代表例）

以上に漏れ出さないことを確認する目的で，アイソレータのリークチェックを行う。

除染プロセスの最初の工程は昇温工程である。昇温工程では蒸発器および蒸発器からアイソレータ側蒸気投入口までの配管を加温する。蒸発器と蒸気投入口温度を十分に加温した後，注入工程に入る。

注入工程では過酸化水素を蒸発器に注入しフラッシュ蒸発させ，投入口より過酸化水素蒸気をアイソレータ内に送り込む。本方式での除染効果はこの過酸化水素のトータル注入量に依存する（③項参照）。必要な注入量に達したら保持工程に進む。

保持工程は，注入工程で送り込まれた過酸化水素蒸気をアイソレータ内で循環させ，除染効果を保持する工程である。除染効果に直接関わる工程は“注入”（量）と“保持”（時間）の2つ

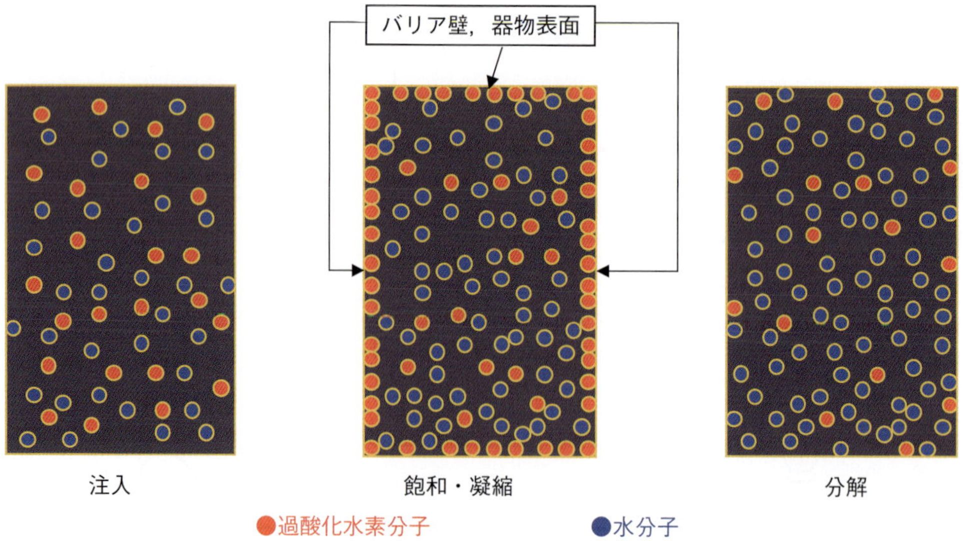

図5.2.22　除染空間における過酸化水素分子と水分子の分散と凝縮のイメージ図

であり，澁谷工業のウエット方式は，過酸化水素蒸気を良好な状態で均一に拡散させ，対象表面でマイクロサイズの凝縮液滴を形成（マイクロコンデンス）させることがポイントとなる。図5.2.22は除染空間における過酸化水素分子と水分子の分散と凝縮のイメージである。ここに示すように除染中，空気中には水分子と過酸化水素分子が共存しているが，除染対象表面では飽和蒸気圧の低い過酸化水素分子の凝縮が選択的に発生することになる。この間，除染対象エリア内の充填装置などは重要表面のすべてが過酸化水素に暴露することを担保するために，ゆっくり運転するか，間欠作動する場合がある。設定した保持時間が経過したらエアレーション工程に移行し，除染対象エリアの過酸化水素の残留濃度を目標とするレベルまで下げる。

エアレーションは，給気ブロアからフレッシュな空気を取り込みながら，アイソレータ内の過酸化水素蒸気濃度を下げる工程である。このとき，換気された過酸化水素蒸気は排気ブロア出口に付属する触媒により水と酸素に分解され系外に排出される。

エアレーション工程の設定時間後にアイソレータ内の濃度を確認し，問題ないレベルの濃度であれば除染工程は終了となり，生産運転へと移行できる。このとき目標とする過酸化水素蒸気濃度は，一般的には職業曝露限界（OEL）レベル（過酸化水素の場合は1ppm）であるが，酸化物質に対する製剤の感受性が問題となる場合には，さらに低いレベル（例えば0.1ppm）が適用される。

③過酸化水素蒸気除染プロセスの開発

次に除染プロセスの開発に関する一連の流れを解説する（図5.2.23参照）。

まず，“1. 温度分布確認”では，除染工程中のアイソレータ内温度分布を測定する。当社が採用するウエット方式ではこの試験の重要度は高くなく，過酸化水素蒸気の投入口および除染

（参考試験）　1. 温度分布確認　1回
・除染工程中の温度分布測定

本試験　2. 蒸気分布確認　1回
・CIの変色による分布確認

↓

（参考試験）　3. 除染サイクル開発　3回
・異なるパラメータ（主に注入量）でBIテスト実施
；過酸化水素水注入量

↓

本試験　4. 除染性能確認　3回
・同一条件で6LRVの除染レベルが得られることの確認
；再現性，除染パラメータの確定

↓

本試験　5. 濃度確認　1回
・除染中のアイソレータ周辺濃度が1ppm以下であること
・被除染空間内が1ppm以下になるまでの時間確認
；エアレーション時間の確認

図5.2.23　除染プロセスの開発の流れ

対象区域に存在する器材の表面の表面温度推移を確認し，昇温時間および蒸気投入口温度，注入スピードなどを決定する際の参考試験の位置づけである。

“2. 蒸気分布確認”では，ケミカルインジケータ（CI）をアイソレータ内に設置し，CIの変色度合から過酸化水素蒸気の分布を確認する。本試験に使用する当社製CIは過酸化水素に暴露されると変色部の色が変化するものである。過酸化水素蒸気は自己拡散性が低いためデッドレグなど気流の弱いところには注意する必要がある。

“3. 除染サイクル開発”では，主にアイソレータ内容積と負荷物数から算出した初期除染パラメータをもとに，過酸化水素注入量を増減させながらBIを用いたチャレンジテストを3回程度実施し，6LRVの除染に適切な注入量と保持時間を決定する。

表5.2.11は当社除染方式の事例における過酸化水素注入量と相対湿度，致死率の関係をまとめたものである[24]。

このテストでは総注入量80gの場合，5～70%の湿度範囲すべてにおいて全数死滅が確認された。

表5.2.11　過酸化水素注入量と相対湿度，致死率の関係（培養後の陽性数／全数）[24]

総注入量	相対湿度				
	70% RH	60% RH	40% RH	20% RH	5% RH
80 g	0/30	0/30	0/30	0/30	0/30
60 g	22/30	6/30	1/30	3/30	17/30
40 g	28/30	27/30	13/30	26/30	28/30

アイソレータ内容積：6.5 m^3，開始時の温度：20℃，BIのD値：1.6分

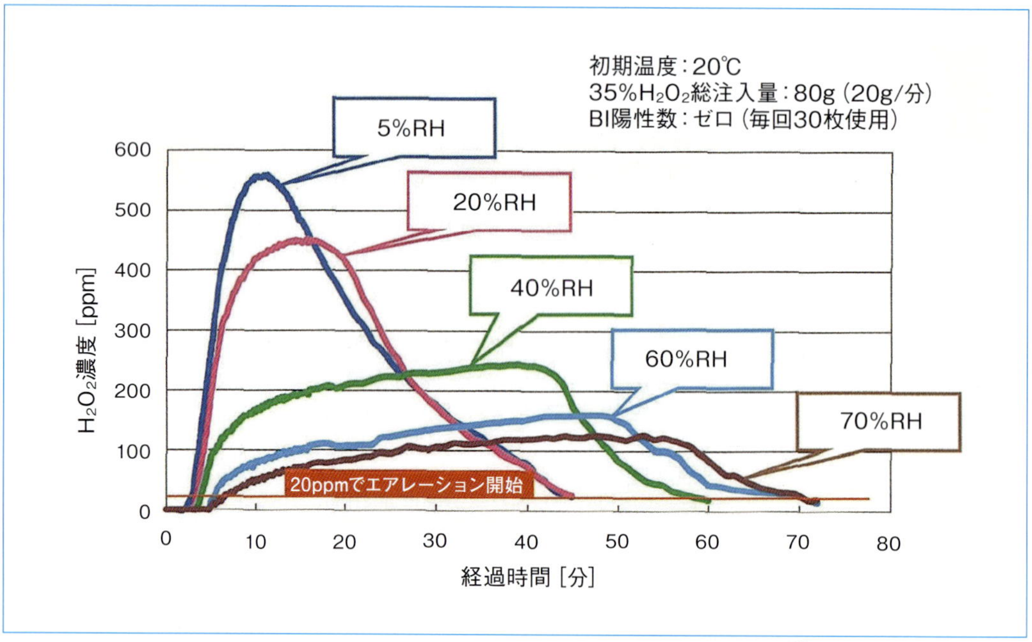

図5.2.24　サイクル開発時の相対湿度に対する過酸化水素気相濃度の変化[24)]

また，図5.2.24は相対湿度条件ごとの注入工程以降の過酸化水素気相濃度の経時変化である。注入工程は1回のみで，80g全量を20g/minの速度で注入，BI判定結果は全数死滅である[24)]。

これらの結果から，当社の除染方式では致死率は総注入量に依存し，相対湿度はあまり重要ではない。また，気相の過酸化水素濃度との関係性も薄く，あくまで対象表面でのマイクロコンデンスがポイントであると考えられる。

除染対象表面でのマイクロコンデンスの安定的発生において注意すべき点を挙げるとすれば，対象表面の温度は重要である。“注入”と“保持”の工程中，対象表面の温度が高いと過酸化水素分子の凝縮が起こらず殺菌効果が得られない。逆に対象表面温度が低すぎると過凝縮となり殺菌効果は得られるものの，過酸化水素の分解が進まず，次のエアレーション工程が長引くことになる。20～25℃[25)]の温度範囲が望ましいことがわかっているが，実用上は30℃までを許容している。

続く“4. 除染性能確認”では，除染サイクル開発で決定したパラメータを用いて6LRVの除染レベルの再現性を3回確認する。BIの陽性数によってはフラクションネガティブ法によって再評価することもある（次ページ④参照）。

ここまでの試験で再現性のある除染パラメータを確定したら，最後のステップとして“5. 濃度確認”を実施する。ここでは，除染中のアイソレータ周辺のバックグラウンド環境が1ppm以下であることを確認するとともに，アイソレータ内の残留過酸化水素濃度が1ppmとなるまでのエアレーション時間を確認，決定する。本試験での残留濃度の確認には，過酸化水素ガス用検知管を使用する（図5.2.25参照）。

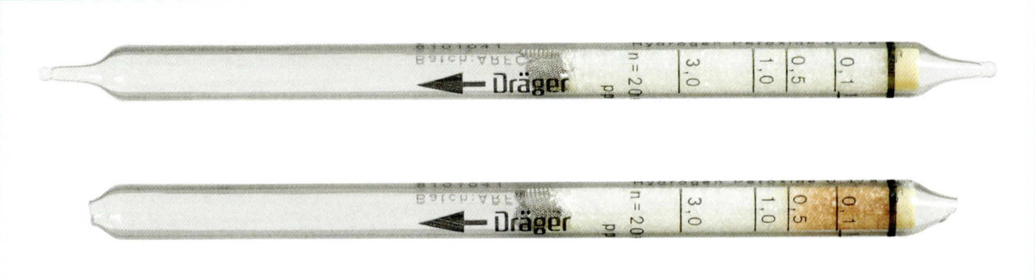

図5.2.25 Dräger社製 過酸化水素ガス用検知管

〔画像提供：ドレーゲルジャパン株式会社〕

④不良BI問題とフラクションネガティブ法

過酸化水素蒸気がエチレンオキサイドのように浸透性の高い滅菌剤ではないことは，広範なサイクルと材料評価によってすでにわかっている。また，1つのBIロットで99%を死滅させることができる検証済みのサイクルでも，あるBIだけが「死滅」しないことがある。このような抵抗性の強い特異なBIを不良BI（“rogue BI”=はぐれBIの意）と呼ぶ専門家もおり，2000年頃から耳にするようになった。アイソレータの除染性能を評価するために使用されるBIのこの問題は，多くの研究やコメント記事として発表されている。2010年にはPDAテクニカルレポートNo.51（ガスおよび蒸気相除染プロセス用生物学的指標：仕様，製造，管理および使用）が作成・発行された。また，BIを抵抗性にばらつきがあるという問題について，いくつかの改善策が提案されている。一般的な手法として，あるプロセスで達成される芽胞の対数減少値（LRV）を推定するための統計の応用であるフラクションネガティブ法※）の採用である[20]。

フラクションネガティブ法を用いた除染性能確認では，1カ所にBIを3〜5枚設置し，統計学的計算を行い，LRVを求める。

当社では“rogue BI”の存在も含め，設置したBIの全数死滅（培養結果で全数陰性）のみで6LRV以上を評価するのは現実的に困難であるため，本法を採用している。

⑤アイソレータ内のクリティカルゾーンの定義と除染検証の対象箇所の選定

澁谷工業では，アイソレータ内のファーストエアが吹き出す整流スクリーン下から製品搬送面上までの区域をグレードAエリアと定義し，無菌の製品や容器・栓および製品直接／間接接触部品が存在する場所とグローブ操作の範囲を含む限定したエリアをクリティカルゾーンと定義している。このクリティカルゾーンの定義は，除染検証の対象表面（BIの設置場所）の選定ベースとなる。

※）フラクションネガティブ法：目的とする微生物について，すべてが死滅せず一部が生残または一部が死滅するような条件で処理を行った後に培養試験を行い，全処理数中の陽性数と実施した滅菌処理単位との関係より，計算式を用いてD値を求める方法[26]。

そして，クリティカルゾーンを含む無菌プロセスエリア（グレードAエリア）内での製品品質へのリスク評価をもとに除染検証対象とする表面をリストアップし，BI設置箇所を選定している。

(4) アイソレータとRABSのグローブ完全性管理

コンベンショナルなクリーンブースシステムと比べ，アイソレータシステムやRABSでは製造時のさまざまな介在のことを考慮して非常に多くの数のグローブ(場合によってはハーフスーツ)が設置される。そして，実際のアイソレータやRABS設備においてグローブの欠陥が発見されることは決して少なくない。欠陥の大きさは1mm以下のピンホールから5mm以上の亀裂まで幅広い。欠陥の発生箇所は半数以上が指先または指間の根元であり，次いで多いのがグローブポートへの取り付け部（肩）の部位である。グローブ操作中の物理的ダメージやハサミ等の取り扱いミス，強く伸ばすことなどが原因となっているようである。

このようなグローブはバリアシステムを構成する重要な要素の1つであるが，比較的脆弱なものと認識されており，かつピンホール発見時の製品への影響範囲がおおよそ不明なため，各種ガイダンスではグローブの完全性に関して，毎回の使用時および製造前後の目視検査と定期的な機械的完全性試験（リーク試験）を含むモニタリングを実施し，管理することを要求している。これは収集した環境モニタリングデータ，およびそのアラート／アクション限度値の逸脱時に必要となる根本原因の調査を補完するものとなる。また，グローブの機械的リーク試験に関する頻度の設定は，使用者側の予防保全プログラムにおいて定められるべきものとある。リスク回避のためグローブすべてに関して各生産前後に機械的リーク試験を実施するケースもみられるが，実際の生産現場においては多大な労力と時間を要していると思われる。

また一方で目視検査や機械式グローブリーク試験装置のピンホール検出性能には微生物汚染の侵入リスクと紐づいた明確な精度要求や判定基準が存在しない。このような状況下で製造後の欠陥（ピンホールや亀裂）の検出，イコール，バリアシステム内の汚染，さらには製品の無菌性への重大リスクの発生という判断となってしまうことがあり，バリアシステムを使用する側にとってグローブの完全性に関する管理業務が大きな負担となる可能性がある。

本項ではグローブの欠陥がもたらす微生物侵入リスクとグローブの目視検査および機械式グローブリーク試験装置の欠陥検出感度と試験時間などの現状を述べ，適切なグローブの完全性管理のあり方について解説する。

①グローブの欠陥がもたらす微生物侵入リスク

まず，グローブの欠陥による汚染リスクを考察するために，グローブリークと汚染に関する1つの文献としてHow Risky Are Pinholes in Gloves？　A Rational Appeal for the Integrity of Gloves for Isolators.―グローブのピンホールはどれほどのリスクがあるか？　アイソレータ用グローブの完全性に関する合理的提案 を紹介する。この文献は，Angela Gessler氏，Alexandra Stärk氏，Volker Sigwarth氏らが，2011年にPDA Journal of Pharmaceutical Science and Technologyに寄稿したものである[28)]。

本文献内の実験において，その著者らは図5.2.26に示すように，リークがよく検出される

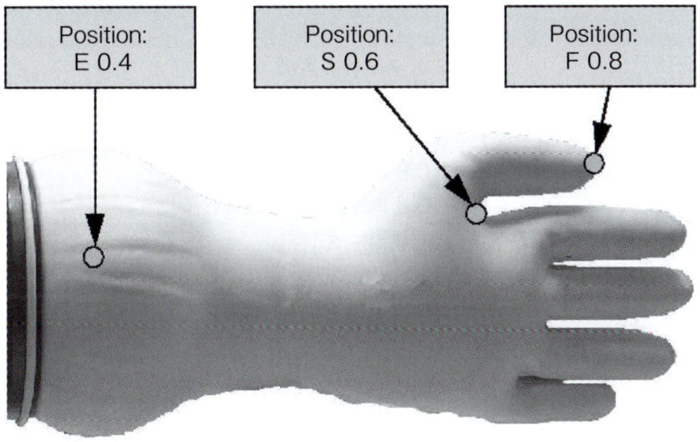

図5.2.26 グローブ上のピンホール位置とサイズ[28)]
How Risky Are Pinholes in Gloves? A Rational Appeal for the Integrity of Gloves for Isolators
〔Pharm Tech Japan_Vol.33 No.6（2017）_増刊号_品質保証の新潮流_アイソレータ搭載充てん設備の生産性向上に関するケーススタディ〕

“指先”，“指の付け根”，“袖”の3カ所にあらかじめピンホールを開けたグローブ（1ピンホール／1グローブ）を用意した。ピンホールのサイズは上述の3カ所それぞれに対して0.16mm（0.4mmニードル穿刺），0.258mm（0.6mmニードル穿刺）および0.387mm（0.8mmニードル穿刺）の3種類とし，合計9種類のグローブを用意した。そして，この9種類のグローブの内側（作業者が手を入れる側）には，“現実的レベル（著者らが事前に調査した量）”，“中レベル”，“高レベル”の量の菌を塗布し，それらの条件下でのチャレンジスタディを実施した。

試験作業は上述のグローブを組み付けたアイソレータを用いた20個のガラス玉の移し替え操作である。4日間以上の作業の後，ガラス玉，グローブ表面およびアイソレータ内部の汚染を確認した。その結果，グローブの内側の汚染状態が“高レベル”の場合は最も小さいピンホールサイズでもいくつか菌が検出された。一方で，“中レベル”および“現実的レベル”の場合，ガラス玉，グローブ表面，アイソレータ内部のすべてで菌の検出が認められなかったと報告されている（表5.2.12参照）[28)]。このような情報から，ピンホールの存在が潜在的汚染リスクを高めることは事実ではあるが，そのリスク度合はグローブ内側の微生物汚染レベルによって変化するものと考えられる[10)]。すなわち，グローブの完全性に関する汚染リスクはバリアシステムのバックグラウンド環境，特にオペレータの手袋の汚染レベルと深く結びついている。

本文献[28)]の結論として，アイソレータグローブの完全性に関して最大限に汚染のリスクを減らす方策は下記の通りと述べられている[28)]。

1）ルーチンの目視検査（手指のピンホールはこの方法で最優先に確認される）

2）アイソレータでの製造または試験の間に行われる独立した方法として記されたプロトコール

表5.2.12　チャレンジスタディにおける微生物汚染検出結果[28)]

グローブ内側表面の微生物負荷（初期）	ピンホールの位置とサイズ	汚染検出（ガラス玉あるいはグローブ表面）
高レベル （3.6×10^4 CFU/cm^2）	F，SおよびEの位置 0.160 mm（0.4 mmニードル穿刺）	数個陽性
中レベル （4.3×10^3 CFU/cm^2）	F，SおよびEの位置 0.258 mm（0.6 mmニードル穿刺） 0.387 mm（0.8 mmニードル穿刺）	すべて陰性
現実的レベル （5.0×10^1 CFU/cm^2）	F，SおよびEの位置 0.258 mm（0.6 mmニードル穿刺） 0.387 mm（0.8 mmニードル穿刺）	すべて陰性

How Risky Are Pinholes in Gloves ?　A Rational Appeal for the Integrity of Gloves for Isolators
〔Pharm Tech Japan_Vol.33 No.6（2017）_増刊号_品質保証の新潮流_アイソレータ搭載充てん設備の生産性向上に関するケーススタディ〕

をもつ自動化されたリークテスト装置の定期的な運用とテスト
3)オペレータの手とグローブ内側への微生物学的環境モニタリングおよび消毒による微生物数の制御
4)FDAによって推奨されているような滅菌された（冗長な）オーバーグローブの使用

また，本文献を通して得られる情報は，RABSのグローブにも当てはめて考えることができる。

②機械式グローブリーク試験装置の使用実例と検出感度，判定結果の取り扱い

次に，アイソレータ搭載の充填設備などで行われているグローブリーク試験装置の現状について解説する。

アイソレータに取り付けられているグローブのリーク試験は，日常的な点検においてはアイソレータにグローブが取り付けられた状態のままで行う。

機械式グローブリーク試験装置には，図5.2.27に示すような加圧方式（正圧減衰法）を採用したものが多い（澁谷工業では減圧方式も一部採用している）。

グローブリーク試験装置のリーク検出感度は，グローブの容積に合わせた剛性の高いキャリブレーションチャンバーにさまざまな孔径の基準リークプレートを取り付け，“孔なし”プレート（完全密閉状態）との比較により標準化される。より小さいリークを対象とする場合は検査時間を延ばす必要があるが，測定中の環境温度に変化がないよう留意する必要がある。一般的には孔径ϕ0.1 mmであれば1分程度，ϕ0.05 mmであれば3分程度の検査時間が必要となる。

一方で，実際のグローブには弾性力があるため，“孔なしグローブ”であってもリーク試験中にはある程度の圧力降下が生じる。さらにグローブの種類や材質などによって圧力降下の程度も異なる。したがって，グローブに孔があることを明確に判定できるしきい値の決定には限界があることも事実である。また，グローブにリーク孔がある場合，測定される圧力降下の値は孔の形状，位置，グローブの厚み等により変化するものであるため，グローブリーク試験の

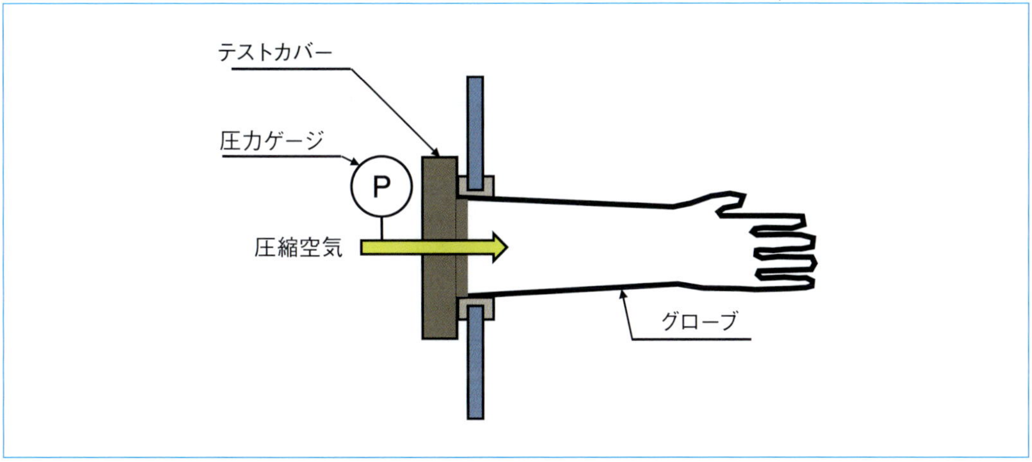

図5.2.27 グローブリーク試験装置：圧力変化試験（加圧方式）の模式図

結果からグローブに開いた孔径を特定できるわけではない。

グローブリーク試験の一例として，あるグローブのリーク試験において14Paの圧力降下が確認されたとする。装置に設定した許容圧力差が25Paである場合，判定結果としては「合格」となるが，これはリーク発生源が基準リークプレートよりも十分小さいことを意味するだけである。この許容圧力差にしても，どの値を超えると微生物汚染リスクが発生するものなのかが明らかになっていて設定しているものではない。

③グローブ完全性試験の検討課題

グローブの完全性試験に関する検討課題には以下のような項目がある。

1) 欠陥の検出感度

グローブの目視検査や機械式グローブリーク試験装置の欠陥検出性能には限界があるということは周知の事実である。“ピンホール”という用語は標準的にはグローブのあらゆる種類の欠陥（孔，亀裂，大きな破れ等）をまとめて示すことが多い。

圧力降下試験法による機械式グローブリーク試験装置の事例では最小φ0.08～0.1mmの孔（あな）を検出可能としているものであっても，0.8mm以下の亀裂は容易には検出できないとも報告されている（表5.2.13参照）。

また，機械的グローブリーク試験はグローブ全体を広く検査対象とすることができるが，リークが検出された場合，グローブのどこに欠陥が生じているかはわからない。

一方で訓練された作業者による精密な目視検査では，その検出限界点は機械的グローブリーク試験に勝っているといわれることもあるが，検査手順の文書化，作業者の適格性評価と訓練などの管理が必要である。また，グローブは使用のたびに目視検査することが求められているが，製造中のグローブ目視検査では，精密な検査は行うことができず，その際の判定基準は「目視で確認ができる破れがないこと」となり，具体的な数値限度は設定しないことがほとんどである。このようなことから，製造中の目視検査は，指先およびリーク頻度が

表5.2.13　圧力変化試験法によるピンホールの検出可能性[29]

	サンプル① 亀裂200μm	サンプル② 亀裂400μm	サンプル③ 亀裂800μm	サンプル④ 孔径100μm
圧力変化（加圧）試験 150Pa	検出不可	検出不可	検出不可	検出可
圧力変化（加圧）試験 300Pa	検出不可	検出不可	検出不可	−
圧力変化（加圧）試験 500Pa	検出不可	検出不可	検出不可	検出可

Dry Box Gloves（Hypalon）0.5mm厚：NORTH社製の指先に注射針を刺してサンプルを作成。
使用した注射針は以下の通り。
・［サンプル①］：BD Microlance 30G×1/2"（0.3×13 mm）［BD Medical Systems］
・［サンプル②］：TERUMO NEEDLE 23G×1"（0.65×25 mm）［テルモ株式会社］
・［サンプル③］：TERUMO NEEDLE 18G×1 1/2"（1.20×38 mm）［テルモ株式会社］
・［サンプル④］：注射針BD Microlance 30G×1/2"（0.3×13 mm）をバーナーで加熱して指先に注射針を穿刺

〔アイソレーター使用グローブのピンホール試験検出限界とピンホールのアイソレーター内部に及ぼす影響に関する研究（一部抜粋）〕

高い特定の部分（"指の付け根"，"袖"，"肩"）を検査対象として重点的に観察し，グローブ表面の汚れや傷つき，普通に目視できる範囲の欠陥の検出を目的とすることになる。

以上のことから，合理的なグローブ完全性管理の方策としては，欠陥発生リスクおよび無菌製品への近接度リスクの高い特定部分を日常の目視検査で重点的に実施し，機械的グローブリーク試験は定期点検に位置づけ，各バッチまたはキャンペーンごとあるいは月ごとといった頻度を定めて実施することが妥当である。

2) 作業負荷に関して

実際のグローブの目視検査において精密な検査を行う場合，熟練したオペレータでも1本のグローブに対して5分程度はかかるという意見がある。これを毎使用時すべてのグローブに関して行うことがいかに時間とコストのかかる作業となるかは想像に難くない。機械式グローブリーク試験において複数個をまとめて検査できる装置もあるが，リーク試験時間以外にもグローブ1つ1つに対してアダプタをセットする作業時間なども必要となるため劇的な時間短縮は難しいと考えられる。機械式グローブリーク試験にかかる時間については，リーク試験装置の種類，アイソレータ装置の規模やグローブの数にもよるが，無菌試験アイソレータでは30分以内，充填ライン用アイソレータではトータルで3時間あるいはそれ以上かかるケースも少なくない。

製造スケジュール全体を考慮すると，製造の切り替え所要時間を構成するすべての要素の中でグローブ管理にかける時間が大きくなりすぎないように注意する必要がある。

3) 検査によるダメージについて

通常，精密な目視検査を行う場合には作業者は微細なピンホールを見つけやすくするため，検査部分を引っ張ったり伸ばしたりすることがあるが，それによってかえってグローブに深刻なダメージを与えることがある。機械式グローブリーク試験においても通常グローブアセンブリにかけないような高い試験圧力（または負圧）を加えることによるリスクがあるとも考えられる。この意味からも，過剰な負荷と高頻度の検査はグローブの使用頻度や滅菌回数とともにグローブの寿命を短くする要因となることが考えられるため，適切な検査プログラムと定期的なグローブの交換を含めた予防保全プログラムの構築が重要である。

4) 無菌性保証への影響について

微生物の大きさに比べてグローブの完全性試験の検出限界は明らかに大きく，微生物の透過汚染リスクは必ず存在するものと考えられる。実際の運用においては，グローブの完全性試験結果の合否判定基準の設定，および不合格時の逸脱処理の要否に関して，前述したチャレンジスタディの実施データや許容圧力差以上のリーク量を検出したグローブに関する介在作業中の環境モニタリングデータ，内面および外面の付着菌，グローブを使用した介在作業記録，使用箇所の情報などを揃え，総合的に判断することになる。

【まとめ】

PIC/S-GMP Annex 1の記述と，圧力降下試験法におけるピンホール検出能力の研究事例[29]をもとに，検出感度の低いほうから高いほうに順序づけると，以下の順序になる。

(低)「毎使用時の目視可能な欠陥を発見するための目視検査」
＜「定期的な機械的グローブリーク試験」
＜「定期保守プログラムに基づく精密な目視検査」(高)

現在主流となっている圧力降下試験法による機械的なグローブリーク試験に関しては，ピンホールの形状によっては検出できないものもあり得ることを認識したうえで，「グローブ全体に対して欠陥を累積的に捉えることができる検査方法」として運用すべきである。一方で「毎使用時の目視可能な欠陥を発見するための目視検査」に関しては，手指やグローブポート肩口，グローブとスリーブのつなぎ目といった欠陥の発生しやすい部分を中心に，あまり時間を要しないレベルの点検とし，精密な目視検査における重点検査項目は，機械的グローブリーク試験のピンホールの形状による検出限界の特性から“亀裂”とすべきである。また，予防保全の観点からみて「ピンホールが発生する前の“いたみ”や“劣化”を検出すること」に重点を置くべきと考える。

またグローブにピンホールが生じた場合でも，実際の作業に使用しなければアイソレータ内部の陽圧により汚染のリスクは極めて小さいことから，グローブの完全性管理は日常的には製造時に使用されるオペレート用グローブの検査頻度を高くし，そうでないサポート用グローブの検査頻度は低くてもよいと考える。同様の考え方はグローブの表面付着菌モニタリングに関しても当てはまる。製品への汚染リスクのないグローブまでも培地で汚す必要はない。

グローブの汚染管理プログラムの中にオペレータ手袋の消毒，冗長なオーバーグローブによるグローブの二重化と合わせて「精密な目視検査」と予防保全的なグローブの交換を組み込むことで機械的グローブリーク試験の実施頻度を下げつつ，深刻な汚染を引き起こすことを未然に防ぐことができると考える。

(5) アイソレータとRABSのトランスファー装置（インターフェース）

アイソレータやRABSのクリティカルゾーンでの資材や機器の出し入れには，次のような事例が挙げられる。

- 定置のCIP/SIPを採用しない，非定置で滅菌した製品直接接触部品（充填ポンプ，充填ノズルなど）の搬入
- 非定置で滅菌した製品間接接触部品（ゴム栓ホッパー，ボウル，シュート，あるいはRABSにおけるクリティカルな用途のグローブ）の搬入
- 事前に滅菌したRTU（Ready-To-Use）製品容器やゴム栓の搬入
- 調製から充填ポイントへの製品の流路または粉体製品の搬入
- 環境モニタリング用培地の搬入
- インプロセス（計量）製品サンプルの搬出
- 充填打栓済み製品容器（半打栓，全打栓）の搬出
- リジェクト製品，廃棄物および洗浄剤，消毒剤の搬出　など

そして，アイソレータやRABSのクリティカルゾーンの空気および表面の清浄度は，これらの搬入出全体の期間で維持する必要がある[9]。

トランスファー装置と方法には大別して3つのタイプがある[9]。

以下にタイプごとの具体的な事例について解説する。

①物理的保護あるいは気流での保護を伴う可搬装置

遠隔の別の装置の無菌エリアからバリアシステムの無菌プロセスエリアへの物品の移送に使用される，汚染からの保護を維持可能なトランスファー装置[9]。

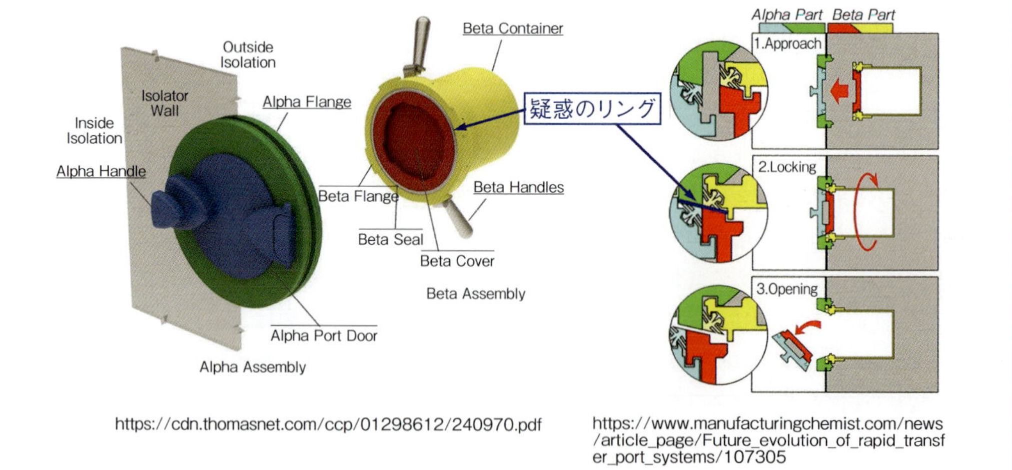

図5.2.28　RTP（rapid transfer ports）コンテナ

事例1）アルファ／ベータドアとトランスファーコンテナを備えたラピッド・トランスファー・ポート（RTP）（図5.2.28参照）

RTP接続を使用した滅菌／無菌のエリアからバリアシステム無菌プロセスエリアへの移送では，インターロック式のアルファ／ベータドアが，開く前にポートドアの汚染される可能性のある2つの面を密閉する。ドアシールの界面が除染ガスに触れない“疑惑のリング”（ring of concern）となるが，例えば，搬送時に一次包装資材が接触しないようにするシュートや，手作業によるシール界面の「ウエット＆ワイプ」消毒や，除染用フォルスコンテナ（ショートベータキャップ）の使用によるバイオ除染中のシール露出など，適切な実施により，このリスクを排除することができる（図5.2.29参照）[9]。

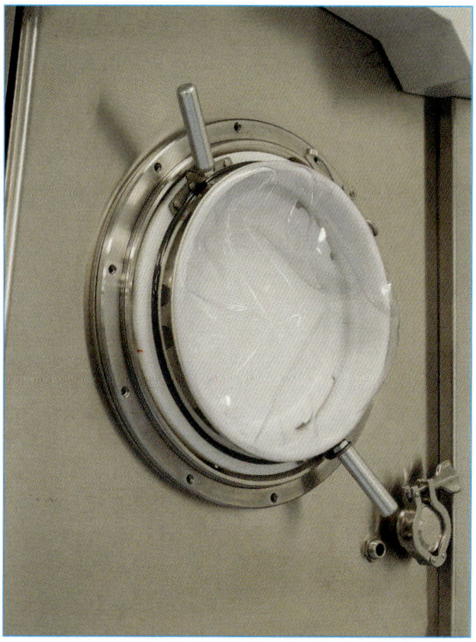

図5.2.29　RTP「疑惑のリング」に対する追加の除染プロセス事例

〔DPTE®Systemカタログ：Betaダミーコンテナ画像提供：ゲティンゲグループ・ジャパン株式会社〕

事例2）移動式のUDAF（Unidirectional Airflow—一方向気流）台車

移動式のUDAF台車は，グレードB環境の範囲内で無菌ゾーン間の搬送に使用する場合がある。バッテリ電源を搭載した移動式台車は使用する間，空調運転を備え，無菌ゾーン周辺の間，またはRABSと他の無菌プロセス設備の間の無菌接続を容易にする[9]。

図5.2.30はオートクレーブ～RABS間のUDAF台車の事例である。

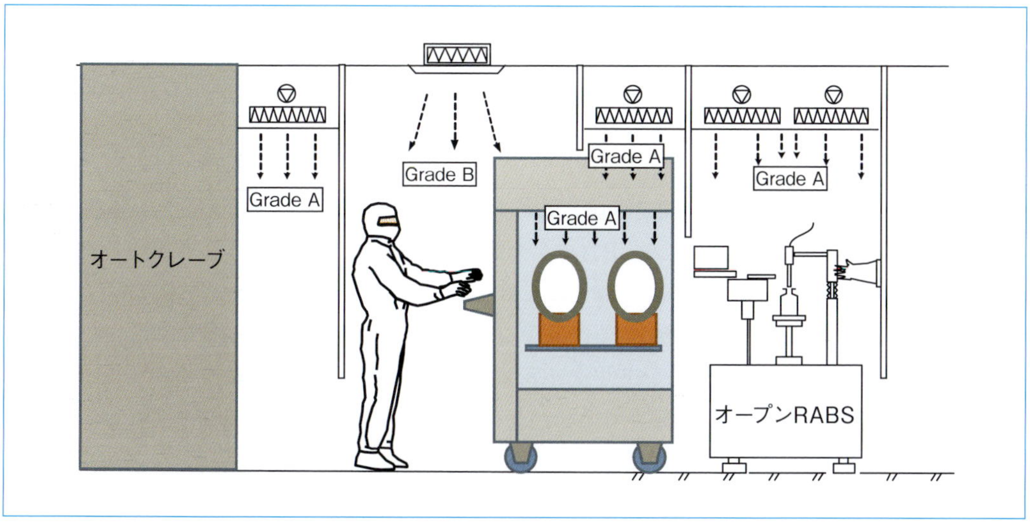

図5.2.30　オートクレーブ～RABS間のUDAF台車

事例3）RTPを有する単独ガス除染機能付きの移動式アイソレータ

RTPを有する移動式アイソレータは，グレードCまたはD環境内に離れて存在するアイソレータ間の搬送に使用される。図5.2.31は凍結乾燥機インターフェースアイソレータ～充填機アイソレータ／巻締機アイソレータ間をつなぐ移動式アイソレータの事例である。本装置は，装置組込みもしくは別置きの除染装置により単独での除染が可能であり，バッチ式の滅菌された一次包装資材あるいは製品間接接触部品の外包装表面の除染・搬入にも適している（③項後述）。

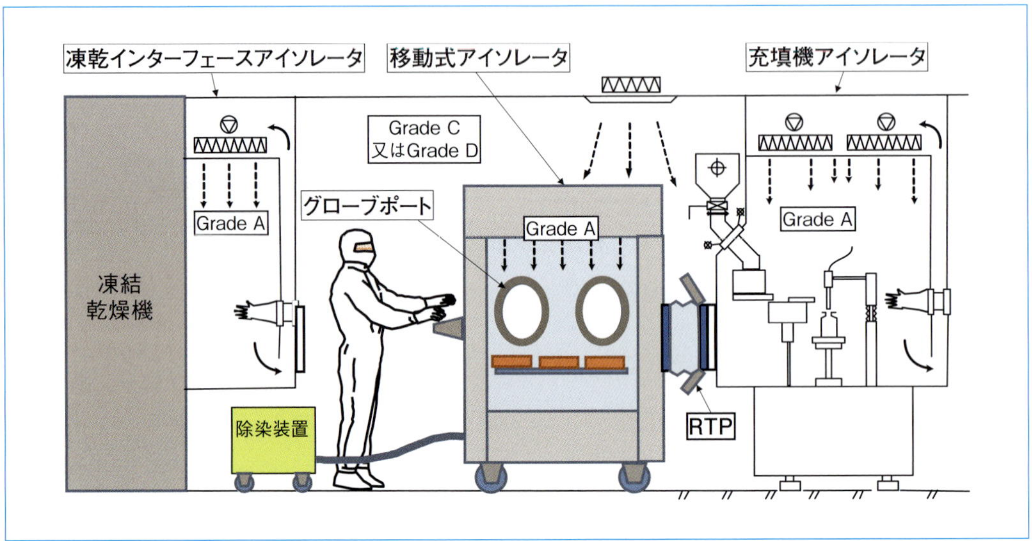

図5.2.31　アイソレータ～アイソレータ間の移動式アイソレータ（単独除染機能付き）

②移送用滅菌バッグまたは容器

事前に滅菌した移送バッグまたは容器で，無菌的に調製または滅菌された一次包装資材を格納することができ，バリアシステムとのインターフェースを持ち，移送操作時に無菌性が損なわれるのを防止することができるもの[9]。

事例1）グレードAの一方向気流で保護されたトランスファーシュート（オープン接続）

RABSは周囲環境が最低限グレードBで，補助的な垂直気流のプロテクションブースがトランスファーシュート入口の上側に装備されており，グレードAの一方向気流を供給している。移動式UDAF台車または無菌搬送容器（滅菌バッグまたは滅菌容器）を使用して，搬送の間，グレードAは維持される。トランスファーシュートは無菌容器との接続時のみ開放され，それ以外の時は物理的バリアで閉鎖される。バリアは容器が接続されていない状態でのシュートへのアクセスを制限し，必要に応じて陽圧の制御を付加する（図5.2.32参照）[9]。

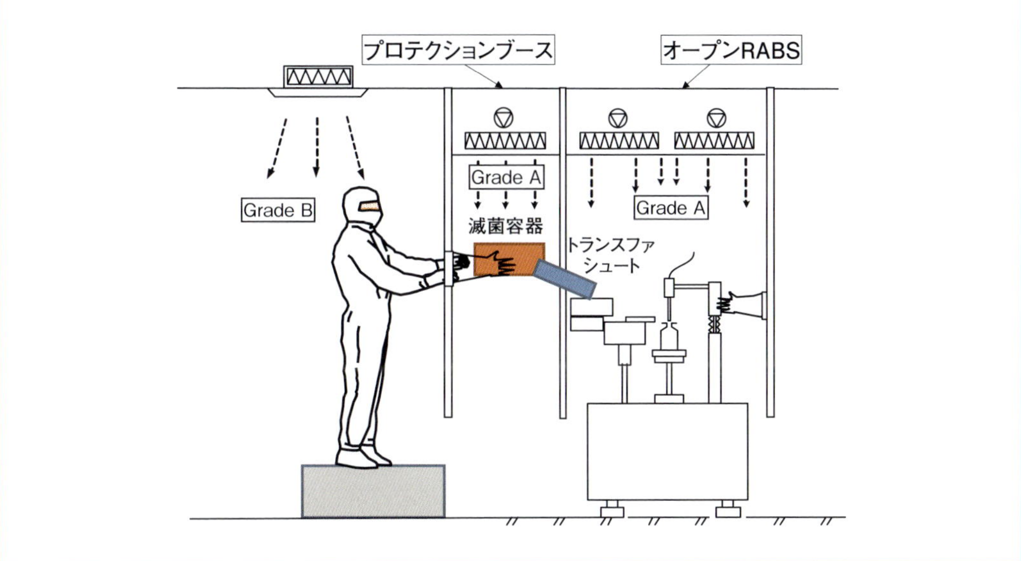

図5.2.32 無菌搬送容器とトランスファーシュート

事例2）RTU滅菌済みゴム栓の搬送・供給のためのシングルユース・ベータ・バッグ

包装・滅菌プロセスは通常，製薬会社に出荷される前に別の場所でサプライヤによって行われる。“Ready-to-use”（すぐに使える）ゴム栓は，一次包装を保護し，低クリーンルームから高クリーンルームへ安全に移動するために，二次包装に入れて納入される。包装，輸送，保管，包装開封の際に，一次包装と二次包装のいずれかが損傷し，微生物汚染の可能性がある。したがって，使用前にバッグの完全性を検査することが必要である（図5.2.33参照）[6]。

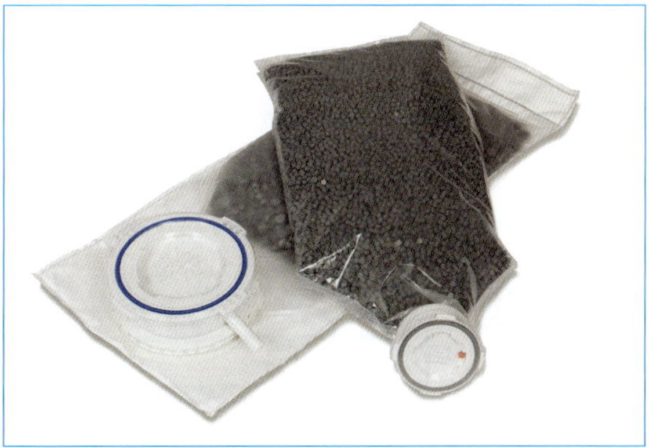

図5.2.33 RTU滅菌済みゴム栓シングルユース・ベータ・バッグ
〔画像提供：ゲティンゲグループ・ジャパン株式会社〕

事例3）ノー・タッチ・トランスファー（NTT）方式

滅菌済みタブ（シリンジやバイアルを収納している）を1重もしくは2重に無菌包装（包装後に滅菌する手順）したものを使用し，低グレードエリアからグレードAへの移送ごとに無菌包装を取り外していく方式。“ノータッチ”の意味は外包装の内側の「無菌の表面には触れない」という意味である。低いグレードの環境エリアから滅菌や除染工程を省略してタブをグレードAエリアへ移送するため，グレードA環境に汚染を持ち込むリスクについて考慮が必要である。滅菌済シリンジ入りタブ製品（図5.2.34参照）のNTT方式による充填機アイソレータへの持ち込み検討事例を図5.2.35に紹介する。

無菌のタブ表面はグレードAエリアからの圧力差（ガイダンス値10Pa以上）によるグレードA気流によって保護されることが原則であるが，NTT方式ではマウスホールから吹き出し

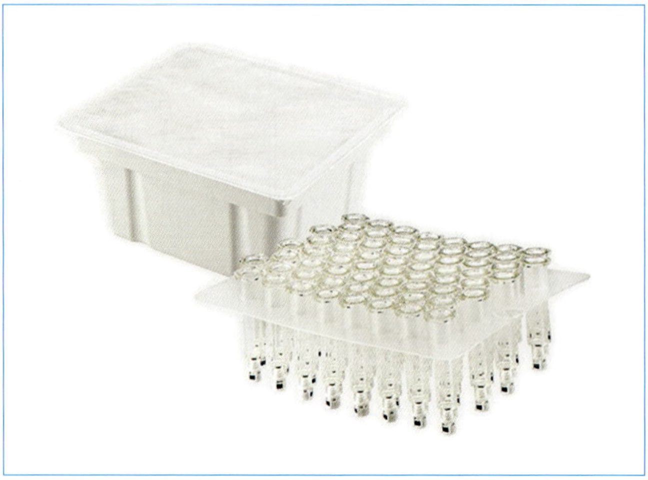

図5.2.34　滅菌済みシリンジ用パッケージ

（画像提供：日本ベクトン・ディッキンソン株式会社）

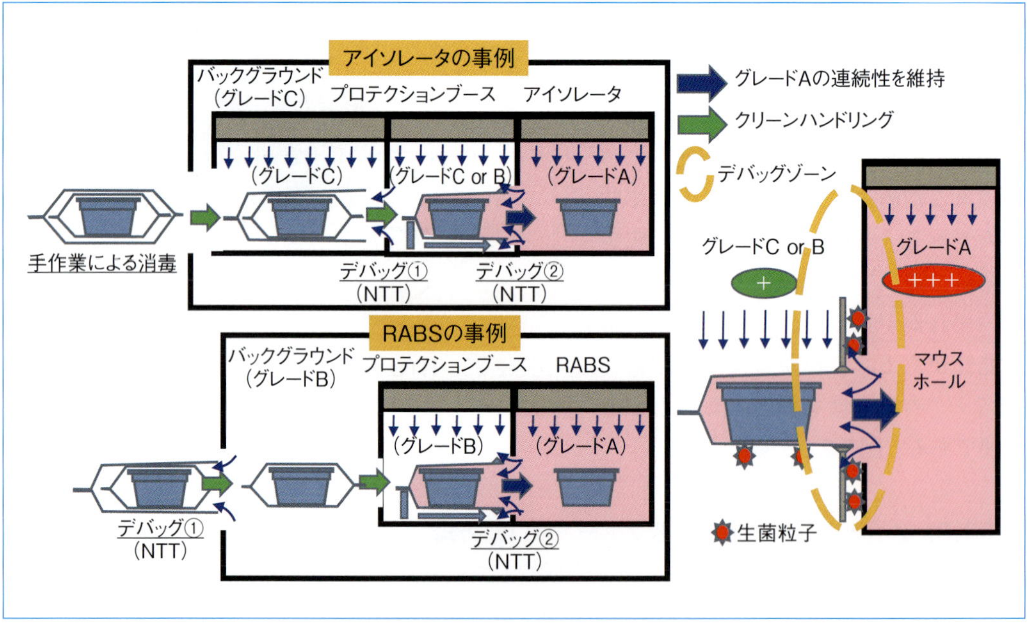

図5.2.35　ノー・タッチ・トランスファー（NTT）方式

参考文献

・Anthony Vico：NO TOUCH TRANSFER INTO AN ASEPTIC MANUFACTURING FILLING ISOLATOR/RABS. ISPE 2017 Aseptic Conference Reston, 7-8 March 2017

・伊藤 忍，永井 兼：グレードAへのものの持ち込み研究．2021年ISPE日本本部年次大会 SPP COP Workshop, 14 May 2021

た空気がグレードCあるいはグレードBエリアの床，壁，装置，外袋などの表面に触れ，“そこに存在するかもしれない生菌粒子”を巻き上げる，あるいは巻き込むことにより，タブ表面を汚染する可能性（リスク）が存在するとの懸念が示されている。

このような懸念に対するリスク低減策として「デバッグゾーンでの適切な気流の確保と維持」，「デバッグの自動化」，「デバッグゾーンの環境グレードの改善（殺芽胞消毒やバイオ除染，グレードA気流の追加）」などが挙げられている[30, 31]。

③汚染除去プロセス（滅菌・バイオ除染・高度な消毒）を有するトランスファー装置

バリアシステムとの接続時に高度な汚染除去プロセスを含むトランスファー装置または方法。移送時の汚染除去手段には，滅菌，自動バイオ除染，あるいは手作業による殺芽胞消毒のステップを踏む場合もあり，トランスファー装置内でプロセスが完了する[9]。

事例1）高度な除染プロセスを有する搬入用パスボックス

過酸化水素蒸気を用いた急速なバイオ除染（多くの場合6LRV）は，滅菌された一次包装資材あるいは製品接触部品の外包装表面の除染に適している（図5.2.36参照）。

事例2）RTPを有する単独バイオ除染機能付きの移動式アイソレータ

バッチ式の滅菌された一次包装資材あるいは製品間接接触部品の外包装表面の除染・搬入にも適している（図5.2.31前掲）。

事例3）滅菌工程を含むトランスファー装置[9]

1）フル滅菌工程：

- 乾熱滅菌トンネル ― 連続的な供給に適している。

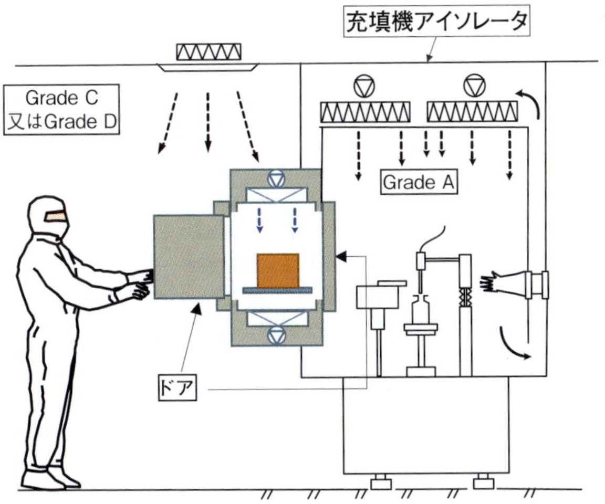

図5.2.36　除染機能付きパスボックス

• オートクレーブ滅菌機 ― 製品や培地のバッチ供給に適している。
• 乾熱滅菌機 ― 容器などのバッチ供給に適している。
• 自動ゴム栓洗浄滅菌機 ― ゴム栓の自動供給システム（図5.2.37参照）

2) 表面滅菌（あるいは除染・殺菌）工程：

• 電子線滅菌トンネル ― 連続的な供給に適している。
• 殺胞子ガス蒸気を用いた外装滅菌（あるいは除染）庫 ― 滅菌済み一次包装資材（RTUなど）の入ったトレー，バッグなどのバッチ式供給に適している（図5.2.38参照）。
• UV等の光を用いた殺菌パスポート ― 一次包装資材の連続式供給にもバッチ式供給にも適している。

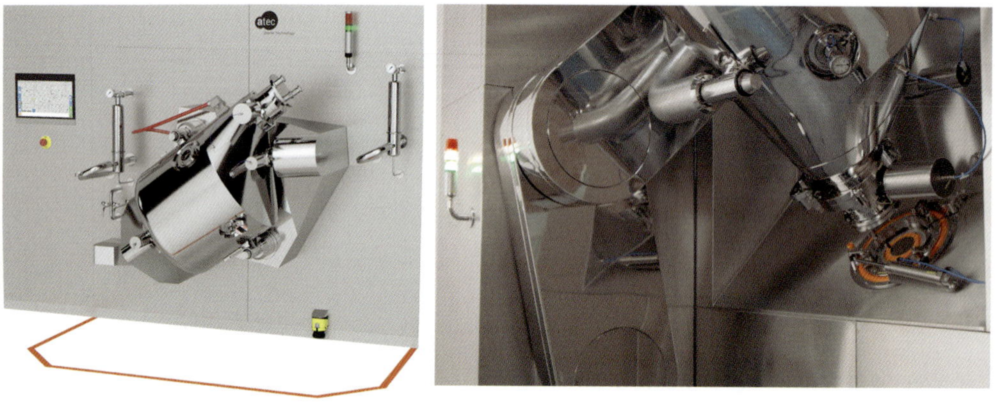

図5.2.37　ゴム栓洗浄滅菌機

〔画像提供：株式会社 Atec Japan〕

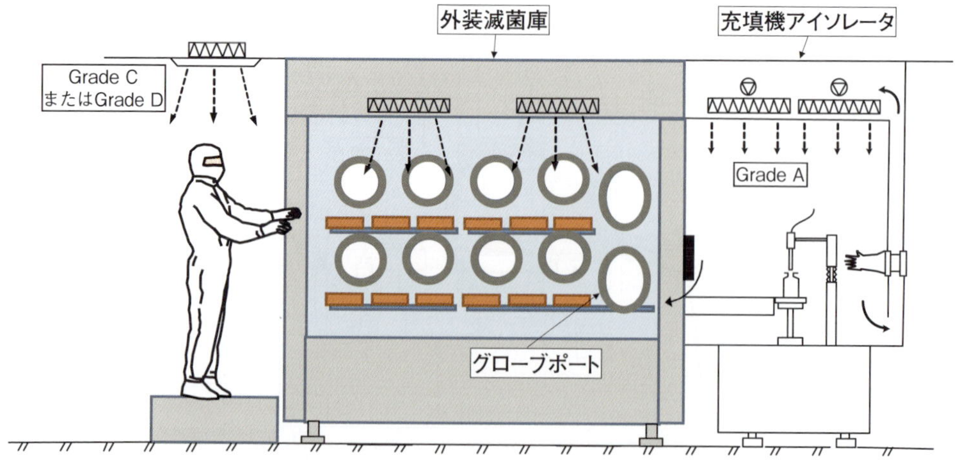

図5.2.38　バッチ生産時の滅菌済み一次包装資材搬入用外装滅菌庫

【まとめ】

アイソレータやRABSのクリティカルゾーンへの無菌の資材や器具のトランスファー装置の選択は，持ち込まれるものの滅菌形態，およびバックグラウンド環境の清浄度管理，環境設備の設計に依存する。非無菌のものを低いバックグラウンド環境からグレードAに持ち込むためには，滅菌あるいは高度なバイオ除染機能を持ったクローズドなシステムで持ち込む必要があるが，無菌のものをグレードAの連続性を維持した環境あるいは形態で持ち込む場合にはオープンなシステムでも良い。リスクアセスメントはそれらの設計上の条件（清浄度グレード，差圧，気流，ヒト介在の度合いなど）を考慮して，グレードAエリアに汚染を持ち込まないための効果的な手順を決定するために使用される。

(6) 総浮遊微粒子濃度および微生物汚染レベルの測定とモニタリング

アイソレータやRABSの無菌プロセスエリア（グレードA）およびそのバックグラウンド環境と作業者に対する総浮遊微粒子濃度および微生物汚染レベルの測定は，エリアのクラス分類とクオリフィケーション，そして日常の環境管理のための環境モニタリング（以下，“EM”(Environmental Monitoringの略）と呼ぶ）で実施される。

総浮遊微粒子濃度の計測には，空気中を浮遊する全粒子を計測する光学式パーティクルカウンタが用いられる。

微生物汚染レベルの測定には，浮遊菌，落下菌，表面付着菌の3つの項目があり，それぞれアクティブエアサンプラ，φ90mmセトル（落下菌用）プレート，φ55mmコンタクトプレートなどが用いられる[1)]。

本項では，PIC/S-GMP Annex 1に記載されている要求事項の中で，グレードAエリア内で特に留意すべき2つの項目について解説する。

①総浮遊微粒子モニタリングのサンプリングチューブ長さ，チューブ径と曲げ半径の条件と粒子損失の評価

総浮遊微粒子モニタリングに使用される“光学式パーティクルカウンタ”（エアロゾルを集光された光源に通し，散乱光を電気パルスに変換して粒子をカウントする装置：“LSAPC”(Light scattering airborne particle counterの略)）は，製薬およびヘルスケア製造におけるクリーンルームのクラス分類および管理環境の連続モニタリングに一般的に使用されている。製薬施設のクリーンルームのクラス分類では，通常0.5μm以上の粒子径が計測される。また，継続的な環境評価および製造バッチの環境モニタリング活動に関して，EUおよびPIC/S-GMPは“≧5.0μm”の粒子径を追加で計測することを要求している。この粒子径は微生物を運ぶ粒子を代表するものであり，その大部分は皮膚剥離物から形成されると考えられているからである[32)]。

クリーンルームの清浄度クラスが高いほど，粒子計測の精度に影響を与える不確かさの要因の影響は大きくなる。ほとんどのパーティクルカウンタは，電子ノイズ，迷光，または付着粒子の突然の放出により，特に5.0μm以上の粒子計数で時折誤った計測値（偽計数）を示す。また，この粒子径は粒子損失の可能性を有する。粒子損失の要因には，静電気沈着，拡散沈

着，慣性衝突，重力沈降などがある[32, 33]。

このような技術的課題点を背景に，PIC/S-GMP Annex 1の5.9項では「サンプリングチューブを含むパーティクルカウンタは適格性確認がなされている必要がある。チューブの直径と曲げ半径については，製造業者の推奨仕様を考慮する必要がある。正当な理由がない限り，通常，チューブの長さは1mを超えてはならず，曲げの数を最小限に抑える必要がある。クラス分類の目的ではサンプルチューブの長さが短いポータブルパーティクルカウンターを使用する必要がある。（以下省略）」[1] と記されている。

確かに，パーティクルカウンタの試料流量およびサンプリングチューブの径と長さによりサンプリングチューブ内の滞在時間が変わり，滞在時間が長いほど粒子損失は増大する。また，粒子の電荷が影響する場合もある。特にテフロン系チューブなど樹脂製のチューブには静電気沈着による損失の大きいものがあるので注意が必要である。サンプリングチューブには帯電しにくいもの，または導電性のものを用いるのが好ましい。また，途中に継手やバルブなどを挿入すると，流れが乱れて粒子損失や付着した粒子の剥離，可動部からの発塵などが発生する恐れがある。できるだけサンプリングチューブの途中にこれらの配管部品を入れないほうが良い[33]。

一方で，アイソレータシステムではパーティクル計測ラインの除染が求められるケースもあり，除染ガス切替えバルブや配管部品を追加することによる計測へのデメリットと除染による無菌性保証上の効果の大きさを比較し，選択すべきである。

アイソレータやRABSなどで，パーティクルカウンタの排気による微粒子発生を避けるため，カウンタをバリアの外側に設置する必要がある場合，サンプリングチューブの設置は避けられない。このような状況では，チューブはできるだけ短くする必要があるが，PIC/S-GMP Annex 1に記されている“ガイダンス値1m未満”は現実的には達成することが難しい場合がある。これに関して，ISO TR 14644-21：“Airborne particle sampling techniques”（2023）は，アイソレータやRABSに固定式カウンタ用チューブを取り付けることの難しさを認めており，その上で粒子損失を評価することを推奨している。そして，計数精度を向上させ，粒子損失を最小限に抑えるためのいくつかの構成要素について触れている。以下にその内容を要約する[32]。

1）チューブ

チューブの性能を把握するためには，内径およびパーティクルカウンタの流量条件が重要である。アイソレータやRABSの固定式パーティクルカウンタでは，屈曲数が3回を超えない限り2mのチューブが正当化される可能性がある。屈曲数は粒子損失と相関性がある。例えば，直径10mmのチューブを水平に使用した場合，≥5.0μmの粒子径損失は2mで20%に達する。チューブの曲がりは半径が大きいほど損失が少なく，最低15cmが出発点となる。しかし，屈曲そのものは流量と直径によって粒子損失のリスクが異なる。直径10mmから15mmのチューブは適切なレイノルズ数（慣性力と粘性力の比率．効果的な乱流を確保するために，レイノルズ数を2,200以上にする）を確保する。

粒子損失に影響するもう1つの要因はチューブの材質である。チューブの材質としてはステンレス鋼が最適であり，次いでBev-A-Line®，さらに高温にはTygon®が適している。このような材料のパーティクルカウンタチューブへの適性は，内壁の相対的な平滑性に関係する。規格に記載されていることに加え，すべてのパーティクルカウンタチューブは，特にパーティクルカウンタが連続モニタリングに使用されている場合，時間の経過とともに粒子を蓄積する。したがって，チューブは定期的に交換もしくはクリーニングする必要がある[32, 34]。

2) パーティクルカウンタの配置

また，パーティクルカウンタの設置場所を考慮し，サンプルの高さより低い位置に設置すべきである。これは重力沈降による粒子損失を避けるのに役立つ[32]。

3) 等速吸引サンプリングプローブ（“ISP”（Isokinetic sampling probeの略））

グレードA/クラス5環境およびあらゆる一方向気流下でのサンプリングには，必ず等速吸引プローブを使用する。等速吸引プローブの目的は，サンプリングプローブに入る空気の速度がその地点の乱されていない空気の速度と等しくなるようにすることである。これによりプローブの領域を通過していたのと同じ粒子がプローブに入るようになり，正確なカウントが確実に得られる（図5.2.39参照）[32, 34]。

また，垂直一方向気流装置ではプローブは上向きに，水平一方向気流ではプローブは気流の方向に合わせて横向きに，乱流室ではプローブは上向きでなければならない。流量の異なるカウンタにはそれに適した等速吸引プローブが必要であり，計測対象とする気流速度に合わせて適切なプローブサイズを選定する必要がある。等速吸引プローブの使用による許容可能な粒子損失（サンプリング誤差）は最大5%である。例えば，吸引速度28.3L/minのカウンタは，典型的な一方向気流（気流速度＝0.45m/secの場合，内径36.5mmの等速吸引プローブを使用することになり，±5%のサンプリング誤差で許容される気流速度は0.22 m/sから0.54 m/sの範囲となる[34]。また，等速吸引プローブの気流方向に対する角度は「目標

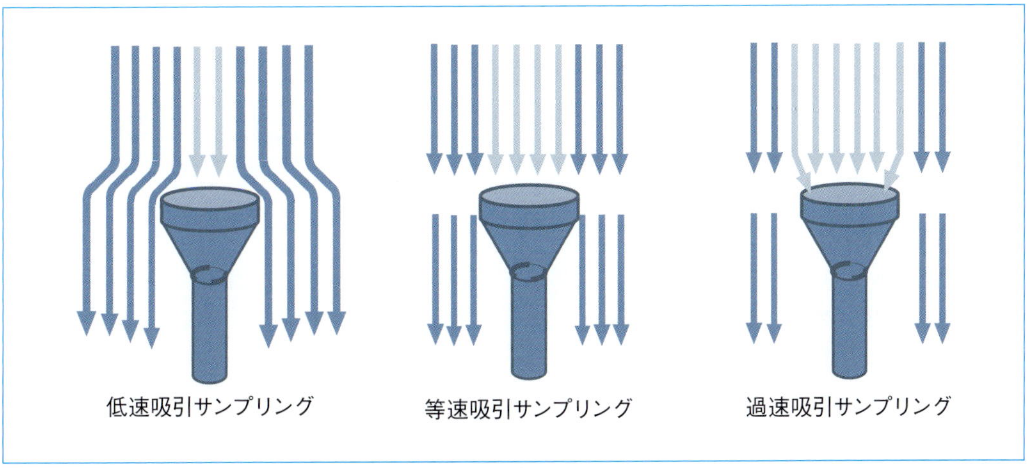

図5.2.39 等速吸引サンプリングとその変化形[34]

は0度，許容される角度は20度以下」とされている[32]。

4) ディシジョンツリー

これまで説明したサンプリングチューブの諸問題により，5μm以上の粗大粒子をサンプリングする場合，およびサンプリングチューブを使用する場合，損失の確率は増加する。粒子損失を考慮し，浮遊粒子の適切なサンプリングを決定するプロセスは，ディシジョンツリーを用いて評価できる。計測の設計をする前に，プローブの向き，チューブの長さ，チューブの曲がりを考慮することを要求するこのディシジョンツリーによって，計測の品質を決定することができる。サンプリングチューブラインの継手やバルブなど，その他の構成要素もチューブ材質およびチューブの曲がりと併せて考慮し，評価する必要がある[34]。

ISO 14644-21：2023のディシジョンツリーは以下の3段階の決定事項に帰結する[34]。

(1) 等速吸引サンプリングプローブ（"ISP"）を直接パーティクルカウンタ（"LSAPC"）に取り付け，もしくは1m未満のチューブと2回未満の曲がりで取り付ける場合，粒子損失の計測品質への影響は少なく，追加の評価を必要としない。

(2) "LSAPC"に"ISP"を2m未満のチューブと3回未満の曲がりで取り付ける場合，粒子損失は計測の品質に影響を与える可能性があるため，潜在的な粒子損失についてパーティクルカウンタメーカーなどから提供される技術資料などの追加情報が求められる。そして，資料に基づいて調査された粒子損失に対して適合性のためにレビューされたアラート／アクションの閾値の決定が求められる。

(3) "LSAPC"に"ISP"を2m以上のチューブ長さもしくは3回以上の曲がりで取り付ける場合，粒子損失は計測の品質に影響を及ぼす可能性があるため，メーカー技術資料に基づいたシステム設置のレビューを実施する必要がある。資料に基づいて調査された輸送損失が過大であると評価された場合は，輸送損失試験と軽減策の実施が求められる。そして，調査された粒子損失に対して適合性のためにレビューされたアラート／アクションの閾値の決定が求められる。

以上，汚染管理プログラムの一環としての光学式パーティクルカウンタを使用した空気中微粒子の計測には多少の輸送損失のリスクが必ず存在する。それを踏まえたうえでパーティクルカウンタラインを最適化するために，ISO 14644-21：2023で推奨される各対策を採用することができる。

②微生物モニタリングの連続サンプリング

PIC/S-GMP Annex 1の9.24項では「グレードAにおける連続的な生菌モニタリング（例：エアサンプリングまたは落下菌プレート）は，装置（無菌的セットアップ）組み立ておよび重要な処理を含む重要なプロセスの全期間にわたって実施する必要がある。無菌操作への影響のリスクに基づいて，グレードBのクリーンルームについても同様のアプローチを検討する必要がある。モニタリングはすべての介入，過渡事象およびあらゆるシステムの劣化を捕捉し，モニタリング操作の介入によって引き起こされるあらゆるリスクを回避するような方法で実施す

表5.2.13 浮遊菌試験の特性[35)]

	メリット	デメリット
浮遊菌	・物理学的捕集効率および微生物学的捕集効率はISO 14698-1によってバリデートされる ・浮遊菌（生菌粒子）の定量的推定値が得られる ・低濃度の微生物を検出する性能を持っている ・低速吸引により浮遊する生菌粒子の連続的サンプリングが可能である（最小の採取空気量に対する規制要求はあるが，時間および吸引速度は使用者の判断による） ・比較的短時間に1 m^3の空気採取が可能である ・目的に応じて各種様式のサンプラーを利用することが可能である	・培地の無菌性管理が必要 ・グレードAなどの高清浄度区域への培地搬入時に外装の除染が必要（培地性能への影響） ・サンプリング条件ごとに培地乾燥と培地性能評価が必要 ・エアサンプラーからの排気には培地成分が含まれている可能性があり，直接排気した場合，グレードA環境が汚染されるリスクがある（アイソレータやRABS内での運用においては，排気は適切に処理されなければならない） ・連続的サンプリングにおいては培地交換のための作業者の頻繁な介在が必要 ・エアサンプラーの定期的校正が必要である ・装置の駆動には電源もしくは内蔵バッテリーが必要 ・培地の不要包装物が生産終了時まで取り出せない

〔日本PDA製薬学会無菌製品GMP委員会無菌新技術研究グループ：無菌アイソレータにおける微生物環境モニタリングの汚染管理戦略～サイエンスベース・リスクベースの環境モニタリングをめざして～. 2019研究成果報告会 配布資料，2019（一部加筆修正）〕

表5.2.14 落下菌試験の特性[35)]

	メリット	デメリット
落下菌	・試験実施が容易であり，低コストで行える ・生菌粒子の連続的サンプリングが可能である ・実際の汚染が生じる状態（空気を強制的に吸引しない）に近い測定が可能 ・乱流の環境において，沈降する生菌粒子の検出に適している	・定量的ではなく，バリデーションができない手法である ・グレードAエリアの低濃度の微生物を検出できず，一方向気流の高い気流速度により非常に感度が低くなる ・培地の無菌性管理が必要 ・グレードAなどの高清浄度区域への培地搬入時に外装の除染が必要（培地性能への影響） ・測定環境の条件ごとに培地乾燥と培地性能評価が必要 ・培地が乾燥するため，最長4時間での交換が必要であり，作業者がラインに拘束される（アイソレータ内では2時間で交換する例もある） ・培地交換時に汚染するリスクがある ・培地の不要包装物が生産終了時まで取り出せない

〔日本PDA製薬学会無菌製品GMP委員会無菌新技術研究グループ：無菌アイソレータにおける微生物環境モニタリングの汚染管理戦略～サイエンスベース・リスクベースの環境モニタリングをめざして～. 2019研究成果報告会 配布資料，2019（一部加筆修正）〕

る必要がある。」[1)]と記されている。

表5.2.13と表5.2.14は，浮遊菌試験（アクティブエアサンプラー）と落下菌試験（落下菌プレート）の特性をメリット／デメリットに分けて表したものである。

微生物環境モニタリングの手法として，連続的なモニタリングに用いられるのは多くの場合，落下菌プレートである。その理由は，培地の乾燥に対して最長4時間までの連続使用が可能であり，培地の交換作業に関して作業者が拘束される頻度が少ないためである。しかし，落下菌試験は生菌粒子の沈降特性に依存した方法である。この方法は厳密にはその捕集効率を測定できない定性的なものであり，高い空気速度と換気回数を有するグレードA（ISOクラス5）では感度の低いものである[37)]。

したがって，アイソレータやRABSのグレードAエリアの連続的モニタリングは，5 μm以上の生菌粒子径で90％以上の回収率を持つアクティブエアサンプラーのようなバリデートされた方法で行うほうが良いと思われる。一方で，アクティブエアサンプラーによる連続サンプリングでは，サンプリング流量25 L/minで1 m^3サンプリングの場合，40分に1回の培地交換が必要になる（表5.2.15参照）。

さらに，エアサンプラーからの排気には培地成分が含まれている可能性があり，直接排気した場合，グレードA環境が汚染されるリスクがある。したがって，アイソレータやRABS内

表5.2.15　アクティブエアサンプラーのサンプリング流量ごとの捕集効率[35)]

BioCapt捕集効率

BioCapt Collection Efficiency - CAMR

平均粒子サイズ	物理学的捕集効率（%）	
	流量 25 L/min	流量 50 L/min
<1	50.7	79.2
1.2	43.3	73.4
2.8	68	95
5.4	99.3	100.6
9.2	125.4	105.8

流量（L/min）	サンプリング時間（分）	微生物学的捕集効率%（回数）
25	1	86.2（10）
50	1	95.3（10）
50	20	82.4　（3）

慣性衝突法によるエアサンプラーでは，小さい粒子は設定するサンプラーの流量によって物理的捕集効率が変化する（流量が大きいほど空気の速度が増し粒子の衝突速度が速くなるので捕集効率が高まる）。大きい粒子ではその差は少なくなる。

生菌粒子（*Staphylococcus epidermidis*）の捕集効率において流量による差はほとんど認められない。

・Independently validated to ISO 14698-1 by Centre for Applied Microbiology and Research（CAMR）, now Health Protection Agency（HPA）
・Good Physical efficiency, especially at larger sizes - fits expectations and model
・Gook Biological efficiency when compared to a reference instrument

〔PARTICLE MEASURING SYSTEMS® 技術資料より抜粋〕

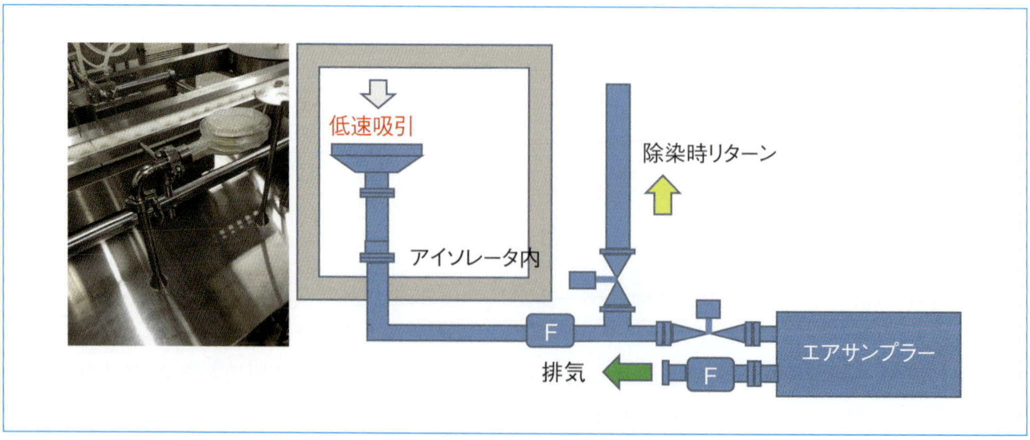

図5.2.40　エアサンプラーを用いた低速吸引による連続モニタリング[35)]

での運用においては，排気はHEPAフィルターなどにより適切に処理されなければならない。

図5.2.40は，エアサンプラー本体をアイソレータ内から分離した低速吸引による連続モニタリングの事例である。エアサンプラーの吸気／排気ラインには除菌グレードのエアフィルターが取り付けられており，アイソレータ内の除染と同時に吸気フィルタを含むラインのバイオ除染が可能となっている[35]。

③微生物迅速試験法（バイオパーティクルカウンタ）の活用

環境微生物のリアルタイム連続モニタリングの代表的な技術が，バイオ蛍光粒子カウンタ（“BFPC”：bio-fluorescent particle counter）である。この技術は空気のみならず，製薬用水中の生菌粒子の測定も可能である。対象とする流体が気体（空気）であっても，液体（例えば精製水）であっても微生物からの自家蛍光を観測する原理は同じである。図5.2.41は，空気中のBFPCとして市販されている“バイオトラック（BioTrak）リアルタイム浮遊菌カウンタ”である。

この装置は，微粒子濃度測定を行ったサンプルそれ自体のバイオ蛍光数をリアルタイムで測定している。また，計測した空気サンプルを装置の後段にある“ゼラチンフィルタ”でろ過（生菌粒子を捕捉）することで，培養法を含むオフライン分析に供する（菌種同定の可能性を持つ）ことを可能にしている。

BFPCを無菌プロセスエリア（グレードA）内の空中浮遊微生物の測定に導入できれば，連続モニタリングにおいてはエリア内への培地の持ち込みや交換が不要となり，微生物のリアルタイム検出が可能となるため，無菌医薬品へのさらなる汚染リスク低減が期待される。

PIC/S-GMP Annex 1の4.31項においては，「クリーンルームの微生物汚染レベルに関する適格性確認の手法として代替方法が使用されている場合は，採用したアプローチを適切に正当

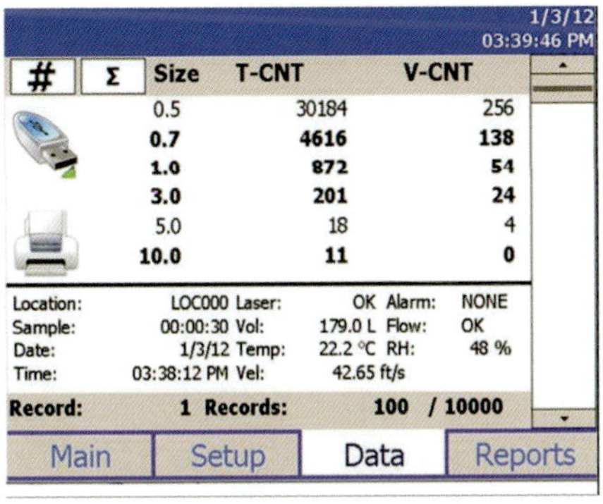

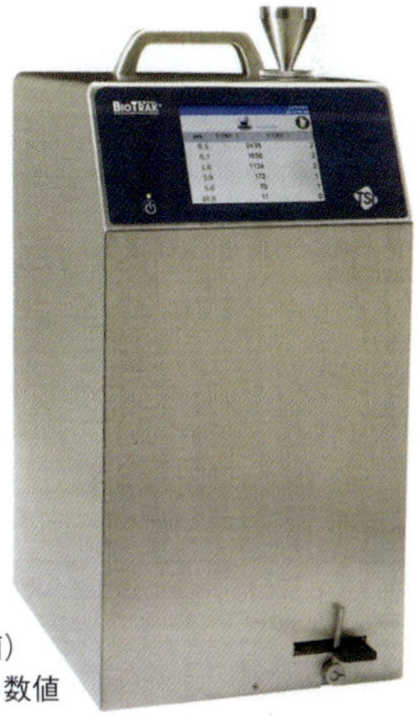

T-CNT：Total Countのこと。空気中の総浮遊粒子数（T-CNT=生菌＋非生菌）
T-CNTの列に示される数値は従来型の気中粒子計数器の表示とまったく同じ数値
V-CNT：Viable Countのこと。測定容量に対する総浮遊菌数

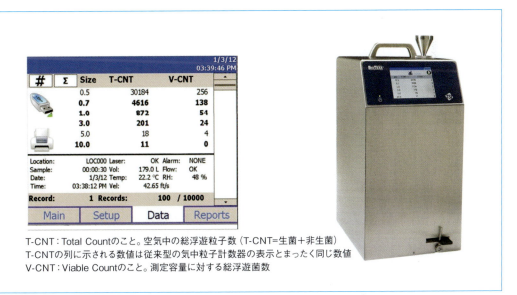

図5.2.41 バイオトラック（BioTrak）リアルタイム浮遊菌カウンタ[38]

〔アプリケーションノートCC-102 翻訳：ニッタ株式会社〕

化する必要がある。"CFU"とは異なる方法で結果を示す別の技術または新しい技術が使用されている場合，製造業者は適用される許容限度値を科学的に正当化し，可能であればそれらを"CFU"に関連付ける必要がある。」[1] と記されている。

微生物試験代替法への分析法バリデーションとして，代表的な微生物を用いた"CFU"とバイオ蛍光数との比較評価を含む"物理捕集効率"，"真度"，"精度"，"特異性"，"検出限界"，"定量限界"，"範囲"，"直線性"，"再現性"，"頑健性"などの試験項目については，装置導入の際にBFPCメーカーごとにバリデーションレポートとしてまとめられたものが提供されるであろう。また，導入する機器ごとに標準蛍光粒子発生装置を用いた"適合性試験"の結果として校正証明書が入手可能であろう。

BFPCのユーザーとなる製薬企業は，分析法バリデーションの"同等性評価"として，実際の使用環境におけるBFPCの浮遊微生物測定データと現有の微生物モニタリングシステムのデータを比較することに加えて，BFPCの検出能力に基づく適切なアラート値とアクション値の設定をする必要がある[39]。

BFPCシステムには，バイオ蛍光数測定単位の1つである「自家蛍光単位（auto fluorescence unit："AFU"）」の適用案が報告されている[36]。分子検出に基づく"AFU"は，培養法に基づく"CFU"と直接比較した場合，より高い数値（例えばより高感度）をもたらす可能性があるが，"AFU"数が"CFU"数より多いことは環境が制御不能になっていることを意味するわけでも，汚染のリスクがより高いことを意味するものでもない[13]。"CFU"と"AFU"の比較は新しい技術の理解を深め，その"非劣性"（noninferiority），すなわち「同等ではないかもしれないが，それ以上にメリット（筆者補足：例えば検出感度や迅速性など）を有する技術であること」を実証し，測定された"AFU"の新たな管理基準（アラート／アクションレベル）の設定に役立つといわれている[36]。

一方で，BFPCにおいては自家蛍光物質が残存する死菌や蛍光を発する非生菌粒子を生菌粒子としてカウントしてしまう，いわゆる"擬陽性"が存在することも知られている。特に，グレードAエリアにおける環境モニタリングの生菌粒子アクションリミットは「微生物の検出がないこと」であり，検出された場合はたとえ擬陽性であっても原因調査が必要となる。そのため，擬陽性の問題は製薬企業にとって大きな負担となり，BFPC導入の壁となる可能性がある。したがって，測定環境内での擬陽性の原因となる干渉物質の特定と量の管理は重要である。

バリアシステムのグレードAエリア内でのBFPCの導入については，初期の時点では，浮遊菌試験や落下菌試験の結果が得られるまでの間，環境管理のリアルタイムなバックアップ，およびシステムの環境劣化への迅速な対応のための補助ツールと位置づけるのが良いと考えられる。あるいは，ロボットおよびグローブレスのクローズドアイソレータでの連続製造や，細胞および遺伝子治療のような短納期要件を伴う少量バッチ製造などの業界にも適している[36]。

BFPCの活用によって，従来の微生物モニタリングシステムより優れたデータが得られ，複雑な製造工程における汚染リスクへの理解を深め，汚染管理の最適化を図ることができ，最終的には製品の安全性に対する信頼性が高まることが期待される[12]。

■参考文献

1) PIC/S (2022)：PIC/S Revised Annex 1 (Manufacture of Sterile Medicinal Products) to Guide to Good Manufacturing Practice for Medicinal Products. PS/INF 26/2022 (Rev.1)：9 September 2022.
2) ISO (2005)：Aseptic processing of health care products-Part 6：Isolator systems. ISO 13408-6.
3) 厚生労働省 (2011)：厚生労働省医薬食品局監視指導・麻薬対策課 事務連絡 平成22年度厚生労働科学研究 (医薬品・医療機器等レギュラトリーサイエンス総合研究事業) 医薬品の微生物学的品質確保のための新規試験法導入に関する研究：無菌操作法による無菌医薬品の製造に関する指針 (改訂版).
4) 谷本和仁 (2017)：医薬品・再生医療等製品の無菌操作とアイソレータ技術の発展. 製剤機械技術学会 第27回大会 講演要旨集, p.85-130.
5) 出口統也 (2010)：アイソレータの特徴と管理, 日本PDA学術誌 GMPとバリデーション, Vol. 12, No. 2, p.70-77.
6) PDA (2020)：Points to Consider for the Aseptic Processing of Sterile Pharmaceutical Products in Isolators.
7) ISPE日本本部無菌COP (2010)：RABSの現状と今後の展望, および日本での使用状況についての報告 (第1回), Pharm Tech Japan, Vol. 26, No. 2, p.21-27.
8) 小野道由 (2016)：リスクベースドアプローチによるRABS設計手法の提案, 2016年ISPE日本本部年次大会Workshop 2 SPP COP 配布資料.
9) Pharmaceutical & Healthcare Sciences Society (2014)：PHSS Technical Monograph, No. 15：Restricted Access Barrier Systems (RABS).
10) 角田匡謙, 森本憲明 (2017)：「社会に貢献する無菌医薬品の製造・品質管理の在り方」の研究成果報告アイソレータ搭載充てん設備の生産性向上に関するケーススタディ, Pharm Tech Japan, Vol. 33, No. 6, p.129-143.
11) 角田匡謙, 森本憲明, 小林和人, 小暮慶明 (2022)：無菌プロセスアイソレータにおける気流可視化調査の研究－気流可視化の歩みとその意義－, Pharm Tech Japan, Vol. 38, No. 7, p.162-177.
12) 油谷直和, 角田匡謙, 山田克司, 深谷優介 (2019)：無菌アイソレータにおける微生物環境モニタリングの汚染管理戦略, Pharm Tech Japan, Vol. 35, No. 12, 2019, 臨時増刊号医薬品業界のグローバルトピック2019, p.55-61.
13) 日本PDA製薬学会無菌製品GMP委員会無菌新技術研究グループ (2019)：無菌アイソレータにおける微生物環境モニタリングの汚染管理戦略, 2019研究成果報告会配布資料.
14) 水谷学 (2022)：滅菌：医薬品の製造環境の構築と微生物管理 ①製造環境の構築と微生物清浄度の管理に有用な除染処理技術, Pharm Tech Japan, Vol. 38, No. 15, p.7-12.
15) 角田匡謙, 深谷優介, 小暮慶明 (2018)：「社会に貢献する無菌医薬品の製造・品質管理の在り方」の研究成果報告～HEPAフィルタの交換はどの位の頻度で行うべきか～, Pharm Tech Japan, Vol. 34, No. 6, p.31-43.
16) 澁谷工業株式会社 社内資料
17) 厚生労働省：第十八改正日本薬局方 (令和3年6月7日 告示第220号) 参考情報 G4. 微生物関連 滅菌法及び滅菌指標体〈G4-10-162〉
18) Thais Vilgren, Novo, Nordisk A/S (2023)：The Challenge of First Air Protection to Ensure Annex I Compliance - Using QRM to Support the Design of an Isolator Filling Line：PDA Microbiology conference.
19) 厚生労働省：第十八改正日本薬局方 (令和3年6月7日告示第220号) 参考情報 G4. 微生物関連 消毒法及び除染法〈G4-9-170〉
20) ジェームズ・E. エーカース, 小久保護 (2022)：滅菌：医薬品の製造環境の構築と微生物管理 ②無菌製剤用アイソレータの除染について－30年にわたる使用経験の回想－, Pharm Tech Japan, Vol. 38, No. 15, p.13-19.
21) PDA (2001)：Design and Validation of Isolator Systems for the Manufacturing and Testing of Health Care Products. Technical Report, No. 34.
22) 中村浩章 (2022)：滅菌：医薬品の製造環境の構築と微生物管理 ③効率的な作業室除染システムを確立するための考え方, Pharm Tech Japan, Vol. 38, No. 15, p.21-27.
23) 小寺恵介, 塩原卓也 (2010)：過酸化水素蒸気の凝縮を生じさせない無菌室の除染技術について, PDA Journal of GMP and Validation in Japan, Vol. 12, No. 1.

24）今井匡弘，渡辺壮馬，大島康補，小久保護，ジェームス・E・エイカース（2006）：過酸化水素蒸気によるアイソレータおよびクリーンルーム除染の新方式，Pharm Tech Japan, Vol. 22, No. 6, p.21-26.
25）渡辺壮馬，鴻渡亮治（2017）：アイソレータシステムの除染と再生医療への展開，Pharm Tech Japan, Vol. 33, No. 2, p.65-72.
26）厚生省医薬安全局監視指導課長通知 滅菌バリデーション基準について：平成9年7月1日医薬監第1号
27）ISO：Cleanroom and associated controlled environments－Part 3：Test methods. ISO14644-3 Second edition：2019-08
28）Angela Gessler, Alexandra Stärk, Volker Sigwarth, et al.（2011）：How Risky Are Pinholes in Gloves? A Rational Appeal for the Integrity of Gloves for Isolators, PDA Journal of Pharmaceutical Science and Technology.
29）酒井康行（2003）：アイソレーター使用グローブのピンホール試験検出限界とピンホールのアイソレーター内部に及ぼす影響に関する研究．厚生労働省科学研究成果データベース 平成13年度 創薬等ヒューマンサイエンス研究重点研究報告書 第6研究分野医用材料及び製剤設計技術の開発に関する研究 課題番号KH61061分担研究者研究報告書．
30）Anthony Vico（2017）：No Touch Transfer into an Aseptic Manufacturing Filling Isolator/RABS. ISPE 2017 Aseptic Conference Reston, 7-8 March 2017.
31）伊藤忍，永井兼（2021）：グレードAへのものの持ち込み研究，2021年ISPE日本本部年次大会SPP COP Workshop，14 May 2021.
32）Tim Sandle, Ph.D.（2023）：New ISO 14644-21：2023 Addresses Reducing Sampling Errors With Airborne Particle Counters：2023（https://www.bioprocessonline.com/doc/new-iso-14644-21-2023-addresses-reducing-sampling-errors-with-airborne-particle-counters-0001?vm_tId=2579745&vm_nId=84076&user=64e5c5fb-9aee-48b0-8e61-31bd8b066e02&gdpr=0&vm_alias=New%20ISO%2014644-21%3A2023%20Addresses%20Reducing%20Sampling%20Errors%20With%20Airborne%20Particle%20Counters&utm_source=mkt_BIO&utm_medium=email&utm_campaign=BIO_11-04-2023-wne&utm_term=64e5c5fb-9aee-48b0-8e61-31bd8b066e02&utm_content=New%20ISO%2014644-21%3A2023%20Addresses%20Reducing%20Sampling%20Errors%20With%20Airborne%20Particle%20Counters&mkt_tok=MDc1LU5WQy0wODYAAAGPOncdmuxLpdOQTztpf0cigj8u2-5s0ixYcxuvhd1gvZWDSHGo1ng1O3LfUxbhXZ9u7KYrisGXKNvkZ-7gGNaV--6XNsXAUzTZXUc3Faig0-KqVg 2023.11.06閲覧）
33）松田朋信（2013）：気中パーティクルカウンタ（リオン株式会社）（https://www.rion.co.jp/product/docs/10.pdf 2024.01.19閲覧）
34）ISO（2023）：Cleanrooms and associated controlled environments - Part 21：Airborne particle sampling techniques. ISO/TR 14644-21.
35）日本PDA製薬学会無菌製品GMP委員会無菌新技術研究グループ（2019）：無菌アイソレータにおける微生物環境モニタリングの汚染管理戦略～サイエンスベース・リスクベースの環境モニタリングをめざして～，2019研究成果報告会 配布資料．
36）Allison Scott, Ans Vanbroekhoven, Cedric Joossen, Chris Knutsen, David Govezensky, Hans-Joachim Anders, James Cannon, Joanny Salvas, Michael Dingle, Patric Hutchins, Petra Merker, Philip Villari, Stephanie Ramsey, Anthony Cundell, Victoria Navarro, and Margit Franz-Riethdorf（2023）：Changes Encountered in the Implementation of Bio-Fluorescent Particle Counting Systems as a Routine Microbial Monitoring Tool. PDA Journal of Pharmaceutical Science and Technology, Vol. 77, No. 1, p.2-9, January-February 2023.
37）山崎省三（2007）：空中浮遊菌測定器の生物粒子捕集性能，室内環境．（https://www.jstage.jst.go.jp/article/siej2007/10/1/10_17/_pdf/-char/ja 2024.2.13閲覧）
38）ニッタ株式会社：バイオトラック（BioTrak）リアルタイム浮遊菌カウンター 適切な浮遊粒子計測の重要性，アプリケーションノートCC-102（翻訳：ニッタ株式会社 クリーンエンジニアリング事業部 技術部 モニタリング課）
39）ニッタ株式会社：Tsi Biotrak Real-Time Viable Particle Counter Summary of Design Validation Tests（翻訳：ニッタ株式会社 クリーンエンジニアリング事業部 技術部 モニタリング課）

【角田匡謙】

5.3 ろ過滅菌システム，シングルユースシステム

「ろ過滅菌」は無菌医薬品の製造において製品の無菌性を保証する重要な工程の1つである。本項ではろ過滅菌の定義から規制要件，汚染管理戦略（Contamination Control Strategy, CCS）を考慮した確実なプロセス構築と運用について解説する。

また，医薬品製造工程へのシングルユースシステム（以下SUS）の導入事例が増えている。これは，設備導入時の初期費用の低減，バリデーションやメンテナンスに係る時間短縮や費用削減，交叉汚染防止，委受託製造の増加による製造プロセスの柔軟性の要求，技術発展やシングルユース製品の増加等に伴うものである。PIC/S-GMP Annex 1では2022年版にて正式にSUSに対する要求事項が加えられた。一方で，CCSの観点ではSUS特有の考慮点があることが知られる。本項ではSUSとは何か，規制要件，CCSを考慮したプロセス構築と運用についても解説する。

5.3.1 ろ過滅菌

(1) ろ過滅菌とは

日本薬局方において「滅菌」は「全ての微生物を殺滅または除去すること」と定義される。無菌医薬品の滅菌法には，加熱法（湿熱滅菌法，乾熱滅菌法，高周波滅菌法），ガス法（酸化エチレンガス滅菌法，過酸化水素による滅菌法），放射線法（放射線滅菌法）およびろ過法が挙げられる[1]。PIC/S-GMP Annex 1では最終滅菌法の採用が優先され[2]，ろ過法は注射剤や点眼剤，輸液等の熱や放射線に不安定な被滅菌物に使用される。製剤を容器に充填後，殺滅を原理とした滅菌を行う他の3法と異なり，孔径0.2/0.22 μm以下の滅菌用フィルターによる微生物の物理的な除去（捕捉）を原理とするろ過法を用いた製造では，製剤・容器等を個別に滅菌後，無菌操作法にて充填する。ろ過滅菌用フィルターの例を図5.3.1に示す。

ろ過滅菌におけるろ液の無菌性は「フィルター性能」と「各製造にて捕捉が成立したことの確認」により保証する。滅菌対象物が液体の場合，「フィルター性能」はろ過する液体の物理化学的特性とろ過条件による影響を受ける。そのため一般に実液を使用しワーストケースのパラメータを考慮したバリデーションとその範囲内での実製造が求められる。また「各製造にて捕捉が成立したことの確認」は，ろ過後のフィルター完全性試験の合格により行う。このように複数要素の成立により「滅菌」を保証することから，ろ過滅菌法は他の滅菌法と比較し追加の潜在的リスクが考えられる[2]とされる。

ろ過滅菌法は製剤だけでなく無菌化後の薬液を貯留するタンクやバッグの気体の出し入れや製造に使用するガスの滅菌にも用いられる。滅菌対象物が気体の場合，ユーザーにおけるフィルター性能のバリデーションは一般に不要であり，フィルターの仕様に応じて選定し，その範囲内で使用する。ろ過後あるいは定期的にフィルターの完全性試験を実施し，タンク／バッグの無菌性や被滅菌気体の無菌性を保証する。

(2) ろ過滅菌フィルターと無菌性保証

ろ過滅菌では一般に公称孔径0.22 μm以下のフィルターが使用される。「ろ過滅菌」という概

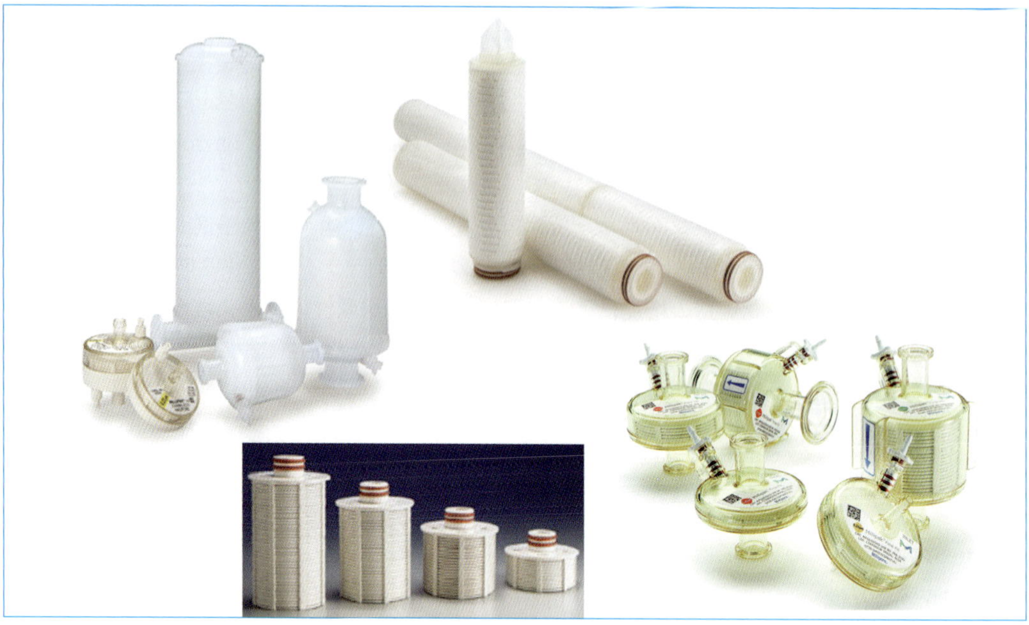

図5.3.1　ろ過滅菌フィルター例

念が生じた当初は0.45 μmの孔径のフィルターが用いられていたが，1960年代中期，FDAのBowmanによりそれを通過する微生物が発見されたことで，その半分の孔径とされる0.22 μm以下のフィルターが開発された[3]。「ろ過滅菌」とは機能に対しての定義であり，「フィルターの有効ろ過面積1 cm^2あたり10^7 CFU以上の指標菌をチャレンジした場合にフィルターの二次側に無菌のろ液が得られること」[2]を示す。孔径0.22 μm以下を示す医薬品製造用フィルターは多種存在するが，「ろ過滅菌法」に使用できるフィルターには求められる要件があり，本定義を満たすことだけでなく，ろ過滅菌成立のために必要なバリデーション，医薬品製造設備としての要件，および確実なろ過滅菌工程構築のための管理など多岐にわたる。

最終ろ過滅菌工程は微生物除去の観点でCCSに大きく寄与する。「ろ過滅菌」の成立は高度に設計され，検証され，確認される，といった図5.3.2で示す複数の要素をすべて達成することにより実現化する。

ろ過滅菌による無菌性保証の第1段階はフィルターメーカーによるもので，フィルター自体の設計（デザイン）である。ろ過滅菌の定義を満たす規定の微生物捕捉性能を有し，工程で実施可能な完全性試験法とその規格値が確立されていること，またその完全性試験と微生物捕捉性能には相関性が確認されている必要がある。

フィルターの完全性試験，すなわち当該フィルターの「微生物捕捉性能を確認する試験」には「破壊試験」と「非破壊試験」の2種類があり，実際に微生物を用いて微生物捕捉性能を実証する方法を「破壊試験」としている（図5.3.3）。実プロセスでは破壊試験での完全性の検証は不可能であることから，代わりに非破壊試験を行うことで，意図するろ過滅菌性能を有していたことを確認する。以上の理由から，非破壊的な完全性試験法には微生物捕捉性能（破壊試験）との相関性が求められる。フィルターメーカーはろ過膜の開発段階で微生物捕捉性能と相関のある「非

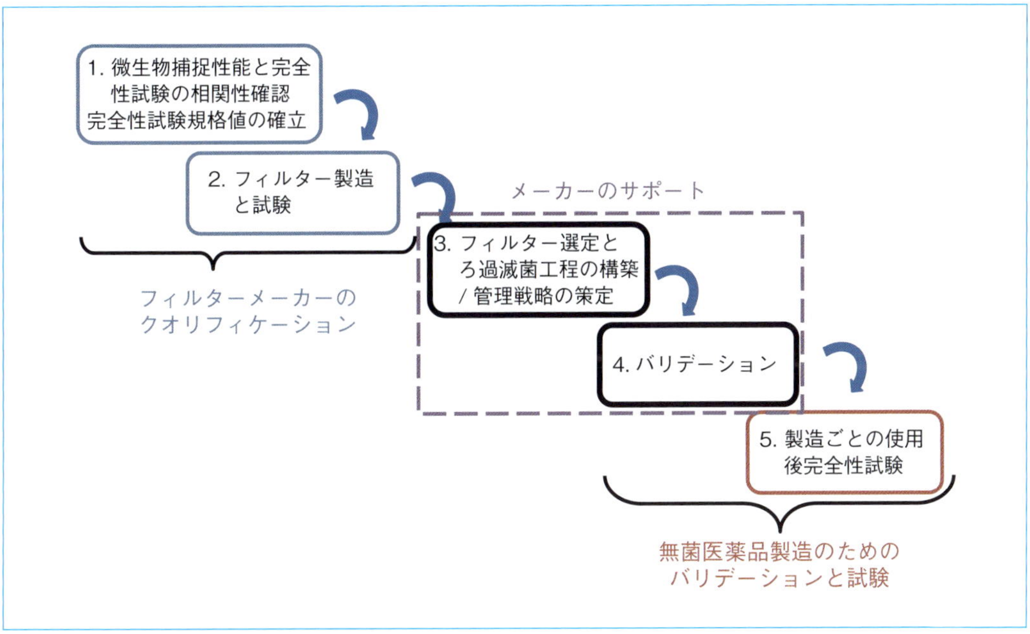

図5.3.2 ろ過滅菌による無菌性保証

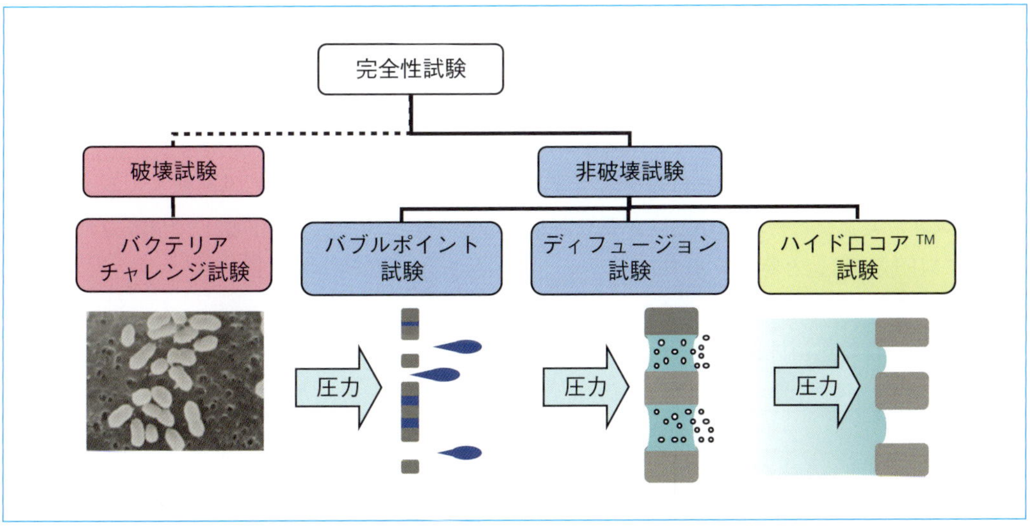

図5.3.3 ろ過滅菌フィルターの完全性試験

破壊試験」法と規格値を確立する。

非破壊的完全性試験手法の例を図5.3.3に示したが，バブルポイント試験は，湿潤されたフィルターの最も大きな孔から気体が液体を押し出す圧力，すなわち，フィルターの孔に液体を保持することができる最大の圧力を確認する試験である。湿潤したフィルターに段階的に昇圧しながら加圧することで数値を得る。バブルポイントの数値と微生物捕捉性能には相関があり（図5.3.4），バブルポイントが低いほどフィルターの孔径が大きく，捕捉性能も低いことを意味する。

ディフュージョン試験（フォワードフロー試験と呼ぶ場合もある）は，湿潤したフィルターをバブルポイントより低い一定の圧力で連続的に加圧した時の気体の拡散流量（ディフュージョン量）を確認する試験である。規格値を満たす（規格値以下の）ディフュージョン値のフィルターはろ過滅菌性能を有する。すなわちディフュージョン値と捕捉性能に関係があることを意味する。一方で，ディフュージョン値と孔径に関連はない。

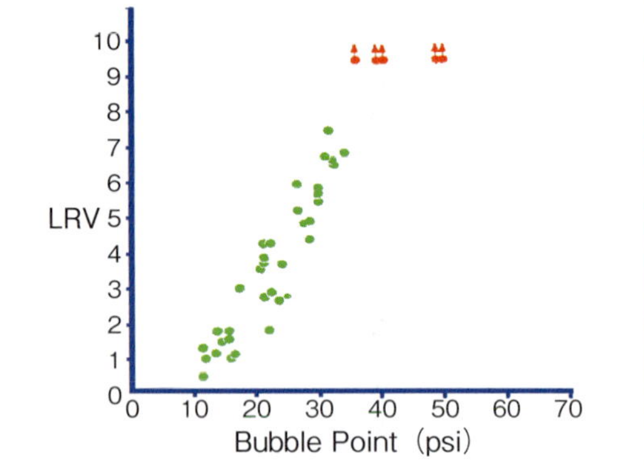

図5.3.4　バブルポイント値と微生物捕捉性能（Log Reduction Value：LRV）との相関

図5.3.5に湿潤したフィルターを段階的に昇圧した時の気体流量のグラフを示した。バブルポイントを迎えると気体流量が一気に高くなるが，これは孔から液体が抜けたためである。

ハイドロコア™試験は疎水性フィルターの試験法であり，規定圧力で水を押し込んだ時の気体の流量を確認する試験である。フィルターの一次側を水で満たし，一定圧力で連続的に加圧した時の一定時間経過後の数値を得る。規格値を満たす（規格値以下の）流量値のフィルターはろ過滅菌性能を有する。すなわち測定対象である気体流量の値と捕捉性能に関係があることを意味する。一方で，その流量の値と孔径に関連はない。

ろ過に用いられるフィルターにはさまざまな構造のものがあるが，「ろ過滅菌フィルター」は完全性試験の実施など物理的な強度が要求されることから「樹脂製のMF膜」で構成される。図5.3.6にMF膜の構造と特徴を示す。

ろ過滅菌による無菌性保証（図5.3.2）の第2段階はフィルターの製造と品質試験である。フィ

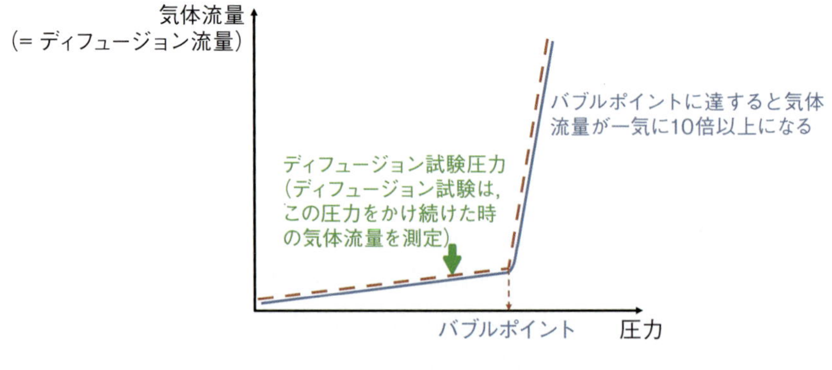

図5.3.5　濡らしたフィルターの昇圧に伴う気体流量の推移

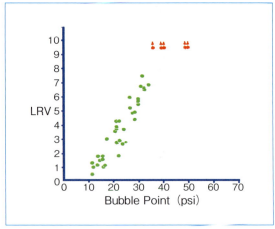

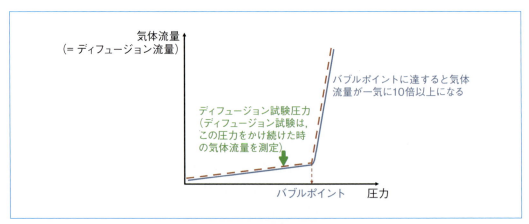

[樹脂製の MF 膜の構造]

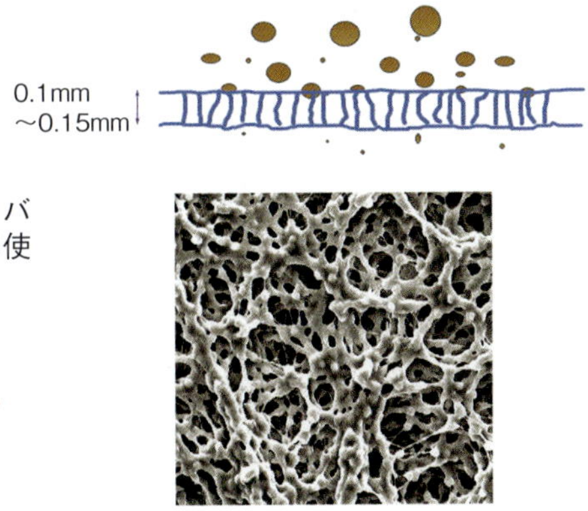

[樹脂製の MF 膜の特徴]

- 非常に頑丈な構造
- 孔径が極めて均一
- 捕捉効率が高く安定しており，バイオバーデン管理やろ過滅菌に使用される
- 高い空隙率（65-75%）
- 薄い
- 完全性試験を行うことができる

図5.3.6 樹脂製のMF膜の構造と特徴

ルターはカートリッジやカプセルなどのフィルターデバイスに加工されるが，設計時にはデバイスでのクオリフィケーションが実施され規格を満たすことが確認される。実製造では，これらが設計通りに製造されたことを各品質試験により確認する。クオリフィケーションおよびロットリリース試験項目はPDA Technical Report No.26 (2008)[8]を参照できる（表5.3.1）。右2列はフィルターメーカーがクオリフィケーションやバリデーションで実施する項目，中央の列は使用者が実施するバリデーションの項目を示す。フィルターメーカーは膜のみでまず機能と規格を満たすことを確認し，適合した膜がデバイス製造に使用される。最終的にはフィルターデバイスにて全数完全性試験の合格と各種品質試験への適合を確認し，出荷となる。すなわち，フィルターメーカー出荷時には「ろ過滅菌フィルター」としての要求事項（ろ過滅菌性能）は確認された状態である。

ろ過滅菌による無菌性保証（図5.3.2）の第3から第5段階は使用者の責任にて実施される項目である。適切なフィルター選定およびろ過滅菌工程の構築がなされ，プロセスのワーストケースを想定したバリデーションを実施し，実製造では適切なフィルターを使用し適切にろ過されたことを確認し，必要項目を記録する。さらに使用後のフィルター完全性試験にて意図した通りにフィルターが機能していたことを実証する。

冒頭でろ過滅菌による無菌性保証には「フィルター性能」と「各製造にて捕捉が成立したことの確認」によると述べたが，これを確実にするためには図5.3.2の第3段階目のフィルター選定とろ過滅菌工程の構築／管理戦略の策定が重要となる。この詳細は後述する。

(3) Contamination Control Strategyとろ過工程

PIC/S-GMP Annex 1ではプロセスおよびそのリスクを理解し，データ・根拠・リスクアセスメントに基づく効果的な汚染管理戦略（Contamination Control Strategy（以下CCS））を求めている。CCSはプロセスの性能と製品品質を保証するための微生物，エンドトキシン／発熱性物質，および微粒子の一連の管理計画[2]であるが，業界団体Parenteral Drug Association（PDA）

表5.3.1 PDA Technical Report No. 26推奨クオリフィケーションおよびバリデーション

	フィルターユーザー	フィルターメーカー	
	デバイス	平膜	デバイス
水または溶媒の完全性試験と水または saline lactose broth（SLB）の細菌捕捉の相関性	–	Q, L	Q, L
薬液中での細菌捕捉性	V*	–	–
化学的適合性，フィルター完全性への影響	V	Q	Q
Extractables	V	Q	Q
Leachables	E	–	–
滅菌方法，フィルター完全性への影響	V	Q	Q
完全性試験（水または溶媒）	V	Q, L	Q, L
完全性試験方法の選択（薬液）	V	–	–
毒性試験	–	Q	Q
エンドトキシン	V	–	Q, L
粒子状物質	E	–	Q
ファイバー放出がない	E	–	Q
Total Organic Carbon（TOC）と伝導度	E	–	Q

L：ロットリリース
Q：クオリフィケーション
V：バリデーション（プロセス固有）
V*：平膜またはデバイスでの実施
E：試験の必要性を評価

〔"PDA Technical Report No.26 Sterilizing Filtration of Liquids（2008）" Table 4.1-1より〕

の発行する技術文書PDA Technical Report No. 90では，微生物汚染管理はコンタミネーションコントロールプログラムの鍵であると述べ，微生物汚染に対するリスクアセスメントにて考慮すべきポイントとして以下の3つを挙げている[4)]。

1. Microbial Ingress（微生物の侵入）：汚染源は何か，および製造環境にどう侵入するか？
2. Proliferation（増殖・拡散）：汚染のリスクや汚染の程度を高める要素またはプロセス条件はあるか？
3. Persistence（持続性）：すべての洗浄，サニタイゼーション／消毒／滅菌，監視プログラムが全製品，接触する機器，システム，設備に対して適切であり，バイオバーデンが確実に除去あるいは抑制されていると確認できるか？

すなわち，微生物を混入させず，増殖あるいは拡散させず，最終製品まで持ち込まないような総合的な管理ができていることが微生物汚染の観点でのCCSであり，最終ろ過滅菌により除去すればよいという考え方ではなく，プロセス全体を考慮し各ステップでリスクを低く保つことの積み重ねによる包括的なアプローチ（Holistic Approach）を推奨している。

この観点から「ろ過滅菌工程」「ろ過工程」の役割およびCCSのために何を考慮すべきかの概要をろ過工程の目的別に述べたい。

①製品の無菌性をろ過法にて保証する場合（最終ろ過滅菌）

液体の最終ろ過滅菌工程はろ過法を用いた無菌医薬品製造上の要件であり，CCSの観点からは，微生物を最終製品に持ち込まないことを保証するための重要プロセスの1つである。実製造においてはろ過後の当該ろ過滅菌フィルターの完全性試験合格によりろ過滅菌の成立を示すが，ろ過性能およびろ過後の完全性試験の妥当性は設計・バリデーション段階から作りこまれ，確実に達成できるような設計管理運用を構築しなければならない。具体的な要求事項やプロセス構築および管理運用の詳細は後述する。

②最終ろ過滅菌より前段階にて行われるろ過，あるいは原料やプロセスで使用する液体に対して行われるろ過の場合

PIC/S-GMP Annex 1の2.2項に「QRMの優先順位は，まず，施設，設備，および工程の適切な設計で，次に適切に設計された手順の実施であり，最後の要素として，設計と手順が正しく実施され，期待に沿って機能し続けることを証明するモニタリングシステムの適用である。モニタリングあるいは試験のみでは無菌性の保証はできない。」[2)]と明確に述べられているように，実製造の最終ろ過滅菌の成立のみにより汚染管理を行うのではなく，設計から戦略的に製造の各段階にてバイオバーデンおよびそれに伴うエンドトキシン／発熱性物質を管理し，この管理の組み合わせによって確実な製造全体の管理とすることが求められている。特にエンドトキシン／発熱性物質が混入してしまうとその除去には特殊なプロセスを要することから，各ステップにて微生物を管理し，エンドトキシン／発熱性物質の発生を防ぐ予防的な対策が重要であり有効である。前述したTechnical Report No 90のHolistic Approachはこの思想を具体的に述べたものといえる。そのため，製剤の最終ろ過滅菌だけでなく，例えば生物学的製剤の原薬製造工程においては各ステップで使用する培地やバッファー類，ステップ間の区切り，一時保管前の原薬に対してろ過が行われる。この種類のろ過は「最終製剤の無菌性保証のための滅菌」ではないことから，目的に応じてフィルター選定，バリデーション・クオリフィケーション，管理運用のレベルを変えることができ，用途および達成したい事項，プロセスの持つリスク，最終製剤への影響などを考慮の上，全体のCCSとして検討することとなる。例えば，生物学的製剤や再生医療等製品，診断薬の製造の上流で使用される培地／培養液は0.1μmの孔径のろ過滅菌フィルターの使用が考慮される。これはバイオリアクターの保護，事業リスクの低減，一貫した医薬品品質の確保を目的としている。「無菌原薬」のろ過滅菌においては，いわゆる製剤のろ過滅菌と同等のフィルター選定・バリデーション・管理となるが，無菌とは規定していない中間体などに対する効果的なバイオバーデン低減（実質的には無菌に近いレベル）を目的としたろ過の場合，孔径やフィルター構造は同等ではあるが，ろ過滅菌性能のメーカー保証レベルを「ろ過滅菌グレードフィルター」より低くしたタイプのフィルターなども活用される。プロセス全体の経済性の観点からもリスクに応じたレベルのフィルターを活用することに利点がある。

③プロセスで使用する気体のろ過の場合

プロセスで使用する気体のろ過滅菌では，液体のろ過同様，一般に孔径0.2/0.22μm以下の

ろ過滅菌グレードの疎水性フィルターが使用される。CCSの観点では，製造に使用する気体も汚染源の1つと考えられることから，対象気体の用途，最終製品の品質や患者の安全性に対する影響に応じて，気体のろ過滅菌フィルターの完全性試験実施のタイミングおよび頻度の要求が異なり，フィルター選定や日常の運用を変えることができる。滅菌後の薬液を充填前に貯留するタンクやバッグ，充填装置，凍結乾燥機，オートクレーブなど，製品の無菌性への影響が「Critical」な箇所で使用するフィルターは，各使用後にハウジングに設置したままでの完全性試験が要求されており，この結果をバッチリリースの一部として照査するよう求められている（PIC/S-GMP Annex 1の8.88項，6.19項）[2]。一方で，それらよりは重要度すなわち最終製品の無菌性への影響度が低いところで使用されるフィルターは，適切な間隔で完全性試験を実施し記録しなければならない（8.89項）。この「適切な間隔」はリスク評価に基づき決定する。例えば，PIC/S-GMP Annex 1の6.11項では，WFI貯蔵タンクのベントフィルターに対して据え付け前および使用後の完全性試験を要求している[2]。実際の運用については，これに各プロセス特有のリスクおよび管理上のリスク緩和策などが考慮され，頻度とタイミングを決定することとなる。

ガスろ過滅菌フィルターに求められる項目例[5]を表5.3.2に示した。

表5.3.2　ガスろ過滅菌フィルターに求められる項目[5]

ガスろ過滅菌フィルターに求められる項目
高湿度下など不利な条件下でも微生物捕捉できる
使用条件下での長期使用に十分な高温および機械的な耐性がある
複数回の滅菌サイクルに耐えうる
低差圧で高い気体流量を見込める
疎水性材質の膜（凝縮水による閉塞防止のため）
長期間使用に適した構造
ファイバーを放出しない
微生物捕捉性能と相関性のある完全性試験を実施できる
据え付けおよび維持が容易
当該アプリケーションと適合性のある材質であること（例えば酸素供給など）

気体ろ過滅菌工程については，前述の通り選定後の個別の細菌捕捉バリデーションは不要だが，フィルターメーカーによってはろ過滅菌性能のクオリフィケーションレベルを変えた複数のタイプの気体ろ過滅菌フィルターを有しており，プロセスの重要度に応じて使い分けできる。具体的には，「液体およびエアロゾルの両流体にて細菌捕捉試験を実施したもの」と「エアロゾルの細菌捕捉性能試験のみを実施したもの」である。気体ろ過と液体ろ過の捕捉原理の違いにより，液体の細菌捕捉試験がワーストケースと考えられている[5]ことから，重要工程では液体とエアロゾルの両方の試験を実施した前者を使用し，そうでない場合には後者を選択できる。両手法で実施しているか，それともエアロゾルの試験のみかは各フィルターのバリデーション・クオリフィケーションに関する文書にて確認できる。また，不適切なフィルター選定は工程の不具合を招くことに留意されたい。例えば，タンクベントフィルター選定時に蒸気滅

菌の有無や真空度，最大吐出量を考慮しておらず不十分なサイズのフィルターを選定してしまった場合，タンクの破損やダメージを招きかねない。実際にそういった不具合事例もあるため設計時の確認項目に含めておきたい。

気体のろ過滅菌フィルターは，長期間にわたり繰り返し使用され複数ロットの製造に関わるため，想定する滅菌条件における累積滅菌許容時間を決めておく必要がある。その際，サプライヤーのクオリフィケーションデータにおける最大滅菌条件および回数を参照する。また，濡れてしまうと流路の遮断によるガス流量の低下や微生物繁殖の懸念が生じるため，乾燥した状態で使用する必要があり，温度調整可能なジャケットやハウジングを活用できる。加熱によるフィルター材質の物理的な劣化により，ろ過滅菌性能およびフィルターデバイスとしての完全性を損なうリスクを考慮し，適切な使用期間を設定する。

気体ろ過滅菌フィルターのリダンダントろ過構成（バックアップフィルターの設置）の必要性については，要件ではないことから使用者の判断による[5)]。リスクアセスメントに基づき戦略として導入することも可能である。

PIC/S-GMP Annex 1の6.19項にて，工程で使用する気体は微生物モニタリングをユースポイントで定期的に実施することが求められている。ユースポイントからのサンプル採取では一般に，常圧に戻した後エアーサンプラーで吸引し，捕集蓋を介して寒天培地上に吹き付けることが多いが，高圧状態から常圧に戻す際に微生物にダメージを与える可能性があることが報告されている[6)]。そのため，圧縮ガス専用モデルのサンプラーを用いるなど留意する必要がある。図5.3.7に圧縮ガス専用装置例を示した。

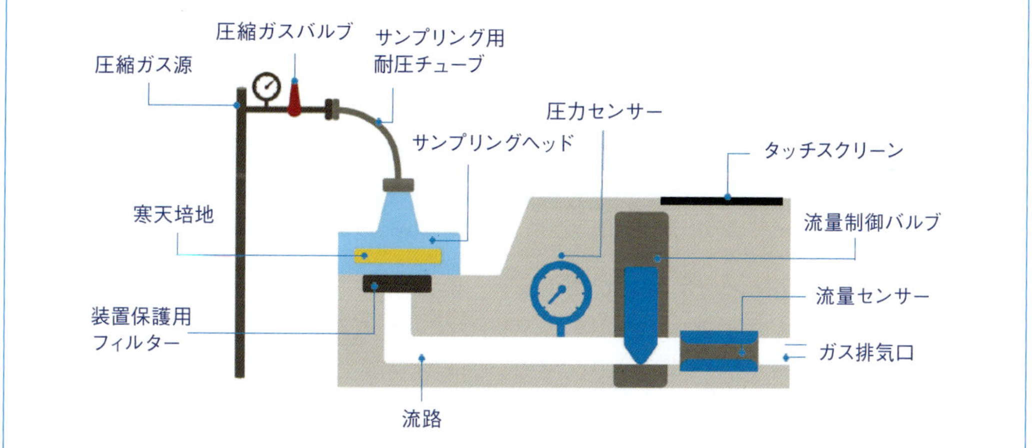

図5.3.7 ユースポイントにおけるガスの微生物モニタリング例

〔メルク株式会社 圧縮ガス用サンプラーフライヤー BMM199-2205-PDF-Aより抜粋〕

(4) 液体のろ過滅菌工程においてCCSで考慮すること

表5.3.3にPIC/S-GMP Annex 1に述べられているろ過滅菌工程関連項目の概要と各項目の目的を示す。「確実なろ過滅菌」，「ろ過滅菌フィルターの要件」と記載のある項目は微生物汚染を

防ぐための要件や運用管理であり，「製造設備としての要件」は微粒子の混入を防ぐ目的も含む。

ろ過滅菌工程の構築および管理に関わる推奨事項の多くはろ過滅菌を確実に成立させることを目的としている。PIC/S-GMP Annex 1のろ過滅菌に関連する項で「CCS」あるいは「risk assessment」について述べられている箇所を抜き出してみると（表5.3.4），該当の3項目はこれまでもろ過滅菌フィルターの設計や管理に関し議論が続けられてきた多段ろ過および滅菌後ろ過前完全性試験(Pre-Use Post Sterilization Integrity Test：PUPSIT)とわかる。なお8.95項はキャンペーン製造に関する項目でCCSの記述はあるが，通常，ろ過滅菌フィルターは単回使用が求められていることから本章の解説からは除外する。

この多段ろ過とPUPSITについて簡単に解説する。

表5.3.3　PIC/S-GMP Annex 1の液体のろ過滅菌工程関連項目

項目概要（PIC/S-GMP Annex 1の項番号）	目的
複数フィルターの使用-Redundant，追加のろ過（8.79, 80, 92）	確実なろ過滅菌
複数フィルターの使用-2段での無菌性保証（8.91）	ろ過滅菌成立の要件
繊維・微粒子の最少化（8.81）	製造設備としての要件
フィルターの適合性・Extractables/Leachables（8.79, 81）	製造設備としての要件
フィルター選定・設計時の留意点（8.81, 82）	確実なろ過滅菌
重要パラメータを考慮したバリデーションと製造時のモニタリング・記録（8.83-86）	確実なろ過滅菌
微生物捕捉性能と相関のある非破壊的な完全性試験が実施できること(8.87)	ろ過滅菌フィルターの要件
Pre-use post sterilization integrity test（PUPSIT）(8.87)	確実なろ過滅菌
ろ過前液のバイオバーデンサンプリング（8.93, 10.3）	確実なろ過滅菌
使用期間（8.94）	確実なろ過滅菌

表5.3.4　ろ過滅菌関連項における「CCS」および「リスクアセスメント」の要求

PIC/S-GMP Annex 1の項番号	内容	要点
8.80	前略-充填の出来得る限り直前での無菌の滅菌グレードフィルターを通す追加のろ過を，全般的CCSの一部として考慮すること。	ろ過滅菌後の再汚染防止を目的とした追加フィルターの有無の検討
8.87	前略- PUPSITが実施できない場合には，徹底的なリスク評価がされ，完全性のないろ過システムとなってしまういかなるリスクも低減する適切な管理を実施することにより，要件への適合性が達成できるならば代替のアプローチを採用してよい。	ろ過滅菌が確実に遂行されるためのフィルター破損リスクに対する評価(PUPSITを実施せずとも使用前のフィルターの完全性に問題が生じないよう管理されていることの説明)
8.92	（リダンダントろ過構成について）前略-主滅菌フィルターの使用後の完全性試験が不合格となった場合は，追加の（リダンダント）フィルターの使用後完全性試験を，主フィルターの試験不合格の原因究明とリスク評価を併せて実施すること。	リダンダントろ過の運用において，主要フィルターの使用後完全性試験不合格に対する評価 （リダンダントフィルターの完全性試験合格にて出荷してよいと判断する材料としての評価）

①多段ろ過

複数フィルターで構成されるろ過システムを多段ろ過としているが，PIC/S-GMP Annex 1では4パターンの事例が述べられている（表5.3.5）。

表5.3.5 PIC/S-GMP Annex 1の多段ろ過のパターン

	Annex 1 項番号	概要	工程例	無菌性保証	設置目的
①	8.80	バイオバーデン低減フィルター＋ろ過滅菌フィルター	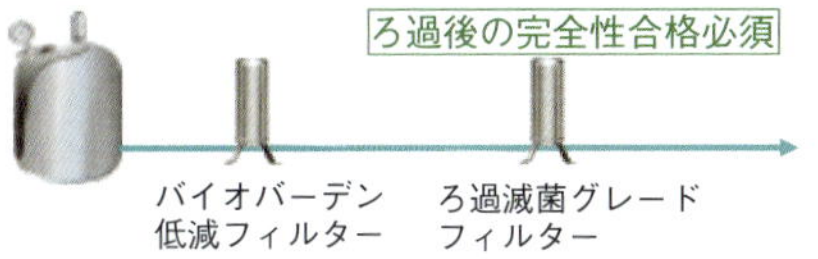	フィルター1段	バイオバーデン低減
②	8.80	充填部直前へのろ過滅菌グレードフィルターの追加	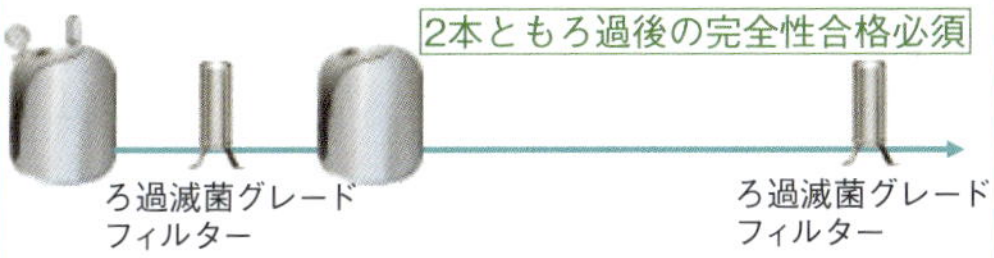	フィルター1段	ろ過後薬液の再汚染リスク低減
③	8.91	複数段のろ過にてろ過滅菌を成立	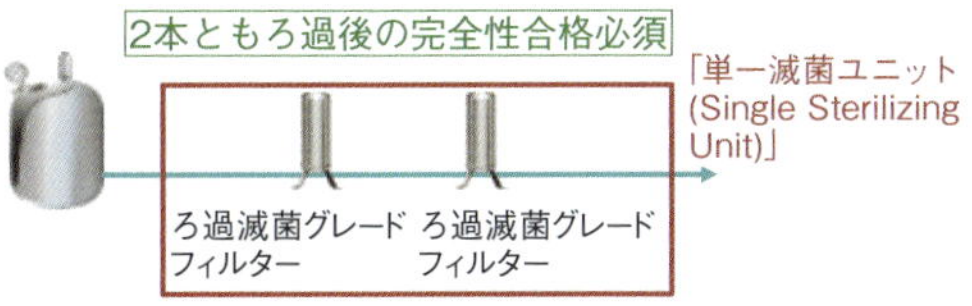	フィルター2段＋2フィルター間の無菌性	ろ過滅菌（1段で無菌保証できない場合）
④	8.92	リダンダントろ過（一般に直列2段）	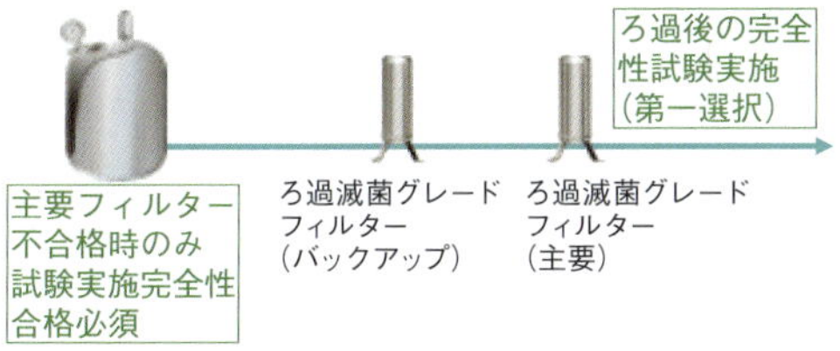	フィルター1段（ただし前段フィルターにて保証の場合は＋フィルター間の無菌性）	薬液のロットアウトリスク低減

表5.3.5の①②④はろ過滅菌を確実にするためのリスク低減策であり，③はろ液の無菌化に必要なろ過構成となる。工程例，無菌性保証に必要なフィルター本数は表5.3.5の通りであり，薬液および工程の持つリスクに応じて適切な構成を選択する。特に①②④については，不十分な設計・バリデーション・管理運用を補完するものではないことに留意されたい。

なお，①「バイオバーデン低減フィルター＋ろ過滅菌フィルター」の構成に関連し，EMAの滅菌ガイドラインではろ過滅菌前のバイオバーデン数を10CFU/100mLと規定し，これを超える場合にバイオバーデン低減を目的としたフィルターの設置と各製造におけるバイオバーデン測定による効果を示すことを求めている[7]。よって，本ろ過構成を採用する場合には最終バルク調製時のバイオバーデン数は，10CFU/100mL以上であってもよいといえる。

④リダンダントろ過は，一般に同一のろ過滅菌フィルター直列2段で構成されることが多く，フィルター破損や使用後完全性試験不合格による製剤のロットアウトのリスク回避を目的とする。標準的には充填に近い側を主要フィルター，上流側をバックアップフィルター（リダンダントフィルター）として認識されている[7~9]が，PIC/S-GMP Annex 1では位置関係は

述べられておらず，使用者による明確化と管理運用の策定が必要である。運用上の留意点として，主要フィルターの使用後完全性試験が不合格の場合が挙げられ，不合格の原因調査およびフィルター間の無菌性が維持されていることの確認を含め，薬液の無菌性および品質に対するリスク評価を実施の上，バックアップフィルターの使用後完全性試験の合格を必須とする。

②PUPSIT

ろ過滅菌工程の実プロセスでは，捕捉性能と相関のある非破壊的な完全性試験にてフィルター性能を検証する。

フィルター滅菌後ろ過前の完全性試験はPre-Use Post Sterilization Integrity Test；PUPSITと呼ばれ，PIC/S-GMP Annex 1およびEMA滅菌ガイドライン上の要求事項である[2, 7)]。図5.3.8に示す通りフィルター使用者によるフィルター完全性試験のタイミングは3回あるが，それぞれ各前段階で生じた不具合を検出できる。PUPSITの実施はフィルターの不具合に由来する製剤の廃棄リスクを回避でき，医薬品の確実な供給の一助となる。一方で，試験実施により製造ラインの無菌性を損なうリスクが生じること，およびプロセスや設計の複雑性が高くなることが懸念として知られ[10, 11)]，本書執筆時点の米国や日本，液体のろ過滅菌に関する国際規格ISO 13408-2における位置付けはリスクアセスメントに基づき必要性を判断することである[9, 12, 13)]。この懸念点は，すなわちPUPSIT実施プロセス構築の際の留意点となる。

PUPSITを実施できない場合，徹底したリスクアセスメントに基づき，別の方法によりろ過前フィルターの完全性喪失リスクが管理できること，およびろ過後の完全性試験にてろ過滅菌が確実に成立したと適切に検証できることを示す必要がある[2)]。PIC/S-GMP Annex 1の8.87項ではリスクアセスメント実施の際に考慮すべき3項目が示され，フィルター破損に関連する，

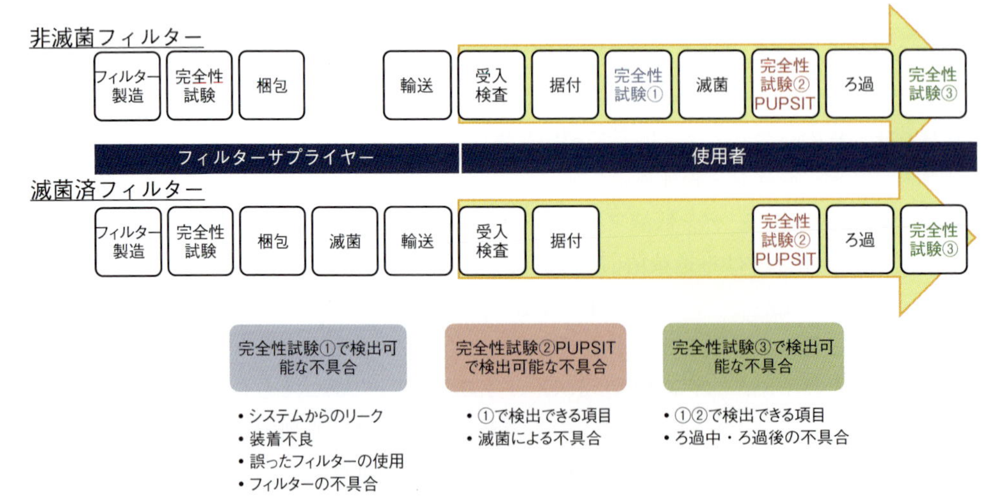

図5.3.8　フィルター製造から使用後までのプロセスフロー

i：滅菌工程に対する深い知識と管理（医薬品製造プロセスにおける）

ii：サプライチェーンと外部機関における滅菌工程に対する深い知識と管理

および，ろ過後の完全性試験結果を適切に得ることに関連する

iii：ろ過プロセスに関する工程知識

である。

項目iの滅菌工程はフィルターの不具合を発生させる最大のリスクポイントと考えられており，これによるフィルターのダメージが最少化されていることの確認である。滅菌プロセスそのものの逸脱リスクおよび確率，また，フィルターの完全性に影響のないことを含めた適格性確認などが考えられる。

項目iiは輸送・包装形態，あらかじめ滅菌済で納入されるフィルター種については，外部機関による滅菌工程がフィルターの完全性に影響しないこと，およびそのクオリフィケーションデータの確認である。据え付け後滅菌前の完全性試験（図5.3.8の完全性試験①）でも検証できるポイントである。

項目iiiはいわゆる「マスキング」リスクに対する確認項目であり，目詰まりレベルが低いろ過滅菌工程が適切に設計され，「ろ過」がろ過後の完全性試験結果に影響しないことの確認である。フィルターの「マスキング」とは，ろ過流体中の物質が捕捉されることによりフィルターの欠損が補完され，ろ過後の完全性試験ではフィルターの不良（完全性がないこと）を検出できない現象である。PDAとBioPhorum Operations Group（以下BioPhorum）のコンソーシアムの検討結果よりマスキングが生じるリスクそのものは低いことが示されている[14]。なお規制当局がPUPSITを求める理由の1つがマスキングとされるが，PUPSITはマスキングそのものの直接的な解決策ではないことに留意されたい。また，ろ過中の不具合はろ過後の完全性試験（図5.3.8の完全性試験③）のみにより検出可能であることから，この項目iiiは，PUPSITの議論とは切り離してもろ過滅菌工程構築における重要な確認事項であるといえる。

次項ではこれらのポイントをろ過滅菌工程設計・管理においてどのように考慮していくかを述べる。

(5) CCSを考慮した液体のろ過滅菌工程の設計と管理

①液体のろ過滅菌工程の設計と管理戦略

液体の最終ろ過滅菌工程はその用途・目的やプロセス・製剤・患者に対するリスクを考慮の上，フィルターメーカーのクオリフィケーション・バリデーションの内容を確認し戦略的に設計する必要がある。

1) フィルター選定

以下の点などを考慮し，まずは候補となるろ過滅菌グレードのフィルターを挙げる。

- フィルターの仕様・材質・特性
- 薬液特性
- プロセス条件
- 設備上の制限

- プロセスおよびアプリケーション上のリスク（内容と程度）
- レギュレーションへの適合

プレフィルターの必要性の確認も含め，ろ過特性を確認するための試験，例えばVmax™試験などを実施し，目的のろ過量およびろ過時間に対する最適なろ過滅菌フィルターの膜の種類，デバイスタイプとサイズ，プレフィルターとの組み合わせを決定する。プレフィルターの活用により，ろ過特性だけでなく製造コストの観点でも最適なフィルターの組み合わせとすることが可能である。水系の中性域の液体であれば多くのケースで耐薬品性が懸念となることはないが，強酸や強アルカリ，非水系や有機溶媒を一定以上含む組成の場合は，この時点で使用条件（温度･時間）における化学的適合性の確認や検証（簡易的なものも含む）を行う。

膜の種類とデバイスタイプの選定には，ろ過特性だけでなく，滅菌やユーティリティの設備条件などの制限も考慮に入れる。例えば想定している滅菌方法に適合するデバイスタイプであるか，設備はステンレスやマルチユースかそれともシングルユースか，また，供給可能なガスの種類やガス圧に制限がある場合，想定しているフィルター完全性試験が実施できるか，といった点を確認する。さらにフィルターの濡れやすさや残液量などデバイスタイプによって特徴が異なることからフィルターメーカーから十分な情報を得て最適なフィルターデバイスを選定することが望ましい。Vmax™などのろ過特性試験は，目詰まりリスクの低い適切なろ過滅菌フィルターの選定，およびプレフィルターとの組み合わせを決定した根拠となることから，実施の上文書として残しておくことが推奨される。

2) ろ過滅菌工程の設計と管理戦略

「ろ過滅菌工程」の設計は，プレフィルターを含み選定されたろ過滅菌フィルター，薬液およびプロセスの持つリスク，レギュレーションへの適合，各種基礎データ，想定している設備・運用・管理戦略から決定される。CCSの観点では，マルチユース・シングルユースともにろ液の無菌性を維持すべくろ過滅菌後のプロセスにおける無菌接続数を最少化する(8.82 iii) [2] こと，ろ過前後の完全性試験実施時の洗浄や湿潤，Extractables/Leachablesなどの不純物の可能性の除去と微粒子など異物の除去を目的としたフラッシングを実施できるライン構成とすることを考慮に入れる。

運用や設備の構成により戦略が異なる例に「充填直前の追加のろ過滅菌フィルターの設置」(表5.3.5の②）の要否が挙げられる。例えば「ろ過滅菌フィルター→サージタンク／バッグ→充填ライン」という設計でろ過と充填が並行して進むプロセスの場合，ろ過後充填までの時間的・物理的距離が小さく再汚染リスクは低いと考えられ，充填直前の追加のろ過滅菌フィルターの設置は不要と判断可能である。一方でバッチ量全体を短時間で一括ろ過し大容量のタンクやバッグに受け，保管や移動の後に充填される場合，充填前の追加のろ過滅菌フィルターの設置が考慮されるだろう。

アプリケーション特性により戦略が異なる例に，希少医薬品の製造など社会的責任上，供給不可となるリスクを回避したいケースが挙げられ，リダンダントろ過の採用が一案となる。一方で，「いずれも薬液を確実に供給するための対応策である」[10] という観点からは，

PUPSITの実施によりリダンダントろ過構成を考慮する必要はないかもしれない。プロセスと事業に関するリスクと両方を考慮して戦略を立てることとなる。

さらに，バイオバーデンのサンプリング箇所およびタイミングもこの段階で考慮するとよい。ろ過滅菌前液のバッチごとのバイオバーデン試験の実施およびその限度値の規定（10.3項）[2]はPIC/S-GMP Annex 1上の要件であるが，フィルター構成によりサンプリングポイントが異なる（表5.3.6）。例えば，ろ過前液のバイオバーデン数が10CFU/100mLを超えるケースでは①のバイオバーデン低減フィルター＋ろ過滅菌フィルターの構成となり，バイオバーデン低減フィルター前およびろ過滅菌グレードフィルターの前の2点でサンプリングする必要がある一方で，④リダンダントろ過構成の場合，上流側のフィルターの前1点にてサンプリングすればよい。また，調製後ろ過滅菌完了までの薬液中のバイオバーデン数の推移を把握することで，ろ過滅菌前液としてワーストケースのサンプリングが可能となる。なお，サンプリングシステムは汚染を与えないように設計する[2]ことが求められており，無菌的にサンプリングできる適切なアプリケーションを活用する。

ろ過滅菌フィルターの設置環境については，特にシングルユースプロセス設計の際に議論になることが多い。PUPSITの実施を考慮すると，アイソレーター内への配置に対して，PUPSIT実施に伴う試験操作や廃液・排気に関わるライン設計，環境へのコンタミネーションリスク管理に対する課題が考えられる。そのため，PDAのPUPSIT導入に関するPoints

表5.3.6　ろ過構成とバイオバーデンサンプリングポイントの例

	Annex 1 項番号	概要	模式図 ● サンプリングポイント
①	8.80	バイオバーデン低減フィルター＋ろ過滅菌フィルター	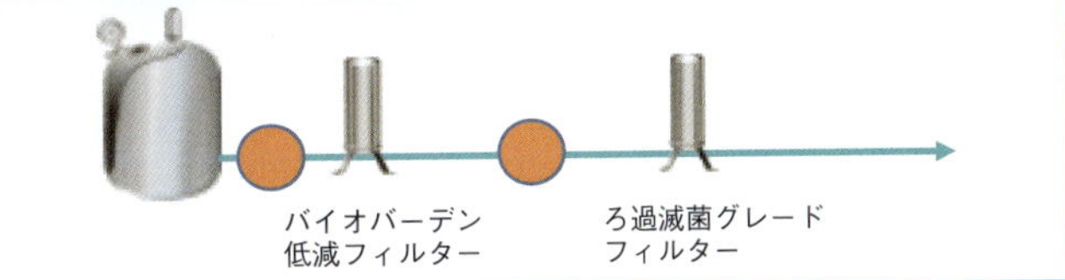
②	8.80	充填部直前へのろ過滅菌グレードフィルターの追加	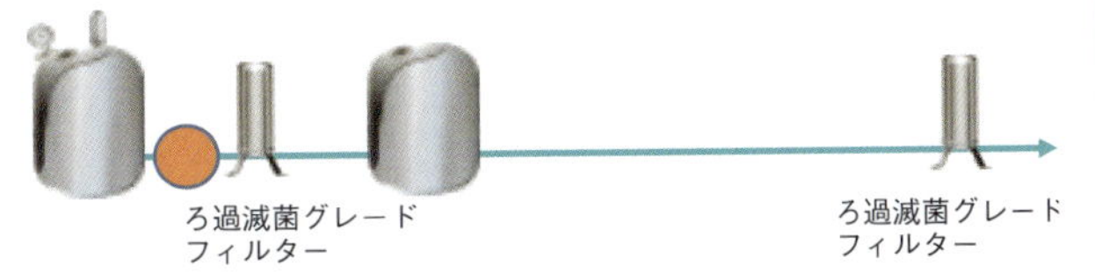
③	8.91	複数段のろ過にてろ過滅菌を成立	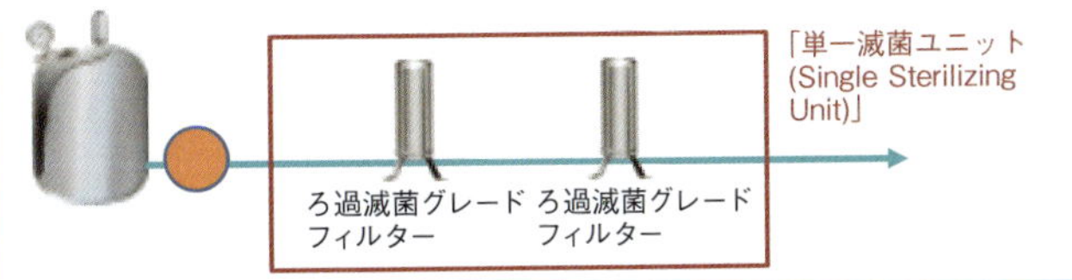
④	8.92	リダンダントろ過（一般に直列2段）	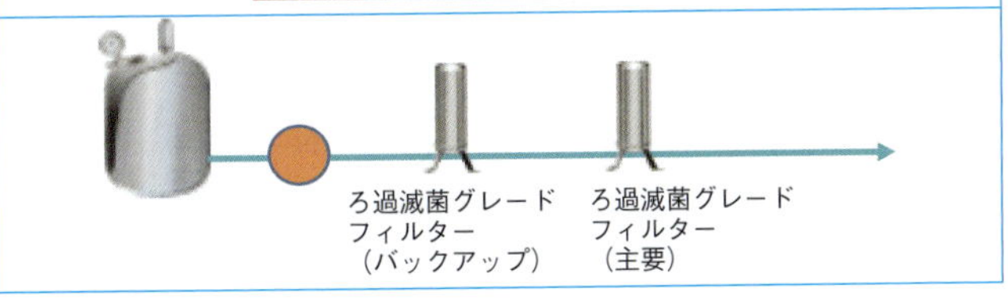

to considerにおいてはフィルターの設置環境に係るリスクとPUPSIT実施によるリスクとを比較の上で設計と運用を決めることを述べている[10]。

ろ過滅菌フィルターの選定・設計ともにフィルターメーカーのサポートを受けることができる。

②ろ過滅菌工程のバリデーション

設計後はろ過滅菌工程のバリデーションを実施するが，確立すべきパラメーターの例がPIC/S-GMP Annex 1 8.85項に述べられている[2]。

PUPSITにも関連するが，ろ過滅菌フィルターを含むプロセスの滅菌バリデーションもろ過滅菌工程における重要項目の1つとなる。例えば複数回の滅菌後にフィルターの完全性試験を実施するなど，滅菌プロセス自体がフィルターの完全性に影響しないことをバリデーションにて検証する必要がある。前述の通り，PDA Technical Report No.26（2008）[8]にはフィルターメーカーおよび使用者に求められるクオリフィケーション・バリデーションの項目が具体的に述べられている（表5.3.1）。細菌捕捉性能，化学的適合性および完全性試験に関連する項目は確実なろ過滅菌を行うための必要事項であり，CCSの観点では主に微生物汚染に関連したクオリフィケーション・バリデーションである。エンドトキシン・粒子状物質・ファイバー放出はエンドトキシンおよび微粒子の混入に関連している。Extractables/Leachables，TOCと伝導度および毒性試験についてはCCSの観点ではなく，患者の安全性や医薬品の品質に対して影響を及ぼす不純物混入がないことの確認項目である。

使用者に求められる試験や検討の多くはプロセスバリデーションの一部として実施される。実際の試験が必要な項目もフィルターメーカーからの資料に基づき評価や文書化を行える項目もある。ろ過滅菌の成立に最も重要な項目の1つである細菌捕捉試験とフィルター完全性試験のバリデーションにつき，詳細を説明する。フィルターと液体との相互作用について評価する化学的適合性およびExtractables/Leachablesについてはシングルユースシステムの項にて解説する。

細菌捕捉試験，いわゆるバクテリアチャレンジ試験は，ディスクフィルター，薬液，指標菌（*Brevundimonas diminuta*（ATCC 19146）），ろ過工程のワーストケース条件を用いてろ過滅菌性能を実証する試験である。一般に，フィルターメーカー等の試験機関が活用される。液体のろ過滅菌における捕捉機構は，主にサイズによる除去および吸着[11]であることから，ろ過滅菌フィルターの微生物捕捉性能は，

- フィルター（材質や表面化学）
- 微生物（量・形状・サイズ）
- ろ過される液体の物理化学的特性（pHや表面張力・浸透圧など）
- ろ過プロセスのパラメーター（ろ過量・差圧／流速・時間・温度など）

により「相互的に」影響を受ける。すなわち，ある条件において捕捉性能が示されていても，上記項目のいずれかが変われば捕捉性能が変わることを意味する。このことから，薬液ごとにプロセスのワーストケース条件における実施が求められており，薬液の指標菌に対する抗菌性に応じた手法[8]にて実施する。海外規制当局の査察においては試験の手法や内容の妥当性が問

われることもある。手法の詳細はPDA Technical Report No.26[8]やフィルターメーカーのトレーニング資料などを参照できる。

表5.3.7に試験条件の設計例を示す。中央列は工程条件，右列はスケールダウンした試験条件を示しており，ろ過量は工程の最大ろ過量をフィルターの有効ろ過面積比でスケールダウンし，接液時間・ろ過圧力（流速制御の場合もある）・断続回数は工程の最大条件以上とするなど各パラメーターをそれぞれワーストケース条件に設定し，試験フィルターの有効ろ過面積あたり≧1 × 10^7 CFU/cm^2の指標菌を負荷できるよう試験を実施する。

表5.3.7　細菌捕捉バリデーションの試験条件の設計例

	工程条件	試験条件
試験液	注射剤A	注射剤A
フィルターカタログ#	0.22 μm親水性PVDF フィルターカートリッジ CVGL71TP3	0.22 μm親水性PVDF ディスクフィルター GVWP04700
有効ろ過面積（cm^2）	6,900	13.8
工程条件：工程バッチ量 試験条件：スケールダウンバッチ量(L)	200	≥0.400
接触時間（Hour）	6-8	≧8
ろ過温度（℃）	18-26	22±4
圧力（kPa）	150	≧150
ろ過法	加圧ろ過　定圧力 断続ろ過	加圧ろ過　定圧力 断続ろ過
断続回数（回）	50	≧50

図5.3.9には加圧ろ過による試験装置図例を示した。一次側タンク③より指標菌を懸濁した試験液を加圧にて送液し，4ラインに分岐させ，試験フィルター3ロット⑤と陽性対照1ロット⑥を同条件下でろ過する。陽性対照⑥には0.45 μmのフィルターが使用され，試験微生物が適切なサイズであること（0.45 μmのフィルターを通過するサイズであること）の確認を目的としている。各ろ液を回収フィルター⑦で再度ろ過し，回収フィルターを培養することで各ろ液中の微生物の有無を検証する。すべての⑤の下流の回収フィルターには微生物が検出せず，⑥の下流の回収フィルターに多数の微生物が検出した場合，試験適合，すなわちろ過滅菌性能の実証となる。

なお，前述の通り，各パラメーターが相互に影響しあって捕捉性能を変えることから，薬液組成やろ過条件が変更になった場合には，再バリデーションの検討が必要となる。

指標菌以外の菌が用いられるケースとして，指標菌より小さい，あるいは，孔径0.2/0.22 μmのろ過滅菌フィルターを通過すると報告されている微生物が存在する例が挙げられ，適切な微生物を用いた試験が求められる。マイコプラズマ等の捕捉を目的とし孔径0.1 μmのろ過滅菌フィルターを使用したろ過工程をバリデートする場合のチャレンジ試験用微生物には*Acholeplasma laidlawii*（ATCC 23206）が挙げられる[9, 15]。

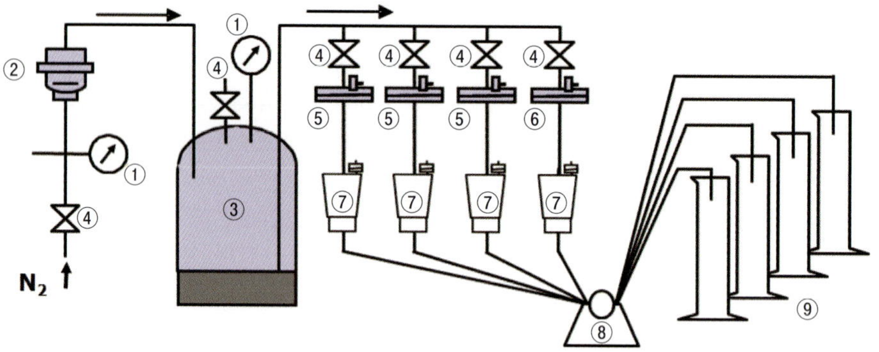

図5.3.9　細菌捕捉バリデーションの試験装置図例

プロセスにおけるフィルターの完全性試験は，水などフィルターメーカーの指定する標準湿潤液でフィルターを湿潤して試験を行っても，薬液などろ過する液体で湿潤して試験を行ってもよい[2, 8, 9]。後者を一般に「薬液完全性試験」と呼ぶ。フィルター完全性試験は，試験原理に起因し，湿潤する液体により規格値が異なる。そのため，フィルターメーカーによる規格値が設定されていない液体で試験を実施する場合，規格値を設定するバリデーションを要する。ISO 13408-2では薬液完全性試験が用いられるケースとして，以下の3例を挙げている[9]。

a）標準湿潤液の残渣がろ過される液やプロセスに影響を与える場合

b）標準湿潤液の使用がろ過プロセスの無菌性にリスクを与えるかもしれない場合

c）フィルター中の液を標準湿潤液に置換するためのフラッシング操作の延長が必要な場合

a)，b）はろ過前の完全性試験を標準湿潤液で実施することによるろ過前のプロセスへの水等の混入について述べている。a）は，例えば水と混和しない，あるいはそれを許容できない組成の薬液などが一例として挙げられる。c）はろ過後のフィルターを水などで洗浄後，標準湿潤液で完全性試験を実施する際の課題の1つである「置換不良（一般には洗浄不良と呼ばれることが多い）による見かけの不合格」を意図しており，解決策のひとつが薬液完全性試験となる。図5.3.10の通り，薬液完全性試験はろ過後の洗浄や洗浄廃液処理に係る時間やコストの削減が可能だが，薬液やプロセスの特性によっては標準湿潤液のほうが適する場合もあることから，特性とリスクに応じた適切な手法を選択されたい。いずれの手法にしても，プロセスにおけるバリデーションの実施，および初回測定が不合格となった場合の手順をPDA Technical Report No. 26（2008）のディシジョンツリーなどを参考に明確に定めておくことが必要である。なお，試験に使用するガス種の影響を受ける試験方法もあるため，各フィルター

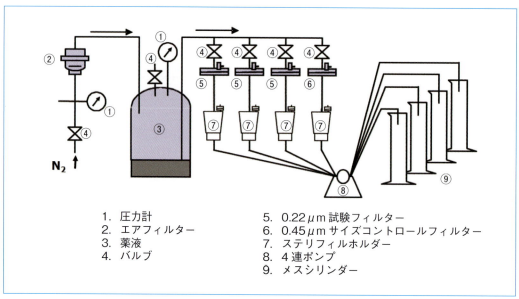

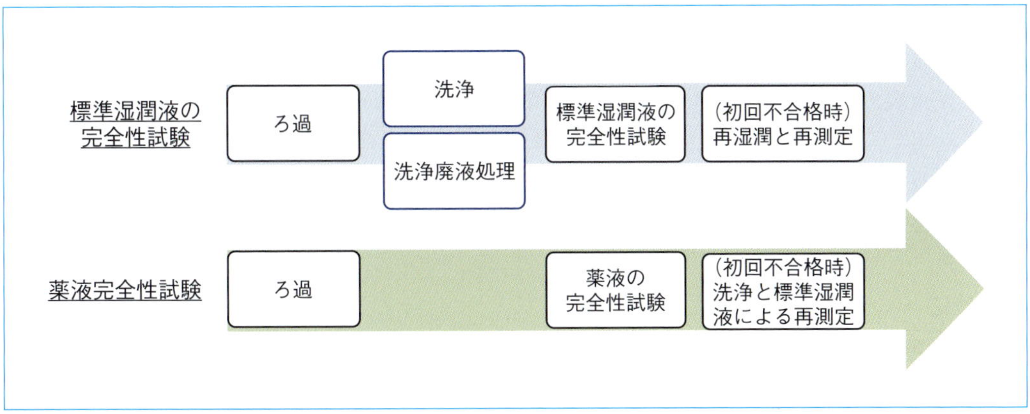

図5.3.10 ろ過後完全性試験のプロセスフロー図

メーカーが指定する試験条件を十分確認の上実施されたい。

③ろ過滅菌工程の日常管理

ろ過工程の運用は，設計時・管理戦略策定時のリスクアセスメント，設備の基本計画，およびその他の科学的データに基づいて決定される。日常管理の重要性はPIC/S-GMP Annex 1でも述べられており，重要パラメータを記録および監視するよう求めている（8.86項）[2)]。重要パラメータの例にろ過時間・フィルター差圧が挙げられ，予測外の事象が見られた場合には記録および調査をする必要がある。この要求の背景として，想定外の目詰まりによりろ過後の完全性試験結果を適切に得られないことへの懸念がある。

フィルター完全性試験は一般に自動試験機を用いて実施される。理由として，客観的な判定が可能となる（オペレーターによる主観を排除できる）こと，電子および／または紙の記録が得られること，バリデーションが可能であること，二次側の無菌性を維持しながら試験を実施できること，などが挙げられる。自動完全性試験機の原理は各メーカーで異なるが，メルク株式会社の装置の例（図5.3.11）では，圧力変化を測定し気体の流量に換算する方式を採用している。

ろ過滅菌フィルターの完全性試験は製品の無菌性を担保し出荷判定に係る重要な試験の1つであり，データインテグリティ（以下，DI）の要件を考慮しなければならない。近年，ろ過滅菌フィルターの完全性試験に関するFDAの指摘事例も見られるが，試験装置がDI要件を満たす設計・機能となっているかを確認の上，必要に応じて対応策を検討する。また，これには不合格となった原因究明や記録を適切に行うことも含まれる。完全性試験のオペレーターは手順に則った適切な操作，装置から得られた結果

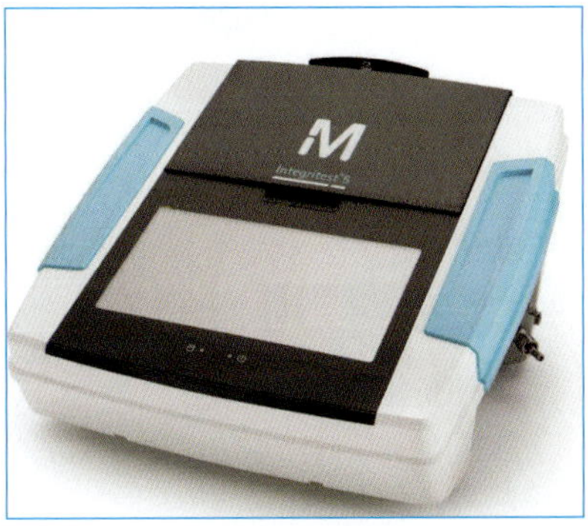

図5.3.11 メルク株式会社 Integritest® 5
〔データシート MK_DS1970ENより抜粋〕

が適正であるかの判断，不合格時のトラブルシューティングなどが求められ，特定の知識を必要とする。そのため作業に従事する人員および判定に関わる人員を適切に訓練および認定することが重要であり，推奨されている[12)]。フィルターメーカーによるオペレータートレーニングを活用できる。また，薬液完全性試験を採用した場合，薬液や原料のロットの違いや，原料や工程変更の影響を受ける可能性があることから，定期的に規格値が適正であることの検証を行うことが推奨される[8)]。

おわりに

ろ過滅菌は主に無菌製剤の滅菌法の1つとして長く用いられてきており，確立され成熟した技術の1つであるといえる。一方で繰り返し述べているように，各段階での検証や実製造における確認の積み重ねがなければ，成立し得ない手法である。新規創薬モダリティでは従来通りのろ過滅菌工程の設計が難しい特性のものもある。アプリケーションやプロセス上の特性とリスクを把握し，フィルターメーカーと協働しつつ適切な設計・管理運用を構築されたい。

5.3.2 シングルユースシステム（SUS）

(1) シングルユースシステムとは

シングルユース部材とは，主にプラスチックにて構成された単回使用のパーツ／部材を示し，例としてバッグ，ろ過滅菌フィルター，チューブ，コネクター，無菌コネクター，無菌サンプリングツールなどが挙げられる。SUSはこれらを組み合わせて構築されたプロセスやシステムである。PIC/S-GMP Annex 1のGlossaryではSUSを「例えばステンレス製の輸送ラインやバルク容器のような再使用可能な設備に代えて，製品接触する設備構成部品を1回のみ使用するシステム

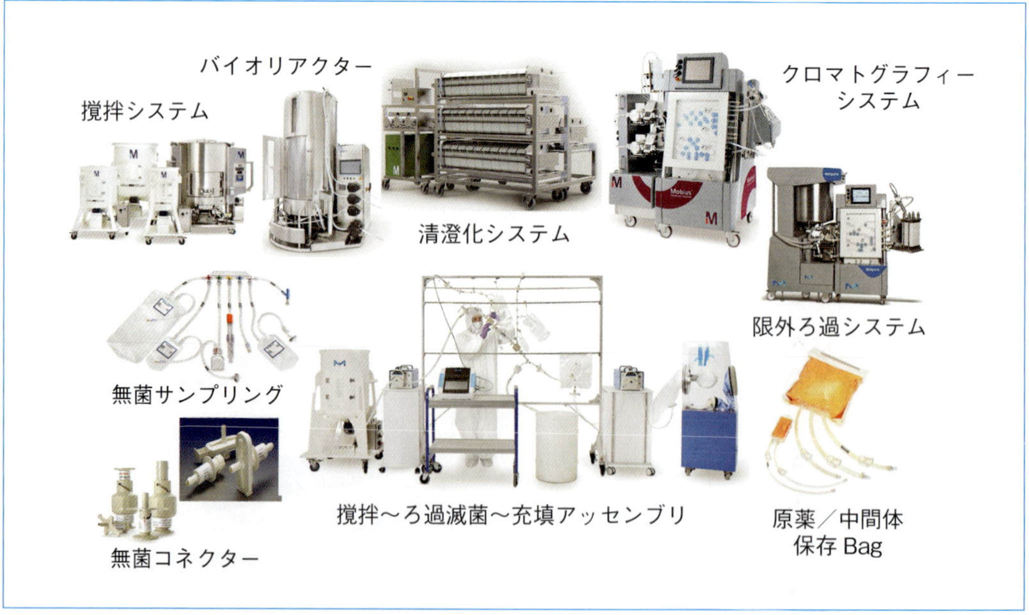

図5.3.12　シングルユース部材またはSUSの例

である。本文書で扱うSUSは，無菌製品の製造工程で使用されるもののことであり，一般的にはバッグ，フィルター，チューブ，コネクター，貯蔵ボトル，及びセンサーなどの使い捨ての部品から構成される。」[2)] と定義している。シングルユースシステムのみで使用されるケースも，従来のステンレス設備と組み合わせて使用されるケースもある。対象のアプリケーションは抗体医薬品やワクチンなどのバイオ医薬品，低分子医薬品，点眼剤，核酸医薬／遺伝子治療薬／細胞治療といった新規創薬モダリティなど種類を問わない。シングルユース部材またはSUSの例を図5.3.12に示す。

(2) シングルユースシステムのメリット・考慮点と導入検討

冒頭で述べたような利点および実情により，医薬品開発や上市に係るスピード全体を短縮できることがSUS使用の大きな強みである。表5.3.8にニーズと従来設備における課題に対するSUSのメリット[16)] を示した。また，PIC/S-GMP Annex 1の8.132項にSUS特有の8つのリスクポイントが述べられ，CCSの一部として評価するよう要求がある（表5.3.9）。すなわち，これらの点を設計・クオリフィケーション・バリデーションにて考慮および確認し，CCSの一部としてまとめることを要求している。その他特有の課題として，消耗品コストの増加や消耗品の管理（適切な供給や保管），サプライヤーの適切な選定と管理，廃棄物の増加，作業者の訓練および取り

表5.3.8 従来設備における運用や課題に対するSUSのメリット

ニーズ	従来設備における運用や課題	シングルユースシステムのメリット
工程の信頼性確保	オープン操作	クローズド操作
経済性の強化	建物，ユーティリティ設備などが必要	初期投資削減
		C/SIP設備や滅菌バリデーションの削減
	ライン中の残液	残液の低減
	複雑なバリデーション	交叉汚染リスク低減
上市スピードの向上	固定配管およびタンク	製造設備の柔軟性（変更が容易で複数のバッチサイズなどへの対応が可能）
	ラインの長期保全に係る運用（洗浄・滅菌など）	サイクル時間の短縮（稼働率の改善）

表5.3.9 PIC/S-GMP Annex 1, 8.132項のSUSに関連するリスクポイント

SUSに関連するリスクポイント（PIC/S-GMP Annex 1 8.132）
i. 製品と製品接触面の相互作用（吸着，あるいは溶出物および抽出物の生成，等）
ii. 固定式の繰り返し使用される設備よりも損傷されやすい特性
iii. 手動での操作（システムの検査と取り扱いを含めた）および接続の数と複雑性が増加する
iv. 組み立ての複雑さ
v. 滅菌グレードフィルターについての使用前・後の完全性試験の実施（8.87項を参照）
vi. 穴および漏れのリスク
vii. 外包を開ける際のシステム損傷の可能性
viii. 微粒子汚染のリスク

扱いなどが挙げられる。

PDA Technical Report No. 66はSUSのアプリケーションに関する技術文書であるが，3章にSUSの導入可否を検討する際に確認するポイントが述べられている（図5.3.13）[17]。

アプリケーションおよびプロセスの特性によっては例えばプラスチック部材との化学的適合性がないなどSUSをそもそも使用できないケースもあることから，各ポイントにつき導入検討初期に確認されたい。導入可能であると確認後は具体的なユーザー要求仕様（以下URS）をサプライヤー等とともに策定していく。その際，使用者の求める内容とサプライヤー側で実現可能な内容が異なる可能性もあることから，例えば運転温度・時間・圧力・監視したいパラメーターなどの具体的な実運用の詳細条件も想定した上でURS案を作成し，機能設計や詳細設計を考慮しながら[18]協議を繰り返して実現可能かつ目的を果たすURSを確定する。必要に応じて確認試験等を行うこともある。SUSはプロセスの一部設計・製造・管理をサプライヤーに一任することになるため，プロセス由来のリスクに対する責任をサプライヤーとユーザーで共有するという考え方となる。例えば，SUSの原料選定・管理，基本的な設計，SUSの製造／輸送／滅菌等はサプライヤー側の責任となり，一方でサプライヤー管理，SUSの最終設計の確定，製品品質・安全性・有効性への影響がないことの確認，プロセスバリデーション，医薬品の製造，廃棄等は使用者の責任となる。そのため，この導入決定・選定段階における確認事項にサプライヤーの適格性確認を含める必要がある。サプライヤー評価には，すべてではないが例として，

- CCSに関連するSUSの滅菌および無菌性に関するクオリフィケーション内容の確認[2, 4]
- 適切な品質管理システムを有していることの確認[17]
- 変更管理の連絡の有無やそのプロセスの確認[17]
- 異物，微粒子やリーク等のリスクを制御するための取り組みの確認
- 仕様各種クオリフィケーションやバリデーション内容の確認[17]
- サプライチェーンの透明性の確認[17]
- 職員の教育訓練システムの確認

といった項目を含め，実地監査や書面監査などにて実施する。

SUSのクオリフィケーション・バリデーションにおいては，接液部分は単回使用であり実製造で用いるSUSそのものをIQOQ（予測的バリデーション）として評価することができないため，

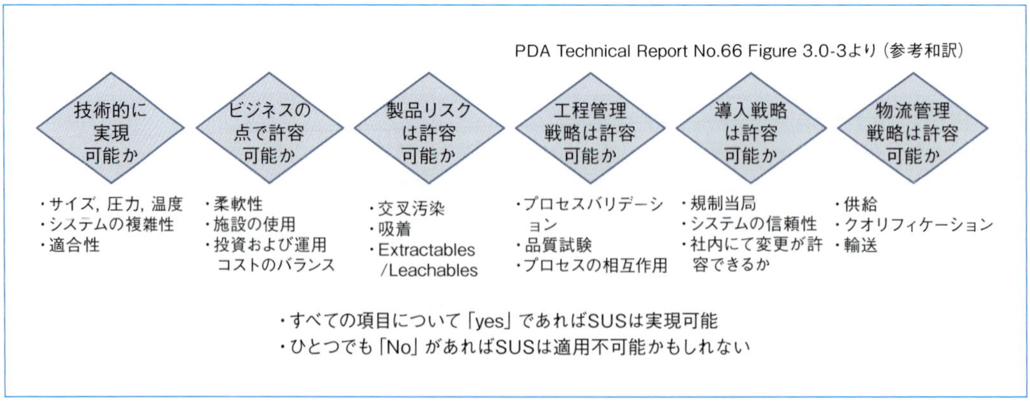

図5.3.13 SUS導入時の確認項目（PDA Technical Report No. 66より）

複数の項目の組み合わせにより，設計通りに製造されたSUSは機能面および品質面において目的を果たすこと，製造する医薬品の品質に影響しないこと，および前述したリスクを低減できることを確認する。確認項目例は以下の通りである。

- URSとサプライヤーの提出する各種文書類および図面とを照合し機能設計や詳細設計を確認する（テクニカルデリジェンス）[18]
- 実際のSUSやプロトタイプを用いた各種試験の実施にて技術的な検証を行う（テクニカルデリジェンス）[18]
- 装置のIQOQ
- リスクを考慮したSOPの策定
- 作業者の十分な教育訓練と認定
- 受け入れおよび使用時の確認試験内容の決定とその確認

なお，テクニカルデリジェンスはPDA Technical Report No. 66の用語であり，使用者が，対象のSUSおよびサプライヤーが特に技術的な面で目的とするプロセスに適格性があることを検

表5.3.10　PIC/S-GMP Annex 1 8.132のSUSに関連する各リスクポイントに対するリスク低減対応

リスクポイント（PIC/S-GMP Annex 1 8.132）	リスク低減対応と検証／確認の時期
i.　製品と製品接触面の相互作用（吸着，あるいは溶出物および抽出物の生成，等）	・吸着，化学的適合性（耐薬品性）の観点で問題がないことの検証と文書化：クオリフィケーション・バリデーション
	・Extractables/Leachablesが製品品質に影響しないことの検証と文書化：クオリフィケーション・バリデーション
ii.　固定式の繰り返し使用される設備よりも損傷されやすい特性	・適切な設計（複雑すぎない，取り扱いが容易）と検証：設計，クオリフィケーション・バリデーション ・適切な取り扱い（作業者の教育訓練・認定，適切な作業SOP）と確認：クオリフィケーション・バリデーション，実運用
iii.　手動での操作（システムの検査と取り扱いを含めた）および接続の数と複雑性が増加する	
iv.　組み立ての複雑さ	
v.　滅菌グレードフィルターについての使用前と後の完全性試験の実施（8. 87項を参照）	・使用前完全性試験実施要否の評価と必要に応じて文書化：設計 ・適切な設計と検証（実施によるコンタミネーションリスクへの対応）：設計，クオリフィケーション・バリデーション ・適切な取り扱い（作業者の教育訓練・認定，適切なSOP）と確認：クオリフィケーション・バリデーション，実運用
vi.　穴および漏れのリスク	・適切な設計（複雑すぎない，取り扱いが容易）と検証：設計，クオリフィケーション・バリデーション ・サプライヤー管理：クオリフィケーション・バリデーション ・適切な受入検査・使用前検査（検査項目と内容，不適合時の対応も考慮したSOP）：クオリフィケーション・バリデーション，実運用 ・適切な取り扱い（作業者の教育訓練・認定，適切な作業SOP）：クオリフィケーション・バリデーション，実運用
vii.　外包を開ける際のシステム損傷の可能性	
viii.　微粒子汚染のリスク	

証することを示す[17, 18]。サプライヤー監査を補完するものと位置付けられ，監査とテクニカルデリジェンスとの組み合わせにより総合的な適格性確認とする[17]。項目によっては導入検討の早い段階で確認が必要になることもある[18]。

表5.3.10にPIC/S-GMP Annex 1の8つのリスクポイントに対するリスク低減対応と検証／確認の時期をまとめた。適切な設計，適切な取り扱い，および付随する作業者の教育訓練がほぼすべての項目に含まれており重要であると理解できる。また，2017年にAMEDの研究班によりまとめられた文献にも導入時に考慮すべき事項や，サプライヤーから入手できる製造管理・品質管理項目・試験結果の例（表5.3.11）が記載されており参照できるが，サプライヤーによっては実地監査のみで開示される情報もあり，試験項目も部材の用途により要否が異なることから確認が必要である[19]。

表5.3.11　サプライヤーから入手できる情報の例

製造管理・品質管理の方法
・工程管理による製品品質の保証（使用部品識別，異物管理，接続，完全性試験，滅菌，保管方法等）
・誤操作防止策
・異物の管理方法，供給者が保有する異物のリスト，シングルユース製品に付着または練り込まれている不溶性異物の管理方法
・不溶性微粒子の管理方法
・エンドトキシンの管理方法
・滅菌の手順，バリデーション
・使用部品の適格性確認，使用部品同士の適合性確認
・ラインクリアランスの手順と記録（異物混入，間違った組立の防止等）
・アッセンブリ作業の工程管理，記録，作業者の教育および適格性評価
・出荷試験（項目，方法，適否の判定基準等）
・輸送方法の検証方法
シングルユース製品に関して実施された試験結果
・抽出物試験（抽出物の調製条件を含む試験方法，使用する分析機器，分析法のバリデーション結果等）
・不溶性微粒子試験
・機械的強度試験
・照射耐性試験
・保管寿命試験
・生物学的安全性試験
・酸素，二酸化炭素，水蒸気透過性試験
・液排出試験
・無菌接続の検証方法・その他，シングルユース製品の性能評価に必要な試験

〔シングルユースシステムを用いて製造されるバイオ医薬品の品質確保に関する提言，PDA Journal of GMP and Validation in Japan Vol. 19, No.2（2017）表2を参照〕

(3) シングルユースシステムのCCS

SUSのCCSを考慮する上では，PIC/S-GMP Annex 1のClosed Systemに対する要求事項(8.127–8.130）も参照する必要がある。「手動操作の必要性とそれに伴うリスクを低減すべく設計する（8.127項）」，「最終の滅菌フィルター以後の滅菌済製品の流路の接続は無菌的接続ができるよう設計する（8.128項）」，「無菌接続部材の完全性を保証する対策を実施する（8.129項）」とあり，SUS設計時の考慮点が述べられ，滅菌済のSUS同士を工程にて接続する際，最終製剤の無菌性への影響が重大な位置であれば，機械的あるいは溶着にて無菌接続できるように設計およびクオリファイされたコネクターを使用することを求めている。ISPEの無菌ベースラインガイドでは「クローズドプロセスは，製品，原材料，重要な設備部品，容器／栓の表面が，直接の製造環境から隔離され，密閉された製造設備や囲い込みの中に封じ込められている工程状態のことをいう。」と定義される[20]が，PIC/S-GMP Annex 1のGlossaryにおいてはアイソレーターやRABSなどのシステムを指すものではなく，「製品が周囲の環境に曝露されないようなシステム。(中略)，無菌製品に使用される場合は，システム全体が連結された後に滅菌されることにより達成される。(後略)」[2]と明記されている。PIC/S-GMP Annex 1の8つのリスクポイントのうちCCSに関連してよく議論されるいくつかの点につき詳細を述べる。

①リークリスク／SUSの完全性喪失リスクへの対応

SUSからのリークや接続などの不具合が発生した場合の影響は大きく，製品の無菌性保証に対するリスクおよび深刻なケースでは医薬品の供給リスクが考えられ対応が求められる。CCSの観点では主に微生物汚染に対する対応となる。PDA Technical Report No. 66によると，リークリスクを有する部材としてはバッグが6割を占め，バッグにおいては下部や上部など作業に関連する部位からの発生が8割程度を占める。さらに，作業者の誤った取り扱いによるダメージを避けるための適切なトレーニングの実施によりリーク確率が顕著に下がったと述べられている[17]。使用時にリークや接続などの不具合が発覚した場合，その発生は以下の4パターンのいずれかであると考えられる。

a）SUS製造時の発生，かつサプライヤーの出荷試験にてそれが検出できないケース
b）出荷試験後の輸送中の発生
c）使用者の取り扱いの不備による発生

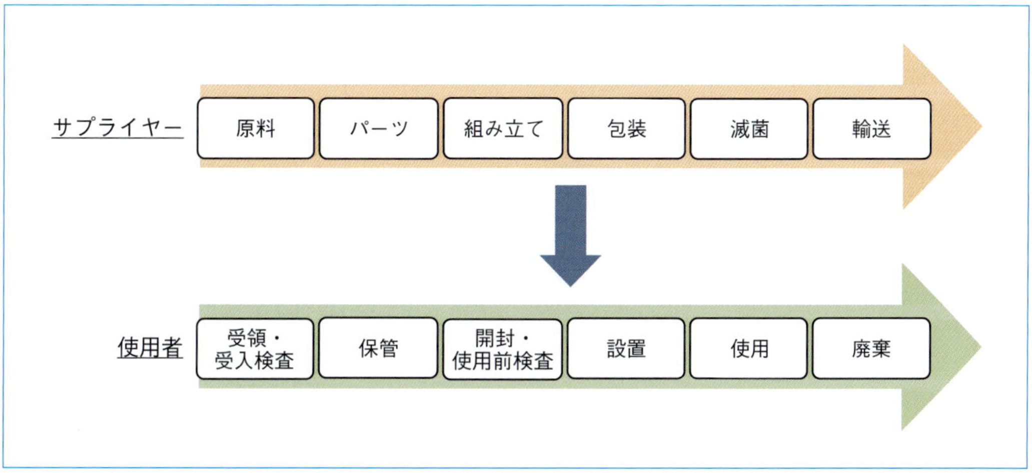

図5.3.14　SUSのライフサイクル

d）運転中の発生

図5.3.14にSUSのライフサイクルを示すが，上記a)，b）はサプライヤー側から使用者にわたるまでの段階で生じるもの，c)，d）は使用者側にて生じるものであるため，サプライヤーと使用者の両方にて各ポイントに対し対応策を講じることが望まれる。Bio-Process Systems Alliance（以下BPSA）より発行された技術文書[20]では使用箇所に応じたバリデーションや試験項目について述べられている。サプライヤーと使用者それぞれの検証内容を表5.3.12に抜粋した。

サプライヤー側は知見に基づく適切な設計・運用の提案に加え，各種関連バリデーションの実施，使用者の教育訓練サポート，SUSの確実な製造が挙げられる。使用者は，問題なく製造・運用されればリークリスクが低く用途を満たす設計・運用条件・作業手順であることの検証，作業者の適切かつ十分な教育訓練と検証および認定，受入検査・使用前検査の策定，詳細は後述するがポイントオブユースのリーク試験の実施要否の判断などが挙げられる。無菌操作工程の場合はこれにAseptic Process Simulation（APS）を加える。無菌接続など複雑かつ重要なマニュアル操作も検証対象である。

リークを事前に検出する手段としては，いわゆるリーク試験および目視確認がある。リーク試験の一般的な手法にはヘリウムガスを使用したものと空気や窒素にて試験を実施する方法が

表5.3.12　リークリスクに対するサプライヤーと使用者の検証内容

段階	サプライヤーの検証内容	使用者検証内容
選定	設計案，各部材やアッセンブリの運転可能条件の提示	・用途や条件の提示 ・上記を考慮した実現性評価 ・サプライヤー評価
クオリフィケーション・バリデーション	各部材の各種クオリフィケーション試験	プロセスバリデーション
	保管期間の設定	サプライヤー監査
	包装バリデーション	サプライヤーからのトレーニング（取り扱いや目視検査等）とSOPの整備（リーク発生時の手順も含める）
	滅菌バリデーション	作業者認定（無菌操作工程の場合，Aseptic Process Simulationによる適格性確認）
	輸送バリデーション	（無菌操作工程の場合）APSによるプロセスの無菌性の検証
SUSの製造	アッセンブリ組み立て後の品質試験（リーク試験・目視等）	—
使用	—	受け入れ検査・使用前検査（必要に応じて使用前リーク試験。実施要否はリスクアセスメントに基づく）
		使用中の確認
		使用後確認

ある。部材製造後やアッセンブリ組み立て後のサプライヤー側の品質試験として，高感度のヘリウム試験法を採用できるが，それでも検出感度としては≥2μmとされる[21)]。なお，リーク流量や圧力降下を検出する試験原理であることから，感度は容積により異なり，容積が大きくなれば感度は低くなる（検出できる欠損のサイズが大きくなる）。また，この試験は部材や品質保証レベルによっては実施しないものもある。各サプライヤーの情報を確認されたい。この品質試験に適合していれば基本的には部材として，あるいはアッセンブリとしての完全性を確認の上で出荷されたことを意味する。その後梱包され照射滅菌処理（ガンマ線滅菌やX線滅菌）されるが，照射滅菌により完全性を喪失しないことはサプライヤーの滅菌に関するクオリフィケーション結果にて確認できる。

リーク試験の感度の意味するところについては，BPSAの技術文書に記載されたエアロゾルまたは液体への浸漬による微生物チャレンジ試験データ（バッグの欠損のサイズと微生物汚染の相関を調査したデータ）から考察できる[21)]。あらかじめ規定サイズの欠損のあるバッグに培地を充填し，10^6CFU/mLの一般的な細菌を含有するエアロゾルを外側から一定時間吹き付けた後，培地を培養した結果，バッグに12.65μm以上の欠損がある場合に微生物を検出した[21)]。より過酷な試験として，同じ処理を施したバッグを9.7×10^6CFU/mLの*Brevundimonas diminuta*（ろ過滅菌フィルターの細菌捕捉バリデーションで使用する指標菌）を含有する液体に一定時間浸漬する試験を行った結果，バッグに2.65μm以上の欠損があると微生物を検出した[21)]。また，サプライヤーにおいても運転時の負荷圧力が高くなるとより小さなサイズの欠損でも微生物を検出することや，各運用圧力において実際にリークが生じる欠損のサイズなどが調査されている[22)]。リーク試験の検出感度を考慮すると，サプライヤー側での出荷前リーク試験への適合だけでなく，包括的なアプローチにてリスクを下げる手法を取るべきである。使用前にプロセス（ポイントオブユース）にてリーク試験を実施することの必要性も議論されているが，要件ではなく，リスク低減策としての使用者による実施要否の判断となる。設備の関係から，ヘリウム試験ではなく，空気や窒素を用いた加圧試験が採用されることが一般的だが，試験環境やアッセンブリの構造等により安定的で適切な測定が難しい場合も多い。さらにリーク試験で圧力を負荷することによるSUSの破損リスクが上がるという課題もあることから，リスクアセスメントに基づき必要性を判断する。

またもう1つ重要な点として，リークは起こりうるものとして考え，あらかじめSOPにリーク発生時の対応を明確に定めておくことが挙げられる。

②無菌性保証に向けた対応

リーク／SUSの完全性喪失リスク以外の観点からSUSの無菌性保証に向けた対応について述べる。

1) SUSの滅菌バリデーション

SUSは多くのケースで滅菌済で納入されそのまま使用される。そのため，使用者は適切に滅菌されること，および適切に滅菌されたことの確認が求められる（PIC/S-GMP Annex 1の8.133項，8.134項）[2)]。サプライヤーによる外部滅菌施設の評価，滅菌バリデーションの手法と結果，定期的なバリデーションの頻度，滅菌後の部材やアッセンブリの完全性試験またはリーク試験結果などを確認する。

2) 使用条件下における化学的適合性

化学的適合性とは耐薬品性のことであり，接液によってSUSの部材が目的の機能を喪失しないことの確認である。PIC/S-GMP Annex 1の8.137項で「SUSは意図した作業条件下での工程の稼働の間は完全性を維持すべく設計されていること」と述べられているが，作業中の条件だけでなく，部材や用途によっては輸送・凍結・凍結状態での移動・解凍など温度や振動等の物理的なパラメーターが関与することもあり，それらの影響が想定される場合，ワーストケースでの検証が必要である。サプライヤーの仕様を超える場合には，試験での実証が推奨される。

3) ろ過滅菌工程の構築と運用戦略

基本的な要件はろ過滅菌工程の章で述べた通りであるが，ろ過滅菌プロセスの設計においては「最終滅菌グレードフィルターと製品の最終充填の間の無菌接続数を最少化する（8.82項iii)」および「最終の滅菌フィルター以後の滅菌済製品の流路の接続は無菌的接続ができるよう設計する（8.128項)」ことをSUSプロセスについても考慮しなければならない。したがって，SUSのろ過滅菌～充填工程の設計では，少なくともろ過滅菌フィルター以降の接続箇所に図5.3.12の無菌コネクターなど「機械的あるいは溶着にて無菌接続できるように設計およびクオリファイされたコネクター」を使用する。SUSではポンプ送液にてろ過を行うことが多く，高圧でろ過できないことから，目詰まりが生じないよう十分なサイズのフィルターを選定する必要がある。特にリダンダントろ過構成の場合，低圧を想定したろ過特性試験を実施するなど考慮する。また，残液が少ないタイプのフィルターデバイスもあり，目的と条件に応じたデバイスを選定する。シングルユースのろ過滅菌プロセスでもPUPSITは原則要求事項であることは変わらず，サプライヤーの経験を活用することでフィルター二次側の汚染リスクに対応した設計，部材，および運用にできる。送液目的で一般に使用されるチューブはろ過滅菌フィルターの完全性試験に耐えるだけの物理的強度がないため，高圧負荷が想定される場所には耐圧構造を有するチューブを配置し，チューブとコネクター等との接続口を金属製のクランプで絞めて強度を上げる設計例などが考えられる。一方で，SUSのろ過滅菌プロセスはほとんどが照射滅菌による滅菌であるため，SIPやオートクレーブ滅菌と比較してPUPSITを要求する一因である「滅菌による破損のリスク」が低い。このことから前述したリスクアセスメントに基づき，PUPSITを実施しないと判断されるケースもある。

ろ過中の圧力モニタリングの要求を満たすため，シングルユースの圧力センサーを含めることができる。

4) 最終ろ過滅菌フィルター後段の流路の無菌性担保

ろ過滅菌後の流路は，製品の無菌性保証の観点で「critical」である。ステンレス工程であれば，ろ過滅菌後の薬液タンクのベントフィルターは毎使用後に完全性試験を実施し，合格，記録およびバッチリリースの一部として照査すること（PIC/S-GMP Annex 1の8.88項，6.19項）[2]が求められる。一方，「ろ過滅菌フィルター→サージバッグ→充填ライン」という設計のSUSにおいては，サージバッグにベントフィルターがある場合とない場合がある。シングルユースバッグは，排気を伴わずにある一定量までの液体を入れることが可能なためである。ベントフィルターを有する設計とした場合は，ろ液の無菌性担保のために本ベントフィルターのろ過後の完全性試験の実施と合格が必須である。ベントフィルターの滅菌後使用前完全性試験（PUPSIT）は要件ではなく，実施の要否や可否はリスクアセスメントに基づき検討される。

5）重要操作および複雑な操作の教育訓練と無菌性操作の検証

PIC/S-GMP Annex 1の8.139項の通り，重要操作および複雑な操作についてはAPSにて検証を行うことが求められている[2]。適切なSOPを整備し，作業者の十分な教育訓練および適格性確認と認定を行う。

③微粒子管理

微粒子はSUSからの不純物の1つであり，不溶性のものを示す。目視可能なものを異物，それ以外を微粒子としている[19]。本項では総称して微粒子と呼ぶが，微粒子のリスクは，プロセスへの影響，製品品質への影響，また製造中の外部からの汚染の場合は付随する微生物汚染リスクなどが挙げられる。微生物や他の不純物同様，「混入させない，拡散させない，最終製品に持ち込まない」[4]よう管理することが望まれるが，SUSからの微粒子検出を「ゼロにすることは不可能」であり，サプライヤーと使用者両者の取り組みを必要とする[23]。微粒子のリスクアセスメントにもリスクベースアプローチが採用される。その際，まず微粒子の分類（図5.3.15）を考えるが，中でもサイズ，検出位置および種類（由来）が特に考慮される。

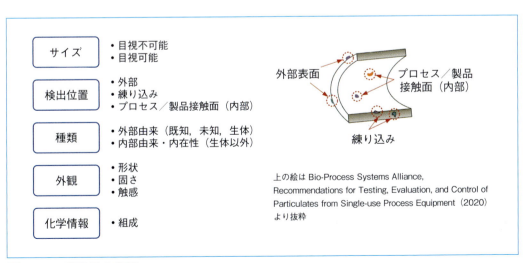

- **サイズ**
  - 目視不可能
  - 目視可能
- **検出位置**
  - 外部
  - 練り込み
  - プロセス／製品接触面（内部）
- **種類**
  - 外部由来（既知，未知，生体）
  - 内部由来・内在性（生体以外）
- **外観**
  - 形状
  - 固さ
  - 触感
- **化学情報**
  - 組成

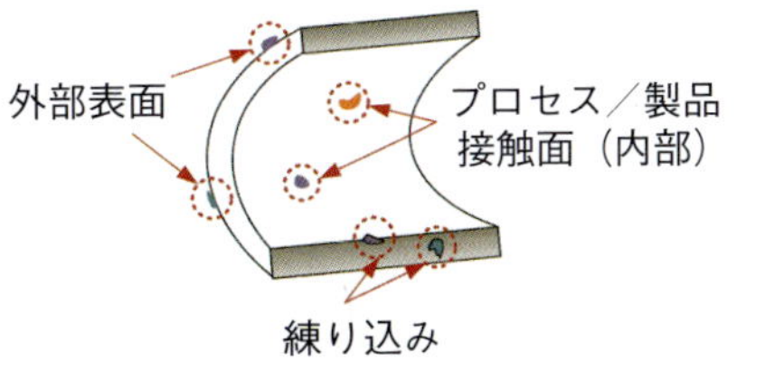

上の絵はBio-Process Systems Alliance, Recommendations for Testing, Evaluation, and Control of Particulates from Single-use Process Equipment（2020）より抜粋

図5.3.15　微粒子の分類

サイズの観点では，プロセスへの影響はないか，最終製品までに除去できるか，微粒子からのLeachablesリスクを考慮しなければならないほどの大きさか，などが考慮される。検出位置の観点では，SUSの外側（外部）への付着の場合，製造環境汚染のリスクはあるが製剤汚染リスクはない。接液しても液体側に移行しない「練り込み」の場合，汚染リスクはない。プロセス／製品接触面への付着の場合，あるいは「練り込み」だが使用中に接液面に移行する可能性がある場合，種類（由来）によりリスクが異なる。外部由来とはSUSの製造中や使用中に混入する微粒子であり，既知・未知・生体に分けられる。既知は，例えば製造中に発生する部材関連以外の非生体由来の物質であり，製造作業者の衣類やワイプ由来の微粒子などが挙げられる。生体微粒子はSUS製造に従事する人員，医薬品製造に従事する人員，微生物，昆虫の一部などが挙げられ，汚染されたSUSは製造には使用しないことが推奨される。内部由来（内在性微粒子）はSUSの部材やその材料由来であり，材質等がSUSと同じであることから主要リスクは物理的なリスクとなる。

微粒子汚染や微粒子の発生が問題になるケースは以下の4パターンのいずれかであると考えられる。

a）SUS製造時の汚染，かつサプライヤーの出荷試験にてそれが検出できないケース

b）出荷試験後の輸送中の発生

c）使用者の取り扱いの不備による汚染・発生

d）運転中の汚染・発生

シングルユースのライフサイクルは前述の図5.3.14の通りだが，リーク同様，a），b）はサプライヤー側から使用者にわたるまでの段階で生じるもの，c），d）は使用者側にて生じるものである。サプライヤー側は以下のような取り組みなどを行い，汚染の可能性を個別に低減させ組み合わせることで管理戦略としている。

- 原料管理
- 製造に係る環境管理（作業者の更衣，装置メンテナンス，清浄度の維持，機械や設備の導入，使用するワイプなど消耗品の検討）
- SUSの製造および品質試験に従事する人員の教育訓練
- 各部材ごとにリスクポイントを特定し製造工程や手順の見直し（過去の実績に基づく継続的改善）

SUSの出荷試験においては，外観目視検査や不溶性微粒子に関する公定試験法による測定（USP<788>[24] など）を行っているケースが多い。サプライヤーは試験の対象（全数かロットリリースか），試験のタイミング，頻度などの品質保証レベルを変えた複数の品質プログラムを提供していることがあるため内容を確認の上，適切な品質レベルのSUSを選択されたい。

SUSの微粒子に関する品質規格をサプライヤーと定める際，サプライヤー側の技術的な限界およびSUSが工程全体のどのプロセスで使用されるかを考慮に入れる。すべてのSUSに対して画一的な管理を行うことは一見容易に見えるが，用途・目的・技術的な限界およびリスクに見合わない厳格な規格を設定してしまうと，実運用にて適合するSUSが少なくなり，製造に支障をきたしてしまう可能性もある。BPSAの文献では，後段にフィルターろ過工程を含むプ

ロセスを「低リスク」，最終のろ過滅菌・充填工程を「高リスク」と分類している。ろ過フィルターより上流で使用されるSUSについては「後段のろ過により微粒子を除去しリスク低減できる」ため，最終製品への残留の観点でリスクが低いと考えることができる[23]。一方で,「最終ろ過滅菌工程ですべてを除去できるためそれまでの各段階では低減策を講じなくてよい」ということではなく，表5.3.13に示したような二次的な影響や，微粒子だけでなく微生物およびエンドトキシン／発熱性物質の管理も考慮に入れると，ろ過滅菌の章から述べている段階的にリスクを下げるべくプロセスを設計・管理する思想が一貫して有効になる。各ステップのろ過工程はCCSの対象すべてを工程全体で低く管理し続けることに寄与する。

使用者側の対応としては，監査時に微粒子管理に対するサプライヤーの取り組みや製造プロセスを確認すること，受け入れ検査および使用前検査の実施，高リスクのプロセス（例えばろ過滅菌フィルター後段のサージバッグから充填ラインなど）については使用前のフラッシングの導入とその量の検討などが挙げられる。なお，フラッシングは後述するExtractables/Leachablesのリスク低減や安定的な充填にも寄与する。

④Extractables/Leachables

CCSの対象以外でSUSにおいて以前から懸念とされている不純物にExtractables/Leachablesがある。工程資材から接液する薬液に移行する可溶性の化学物質を示す。CCSの対象ではないが，製品品質や患者の安全性への影響から特にプラスチック材質で構成され

表5.3.13 微粒子リスクに対するサプライヤーと使用者の検証内容

プロセス	最終製品への微粒子汚染リスク	対象プロセスの例	考慮するリスクポイント
後段にろ過フィルターがあるプロセス	低リスク － 後段のろ過プロセスにて除去できるため	・培養 ・清澄化 ・精製 ・濃縮 ・製剤化工程のろ過滅菌フィルターの上流	・二次的な影響[23] ・生物化学反応に対する潜在的な影響 ・微粒子からのLeachablesの潜在的リスク（微粒子のサイズ，種類，量による。SUSの表面積と比較し微粒子のサイズは十分小さいことが多く，全体のLeachablesに対する寄与率やリスクは極めて低い。内在性微粒子の場合はすでに評価に含まれていると考えることができる） ・（滅菌後の混入の場合）潜在的な微生物汚染リスク ・アグリゲーションの増加による製品品質へのリスク
最終ろ過滅菌・充填プロセス	高リスク － 除去ステップがないため	・最終ろ過滅菌（ろ過滅菌フィルター下流） ・充填工程	・製品への混入 ・二次的な影響（同上）

るSUS部材では今でも懸念点の上位に挙がる。SUSの選定，サプライヤー選定の段階から検討される項目であり，段階的なリスクベースアプローチがとられている。Extractables/Leachablesのリスクは，患者の安全性に対するものだけでなく，医薬品成分への物理化学的な影響（アグリゲーション，酸化，分解，粒子形成），細胞や微生物増殖や生存性への影響，医薬品の品質試験への影響などがある[17]。具体的な評価の流れやリスクの考え方，試験方法はBioPhorumから発行されているLeachablesリスク評価に関するベストプラクティス[25]やExtractables標準試験法[26]，USP<665>[27]／<1665>[28]を参照できるが，これらの手法は基本的には患者の安全性リスクに対する評価である。その他3つのリスクに対してはそれぞれ安定性試験や培養試験，バリデーション等にて別途確認する必要がある。なお，ICH Q3E「医薬品及び生物製剤の溶出物及び滲出物の評価と管理」が2019年に正式に発足し，2024年5月時点ではステップ1（専門家作業部会でのガイドライン原案作成）であり，今後の動向が注目される。

段階的な評価は一般に「1. 対象部材の選定→2. Extractablesデータ取得→3. Extractablesに基づく患者の安全性評価→4.（必要に応じて）Leachables試験→5. Leachablesに基づく患者の安全性評価（図5.3.16）」にて行われるが，その前段階として適切な部材の選定が肝要である。多くのSUSサプライヤーでは毒性や安全性に関する公定試験法に適合している部材を使用しており，選定時には確認されたい。また，Extractables/Leachablesリスクを上げないために化学的適合性のある部材を使用する。

Extractables/Leachables評価のステップ1では接液の有無だけでなく，SUSが工程全体のどのプロセスでどういった用途で使用されるかを考慮の上，評価の要否や程度を判断する。Leachablesリスク評価に関するベストプラクティス[25]やUSP<665>[27]／<1665>[28]を参照できる。一般にバイオ医薬品の原薬製造プロセスにおける精製工程や，濃縮／バッファー交換を目的として実施される限外ろ過工程ではそれより上流のSUSから移行したExtractables/Leachablesが除去され，最終製品まで残らないことが知られている[29]。そのため，そういった工程で使用するSUSや部材は患者の安全性の観点ではExtractables/Leachablesリスクは低いと考えられる。一方，それより後段のプロセスで使用されるSUSや部材は，より充実した評価の実施が望まれる。例えば，原薬のろ過滅菌プロセスで使用する部材や，原薬保管バッグ・容器，製剤化工程～ろ過滅菌～最終充填工程で使用されるSUSが挙げられる。接液し，

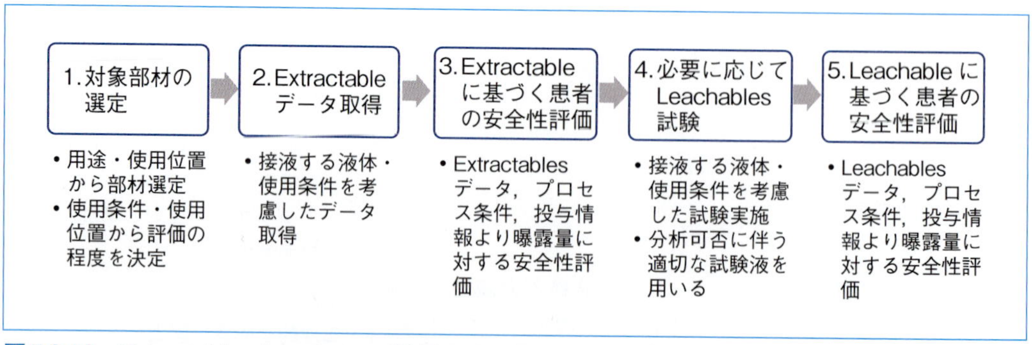

図5.3.16　Extractables/Leachables評価のリスクベースアプローチ

その液体が患者に曝露される部材を評価対象とする。

ステップ2のExtractablesデータは一般的なモデル液などを用いて取得されるため，条件によってはサプライヤーが既存データを提供できる。サプライヤーのデータを活用する場合は，抽出液選定の根拠，データ取得条件が工程条件を反映しているあるいはワーストケースとなっていること，使用した分析手法や感度などが適切であることを確認の上，文書化する。データ取得にはExtractables標準試験法[26)]やUSP<665>[27)]／<1665>[28)]を参照できる。

ステップ3および5の患者の安全性評価は，Extractables/Leachablesデータ，プロセスの詳細と投与に関連する情報をもとにExtractables/Leachablesの患者への曝露見込み量を算出し，何らかの基準値と比較することによる評価を行う。基準値は当該化合物の許容摂取量や公値を用いることができる[30)]。

ステップ4のLeachables試験はステップ3の安全性評価にて懸念が残る場合や，何らかの別のリスクアセスメントの結果必要と判断された場合に実施される。実液を使用した試験が理想だが，分析上の制限がある場合は，根拠とともに適切な模擬液／代替液などを使用することもある。

Extractables/Leachablesの分野はグローバルで統一した「適切な」試験および評価法の詳細が待たれ，各団体が個別に発行している手法や見解をSUSのサプライヤーや使用者が選択して評価に用いているのが現状である。科学的根拠や妥当性に基づき，サプライヤーを活用し効率的かつ適切に評価されたい。

おわりに

シングルユースシステムはバッグや無菌コネクター，無菌サンプリング，ろ過滅菌フィルターなど単独の部材のみの使用から，複数の部材を組み合わせたアッセンブリとしての使用，センサー類や制御装置も含むシステムとしての使用まで用途に応じて幅広く活用されている。一方で，ある観点からはステンレス工程の管理と同じレベル／対応ができないこともある。リスクとベネフィットを考慮の上，適切に採用および運用し，安全で有効な医薬品の開発が迅速に進められることが期待される。

■参照文献

1）第十八改正日本薬局方(2021).

2）European Commission(2022)：EUDRALEX Volume 4,“EU Guidelines for Good Manufacturing Practice for Medicinal Products for Human and Veterinary Use, Annex 1”,“Manufacture of Sterile Medicinal Products”.

3）Maik W. Jornitz, PhD Theodore H. Meltzer, Pharmaceutical Filtration：The Management of Organism Removal.

4）Parenteral Drug Association(2023)：Technical Report No. 90, Contamination Control Strategy Development in Pharmaceutical Manufacturing.

5）Parenteral Drug Association(2005)：Technical Report No. 40, Sterilizing Filtration of Gases.

6）Isao Hayakawa et al.(1998)：Mechanism of inactivation of heat-tolerant spores of Bacillus stearothermophilus IFO 12550 by Rapid Decompression, Journal of Food Science Volume 63, No.3.

7）EMA(2019)：Guideline on the sterilisation of the medicinal product, active substance, excipient

and primary container.
8) Parenteral Drug Association (Revised 2008) : Technical Report No. 26, Sterilizing Filtration of Liquid.
9) ISO (2018) : Aseptic processing of health care products-Part 2 : sterilizing filtration, 13408-2..
10) Parenteral Drug Association (2020) : Points to Consider for Implementation of Pre-Use Post-Sterilization Integrity Testing (PUPSIT), Aug 2020.
11) USP<1229.4> Sterilizing Filtration of Liquids (2018).
12) 無菌操作法による無菌医薬品の製造に関する指針 (2011).
13) FDA (2004) : Guidance for Industry Sterile Drug Products Produced by Aseptic Processing-Current Good Manufacturing.
14) Ferrante, S, et al. (2020) : Test Process and Results of Potential Masking of Sterilizing Grade Filters. PDA J Pharm Sci and Tech 2020, [Online early access : doi : 10.5731/pdajpst.2019.011189]. Published online : May 28.
15) Parenteral Drug Association : Technical Report No. 75, Consensus Method for Rating 0.1 μm Mycoplasma Reduction.
16) 加藤真司, 矢吹知佳子 (2016) : 製剤化工程におけるシングルユース無菌充填アッセンブリの活用とバリデーション, 製剤機械技術学会誌, Vol.25, No.1.
17) Parenteral Drug Association (2014) : Technical Report No. 66, Application of Single-Use Systems in Pharmaceutical Manufacturing.
18) 日本PDA製薬学会無菌製品GMP委員会 (2017) : 無菌性保証と生産性向上に関するいくつかの個別研究報告～シングルユースシステムを製剤化工程に用いる場合の無菌性保証の考え方～, Pharm Tech Japan, Vol.33, No.6.
19) 石井明子, その他 (2017) : シングルユースシステムを用いて製造されるバイオ医薬品の品質確保に関する提言, PDA Journal of GMP and Validation in Japan, Vol. 19, No.2.
20) ISPE Baseline Guide Vol 3 : Sterile Product Manufacturing Facilities 3rd Edition.
21) Bio-Process Systems Alliance (2017) : Design, Control, and Monitoring of Single-use Systems for Integrity Assurance.
22) Marc Hogreve (2022) : Single-Use System Integroty IV : A Holistic Approach Based on Compiled Scientific Study Data, PDA Journal of Pharmaceutical Science and Technology, [Online access : doi : 10.5731/pdajpst.2022.012794].
23) Bio-Process Systems Alliance (2020) : Recommendations for Testing, Evaluation, and Control of Particulates from Single-use Process Equipment.
24) USP<788> Particulate matter in injections.
25) BioPhorum Operations Group (2021) : Best Practices Guide for Evaluating Leachables Risk from Polymeric Single-use Systems Used in Biopharmaceutical Manufacturing.
26) BioPhorum Operations Group (2020) : BioPhorum Best Practices Guide for Extractables Testing of Polymeric Single-Use Components used in Biopharmaceutical Manufacturing.
27) USP<665> 2021 draft, Plastic Components and Systems Used to Manufacture Pharmaceutical Drug Products and Biopharmaceutical Drug Substances and Products.
28) USP<1665> Characterization and Qualification of Plastic Components and Systems Used to Manufacture Pharmaceutical Drug Products and Biopharmaceutical Drug Substances and Products (2021).
29) Elizabeth Goodrich, et al. (2014) : Adopting a Fully Single-use Process to Improve Speed to Clinic : A Leachables Case Study, EMD Millipore Corporation, Lit. No. PS1412EN00.
30) 矢吹知佳子 (2022) : バイオ医薬品製造における E&L評価とろ過滅菌工程及びシングルユースシステムのバリデーション, 技術情報協会, バイオプロセスを用いた有用性物質生産技術, 第8章第4節.

【矢吹知佳子】

5.4　凍結乾燥工程

凍結乾燥工程はさまざまな工程を経由してきた無菌製剤製造の最終工程であるために，汚染防止対策については複合要因がもとになる場合も多く，汚染原因の特定にも苦慮することが多い。また，常に陽圧保持で管理される他の医薬品製造装置と違い，高真空状態で長時間維持する工程となるために，独自の汚染管理戦略（Contamination Control Strategy：以下CCS）が必要となる。本項では無菌バイアル注射製剤製造用の凍結乾燥機と製造工程を例として汚染防止について述べる。

なお，ろ過システムなど他の項目でも触れられている内容もあると思われるが，同じシステムであっても「凍結乾燥機」特有の条件があるために別途説明する。

5.4.1　凍結乾燥工程

無菌凍結乾燥バイアル製剤の製造は図5.4.1の工程により成り立っており，かなりの広範囲の工程を無菌操作法で管理する必要があり，汚染防止対策には多大なコストがかかっている。

また，凍結乾燥工程のみに目を向けてみると図5.4.2の工程でバッチ生産が成り立っており，条件がまったく異なる多種多様な対応策を検討する必要がある（図5.4.2　注：真空状態での打栓を行う場合は復圧工程と打栓工程が逆の順序になる）。

5.4.2　凍結乾燥の各工程での汚染防止

各工程でのCCSについて示すが，すべての項目は品質リスクマネジメントを行い科学的に評価することが必要である。

凍結乾燥機の大きな特徴として，一般的に医薬品は凍結乾燥機の表面には直接触れることがなく，容器が破損した場合や移送中に転倒することでの流出が原因で汚染が発生する可能性が極めて高い。そのために，薬液が常時直接接触する他の装置の洗浄基準や汚染対策とは見方を変え

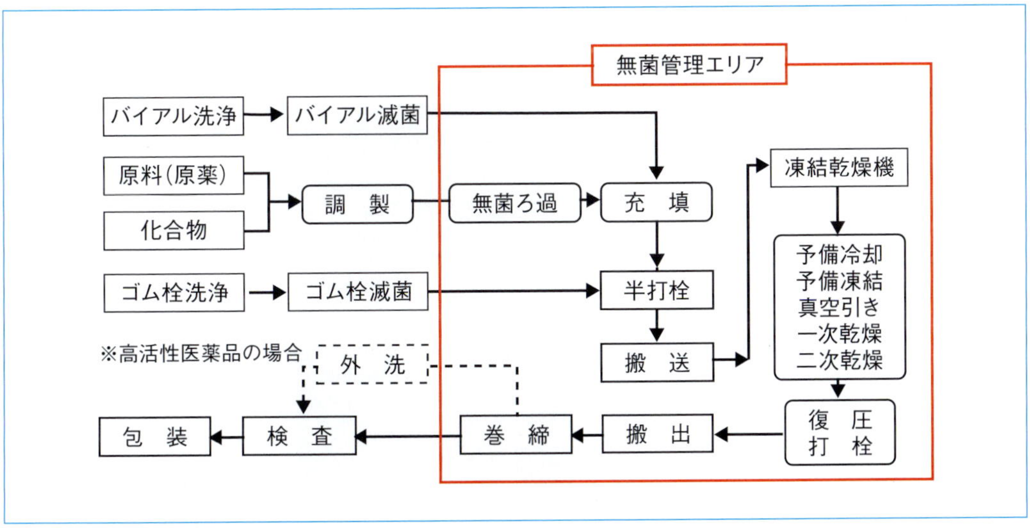

図5.4.1　無菌凍結乾燥バイアル製剤製造工程の例

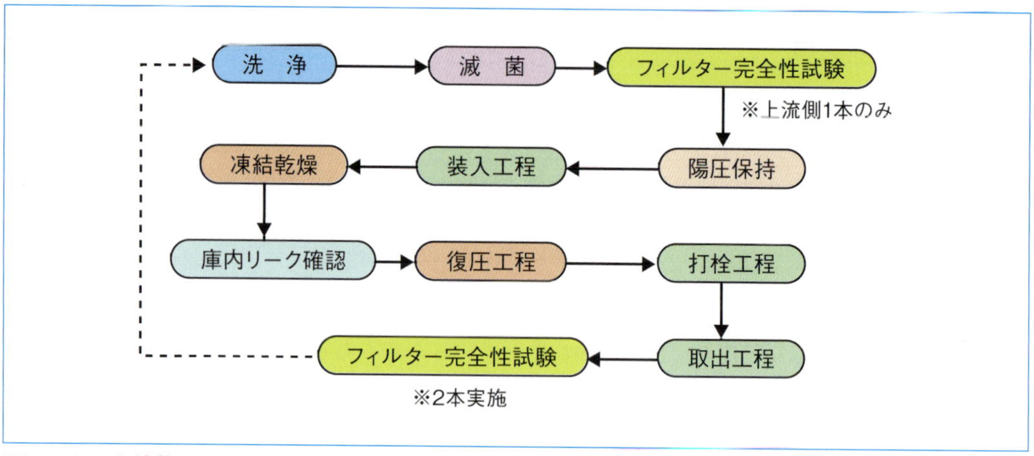

図5.4.2　凍結乾燥工程の例

て，検査方法や受け入れ基準などを変えることが合理的である。下記に各工程での汚染防止について述べる。

(1) 洗浄工程：CIP（Cleaning In Place：定置洗浄）

直前の製造で発生した庫内の異物や残留物を洗い流す工程であり，洗浄水は通常，洗浄効果を高めるために高温のWFI（Water-For-Injection：注射用水）が使用される。ただし，タンパク製剤などは高温になることで固着してしまう場合があるために，UF（Ultra Filter）水などの常温水で初期洗浄を行った後に，WFIでリンス洗浄する場合もある。

また，水での洗浄の前に常温状態の凍結乾燥機内部にピュアスチームを導入することにより内表面に蒸気を凝縮させて，その凝縮した水分による洗浄効果を使用する場合もある。

凍結乾燥機の内部構造は複雑で，特に乾燥庫内は棚板･棚吊りボルト･熱媒フレキシブルチューブ・油圧シリンダロッド（金属製ベローズで覆うケースが多い）ローディング用ガイドなどで形成されており，洗浄が非常に困難な装置である（図5.4.3）。

なお，洗浄バリデーションは100％洗浄できることを保証するのではなく，ワーストケースでの評価が必要であり，容器の破損や倒瓶による薬液の流出，搬送ラインで発生した異物や，また，凍結乾燥中に水蒸気とともに容器外に乾燥物の微粉が移動することも認識されているために，それらの残留物の洗浄効果確認をあらかじめ設定した残留基準値以下になるこ

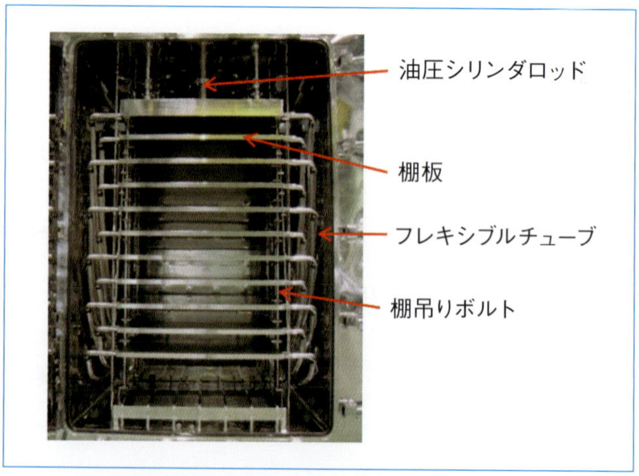

図5.4.3　凍結乾燥機乾燥庫の内部構造

とを保証する。

残留値の基準は過去に行われていたような投与量に対するパーセンテージなどの単なる医薬品の残留値で決定するのではなく，その薬の成分を毒性学に基づいて「交叉汚染の限界値・洗浄バリデーションの限界値・作業者の安全限界値」などを設定し，製品の安全性とともに作業者の安全も考慮して，リスクマネジメントの観点から決定する必要がある。基準値の決定は規制当局でも装置メーカーでもなく，科学的根拠に基づいて医薬品製造業者が設定する必要がある。

また，仮にCIP後の凍結乾燥庫内にバイオバーデンが検出されたとしても，次工程で必ず滅菌プロセスが実行されるために洗浄工程だけではなく，滅菌工程も合わせた検証が合理的であることが報じられている[1)]。

(2) 滅菌工程：SIP（Sterilization In Place：定置滅菌）

凍結乾燥機の滅菌は蒸気滅菌による湿熱滅菌を行うことが主流となっており，推奨もされている。ただし，VHP滅菌（Vaporized Hydrogen Peroxide：過酸化水素）：やEOG（Ethylene Oxide Gas：エチレンオキサイドガス）滅菌などのその他の滅菌方法を否定することではない[2)]。

確実に滅菌ができることを保証することが可能であれば，蒸気滅菌以外の方法を使用することには問題がなく，現在もガス滅菌で運用されている装置もあるが，実際の滅菌効果確認については凍結乾燥機が複雑な構造で，極小隙間部などのガスの浸透性の滅菌効果確認が困難であるために，一般的には各部の到達温度を検証することで滅菌効果の確認が容易に行える，蒸気滅菌が採用されている。

ISO 13408-3：7.5.3.2項の凍結乾燥の規定では各生産の直前に滅菌をすることが求められており，また各GMPでも凍結乾燥製剤はグレードA環境下での医薬品製造が求められているために，生産前の滅菌は必須であると考えられる。

PIC/S-GMP Annex 1の8.123項（この項目のみ2024.8.25まで施行が延期されていた）では手作業での入出庫がある場合のみ毎回の滅菌を要求し，自動化されている場合はCCSで妥当性を示せれば，ある滅菌頻度での運用も許容されているが，凍結乾燥機内で製品グレードA下での運用を保証する以上は，毎回滅菌を行わない限りは無菌性の保証は困難であると思われる。なお詳細は後述するが，滅菌後は加圧や湿熱の影響などでの各構成部品にダメージがなかったことを確認するために，凍結乾燥機の庫内リーク（完全性）試験を行うことが必要である。

(3) フィルター完全性試験（滅菌後）

ここで行うフィルター完全性試験は滅菌によるダメージの有無を確認する工程である。特に蒸気滅菌では高温・高圧のストレスによりエレメントやガスケットに損傷を与えるリスクが高いことから，次の凍結乾燥バッチでのリーク式真空度制御および真空から大気圧への復圧時の供給気体の無菌性を担保するために行う極めて重要な工程である。

通常はフィルターの一次側に水を入れて加圧し漏れ量を測定する。ただし，この水の無菌性の保証を行う場合は，その水をろ過するフィルターの完全性試験が必要であるが，システム構成の複雑さとコストや時間上の問題から通常は無菌保証のできていない水で試験を行うこととなる。そのために無菌でない試験水が入った部分は汚染されているものと考えることとなる。仮に，フィルターが2段あるシステムで下流側フィルターの試験を行うと，上流側フィルターの無菌保証されている二次側を汚染してしまうことになる。そのために，2段フィルターのシステムを蒸気滅菌等で無菌保証をした後の完全性試験は上流側の1本は試験が可能であるが，下流側のフィルターについては完全性試験を行えないために，無菌ろ過フィルターの健全性を確認できない状態で次回の生産を行うこととなり，多大なリスクを含んでいるものと考えられる。

なお，薬液のろ過システムでは液体の通過時に多大な圧力がかかるために，製造中にエレメントが破損するリスクが大きいことから，法規制文書やガイドラインなどで2段フィルターが推奨されているが，気体のろ過に関しては明言されていない。PIC/S-GMP Annex 1でも「Gases and vacuum systems」の項目で気体のろ過について記載されているが，滅菌グレード（公称孔径最大0.22 μm）のフィルターを使用することと，完全性試験および滅菌を行うことは明言されているが，多段フィルターが必要であることの記載はない。特に真空状態で運用する凍結乾燥機は加圧されている他の薬液ろ過などの設備と違い，製造後に2段目（装置の直近）のフィルターに異常が発見された場合は無菌性の保証が困難になる可能性がある。薬液をろ過して充填機に接続した場合の例を図5.4.4に示すが，フィルターの滅菌後は常に加圧された状態で運用されているために，生産後の完全性試験でエレメントの破損や配管の漏れが発見されたとしても，当該工程においては薬液が噴出してしまうことはあるとしても（おそらく工程管理上，気がつくが）上流側フィルターが健全であればエレメントの破損などによる異物混入の保証は困難ではあるが，無菌性については保証することができる。

ところが真空状態で運用される凍結乾燥工程の場合は考え方がまったく異なる。2段フィルターを採用している凍結乾燥機で，蒸気滅菌時に下流側のエレメントやパッキンがダメージを受けた状態で，そのまま凍結乾燥工程を行った場合を図5.4.5に示す。

凍結乾燥時の真空制御や真空から大気圧への復圧時にはフィルターハウジング内部は常に高真空になっている。この状態で外部からの漏れがあり下流側のフィルターに問題があった場合は，周辺の空気を2日から1週間に及ぶ場合もある長時間の凍結乾燥中に絶えず吸い込んでいる状態

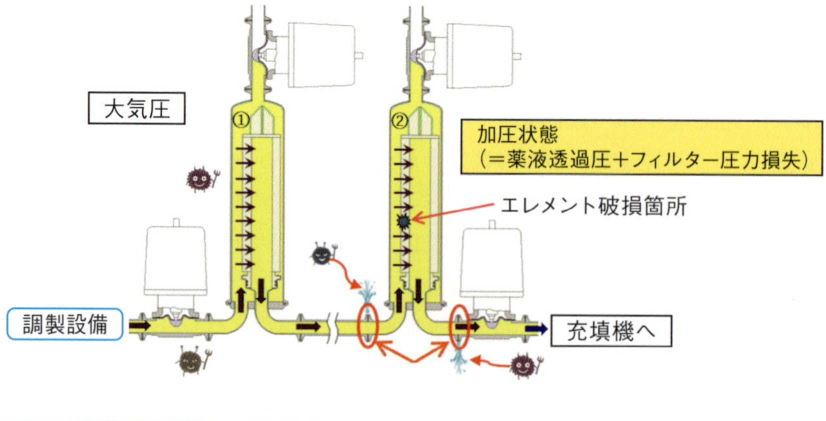

図5.4.4　薬液ろ過時のフィルター完全性不良の例

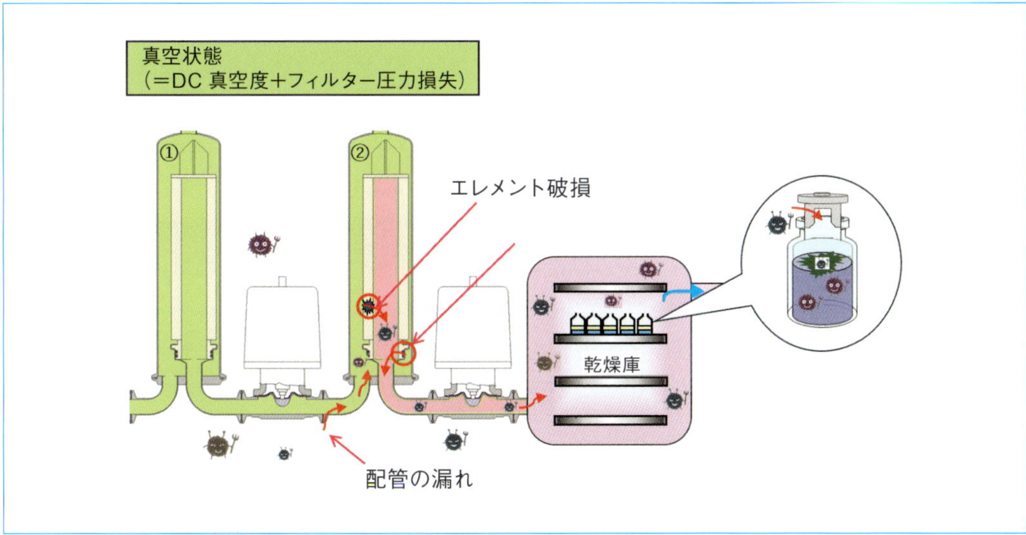

図5.4.5 凍結乾燥時のフィルター完全性不良の例

となる。そのために上流側フィルターが健全であったとしても，周辺に存在する菌を吸引してしまう可能性があり，菌は下流側のフィルターの異常部位を通過して乾燥庫内に侵入してしまい，製品の無菌性を保証することが困難になる場合がある。

このように凍結乾燥機特有のリスクがあり，むしろ単段フィルターを採用して蒸気滅菌後にフィルターの完全性を保証することが確認できるのであれば，その後の凍結乾燥工程では常温でほとんど差圧が生じない状態で気体が流れているだけであるために，凍結乾燥工程中にフィルターに異常が発生する可能性は非常に低く，2段フィルターよりも単段フィルターのリスクは低いとも考えられる。この件についてはPDA（Parenteral Drug Association）のテクニカルレポート[3]でも示唆されており，このPDAの文書でも気体のろ過を行うシステムに関しては2段フィルター（Redundant filter）を推奨していない。

(4) 陽圧保持工程

ここでは他の設備と同様に次工程が始まるまでは凍結乾燥庫内に外部から異物や菌などが侵入しないように，無菌エアまたは窒素ガスで微陽圧状態を維持する。滅菌後に缶体のリーク検査を行っており，その時点で異常がなければ陽圧保持工程に関しては問題が生じないと思われるが，圧力センサの異常や加圧ラインの不備により適正な圧力を維持できなくなるリスクがある。

(5) 装入工程

薬液が充填されたバイアル瓶などの製品を乾燥庫内の棚板に仕込む工程である。グレードAでの管理が要求されていることから，当然ではあるが人間の介在を許容することが困難なために一般的にはオートローディングシステムが必須とされている。

(2) 項で説明したPIC/S-GMP Annex 1の8.123項では人手の挿入も認められているように記載されているが，その一方で，8.126, ii 項では「部分的に密閉された容器の凍結乾燥機への移送は，常にグレードA条件下で行われ，オペレーターの直接介入を最小限に抑えるように設計された方法で処理される必要がある。」とも書かれている。その対応方法としてグレードA環境で充填して閉じられたトレイを人手で運んだ後に，再度グレードAの条件下で開けて搬入する方法が論じられているが，容器を開ける際に発生する可能性のある異物や気流状態の確認などをバリデートすることは，多種多様な人間が介在する以上は非常に困難であるといわざるをえない。

オートローディングシステムは無菌室のラミナーエア下で運用するAGV（Automatic Guided Vehicle：無人搬送台車）ローディングシステム（図5.4.6）やアイソレータに対応したコンベアローディングシステム（図5.4.7および図5.4.8）が一般的に採用されている。

装入工程では充填機の異常，容器と搬送ラインとの接触による異物発生や，容器の転倒による

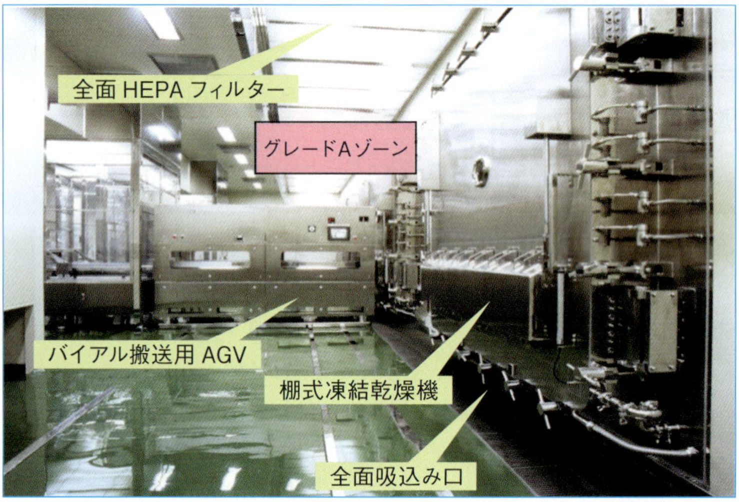

図5.4.6　AGVローディングシステム

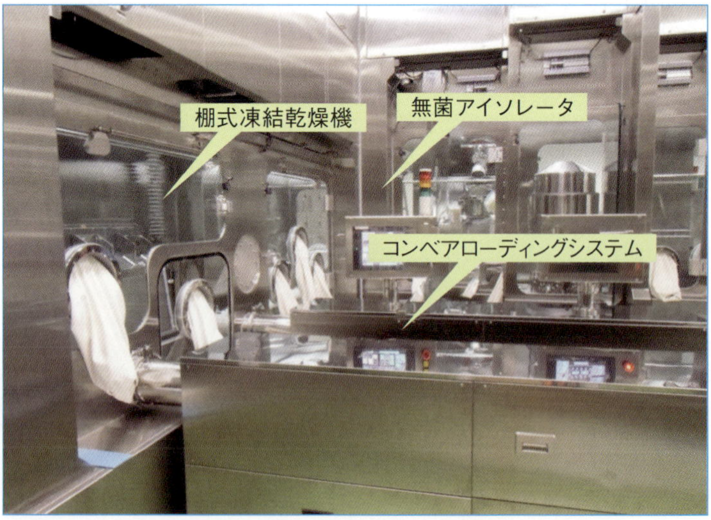

図5.4.7　コンベアローディングシステム外観

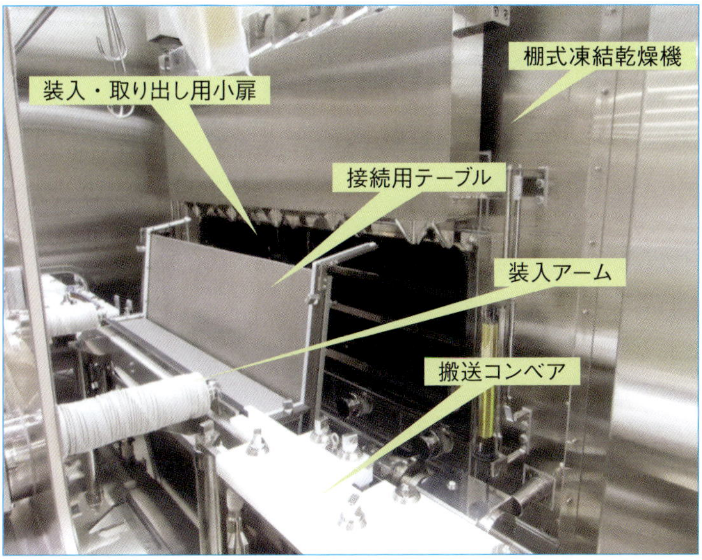

図5.4.8 コンベアローディングシステム アイソレータ内部

薬液流出後の処理や容器の破損による破片の混入などのリスクがあるために，ワーストケースを考慮してシミュレーションを行う必要がある。特にアイソレータを使用したシステムでは，異常発生時の処理作業を狭い閉鎖空間で人が固定されたグローブを介して手作業で行うことを想定して，グローブの取付位置や数量を事前のモックアップ試験で十分に確認することが重要である。

無菌バルク製剤用の7軸ロボットでトレイの搬送や薬液を注入するシステムの例を図5.4.9に示す。ロボットをアイソレータ内に設置してトレイの入出庫や薬液などの注入を行う。最近では同様のロボットを使用したシステムで樹脂製の枠を使用したネストでのRTU（Ready-to-Use）容器による，シリンジ，バイアル瓶などの滅菌済み容器を使用する同様のシステムも運用されている。

また，高活性医薬品を扱う場合は凍結乾燥庫からの取出し時には乾燥時に飛散して容器などに付着した製品が外部に流出しないようにアイソレータ内部を陰圧状態とし，また，アイソレータ内で入出庫装置のCIP/SIPが行える装置の導入が増加している。

なお，棚板を予冷（+5℃～−50℃）した状態で装入する場合にはアイソレータ内の低湿化をするとともに，棚板への霜付による影響や最初に搬入される製品と最終に搬入される製品との差異の確認も必要である。

そのほかにも静電気発生による異物の吸着や静電気発生の衝撃でガラスに損傷を与える場合[4]もあり，バイアル瓶の割れにつながる可能性があるため

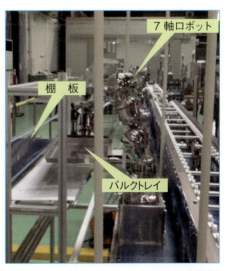

図5.4.9 7軸ロボットによる入出庫装置

に，静電気除去装置などが不可欠になるケースもあり注意を払う必要がある。特に低湿度で管理されている場所では静電気が発生しやすくなる。

(6) 凍結乾燥工程

凍結乾燥工程は高真空状態で長時間生産されるために，独自の汚染管理が必要になる。外部からのリークによる異物や菌の混入は大きなリスクとなるが，適切な洗浄，滅菌，フィルター完全性試験，庫内リーク試験を確実に実施していればリスクは格段に減る。

外部からの漏れ以外にも缶体内部の表面，樹脂部品やガスケットの内部から真空状態に出てくるアウトガスに含まれる成分で製品が汚染されてしまうことがある。通常，医薬品にかかわる樹脂製品は「輸液用ゴム栓試験法」や「プラスチック製医薬品容器試験法」で確認された物を使用するが，これらの試験法には高真空下での使用を想定されている試験項目がなく，この試験の適応材料やFDA対応といわれる樹脂材料であっても真空下での使用には問題が生じる場合がある。

高真空下で発生したアウトガスは通常であれば製品から発生している水蒸気に阻害されて製品内に混入するリスクは少ないが，水蒸気発生量の極めて少ない二次乾燥状態を長時間継続していると，活性炭のように多孔質な状態になっている乾燥ケーキが，樹脂から発生したガスを吸着することにより，使用時に復水した際にその成分の影響で薬液が白濁してしまう事例もある。

凍結乾燥機内部の真空接気部で使用する樹脂部品を採用する際は，必ず高真空下での白濁試験を実施して，合格した材料のみを使用する必要がある。

白濁試験の一例としては食塩水を注入したバイアル瓶の中に対象物を吊るした状態で凍結乾燥を行い，高真空の二次乾燥を長時間続けることで，対象物から出たアウトガスを食塩の乾燥ケーキに吸着させる。凍結乾燥後に注射用水で復水した後の白濁の度合いでコンタミネーションを確認する。

ある市販のブチルゴム製のOリングを用いて試験を行った例を図5.4.10に示すが，白濁の度合いが著しく，製品汚染の原因となるために採用を見送ったものである。

真空下の使用を前提に，コンパウンドなどを選定して作成したブチルゴムの試験結果（図

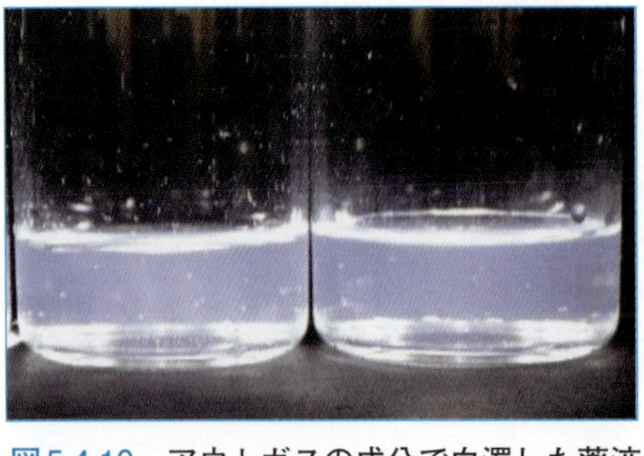

図5.4.10　アウトガスの成分で白濁した薬液

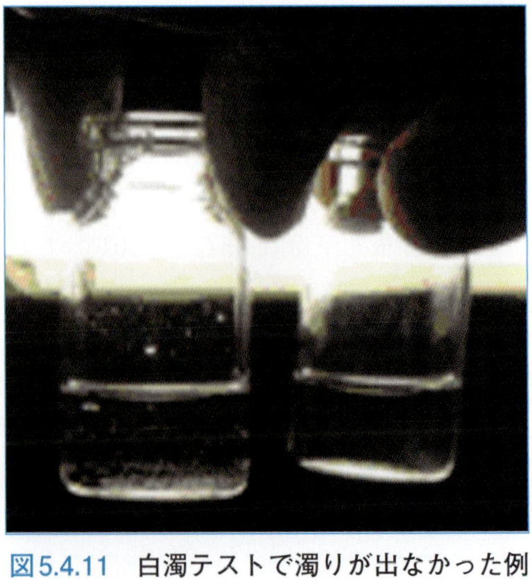

図5.4.11　白濁テストで濁りが出なかった例

5.4.11）では，濁りが出ていないことが確認できる。

FDA対応であるゴムを使用した3種類のパッキンを試験した例（図5.4.12）でも，真空中での使用ではアウトガスにより白濁が生じてしまうものもある。

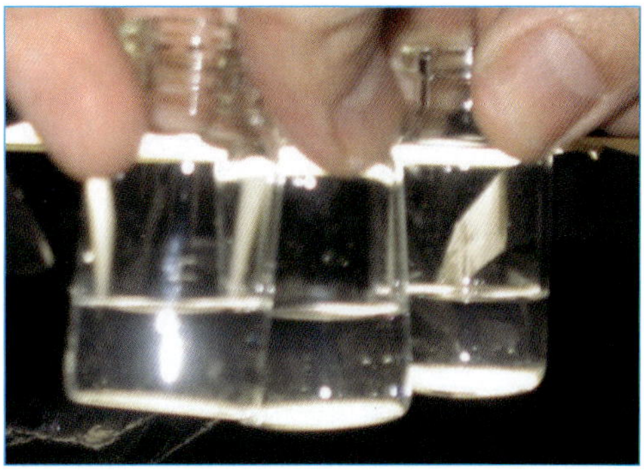

図5.4.12　FDA対応の3種類のゴムパッキンの例

(7) 庫内リーク量確認

凍結乾燥工程中に外部からの空気の漏れによる汚染がなかったかを確認する工程である。PIC/S-GMP Annex 1の8.124項でもフィルター完全性とともに凍結乾燥機の完全性の結果をバッチの認証と出荷判定の一部とすることが記載されており，最大許容漏れ量を規定して，各サイクルの開始時に測定することが求められている。しかし，一番の問題はこの「最大許容漏れ量」をどのように設定するかであるが，ここで求められている設定数値はあくまでも操業時の日常管理値の設定値であり，装置設置時の確認用数値ではないために注意が必要である。

凍結乾燥機の規格としてASME BPE規格（THE AMERICAN SOCIETY OF MECHANICAL ENGINEERS　Bioprocessing Equipment）があるが，この規格は米国のみならず世界中から集結した各分野の専門家が討議を重ねて決められた内容であり，ISPEのBaseline Guide Volume 3 Sterile Product Manufacturing Facilities Third Editionでも，細かい仕様に関する部分はASME BPE規格を参照することを推奨しており，世界的に認められているものである。

ASME BPEの規格のPart SD（Systems Design for Multiuse）[5]には凍結乾燥機の基準が記載されており，SD-5.6.7 Testing.の項で許容されるリーク量が0.02 mbar･L/sec（＝2 Pa･L/sec＝7.2 Pa･m^3/hr）と記載されている。ただし，この数値は無菌性を保証するのものではなく，あくまでも装置設置時の確認用の数字であり日常管理値でもないために，この数値で日常の生産を管理すると運用上では厳しすぎる設定値となり，生産に支障が生じる可能性もある。

ASME BPE規格の数値0.02 mbar･L/secをもとに吸い込む気体の容積と室内のCFU（Colony forming unit：コロニー形成単位）から復圧後の乾燥庫内の無菌性を確認した実験例[6]もあるが，これはあくまでも実験時の条件下での事例であり，また，この数値よりも大きい数値であった場合では無菌性に問題が生じるか否かを確認したものではないために，無菌性の保証ができる閾値は示されていない。試験結果の数値だけに目を向けてしまうと無菌性保証の試験としては期待通りの結果にならない場合があるために，注意が必要である。

凍結乾燥機には扉や計器接続部などに真空シール用のゴムパッキンがあり，使用とともに劣化が生じ，水分や溶媒などを吸着することもある。また，蒸気滅菌後では細かい隙間やパッキン部に微小な水分が残っていることもあり，この水分が試験中に蒸発（あるいは昇華）することにより疑似リークとして数値に表れてしまい正確に測定できないことも起きるために，凍結乾燥後の乾燥度合いが高い状態と蒸気滅菌後の水分残留の懸念がある状態では，管理数値を変えることが理にかなっている。また，装置の仕様によってはコールドトラップの制御温度が振れることで真空度に変化を与えてしまい，正確なリーク量測定ができない場合もある。

日常管理値はある程度の劣化や疑似リークを勘案して決めることが必要であるが，「設定した数値＝無菌」とは限らない。例えば同じ数値でも，無菌室側からの漏れであるか機械室側からの漏れであるかを比較すると，当然ではあるが同じ数値でも無菌性に関してはまったく評価が異なる。また，同じ機械室からの漏れであっても0.5mmの穴が1個あった場合と0.1μmの穴が無数にあって生じた漏れの数値が同じであった場合，0.5mmの穴からは菌が侵入することは可能であるが，0.1μmの穴では無菌フィルターの径よりも小さいことから菌は侵入できなくなると考えられるために，無菌性が保証できる可能性がある。

装置の使用状態や周囲環境温度などでも数値に変化が生じるために，1年に2回実施する培地充填試験での無菌性の確認との関連性をデータ化して管理することも推奨される。実際の運用では，日常の微小な数値変化や徐々に数値が大きくなることよりも，ある日突然に数値が大きくなった場合は，ドアパッキンやバルブのシール面などに異常が生じている可能性が高いために注意が必要であり，異常原因の特定を直ちに実施する必要がある。いずれにしても日常点検と定期整備が重要なポイントになる。

凍結乾燥工程終了時のリーク量検査で管理値を超えてしまった場合は，その製品を出荷することが困難になると考えられるが，漏れ箇所の特定や製品からの水蒸気発生量，周囲のCFU，流入空気量，庫内での気体拡散状態，真空中での微粒子移動状態などを科学的に解析したうえで，実製品の無菌性検査の実施に基づいた判断をすることにより出荷が可能となるケースもあるが，ハードルは高いものと思われる。なお，二次乾燥工程末期に行う乾燥庫内の真空度上昇量確認は，製品からの水蒸気発生量を確認し，製品の乾燥度合いを確認するために必要な工程であり，工程名称が似ている場合もあるが意味合いはまったく異なる。

(8) 復圧工程

乾燥終了後に扉を開けて製品を取り出すために真空状態から大気圧に戻す必要があり，通常は窒素ガスやドライエアを使用する。導入される気体の無菌性はフィルター完全性試験が合格していれば問題がないといえるが，真空ブレイク時の気体流入による異物の巻き上げが製品汚染の一番の原因となる。また，製品の直接的な汚染ではないが，ドライエアの露点が高かったために製品の含水率が上昇してしまった事例もある。ドライエア発生機自体には異常が発生していない場合でも，装置設置場所の温度や湿度が機器の運転保証範囲以上で運転されたことで，ドライエアの性質が変わってしまい，製品の含水率が高くなってしまった事例もあることから，設置環境の整備も必要である。

復圧工程時の汚染防止対策としては，どのようなサイズや比重の異物が発生する可能性があるかを想定して，微粒子サイズ・微粒子比重量・装置サイズ・容器サイズなどをもとに微粒子沈降速度の圧力依存性などの各種条件を当てはめてシミュレーションを行ったうえで，気体の流入量を設定して科学的根拠に基づいて実機のバリデーションを実施することが重要である。これにより異物の巻き上げが起きない復圧時の気体流量を設定することで汚染防止対策が可能となり，また，想定した微粒子の条件が変わった際の再バリデーションの実施も容易になる。

下記の計算事例は直径：0.5μm，密度：1,000 kg/m^3の微粒子が，ある装置の中で巻き上がりを起こさずに製品に混入させないための気体の流入速度を求めたものの抜粋資料である。

このケースでは，流入気体の流速を圧力の上昇とともに50L/min→100L/min→140L/minと3段階に切り替えて52分間かけて真空状態から大気圧に戻すことで，巻き上げが起きないという

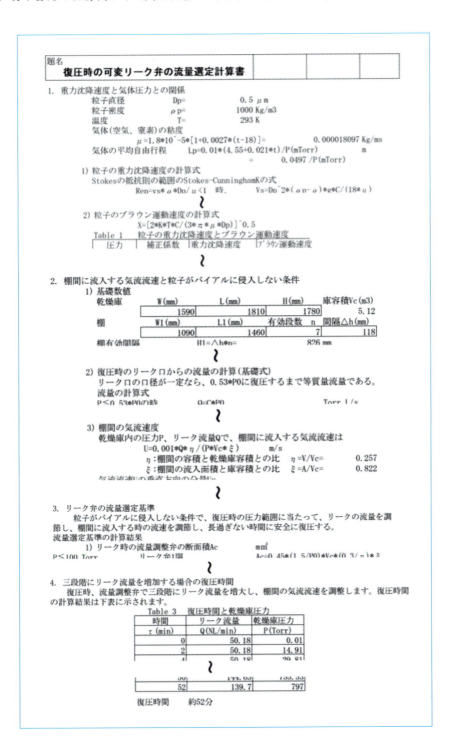

題名 **復圧時の可変リーク弁の流量選定計算書**			

1. 重力沈降速度と気体圧力との関係

粒子直径　Dp=　0.5 μm
粒子密度　ρp=　1000 Kg/m3
温度　T=　293 K
気体(空気、窒素)の粘度
μ=1.8*10^-5*[1+0.0027*(t-18)]=　0.000018097 Kg/ms
気体の平均自由行程　Lp=0.01*(4.55+0.021*t)/P(mTorr)　m
=　0.0497 /P(mTorr)

1) 粒子の重力沈降速度の計算式
Stokesの抵抗則の範囲のStokes-CunninghamKの式
Rep=vs*ρ*Dp/μ<1　時、　Vs=Dp^2*(ρp-ρ)*g*C/(18*μ)

≀

2) 粒子のブラウン運動速度の計算式
X=[2*K*T*C/(3*π*μ*Dp)]^0.5

Table 1　粒子の重力沈降速度とブラウン運動速度

圧力	補正係数	重力沈降速度	ﾌﾞﾗｳﾝ運動速度

≀

2. 棚間に流入する気流流速と粒子がバイアルに侵入しない条件

1) 基礎数値

乾燥庫	W(mm)	L(mm)	H(mm)	庫容積Vc(m3)
	1590	1810	1780	5.12

棚	W1(mm)	L1(mm)	有効段数 n	間隔△h(mm)
	1090	1460	7	118

棚有効間隔　H1=△h*n=　826 mm

≀

2) 復圧時のリーク口からの流量の計算(基礎式)
リーク口の口径が一定なら、0.53*P0に復圧するまで等質量流量である。
流量の計算式
P≦0.53*P0の時　Q=C*P0　Torr l/s

≀

3) 棚間の気流速度
乾燥庫内の圧力P、リーク流量Qで、棚間に流入する気流流速は
U=0.001*Q*η/(P*Vc*ξ)　m/s
η:棚間の容積と乾燥庫容積との比　η=V/Vc=　0.257
ξ:棚間の流入面積と庫容積との比　ξ=A/Vc=　0.822
気流流速Uの垂直方向の分量は

≀

3. リーク弁の流量選定基準

粒子がバイアルに侵入しない条件で、復圧時の圧力範囲に当たって、リークの流量を調節し、棚間に流入する時の流速を調節し、長過ぎない時間に安全に復圧する。
流量選定基準の計算結果
1) リーク時の流量調整弁の断面積Ac　mm²
P≦100 Torr　リーク弁1個　Ac=0.45*(1.5/P0)*Vc*(0.3/η)*ξ

≀

4. 三段階にリーク流量を増加する場合の復圧時間

復圧時、流量調整弁で三段階にリーク流量を増大し、棚間の気流流速を調整します。復圧時間の計算結果は下表に示されます。

Table 3　復圧時間と乾燥庫圧力

時間 τ(min)	リーク流量 Q(NL/min)	乾燥庫圧力 P(Torr)
0	50.18	0.01
2	50.18	14.91
4	50.18	29.81
≀		
50	[illegible]	[illegible]
52	139.7	797

復圧時間　約52分

計算結果が出たためにこのデータをもとに実機で検証を行い，問題がないことを確認した。

装置での確認実験例を図5.4.13に示す。庫内底面や棚上面に想定した微粒子を散布し，棚板上の各箇所にバイアル瓶を設置する。その後にゆっくりと真空状態にし，シミュレーションに基づいた復圧速度で大気圧まで戻す。大気圧に戻った状態で庫内の微粒子数のサンプリングを行うとともに，バイアル瓶を回収し内部の微粒子の存在を確認することで微粒子による汚染がないことの確認が可能となる。

なお，異物の発生原因として装入工程での異常ではなく，凍結乾燥中に内部から薬剤の応力で破瓶が起きることもあり，凍結時の膨張だけではなく，乾燥中に膨張を起こすことも知られている。特にマンニトールを含んだ製剤は，予備凍結中だけではなく乾燥中に破瓶することがあるために注意が必要である[7]。

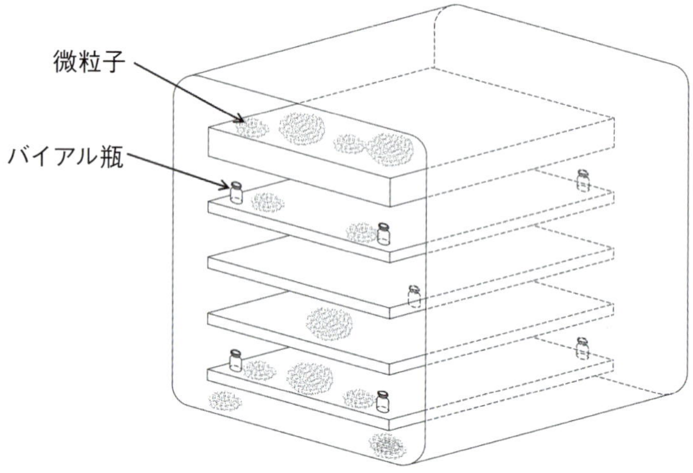

図5.4.13　微粒子測定実験例

(9) 打栓工程

打栓工程では取出し後のゴム栓のポップアップを防止するために微陰圧で打栓を行う方法が主流ではあるが，内部気体が乾燥後の製剤に影響を与える場合は，真空状態で打栓をする場合もある。真空打栓の場合は復圧する際には打栓がされているために，取出し時に開口部から異物が混入するリスクは少なくなるが，ゴム栓と瓶のシール性が悪いと使用するまでの経時変化で外部空気が真空中に吸い込まれて流入し，製品に影響を与えることもあり，容器のリーク量の確認が特に重要になる。

打栓は油圧シリンダで棚板を畳み込むことで行うが，この際は半打栓状態であり最初に打栓された容器に破損が生じると，その破片が他の半打栓バイアル内部に混入する可能性がある。

また，打栓後の容器の完全性試験も，容器内の気体の成分を調べるヘッドスペースアナライザや漏れ量を確認するリーク試験法，巻締時の圧力とキャップと容器の隙間確認で行う方法など，何らかの方法で検査することは必須であり，使用時に至るまでの完全性を保証する必要がある。ただし，検査方法に関しては規定されていないために，製剤の特性などからリスクマネジメントによって方法と数値判定値を決定する。

(10) 取出し工程

打栓工程が終了した状態では微陰圧状態であるために，再度復圧を行い大気圧に戻した状態で扉を開けて，製品の取出しを行う。この状態ではすでに打栓が行われており外部からの異物混入の可能性は少ないが，アルミキャップなどで巻締めが完全に終わるまではグレードAの空気を供給することがPIC/S-GMP Annex 1をはじめ，各GMPなどで求められている。また，製品の保護とは別に高活性医薬品の場合は，外部への薬品の漏れによる作業者の被曝対策も必要になり，アイソレータの場合は陰圧での管理が可能な封じ込めアイソレータが必須となる。

ゴム栓の浮きがある場合は篏合性が十分ではなく，また巻締機で不具合が生じる可能性もある。棚板の構造の不備によって不具合が生じる場合もあるが，ゴム栓とバイアル瓶の形状による篏合性の問題で，バイアル瓶内部が微陰圧状態であっても打栓された後にポップアップしてしまう事例も多いために，容器の選定と事前調査やテストが重要となる。

図5.4.14はバイアル瓶とゴム栓の篏合性試験の状況である。打栓直後は隙間のない状態になっているが時間の経過とともに浮き上がり，最終的にはゴム栓の開口部まで空いた状態になってしまうケースがあり，このような形では取出し後の搬送中に異物が混入するリスクが生じる。

この現象はバイアル瓶，ゴム栓ともに寸法公差があり，その組み合わせの結果，バイアル瓶の口の内径が小さく，ゴム栓が大きい場合のワーストケースで起きやすい。また，筆者の経験では馬蹄形の足形状のゴム栓での発生事例が多く，この場合は必ずゴム栓の開口部側からポップアップするという特徴がある。馬蹄形の足形状のゴム栓は搬送中に落ちにくいという利点はあるが，水蒸気流の出口面積が小さいことと，ポップアップの問題が生じる可能性があるために使用する際は特に注意が必要である。

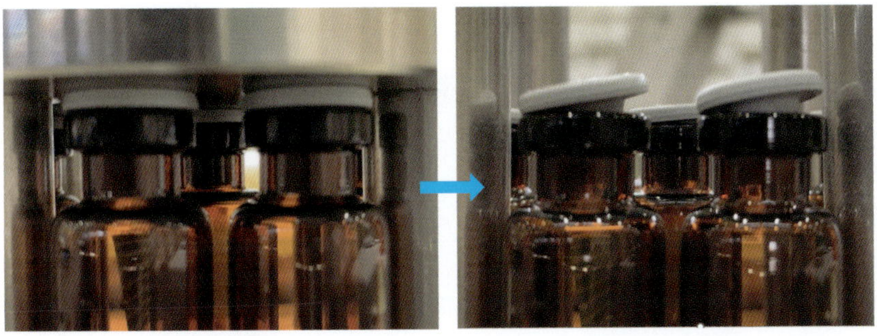

図5.4.14　ゴム栓ポップアップ試験

(11) フィルター完全性試験（凍結乾燥工程後）

凍結乾燥後のフィルター完全性試験は当該バッチの真空制御での気体流入や復圧時の気体の無菌性を保証するために実施し，この結果で出荷の可否を判定することとなる。

(3) 項で述べたが，2段フィルターを採用している場合，この時点で下流側のフィルターがNG判定であった場合は無菌性の保証が困難になる可能性がある。何が原因でフィルターにダメージを与えてしまうかをしっかりとリスクマネジメントしてシステム選定を行わないと，高額の医薬品が出荷できなくなってしまう可能性がある。

5.4.3 凍結乾燥機のハード的な汚染防止対策

各工程での汚染防止対策について述べたが，ここでは凍結乾燥機自体のハード的な対応について説明する。コストを際限なくかければ，考えられることのすべての対応は何でも可能であるが，現実的にはコストや時間も重要であるために，運用でカバーできるところは作業者教育や日常業務で対応する必要がある。ここでは，現実的な対応の考え方を示す。

(1) 入出庫装置

作業者が介入するとダーティエリアから汚染物質を持ち込んでしまう可能性が高く，無塵性，無菌性を保証することは極めて困難なために，現状では自動入出庫装置が推奨されている。その方式は製剤の特徴から選定することになるが，受託製造などで今後何を製造するかがわからない状態では，無菌製剤の製造方法として利点が多い，封じ込めアイソレータ対応のコンベアローディングシステムの採用が第一候補となるであろう。

高活性医薬品対応でコンタミネーションを防ぐにはCIP/SIP対応とするべきであるが，入出庫装置・アイソレータなどの付随設備も高額になるために一部を手作業で対応するケースもある。人手での作業がある場合は作業者の安全性を十分に考慮して，SOP（Standard Operating Procedures：標準作業手順書）を整えるとともに作業者教育と資格認定方法も重要になる。

入出庫装置をCIP対応とする場合はシミュレーションやモックアップテストで洗浄効果の確認や経済性を考えながら設計を行う。入出庫装置は動作部分が多いために待機状態ではなく稼働状態で動作をさせながら洗浄をすることが必要となる。なお，AGVローディングシステムは構造上，洗浄することが困難であることと，ラミナーエア下のグレードAで管理された開放状態の室内に設置されており，水を流すことが汚染原因になってしまうために拭き掃除を行う程度になってしまう。その制限がネックになり，近年納入された設備のほとんどはコンベアローディングシステムが採用されている。

CIPとともにSIP（除染も含む）も行うことになるが，現在の主流は過酸化水素滅菌（除染）である。過酸化水素は材料に対する腐食性があるために，アイソレータ内部の部品はすべて過酸化水素の耐性がある物性の部品を選定する。

容器の転倒による破損や薬液の流出も大きな問題となり，工程が一時停止してしまうことによる時間経過で，場合によっては製剤の性質に影響があるために，倒瓶や破瓶をなくす設備構造や材料を選定することが必要であるが，多種多様なバイアル径のすべてに対応するのは困難である。例えばISOバイアルでは2R（Φ16×35h）～50R（Φ40×73h）までであるが，このすべてのサイズに対応させるためには，コンベアなどの搬送系から乾燥庫への入出庫機構などを切り替えられるようにする必要があるが，現実的にはパーツ交換などの運用面を考慮しても困難であり，安定稼働を考慮するとある程度サイズを絞り込むことが望ましい。

バイアル搬送時の気流の乱れによって，グレードA環境を乱さないようにすることも重要である。凍結乾燥機の棚板と入出庫装置がドッキングして容器を搬送する際には，無菌空気のダウンフローを乱す可能性があるために，装置下部からの巻き上げを防ぐ対策をとらなければならない。一般的には下部に吸い込み口を設けて空気の跳ねあがりがないようにして，異物の巻き上げを防ぐ。AGVローディングシステムで無菌室の床に吸い込み口を設けて微粒子の巻き上げを防いだ例を図5.4.15に，アイソレータ対応のコンベアローディングシステムでの例を図5.4.16に示す。こちらの例もアイソレータ内部の循環装置の下部に吸い込み口を設置している。いずれも入出庫装置のテーブルの下部から空気を吸い込むことで巻き上げを防いでいる。

(2) 乾燥庫

乾燥庫に製品が直接触れることはないが製品が長時間滞在するうえに，可動部やシール面があることと計器類が接続されているようなノズルが存在するために，汚染のリスクが一番高い場所である。ただし，真空中では浮力がないために異物は浮遊することができないことと，昇華により製品から出る水蒸気流が常に発生していることで，通常は乾燥中に異物が製品容器内に入ってしまう可能性は低いものと考えられる。

5.4.2(8)項で述べたように，復圧時に異物を巻き上げることが一番の汚染の原因になるために，本項では異物の発生をできるだけ減らす方法について示す。

①乾燥庫本体

乾燥庫内面に前ロットの製剤の付着や異物があると汚染の原因になるが，適切なCIP/SIPが行われていれば基本的には問題はないものといえる。ただし，洗浄を作業者が手作業で行っている場合は，残留の度合いが毎回変わってしまう可能性があるために注意が必要である。

GMPなどの規制要件では直接言及されていないが，蒸気滅菌のクリーンスチーム流入によ

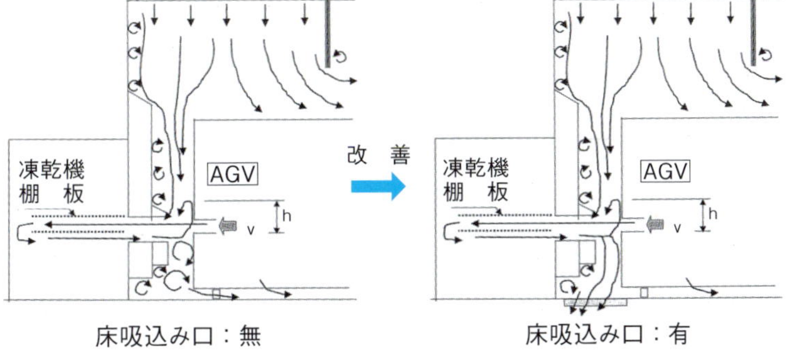

図5.4.15　AGVローディングシステムでの気流改善例

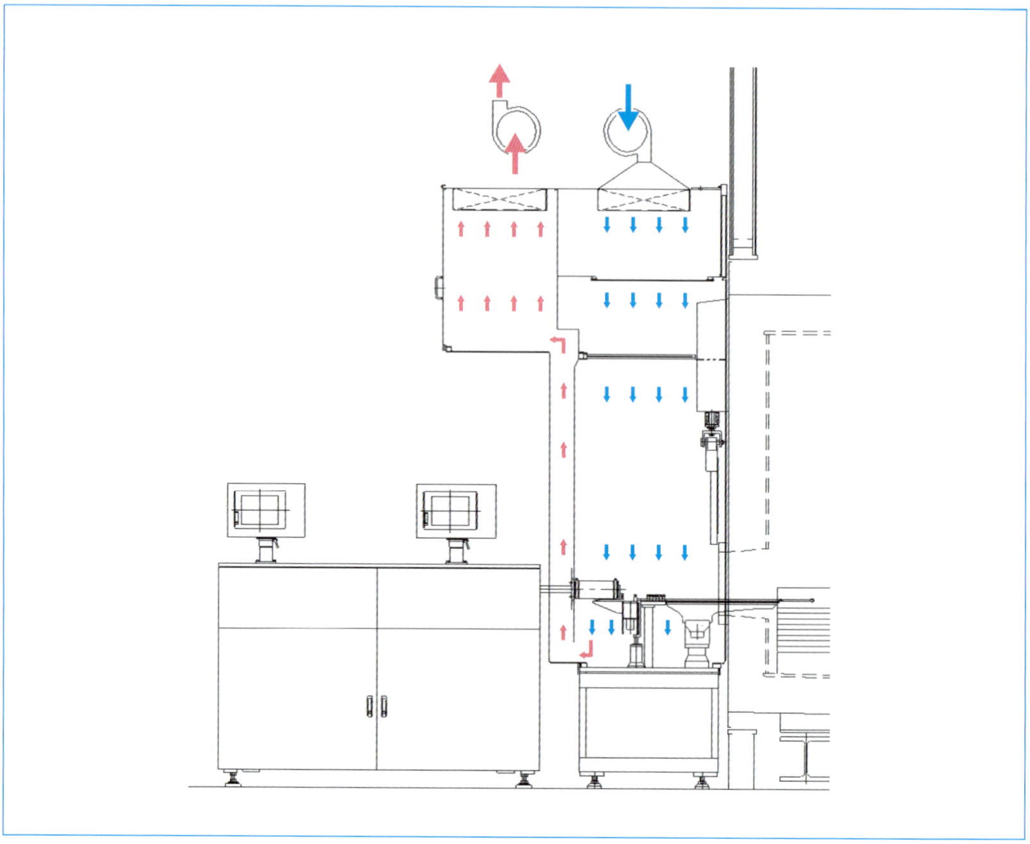

図5.4.16　コンベアローディングシステムでの気流設計例

るルージュ（不働態皮膜の現象による鉄・クロム合金の酸化現象など[11]）の付着も問題視される。布などで拭くとすぐに着色してしまうようなルージュは復圧時の気流で舞い上がる可能性があるために汚染の原因となるが，強固に固着しているような乾燥庫や棚板表面のルージュは復圧の気体で舞い上がる可能性は低く，薬液と直接接触することはないために直接的な汚染原因となるリスクは，他の薬液が直接接触する設備と比較すると低いものと考えられる。

②油圧シリンダロッド

棚板の昇降を行うために油圧シリンダを使用することが一般的であるが，1993年に発行されたFDAの非経口製剤の凍結乾燥検査ガイド[8]で指摘されたことにより，シリンダロッド表面の影響による無菌性を保証することが必須となった。この文書ではシリンダロッド表面の作動油による汚染の懸念が示され，その対策の1つとして金属製ベローズで覆う提案があり，現在多くの装置で採用されている。ただし，他の方法で無菌性を保証できるのであれば，金属製ベローズは必須ではなく，スワブ試験などで無菌性を保証している事例もある[9]。

一見安全そうな金属製ベローズだが，一部の懸念事項もあり万全ではなく，付いているから問題ないとはいえない。懸念事項の1つとして構造上の特徴によるリスクがある。

1枚の板材で連続的に成型することで波の谷部形状がR状になる成形ベローズは洗浄性に優

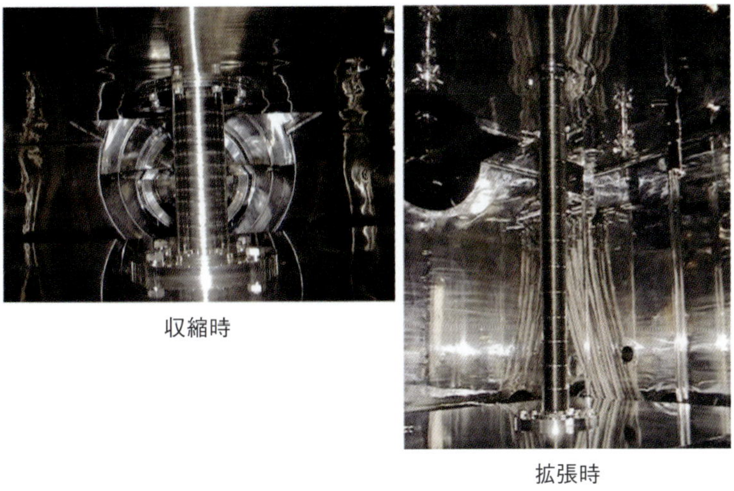

図5.4.17 溶接ベローズ取付状態

れているが，伸縮率が小さくストロークの大きな装置では使用に適さないために，一部の装置を除いて一般的には大きな伸縮率の「溶接ベローズ」と呼ばれるドーナツ状の板を溶接で接続しているものを使用している（図5.4.17）。溶接ベローズの断面形状を図5.4.18に示すが，谷部（奥側）は溶接により隙間がゼロの状態で板が重なっているために，この部分の残留物を破壊検査以外で確認することは困難である。洗浄効果の確認で使用するビタミン剤や食紅などを塗布した場合には，この部分に毛細管現象で入り込んでしまう。特にビタミン剤は食紅と比較して水に溶けにくいことから，洗浄確認のために使用した試薬が逆に残留物となってしまう可能性が高く，注意が必要である。

汚染物質が流出する可能性の高い真空状態の乾燥工程と復圧工程時には溶接ベローズは畳み込まれて全体が密着した状態であるために，仮に表面に異物が付着していたとしても外に出てくる可能性は低い。残留物をできるだけ少なくするために，このベローズ部に積極的に洗浄効果確認用の試薬を塗布することは推奨しない。

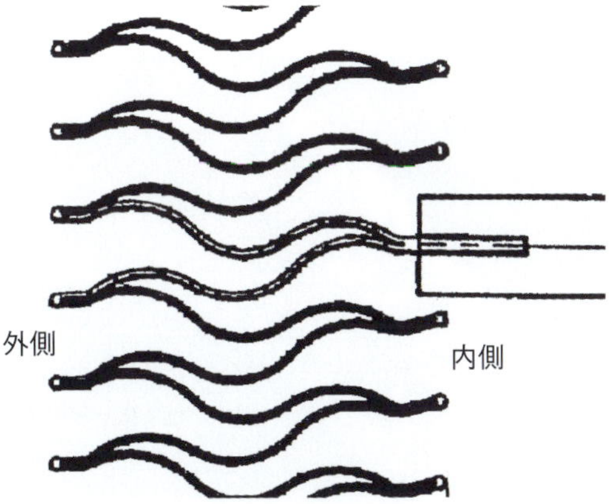

図5.4.18 溶接ベローズ断面形状

また，ベローズには動作回数による寿命があり，計算による設計寿命はメーカーから示されてはいるものの，実際の耐久回数は内外圧力差や動作時の温度などの不確定要因に左右され，ある日突然に予兆がないままに亀裂が入りリークしてしまう可能性が高い。そのために，製造前の滅菌後のリーク試験には合格しても，製品装入中の棚上昇の際に亀裂が生じてしまうことがあり，庫内が真空状態の凍結乾燥工程中はリークが発生している状態で運転していることとなる。ベローズ内部を真空引きしている装置では外部から空気が流入するリスクは少ないが，凍結乾燥工程中の無菌性保証が困難になってしまう場合もある。リスク評価を行い，設計寿命回数よりも早めの交換が望ましい。

③棚板熱媒体循環用フレキシブルチューブ

棚板を加熱・冷却する目的で熱媒体を循環させるが，通常の棚板は製品の入出庫で昇降させるためにフレキシブルチューブを使用して接続している。フレキシブルチューブは形状の変化と内外圧に対する強度アップのために金属製の網（ブレード）で補強をしていることが多いが，金属製ベローズの内部の洗浄性確認は行えないために，内部の残留物による汚染リスクがある（図5.4.19）。

残留物のリスクが少ないブレードを使用しないフレキシブルチューブ（図5.4.20）を採用する事例もあるが，曲げる際の応力集中が付け根部分にかかりやすく，また，耐圧力も低いために寿命はブレード付きと比較すると短くなり，金属製ベローズと同様に寿命の予測が困難である。漏れが発生した場合は凍結乾燥中にフレキシブルチューブ内部の熱媒体（通常はシリコーンオイル）が噴き出すことで製品汚染のリスクとなる。

実際の運用で考えた場合，凍結乾燥製剤は水に溶けやすいものが多く，また仮に洗浄と蒸気滅菌を行っても金属製ブレードの内部の残留物が除去できなかったとしても，その残留物が凍結乾燥中に外部に流出して製品汚染をしてしまうリスクは，フレキシブルチューブが破損して熱媒体が噴出してしまうリスクよりも限りなく低いと考えられる。

図5.4.21は，ビタミン剤で湿潤した金属製ブレード付きフレキシブルチューブの水での洗浄後に，金属製ブレードを切り裂いて内部の状態を紫外線照射による蛍光反応で確認したものである。この実験では内部の残留ビタミン剤は確認されなかった。金属製ブレード付きを採用して寿命を優先させるか，ブレードなしとして洗浄効果を優先させるかはリスク評価による

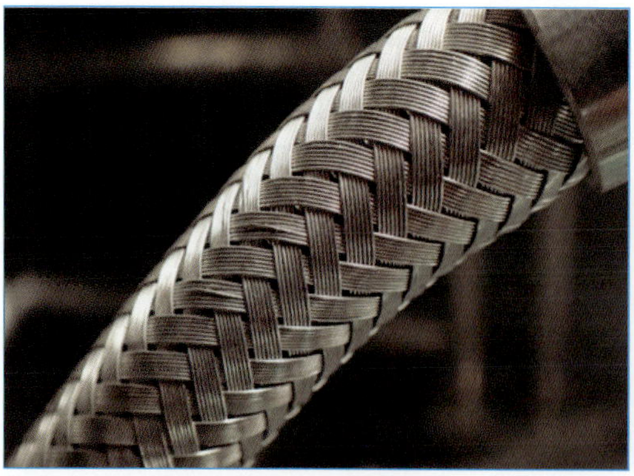

図5.4.19　金属製ブレード外面

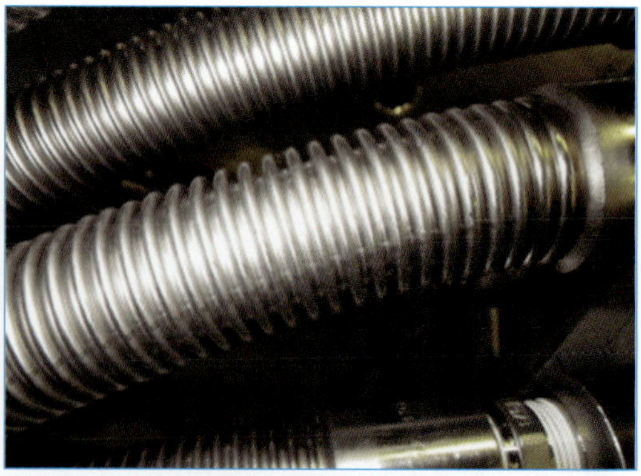

図5.4.20　金属製ブレードのないフレキシブルチューブ外面

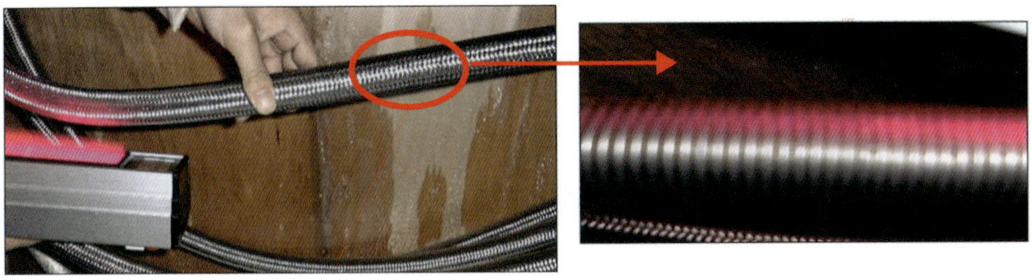

図5.4.21　金属製ブレード内部の洗浄性確認テスト

ユーザーの選択事項となる。

(3) コールドトラップからの逆流による汚染

ASME BPE規格[5]の中の凍結乾燥機規格の記述で「真空ポンプからの逆流防止を考慮したシステムではコールドトラップ内部の表面の仕上げ（バフ研磨など）は要求しない」という事項がある。実際に乾燥庫内にコールドトラップ側からの逆流がないことを保証できるのであればよいが，真空中での逆拡散による乾燥庫内の汚染についての示唆もあり[10]，絶対に逆流が生じないとの保証は困難である。日本国内での要求においてはコールドトラップ内部も研磨仕様として洗浄および滅菌効果の確認を行っているのが一般的である。

図5.4.22は着氷部の構造の違いであるが，コールドトラップの構造によっては洗浄効果の確認が困難な場合もあるために，洗浄性および滅菌効果確認の方法の検討は重要になる。

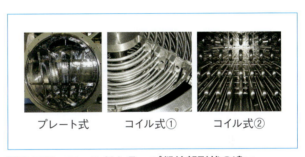

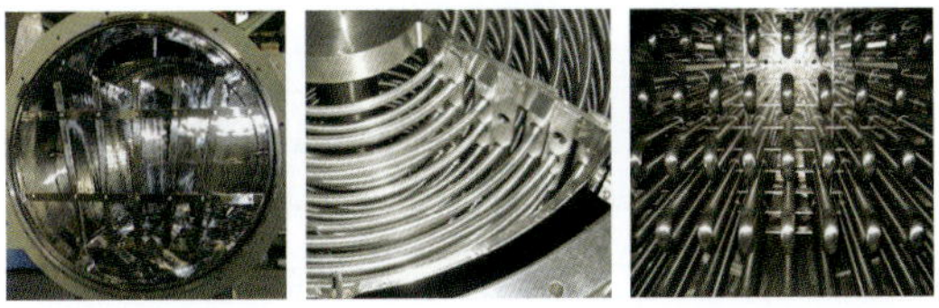

プレート式　コイル式①　コイル式②

図5.4.22　コールドトラップ凝結部形状の違い

5.4.4　その他の汚染防止対策

凍結乾燥機とは直接の関係はないが，参考として凍結乾燥製剤と周囲に対する汚染防止対策について説明する。

(1) ゴム栓のガス透過性と吸湿性

直接の汚染原因にはならないが，ゴム栓に吸湿している水分が凍結乾燥工程でも残留する場合やゴム自体のガス透過性が高いことで，時間経過とともに外部の水蒸気が容器内に入ることで乾燥製品の含水率が高くなるために，製剤の特性に影響を与えることがある。この影響を抑えるにはゴム栓の接薬側にテフロン膜をコーティングしたものを採用する場合がある。ただし，テフロン膜をコーティングしたゴム栓では，針をゴム栓に刺した際に生じるコアリング（針がゴム栓を貫通する際にテフロンやゴムの破片を容器内部に持ち込む現象）が起きやすいために，使用者に対して針の差し方などについて注意喚起をする必要がある。

また，ガス透過性と水分吸着性の低いゴム栓を使用することも対策の1つとなる（図5.4.23）。

(2) バイアル瓶内面の影響

バイアル瓶の内面は通常アルカリホウ酸塩が凝結した状態になっているが，この影響で薬液のpH値が変化することや，内面を薬液が這い上がる現象を起こすことがある。また，デラミネーション（内面の剥離）を起こすことで異物の混入になることもある。これらを防ぐためには内面のアルカリ除去や凹凸をなくす処理を施したバイアル瓶を使用することが有効である。

(3) 高活性医薬品の容器からの流出対策

抗がん剤などの高活性医薬品は無菌性や異物の管理のほかに，破瓶することで薬剤が流出し，医療機関での被曝による健康被害が起きる可能性がある。この対策としてはガラスバイアル瓶をプラスチック保護カプセルやフィルムで覆うことで割れにくくし，また，万が一割れたとしても薬剤が流出しない方策をとる場合がある（図5.4.24）。

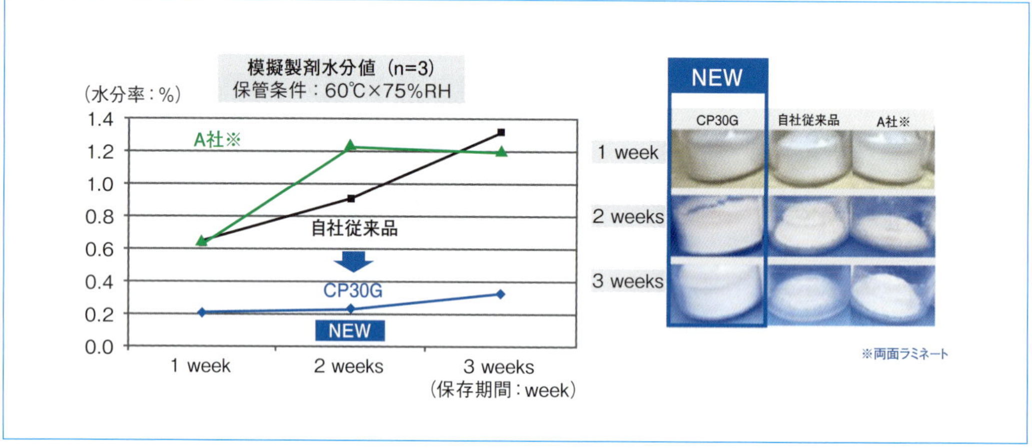

図5.4.23　低水分ゴム栓　〔ニプロ株式会社提供資料〕

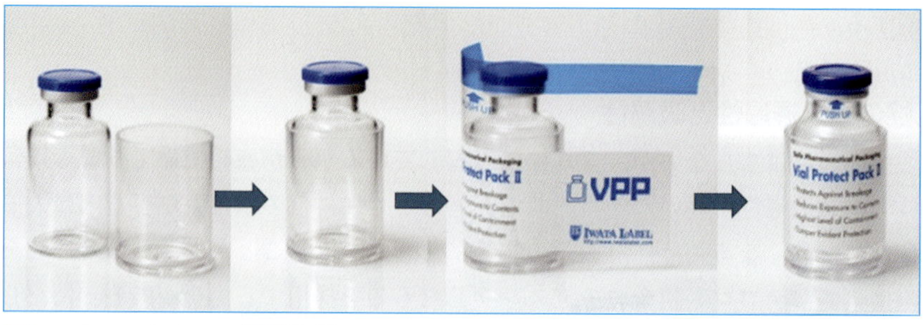

図5.4.24　バイアル保護包装　〔株式会社ILファーマパッケージングHPより引用〕

おわりに

凍結乾燥工程における汚染防止について述べたが，対応策などはあくまでも一般論であり最終的には法規制やガイドラインなどをもとに，その製剤を製造するのに適切である汚染防止対策をユーザー（製薬企業）が決定し，URS（User Requirements Specification；ユーザー要求仕様書）やSOPに反映する必要がある。

厳しく規制・管理することが正しいのではなく，科学的なリスク評価を正確に行って合理的な汚染防止対策を行うことが求められている。特に凍結乾燥工程は容器に入った状態で装置内部に装入されて，水分を除去するだけの工程であり，容器そのものや，分注装置などの製剤が直接触れるものと同等に管理してしまうことは過剰な対応策となり，無駄なコストや作業が派生しているケースも見受けられる。

厳しく管理すればそれだけリスクは少なくはなるが，膨大なコストがかかるうえに，運用する際に不適合や逸脱が発生してしまう可能性も大きくなり，自分で自分の首を絞めることになりかねない。

安全な製剤を供給することが目的であるために，的確なリスク評価を行って装置仕様，運用規定，日常管理などが必要以上に厳しくならないことが重要であり，また，査察を受けた際に，科学的根拠に基づいて決定したということを説明できるように理論武装することも重要であると考える。

■参考文献

1）PDA (2010)：Technical Report No. 49, Point to Consider for Biotechnology Cleaning Validation, 11.5.3, p.53.
2）厚生労働省 (2022)：GMP事例集2022年版, BFR-7.3, p.13.
3）PDA (2005)：Technical Report No. 40, Sterilizing Filtration of Gases, 5.1 product Contact Gas, p.14.
4）沢田雅光 (1990)：神鋼パンテック技報, Vol. 34 No. 3, p.22-2.
5）A.D. Dyrness, et al. (2022)：ASME BPE-2022, SD-5.6.7, p.130.
6）Lisa Hardwick, et al. (2013)：BioPharma Solution, White Paper edition_Leak Rate Testing for Freeze Dryers.
7）N. Adeyinka Williams, Joyce Gugliemo (2007)：Thermal Mechanical Analisis of Frozen Solutions of Mannitol and Some Related Stereoisom：Evidence of Expantion during Warming and Correlation with Vial Breakage during Lyophilization, Journal of Pharmaceutical Sciences & Technology, Vol. 47, No. 3, p.119-123.
8）FDA (1993)：Guide to Inspections of Lyophilization of Parenterals, p.7.
9）堀部克彦，渡辺和一 (1998)：製剤機械技術研究会誌, Vol. 7 No. 3, p.77-78.
10）Philloppe Larrat, Dominique Sierakowski (1993)：Pharmaceutical Engineering, p.68-77.
11）Herbert Bendlin (2021)：GMP Verlag, Rouging When Stainless Steel Corrodes, https://www.gmp-publishing.com/content/en/gmp-news/gmp-newsletter/gmp-logfile-lead-article/d/1521/gmp-logfile-10-2021-rouging-when-stainless-steel-corrodes

【細見　博】

5.5 滅菌工程（湿熱滅菌，乾熱滅菌）

5.5.1 湿熱滅菌プロセス

湿熱滅菌プロセスにおける汚染管理戦略に関して，滅菌バリデーションの進め方と合わせて湿熱滅菌における潜在的な汚染物質の種類と，その混入原因と汚染防止対策について解説する。滅菌を適切に実施するには，湿熱滅菌プロセスに使用する被滅菌物である製品，滅菌装置，ユーティリティおよび作業環境を含めて汚染を総合的に管理することが必要となる。

(1) 湿熱滅菌の基礎

①湿熱滅菌（Moist heat sterilization）の概要

湿熱滅菌は長い歴史を持ち広く使用される滅菌法である。湿熱とはISO 17665[1)]において「所定の無菌要件を達成するために滅菌剤（sterilizing agent）として使用される水分の存在下での熱エネルギ」と定義されている。湿熱滅菌には蒸気を被滅菌物に直接に接触させる滅菌法である飽和蒸気滅菌，および高温の液体状態の水や空気と蒸気の混合物を用いて容器に入れた水を含む被滅菌物を滅菌する容器封入製品滅菌が含まれるので，両者を合わせて湿熱滅菌と称する。飽和蒸気滅菌については蒸気滅菌とも称される。同じ熱滅菌である乾熱滅菌は水分（湿気／moisture）が存在しない状態での熱エネルギーを用いた滅菌であるのに対して，湿熱滅菌は水分が存在する状態での熱エネルギーを用いた滅菌である。湿熱滅菌では水分が存在することで効率的な滅菌が可能となる。湿熱滅菌の重要パラメータは温度，時間および水分（湿気）である。これに対して乾熱滅菌の重要パラメータは温度および時間である。乾熱滅菌の代表的な滅菌条件では160℃で2時間等であるが，湿熱滅菌の代表的な滅菌条件は121℃で15分間等であり，湿熱滅菌では乾熱滅菌より低い温度と短い時間で目標の無菌性保証水準（SAL）を達成でき，被滅菌物の品質への影響を少なくすることが可能となる。湿熱滅菌プロセスの条件は温度と時間で示されることが多いが，適切な水分が存在することが前提である。乾熱滅菌と湿熱滅菌の違いとして水の持つ特性の影響がある。1つは水の気体の状態である水蒸気から液体の状態の水に変化することにより多量のエネルギー（潜熱）を放出することが示される。例として121℃の飽和蒸気（気体）の比エンタルピは2708kJ/kg，飽和水（液体）の比エンタルピは508kJ/kgであり，その差は2200kJ/kgとなる。一方で乾熱状態での高温の乾燥空気の比エンタルピは160℃で相対湿度が5% RHであっても925kJ/kg，1% RHでは274kJ/kと湿熱状態と比較して熱エネルギーが半分以下と低いことが示される。AAMI TIR17[2)]に湿熱滅菌と乾熱滅菌の微生物殺滅機構が示されている。湿熱滅菌では，高温下での水分子の存在がタンパク質の凝集につながり，芽胞の生存能力が損なわれることが挙げられる。一方で乾熱滅菌では作用機序として，酸化的フリーラジカル損傷と細胞の乾燥（脱水）によって有機物の熱不活性化が引き起こされることが示される。水分子の存在は湿熱滅菌の効率には優位に働くが，滅菌物に水が存在することにより製品適格性へ影響する場合もあり，被滅菌物の特性に応じて湿熱滅菌と乾熱滅菌の適用を適切に判断する必要がある。

②湿熱滅菌プロセスの種類

湿熱滅菌プロセスは大きく分けて下記の2種類がある[1)]。

・飽和蒸気滅菌プロセス（saturated steam sterilization process）

飽和蒸気は（saturated steam）は「凝結と蒸発との間で平衡状態にある気化した水」と定義されている[1)]。飽和蒸気滅菌プロセスは飽和蒸気を微生物に直接接触させて滅菌するものである。飽和蒸気滅菌プロセスでは飽和蒸気の浸透を阻害する空気をチャンバ内および被滅菌物から除去して，飽和蒸気を被滅菌物に直接に暴露することが求められる。飽和蒸気滅菌プロセスには，この空気を除く方法として重力置換式と真空脱気式（プレバキューム式）がある。滅菌対象物としては繊維等の空気層を多く有するポーラス負荷（微細な空隙をもつ負荷。図5.5.1），中空負荷（管腔器材。図5.5.2）および充填部品等の製造プロセス部品がある。

・容器封入製品滅菌プロセス（contained sterilization process）

容器の内部に存在する水を加熱して滅菌剤として用いる滅菌法である。バイアル，バッグ等に封入した溶液，懸濁液，エマルジョンを被滅菌物とする滅菌プロセスであり，容器内の製品を加熱する方法として，主に下記の方式がある[1)]。なお，欧州では水温100℃を超える熱水である過熱水（superheated water）を用いる容器封入製品滅菌プロセスを過熱水滅菌プロセスと称する場合もある。

- 水散布（スプレー）方式
- 空気蒸気混合方式
- 熱水浸漬（水浸漬）方式

(2) 湿熱滅菌装置の構造・動作

①真空脱気式飽和蒸気滅菌装置

飽和蒸気滅菌プロセスの中で，無菌医薬品製造に主に使用されるのは真空脱気式飽和蒸気滅菌装置である。同じ飽和蒸気滅菌プロセスの中で，重力置換式飽和蒸気滅菌装置は主に試験研究機関で使用されるので，ここでは真空脱気式飽和蒸気滅菌装置の構造・動作について説明する。真空脱気式飽和蒸気滅菌装置の缶体は被滅菌物を収納するチャンバとチャンバを加熱する

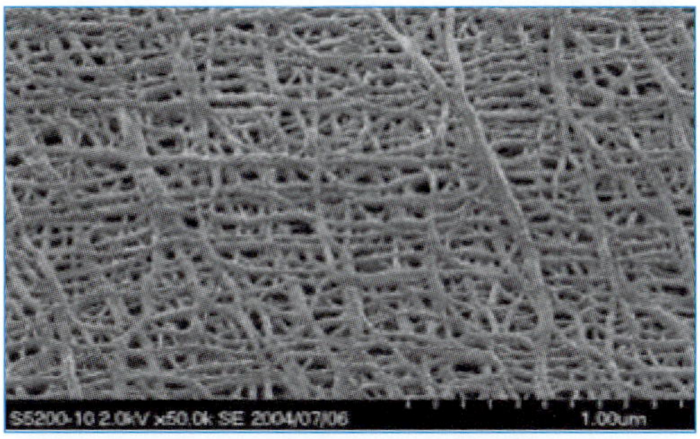

図5.5.1　ポーラス負荷（リネン等）

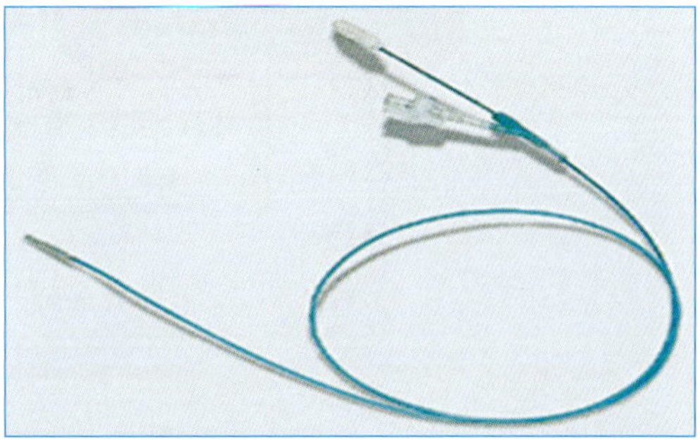

図5.5.2　中空負荷（カテーテル等の管腔器材）

ためのジャケットで構成される。チャンバには，被滅菌物を出し入れするためのドアを設置しチャンバとドアの間にはドア締付機構を設け，チャンバとドアの間からの空気や蒸気の漏れを防ぐ機構を備えている。ドアは，被滅菌物の搬入側（準清浄側）と搬出側（清浄側）の両方に設置し，搬入側のドアから入れた被滅菌物は滅菌処理後に搬出側（清浄側）のドアから搬出して，被滅菌物の環境からの汚染を防止することになる。真空脱気式飽和蒸気滅菌装置の配管フローを図5.5.3に示す。

真空脱気式飽和蒸気滅菌装置の場合，チャンバ内を加熱するためのピュア蒸気供給回路，チャンバ内を真空脱気するための真空回路，ピュア蒸気の凝縮水（ドレン）を排出するためのドレン回路，滅菌後の清浄空気をチャンバ内へ供給する給気およびエアフィルター回路，ジャケットを加熱するための蒸気回路などからなる。真空脱気式滅菌装置の工程フローを図5.5.4に示す。

真空脱気式滅菌工程の内容の概要を以下に示す。なお真空工程から乾燥工程までジャケットにも蒸気を供給してチャンバ内を加温する。

▶真空工程：チャンバ内の空気を真空ポンプにて排気する。その後，チャンバ内へピュア蒸気を供給する。この動作を設定した回数繰り返すことにより，チャンバ内と被滅菌物内の空気を蒸気へ置換するとともに，被滅菌物も加温する。

▶加温工程：蒸気に置換完了後，さらに蒸気を供給し，チャンバ内をあらかじめ設定した滅菌温度まで加温する。

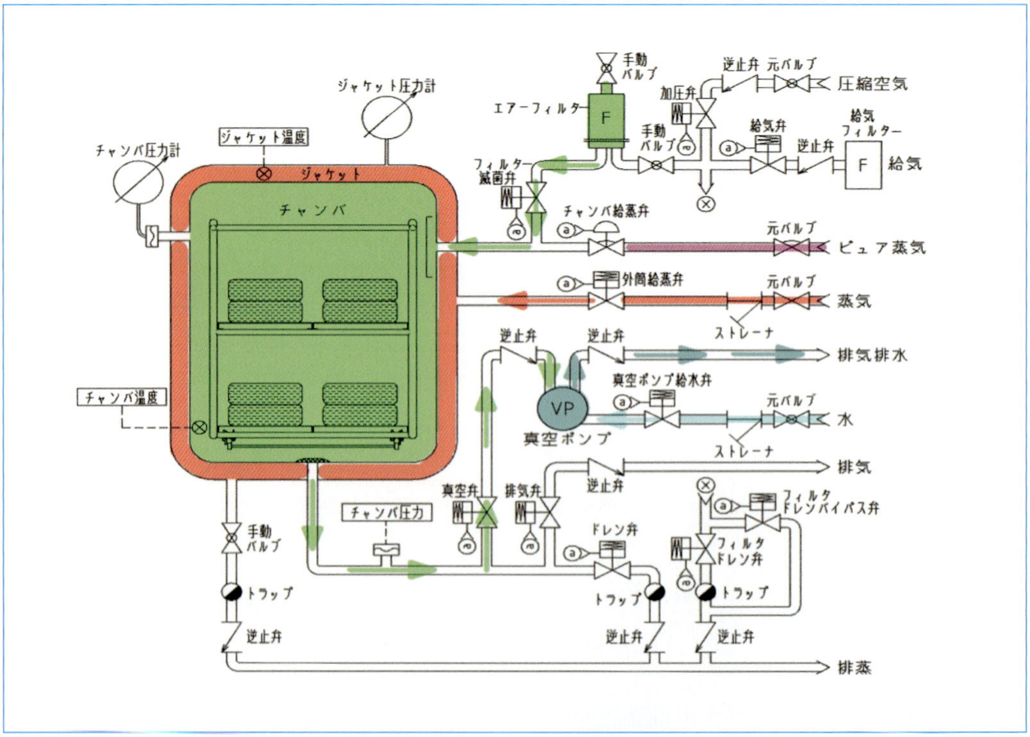

図5.5.3　真空脱気式飽和蒸気滅菌装置の配管フロー（真空動作）

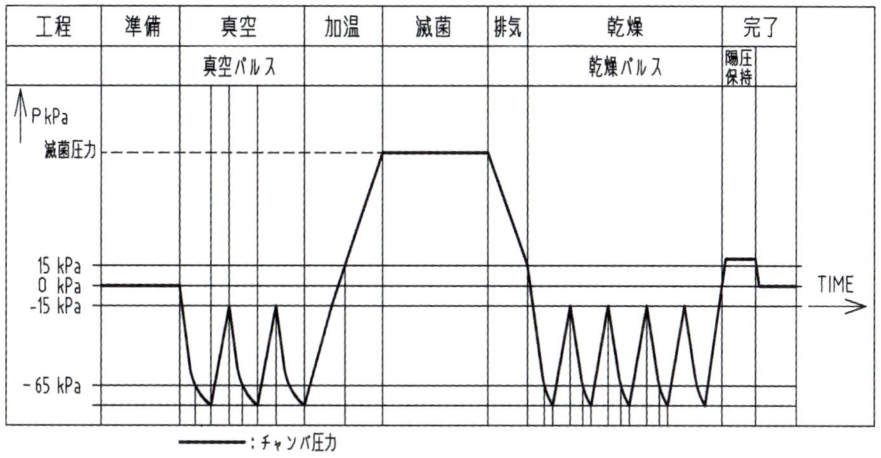

図5.5.4 真空脱気式飽和滅菌装置の工程フロー（圧力線図）

▶滅菌工程：チャンバ内について，あらかじめ設定した滅菌温度幅であらかじめ設定した滅菌時間で保持する。

▶排気工程：滅菌時間終了後にチャンバ内の蒸気を大気圧付近まで排気する。

▶乾燥工程：チャンバ内の蒸気をさらに真空ポンプにて排気する。その後，チャンバ内へエアフィルターを通した清浄空気を供給する。このとき，加温されたジャケットからの輻射熱で被滅菌物を加温する。これを繰り返すことにより，チャンバ内の被滅菌物を乾燥させる。

チャンバに接続した排気および排水回路からのチャンバ内への逆汚染防止のために，排気および排水回路にはチャンバの圧力に対応して開閉する自動弁および逆止弁を設置する。例えば，チャンバ内圧力が大気圧以下（陰圧）の場合は，自動弁を閉止して外部からのチャンバへ侵入する汚染物質を防止する。チャンバ内の圧力を大気圧に保持する場合に，外部空気をチャンバに導入する回路には汚染防止用にエアフィルターを設置する。また，滅菌プロセスの完了後，チャンバ内で一時的に滅菌済みの被滅菌物を保管する場合には，被滅菌物の清浄性を保つために，チャンバ内圧力を大気圧以上（陽圧）へ保持するなどの汚染物防止対策も必要である。

②水散布（スプレー）方式滅菌装置

容器封入製品滅菌プロセスで主に使用される水散布（スプレー）方式を説明する。

水散布（スプレー）方式滅菌装置の配管フローを図5.5.5に示す。

水散布（スプレー）方式滅菌装置は，チャンバ内水散布用の循環水回路（循環ポンプおよび熱交換器含む），熱交換器を加熱・冷却するための蒸気回路および冷却水回路，水散布用水をチャンバ内へ給水するためのチャンバ給水回路，チャンバ内の加圧および給気用のエアフィルター回路などからなる。缶体はチャンバとドアで構成される構造は，先に述べた真空脱気式飽和蒸気滅菌装置と同様であるが，ジャケットは設置しないことが多い。

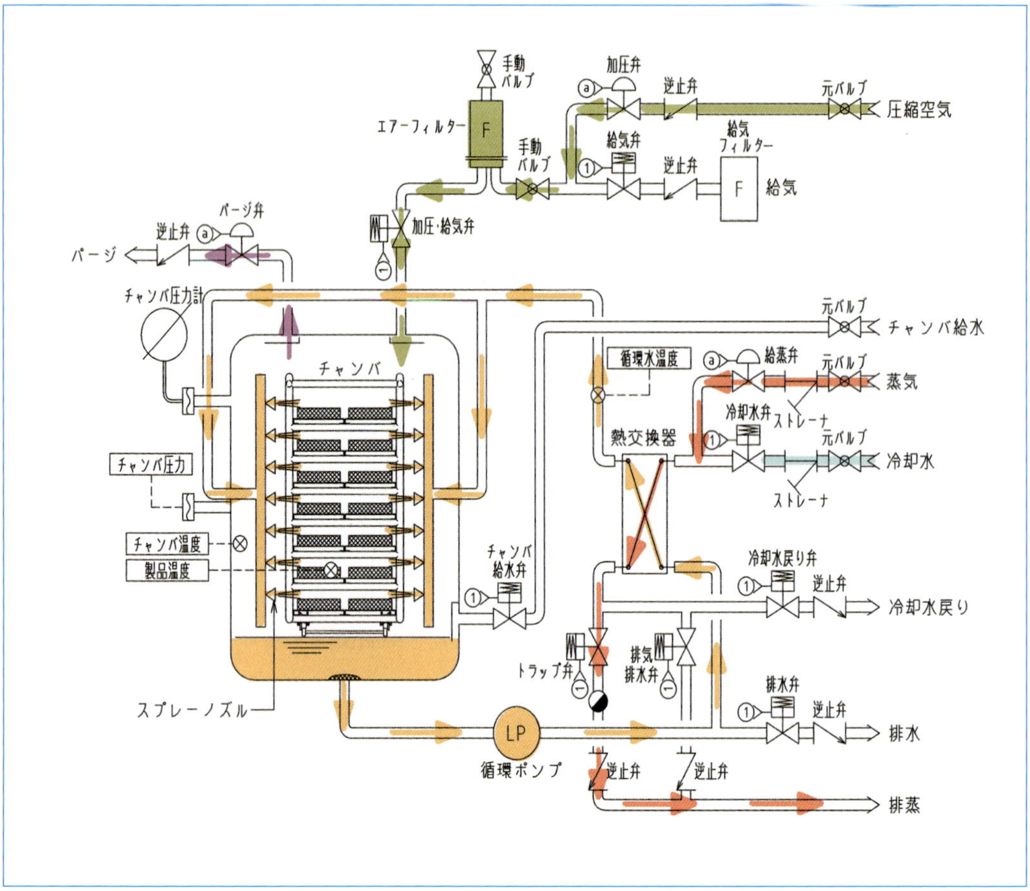

図5.5.5　水散布（スプレー）方式滅菌装置の配管フロー（加温動作）

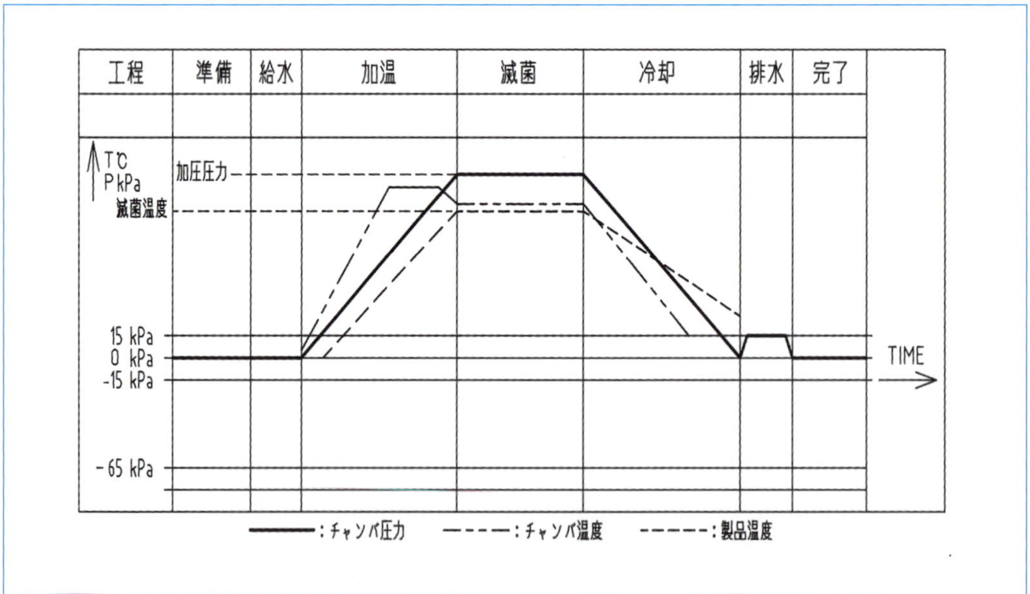

図5.5.6　水散布（スプレー）式滅菌装置の工程フロー（温度・圧力線図）

水散布（スプレー）式滅菌装置の工程フローを図5.5.6に示す。

水散布（スプレー）方式工程内容の説明を以下に示す。

▶給水工程：循環用の水をチャンバ内底部に給水する。

▶加温工程：チャンバ内の水を循環ポンプにて循環し，チャンバ内に水散布する。同時に循環回路内の熱交換器に蒸気を供給し，循環水を間接的に加熱する。熱交換器出口の循環水温度にて熱交換器への給蒸量を制御する。被滅菌物（製品）の保有水量や内容物の量が大きく，被滅菌物温度の上昇に時間がかかる場合は，加温の初期段階にはあらかじめ設定した滅菌温度を超える温度で加温し，被滅菌物温度が設定した滅菌温度に近くなったときは，通常の設定した滅菌温度に基づく制御を行う場合もある。また被滅菌物の温度に応じてチャンバ内を加圧し，所定の圧力で制御する。

▶滅菌工程：被滅菌物について，あらかじめ設定した滅菌温度幅であらかじめ設定した滅菌時間で保持する。

▶冷却工程：滅菌時間終了後，熱交換器へ供給する蒸気を排出し熱交換器へ冷却水を供給することにより，間接的に循環水を冷却する。滅菌時間終了後，冷却した循環水を用いて被滅菌物をあらかじめ設定した温度まで冷却する。冷却の初期時はチャンバ内の蒸気分が一気に凝縮するため，圧力低下を招くことがある。この際にはあらかじめ圧力低下分を想定し，チャンバ内へ加圧するか，熱交換器をバイパスする回路を設け，熱交換器での熱交換の影響を少なくすることで，回避することができる。

▶排水工程：冷却終了後チャンバ内の水を排水する。

水散布方式は温度制御が容易な熱水で被滅菌物を加温するため，滅菌温度は低温から高温まで対応可能である。またチャンバ内に給水する水の清浄性を高めることにより（純水や精製水などを使用することにより），被滅菌物の汚染を防止することが可能である。運転終了後の被滅菌物の容器表面には水分が残留するので，滅菌装置から搬出後に加圧エアによる水分除去や乾燥室での乾燥などの処理が必要となる。

③空気蒸気混合方式滅菌装置

空気蒸気混合方式滅菌装置について説明する。

空気蒸気混合方式滅菌装置の配管フローを図5.5.7に示す。

空気蒸気混合方式滅菌装置は，チャンバ内に隔壁板を設けることにより，空気蒸気の混合装置（図では攪拌ファン）の気流が効率よく循環する構造である。チャンバ内および被滅菌物を加熱するためのピュア蒸気回路，ピュア蒸気の凝縮水（ドレン）を排出するためのドレン回路，チャンバ内の加圧および給気用のエアフィルター回路，チャンバ内の蒸気分を凝縮し冷却するための冷却水および冷却コイル回路などからなる。缶体はチャンバとドアで構成される構造は，先に述べた真空脱気式飽和蒸気滅菌装置と同様であるが，ジャケットは設置しないことが多い。

空気蒸気混合方式滅菌装置の工程フローを図5.5.8に示す。

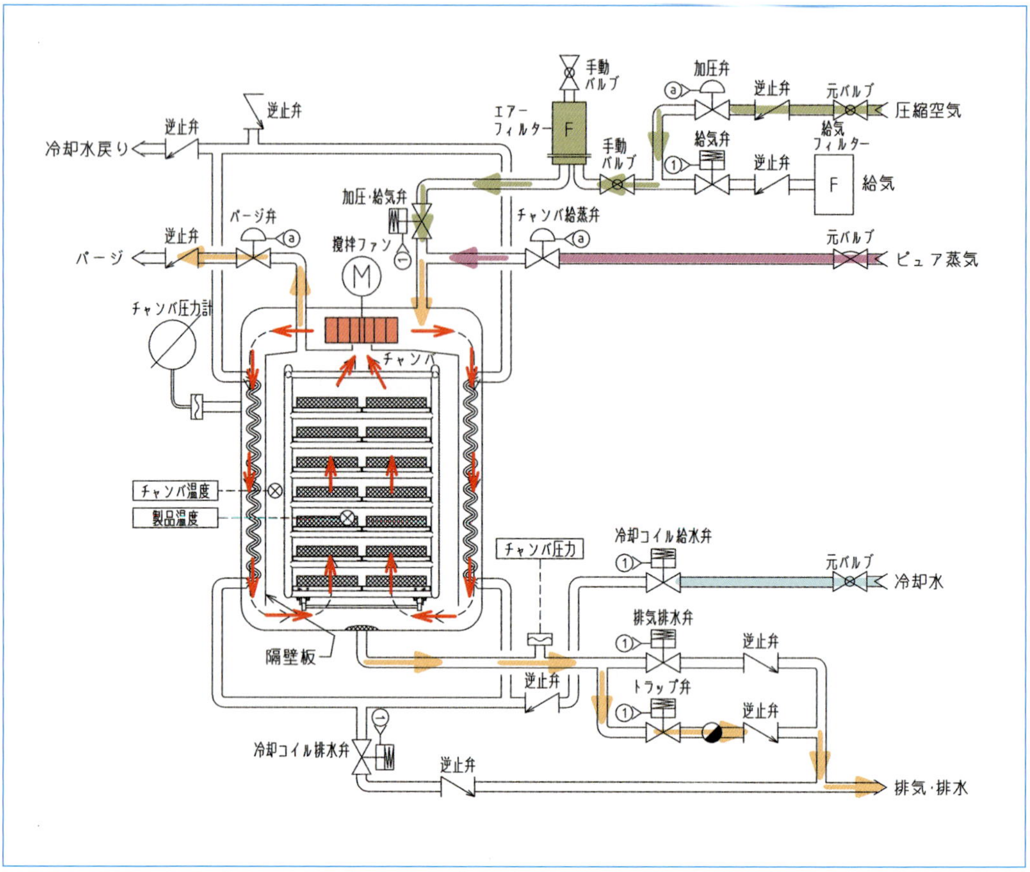

図5.5.7 空気蒸気混合方式滅菌装置の配管フロー図（加温動作）

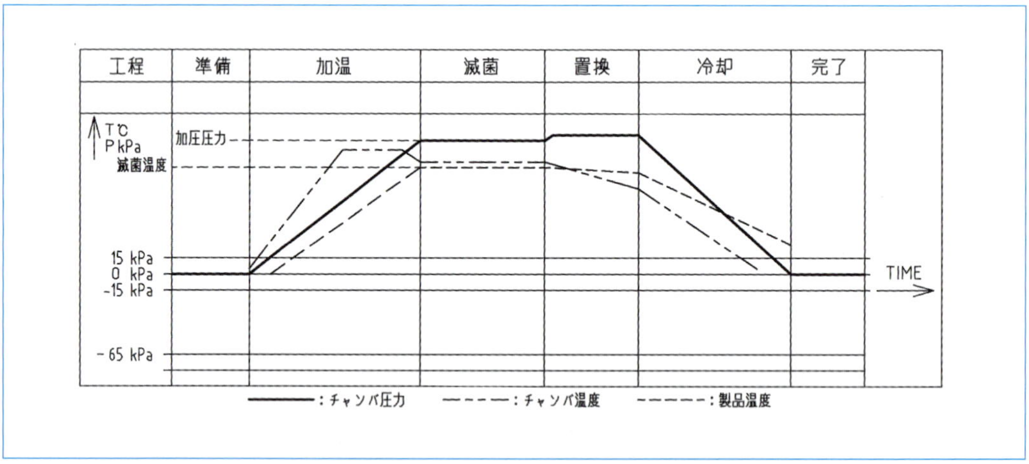

図5.5.8 空気蒸気混合方式滅菌装置の工程フロー（温度・圧力線図）

空気蒸気混合方式滅菌工程内容の説明を以下に示す。

▶加温工程：チャンバ内へピュア蒸気を供給する。同時に被滅菌物温度（製品温度）を検出し，その温度に対して設定された圧力となるように加圧およびパージを行い，容器内の圧力の変動による被滅菌物（製品）の破損や変形を防ぐためにチャンバ圧力を制御する。同時にチャンバ内混合装置（攪拌ファン）を稼働させ，チャンバ内の温度を均一化させる。チャンバ内混合装置は冷却終了まで稼働する。水散布方式と同様，被滅菌物（製品）の保有水量や内容物の量が大きく，被滅菌物温度の上昇に時間がかかる場合は，加温の初期段階にはあらかじめ設定した滅菌温度を超える温度で加温し，被滅菌物温度が設定した滅菌温度に近くなったときは，通常の設定した滅菌温度に基づく制御を行う場合もある。

▶滅菌工程：被滅菌物について，あらかじめ設定した滅菌温度幅であらかじめ設定した滅菌時間で保持する。

▶置換工程：加圧圧力を保持しながら，蒸気を空気に置換する。これにより，冷却初期時の急激な圧力低下を抑制する。

▶冷却工程：置換工程終了後，冷却は冷却コイルに冷却水を給水することにより，チャンバ内の蒸気分を凝縮させてチャンバ内および被滅菌物をあらかじめ設定した温度まで冷却する。

空気蒸気混合方式は，滅菌後にチャンバ内の蒸気分を冷却コイルで凝縮させることにより，被滅菌物を乾燥することができる。しかし，水散布方式と比較すると1バッチの運転時間が長くなる。

注）バイオセーフティ滅菌については参考文献5）を参照のこと。

なお，容器封入製品滅菌プロセスの一種である熱水浸漬（水浸漬）方式の説明は割愛する。

(3) 滅菌における汚染管理戦略（CCS）の概要

汚染管理戦略（CCS）はPIC/S-GMP Part I[3] および2022年に改訂版が発行されたPIC/S-GMP Annex 1[4] で示されており，PIC/S-GMP Annex 1[4] において汚染物質は個々に評価管理モニタリングをするが，それらの総合的な有効性を合わせて考慮することが示されている。PIC/S-GMP Annex 1[4] の2.3項では以下の項目が示されている（参考訳）。

- すべての重要管理点を定め，医薬品の品質と安全性に対するリスクを管理するために採用されたすべての管理（設計，手順，技術，組織）およびモニタリング手段の有効性を評価するために，施設全体で汚染管理戦略（CCS）を実施すること。
- CCSの複合的な戦略により，汚染防止の強固な保証を確立すること。CCSは積極的に見直し，適切な場合には更新し，製造および管理方法の継続的な改善を推進すべきであること。
- CCSの有効性は，定期的なマネジメントレビューの一部となるべきであること。既存の管理システムが導入され，適切に管理されている場合，これらを置き換える必要はないかもしれないが，CCSの中で参照されるべきであり，システム間の関連する相互作用が理解されるべきこと。

滅菌においてCCSはその基盤となるものである。滅菌バリデーションでもCCSと同様に設計，開発および運用を含めたライフサイクルでの総合的な管理が必要となる。滅菌対象の製品（医薬品および一次包装），滅菌装置およびそれに付随するユーティリティ，滅菌プロセスおよび製造環境の汚染管理についての設定（設計）とその妥当性確認（検証）ならびにその性能の維持や改善（運用）にも注意を払うことが必要となる。なお，これらの点は湿熱滅菌のISOバリデーション規格であるISO 17665[1] にも示されている（4.11項参照）。すなわち，（設計）については「プロセスと装置の特性」において，滅菌に使用する滅菌プロセスの選定とそれを実現する滅菌装置の設計を実施する。「製品の定義」と「プロセスの定義」においては，滅菌対象となる製品の設計と滅菌プロセスを設計する。次に（検証）については，設計で定めた滅菌条件や滅菌条件の検証であるバリデーション（IQ/OQ/PQ）を実施する。次に（運用）として検証したバリデーションの結果が恒常的に実現できているかの確認である「プロセス有効性の維持」を実施することが求められる。これらの滅菌バリデーションの各段階において，適切に汚染管理を実施することが求められる。

(4) 湿熱滅菌プロセスにおける汚染物質

医薬品の湿熱滅菌プロセスにおける潜在的な汚染物質は，微生物，エンドトキシン／パイロジェン，粒子状物質および化学物質が挙げられる。なお汚染物質としての化学物質は，該当する医薬品の活性成分および賦形剤以外のものである。無菌医薬品の湿熱滅菌プロセスにおける汚染物質の混入源としては下記が挙げられる。

①被滅菌物である医薬品
②被滅菌物である一次包装材料（バイアル，アンプル，ゴム栓，バッグ等）
③湿熱滅菌装置（附属装置，配管等を含む）
④湿熱滅菌装置用のユーティリティ（水，蒸気，空気，圧縮空気，真空等）
⑤滅菌前の洗浄工程（適用する場合）：洗浄装置の構造／構成，材料，洗浄剤，処理環境等
⑥製造室内の環境；空調，滅菌装置設置条件，清掃消毒方法[5]
⑦滅菌プロセスの検証やモニタリングに用いるバイオロジカルインジケータ（BI）やケミカルインジケータ（CI）：BIは微生物および副原料を用いており，滅菌後の医薬品や一次包装に残存してはならない。CIも化学薬品を用いて製造されているのでその残存について注意が必要である。BIとCIは被滅菌物の近傍に設置される場合が多いので取扱いには注意が必要である。

飽和蒸気滅菌プロセスでは被滅菌物に直接に滅菌剤である蒸気を暴露する一方で，容器封入製品プロセスでは容器に入れた医薬品を間接的に熱水や蒸気／空気混合により滅菌を行う。よって，それぞれのプロセスの状況に応じた汚染管理が必要である。

(5) 被滅菌物（医薬品および一次包装材料）における汚染管理

湿熱滅菌プロセスで被滅菌物から除去（殺滅）可能な汚染物質は微生物だけであり，粒子状物質および化学物質を除去することは困難である。また被滅菌物に残留する汚染物質の影響により，滅菌プロセスが微生物殺滅効果を十分に発揮できない。さらに被滅菌物に滅菌前に存在する汚染物質である微生物（バイオバーデン）の菌数と抵抗性についても配慮が必要である。バイオ

バーデンの菌数や抵抗性が管理限界を超えた場合には，設定した滅菌プロセス条件においても目標とする無菌性保証水準（SAL）を達成できない可能性がある。目標のSALを達成するために過剰な滅菌条件を適用すると医薬品の製品適格性（品質，機能および安全性）に影響を与える。さらに医薬品の無菌性や品質を保つために必要となる一次包装材料は，医薬品と直接に接触するので清浄であることが必要である。医薬品および一次包装材料の汚染物質の混入源は，その製造環境，原材料の清浄度，保管環境等がある。滅菌前の被滅菌物（医薬品および一次包装材料）の微生物を含む汚染物質を適切に管理することが必要である。

(6) 湿熱滅菌装置における汚染管理

湿熱滅菌装置（付属装置および配管系を含める）も汚染物質をもたらす可能性がある。滅菌装置の構造／構成，材料，設置方法等について，直接に被滅菌物である製品（医薬品と一次包装材料）や最終的に製品の一部となる材料に接触する部位や部品は適切な汚染管理が必要である。

①洗浄が容易な滅菌装置

湿熱滅菌装置を常に清浄に保つために，湿熱滅菌装置で発生が予測される汚染物質を容易かつ十分に除去可能な構造ならびに材質および表面処理に基づく設計が求められる[4]。

②湿熱滅菌装置の要求仕様

湿熱滅菌装置は汚染物質を被滅菌物にもたらさないことが必要である[6~13]。滅菌装置に使用する材料や部品は腐食や日常運転中に放出される可能性のある汚染物質を最小限に抑えて，被滅菌物の品質および性能に影響を与えてはならない。湿熱滅菌装置の仕様は滅菌剤である蒸気／熱水または熱媒体および高温／高圧の滅菌プロセス条件によって劣化しない材料と表面処理でなければならない。湿熱滅菌装置を構成する材料が劣化すると，材料から放出される汚染物質が人の健康および滅菌サイクルの動作へ影響する可能性がある。高温および高圧での過酷な条件下での水や蒸気等に暴露された滅菌装置の表面から，製品または一次包装材料に移行する化学物質である抽出物や，装置で発生する粒子状物質についてのリスクを考慮し，滅菌装置を構成する部品の材質および表面処理についての適切な選択が必要である。蒸気とチャンバや配管の内面の接触により有害な化学物質が溶出する可能性もある。滅菌装置は多くの部品で構成されているので，それぞれの部品からの汚染を防ぐことが必要である。汚染物質の発生について留意すべき部品の例としては，滅菌対象となる製品を収納するチャンバ，チャンバへの被滅菌物の搬入および搬出に用いるドア，チャンバとドアの間からのチャンバ内の汚染の原因となる空気や蒸気の漏れを防ぐために設置するドアパッキン，チャンバに蒸気や空気等を供給および排除する配管，それらの流体の流れを制御するバルブ，圧力計，配管接手，温度計および圧力計等があり，それぞれに対して適切な汚染管理を行う必要がある。これらの部品については適用される滅菌プロセス条件での蒸気，水，空気との反応性，抽出物，溶出物ならびに材質，表面仕上げ，溶接焼け等に注意を払う必要がある。滅菌装置と配管の材質については「ゼロから学ぶ 製薬用水システム」[14]を参照のこと。

滅菌装置の要求仕様として留意すべき項目の例として下記がある。

・**チャンバの材質と表面処理**

チャンバ，ドアの内表面およびチャンバ内部に収納される附属品は，湿熱滅菌プロセスの条件に対して耐腐食性を持つ材質で製造しなければならない。チャンバの材質については目的としたプロセスや汚染管理の基準に基づき設定することになり，ステンレス材（SUS）を使用することが多い。またこれらの表面仕上げについても汚染のリスクの低いものを選定することが必要である。汚染のリスクを極力避ける場合にはSUS 316Lでチャンバの内面の仕上げは電解研磨を施すこともある。

・**チャンバドアの開閉機構**

製品をチャンバへ収納するために開閉するドアには，大きく分けてスライド式とスイング式の2種類がある。汚染管理の観点からみると一般的に，スイング式ドア（図5.5.9）は清浄性が要求されるチャンバ側の面の清掃が容易なのに対して，スライド式ドア（図5.5.10）は開放した際にドアのチャンバ側の面がドア格納部に収納されるので，その清掃が困難である点に注意が必要である[10]。

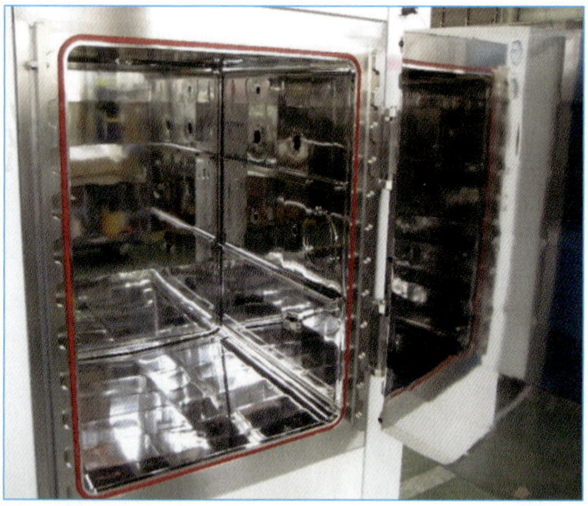

図5.5.9　スイング式ドア

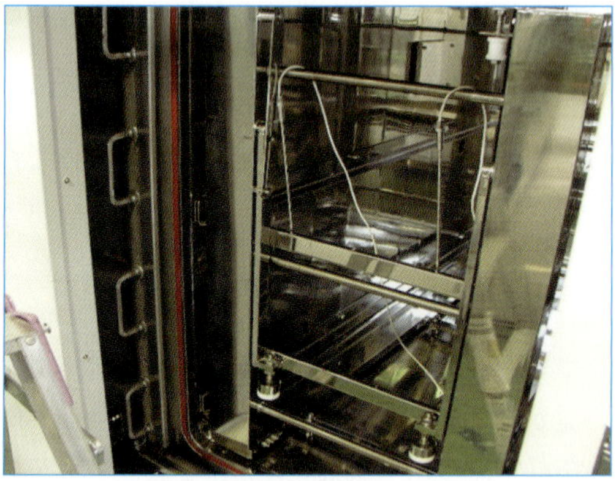

図5.5.10　スライド式ドア

・**チャンバドアのパッキン**

チャンバドアのパッキンは，チャンバ内の気密性を保つことによる滅菌プロセス条件の達成とともに，チャンバ内への汚染物質の侵入防止のために重要である。ドアパッキンは湿熱滅菌条件である高温／高圧の蒸気や水によって劣化せずに汚染物質を溶出しない材料を用いることが要求される。通常はシリコン製のものが使用される。ドアパッキンは，空気または蒸気によって押し出してドアとチャンバとの圧着性を高めるシステムが用いられる（図5.5.11）。この

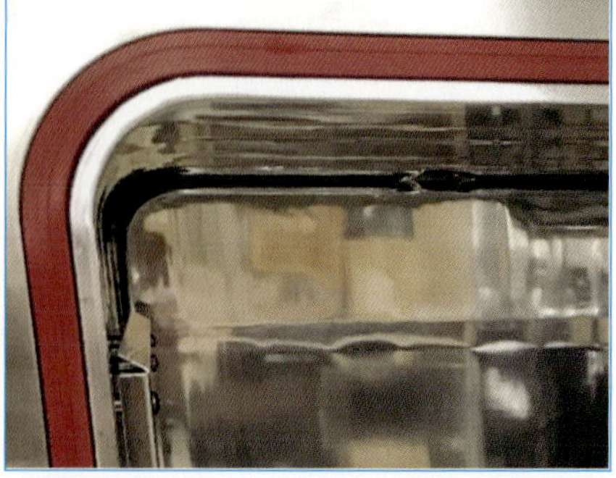

図5.5.11　チャンバドアのパッキン

際に注意すべき点は，ドアシール用の圧縮空気または蒸気がチャンバ内に侵入しても，製品を汚染させない必要がある。これへの対応としては，ドアシール用の空気または蒸気を除菌フィルターでろ過するか，ドアシール用の圧縮空気や蒸気の圧力低下により漏れを検知するシステムを設置する場合もある。

・配管系の材質と表面処理と部品の選定

湿熱滅菌装置には滅菌装置本体に配管や継ぎ手，バルブ，圧力計，温度計等の配管系が接続されている。これらの配管系についても，汚染物質の原因とならない部品の選定が必要となる。配管材料や接液部の材質や表面仕上げ方法については，製品に直接に接触する蒸気，水および空気が流れる配管系についても，上記のチャンバと同様な汚染管理が必要である。対応方法としてはサニタリ配管，サニタリバルブ，隔膜式圧力計，二重管板式熱交換器等の採用がある。

・配管系における汚染物質発生の防止

配管中に水等の流体が滞留すると，微生物の発生等の汚染の原因となるので，適切な配管勾配やデッドレグの設定が求められる。さらに配管中を一定以上の温度と流速で循環して適切に消毒（熱水循環）を行う必要がある。これらの詳細については「ゼロから学ぶ 製薬用水システム」[14] に詳細が紹介されている。

③エアリーク試験

滅菌プロセスの減圧状態における外部から，滅菌装置のチャンバ内に空気の流入に伴う汚染物質の侵入を防止するために，チャンバ内部へ流入する空気の量について管理するエアリーク試験を定期的に実施し，チャンバの気密性を確認することが求められる。チャンバへの空気の漏れが起こる場所としては，チャンバのドアパッキン，チャンバに直結する配管，バルブ，圧力計，温度計等がある。エアリーク試験の実施方法とその管理限界値は，飽和蒸気滅菌装置の要求仕様規格で示されている[6~8]。

④エア（チャンバ復圧）フィルター

滅菌プロセスにおいて空気を外部から取り入れて，チャンバ内の圧力を減圧状態から大気圧に戻す等の工程では，滅菌装置の外部環境からチャンバ内への汚染物質の侵入を防止するために，微生物を除去するエアフィルターの設置が必要である。フィルターの除菌性能の例としては0.3 μm以上の微粒子に対するろ過効率が99.97％以上である。またフィルターは汚染物質の捕捉性能を確認するために定期的に完全性試験を実施することが必要である。またフィルター内に発生した凝縮水による微生物の繁殖を防止するために，フィルターに加熱装置を設置する場合もある。フィルターのエレメント交換のためにアクセスが容易な場所に設置することが求められる。

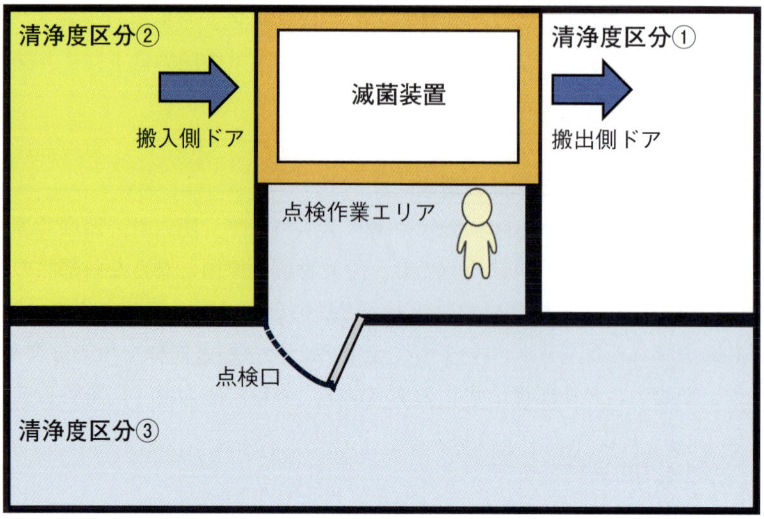

図5.5.12　点検作業エリアの例

⑤滅菌装置の点検作業エリアの設置

滅菌装置は適切なメンテナンスや修理および点検作業等が常に必要である。点検作業時に発生する可能性のある汚染物質の清浄区分（区域／エリア）内への侵入は避けなければならない。点検作業を実施する区分と製品を清浄な状態で取り扱う区分を明確に分ける必要がある。清浄度の高い順から清浄度区分①（白色背景で示す），清浄度区分②（黄色背景で示す）および清浄度区分③（青色背景で示す）と区分して，製品を取り扱うために清浄度を高く保つ必要があるエリアは清浄度区分①や清浄度区分②として管理し，点検作業エリアは清浄度区分③として管理することが推奨される（図5.5.12）。

(7) ユーティリティにおける汚染管理

湿熱滅菌プロセスに用いるユーティリティも汚染物質をもたらす可能性がある。ユーティリティの製造設備とその供給設備の構造／構成，材料，設置方法等を含めてユーティリティが直接に製品や製品の一部となる材料に接触する場合，および製品に直接的な影響を与える場合は適切な汚染管理が必要である。湿熱滅菌プロセスに使用する主なユーティリティには水，蒸気，圧縮空気，不活性ガス，空気および真空がある。製薬プロセスで使用する水，蒸気等の設備管理および汚染管理についての詳細は「ゼロから学ぶ 製薬用水システム」[14] に紹介されている。

①ユーティリティ製造設備および供給設備

ユーティリティの製造設備とその供給設備の汚染管理については，滅菌処理する被滅菌物への汚染を防ぐために，製造設備および配管系の材質・表面処理，配管勾配，デッドレグおよび配管消毒等への考慮が必要である。配水システムを流れる水は，微生物の配管系への付着，およびその後のバイオフィルム形成のリスクを最小化するために乱流である必要がある。これを実現するために流量は設備の検証中に設定し，定期的に監視する必要がある。蒸気と水について，その化学的な品質と粒子状物質の評価を稼働性能適格性確認（PQ）の実施前ならびに定期的に実施する必要がある。水の品質管理については，主に医療機関向けの湿熱滅菌装置の欧州規格であるEN285[6]に蒸気の供給水と供給水の不純物基準が示される（表5.5.1）。

表5.5.1　蒸気の凝縮水と供給水の不純物基準

項目	蒸気凝縮水	供給水
蒸発残渣	—	≦10mg/L
ケイ酸塩（SiO_2）	≦0.1mg/ L	≦1mg/L
鉄（Fe）	≦0.1mg/L	≦0.2mg/L
カドミウム（Cd）	≦0.005mg/L	≦0.005mg/L
鉛（Pb）	≦0.05mg/L	≦0.05mg/L
重金属（除く：Fe，Pb，Cd）	≦0.1mg/L	≦0.1mg/L
塩化物（Cl^-）	≦0.1mg/L	≦0.5mg/L
リン酸塩（P_2O_5）	≦0.1mg/L	≦0.5mg/L
電気伝導度（25℃）	≦4.3μS/cm	≦5μS/cm
pH	5～7	5～7
外観	無色・透明・沈殿物なし	無色・透明・沈殿物なし
硬度	≦0.02mmol/L	≦0.02mmol/L

②水

ユーティリティとしての水は湿熱滅菌プロセスでは熱媒体や蒸気製造用等に広く使用される。飽和蒸気滅菌プロセスでは，水は製品に直接に接触する滅菌剤としての蒸気の原料となるので，汚染管理に十分な注意が必要である。容器封入製品プロセスでは容器内の製品の加熱および冷却のための熱媒体として使用される。飽和蒸気滅菌プロセス等では，チャンバ内の空気を除去するために水封式真空ポンプに水が使用される。汚染とは直接に関係しないが，水封式ポンプに用いる水の温度が高いと，適用した減圧プロセスでチャンバ内の真空度が低くならずに，チャンバ内にある製品中の空気の除去が不十分となり，飽和蒸気が製品の表面に達せずに滅菌が不良となることがあるので注意が必要である。湿熱滅菌に用いる水は，その使用目的に応じて適切な汚染管理が必要となる。給水用の配管については内部の水の滞留による微生物の繁殖を防ぐために，消毒用の熱水を含めた持続循環式配管ループの設置，適切な配管勾配の設定およびデッドレグの管理が要求される[14,16]。また，容器封入製品プロセスでは熱媒体として水を用いる場合があるが，用いる水はその目的に合った微生物の評価を含めて適切な品質でなければならない。また水の品質の季節変動にも注意を払い，定期的な水の品質試験を実施することが必要である[14]。

③蒸気

飽和蒸気滅菌における滅菌剤である蒸気に含まれる無機物質（例えば，浄水システムで使用される塩類）または有機物質などは，毒性または腐食性を有する可能性があり，滅菌対象物の表面で微生物と滅菌剤である蒸気との間にバリアを生成する可能性もある。蒸気中の汚染物質は蒸気発生装置であるボイラなどの材料と発生した蒸気との接触に起因することもある。蒸気の供給用の配管系からも汚染物質が発生する可能性がある。消泡剤，腐食防止剤などの化学物質を持ち込む可能性のある原水，水処理プラント，ボイラおよび蒸気の配管からの影響を考慮する必要がある[14]。ボイラへの供給水に水系微生物が存在すると，エンドトキシンが生成される可能性がある。

製薬工程用の蒸気には，大きく分けてプラント蒸気（plant steam），プロセス蒸気（process steam）およびピュア蒸気（pure steam）があり，求められる品質が異なるので目的とした用途に適した蒸気を選定する必要がある[4]。プラント蒸気は工業用の一般のボイラで製造されボイラ用の添加剤が含まれ，化学的および生物学的特性は規定されていないことが多く，被滅菌物に直接に接触しない形で湿熱滅菌装置のジャケットや熱交換器の熱源に使用される。またプラント蒸気はプロセス蒸気やピュア蒸気の発生装置の熱源としても使用される。プロセス蒸気発生装置への供給水は適切に処理されて品質や添加剤が規定されており，目的に適した品質が確保されており，熱源として容器封入製品プロセスで使用される場合もある。滅菌剤である蒸気が被滅菌物に直接に接触する飽和蒸気滅菌プロセスでは，汚染物質等の品質が高度に管理されたピュア蒸気を用いる（図5.5.13）。滅菌装置に専用の清浄な蒸気を供給するための蒸気発生装置は，ピュア蒸気製造装置として適切に供給水の品質を確保する必要がある。湿熱滅菌装置に外部から蒸気供給を行う場合，蒸気の品質要求事項は滅菌装置のそれぞれの特定の用途に応じて設定する必要がある。蒸気発生時にボイラ添加物の使用が許可される場合，蒸気の潜在的な汚染を管理するために，許可される添加物およびその最大許容濃度を規定しなければならない。ボイラ添加物の品質要求事項は，滅菌装置に使用される材質に対する適合性，一次包装

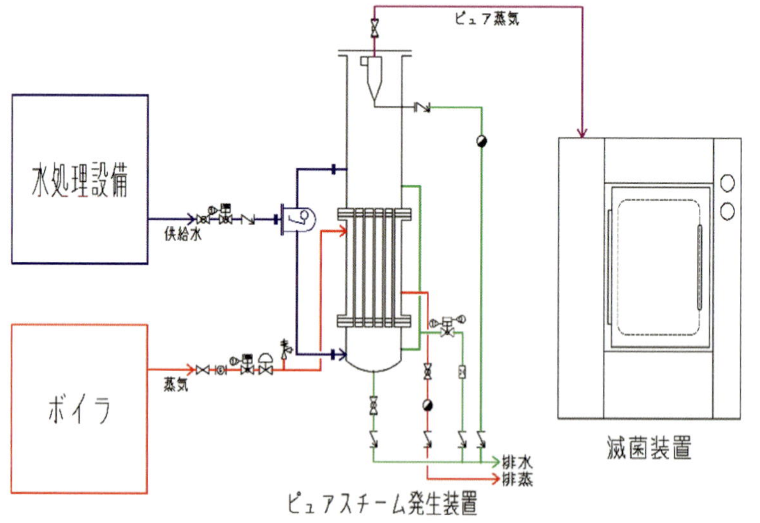

図5.5.13　ピュア蒸気供給の概要

材料である無菌バリアシステムに及ぼす悪影響および被滅菌物表面に沈着する可能性のある化学物質の残留レベルとその毒性を考慮しなければならない。飽和蒸気滅菌プロセスでは蒸気は滅菌剤として被滅菌物に直接作用するのに対して，容器封入製品プロセスでは蒸気は容器内に存在する水を加熱するための熱媒体であるので，蒸気の品質要求事項が異なることに注意が必要である。

EN285[6]には，飽和蒸気滅菌プロセスにおける滅菌剤である蒸気の物理的汚染として示される非凝縮ガス（NCG），乾燥度，過熱度の項目があるが，NCGについての管理限度は滅菌性能との関係が不明確であり，管理値としての適用は疑問がある[1]。EN285[6]でのNCGの限度値は3.5％（v/v）以下とされているが，これは液体状態の凝縮水100 mLを採取するときに，採取された気体状態の空気等のNCGの体積（mL）が3.5 mL以下であり，液体状態と気体状態に測定値を直接比較することの疑問点がある。本来は凝縮水の気体状態での体積と気体状態のNCGの体積の比較で管理すべきものである。両者を気体状態で比較するとNCGは数10 ppm程度であり，ごく微量であり，微量のNCGの存在が微生物殺滅性能に影響を与えることは考えにくい。NCGの測定法と管理基準について疑問がある点に注意が必要である[1, 15]。

④圧縮空気

湿熱滅菌装置で用いる圧縮空気は制御バルブ用，チャンバのドアパッキンシール用およびチャンバ内加圧用などの各種の用途に使用する。圧縮空気も被滅菌物への直接の接触の有無に従って，その品質への要求事項が異なるので目的に応じて適切な品質の圧縮空気を選定することが必要である。制御バルブ類（エア作動弁）に用いる圧縮空気は被滅菌物と直接に接触しない場合は，そのバルブの作動を担保する適切な品質であることが要求され，被滅菌物への汚染については考慮しないことが多い。一方でチャンバのドアパッキンシールに用いる圧縮空気がチャンバ内へ漏れた場合に，チャンバ内の被滅菌物を汚染させる危険性があるので，適切な汚染管理が必要である。容器封入製品プロセスにおいて，加熱時に容器内の圧力が上昇することによる容器の破損を防ぐために，圧縮空気を用いてチャンバ内を加圧する場合があり，必要に応じて適切な汚染管理が必要である。例としては液体状の水を含まず，粒子径25 μmにろ過されたもの，および2 μmを超える油滴のないものでなければならないと規定される場合もある[4]。必要に応じて，圧縮空気の供給については除菌フィルターを設置し，フィルターの完全性の試験を実施する必要がある。

⑤空気／不活性ガス

湿熱滅菌では不活性ガスを用いることはまれであるが，空気はチャンバ内の圧力を減圧状態から大気圧に戻すときに使用されるので，このときに汚染物質をチャンバ内に侵入させないことが求められる。被滅菌物の表面に直接に接触する不活性ガスや空気は適切な品質であることが必要である。チャンバ内に導入する空気は必要に応じて除菌のためのエアフィルターを設置し，その完全性を定期的に確認する必要がある。定期的なエアフィルターのエレメントの交換も必要である。

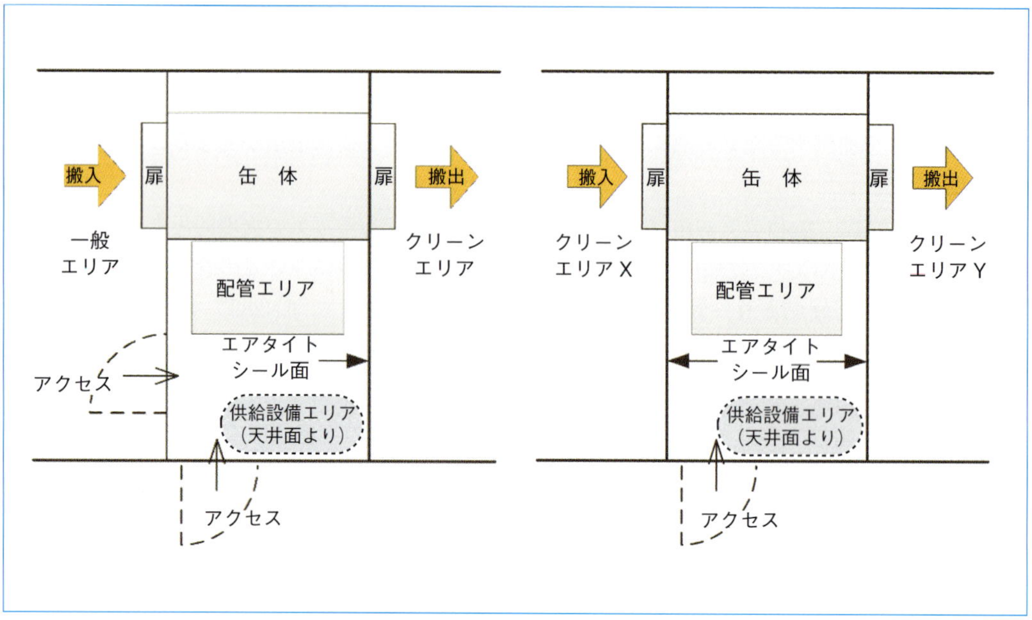

図5.5.14　ユーティリティの設置環境例

⑥真空システム

真空システムはチャンバ内の空気や蒸気を除去するために使用するが，通常の運転では空気や蒸気はチャンバから真空ポンプ等により排除するため，汚染物質がチャンバ内に入ることは少ないが，真空ポンプが停止状態であるときには適切に配管系が閉鎖されていないと，予期しない汚染物質が配管系を逆流する場合もあるので，必要に応じて逆流防止対策を施した適切な配管系を設定する必要がある。

⑦加熱媒体／冷却媒体

容器封入製品プロセスでは加熱や冷却に用いる熱媒体である水等を用いる場合があるが，その品質要求事項を事前にその目的に応じて適切に設定する必要がある。

⑧ユーティリティの設置環境（図5.5.14）

湿熱滅菌プロセスに使用するユーティリティ設備は，汚染物質の清浄区分への進入を防ぐために，可能であれば清浄区分とは別の区分に設置する必要がある[4)]。

(8) 湿熱滅菌装置仕様の具体例

①滅菌装置本体および附属装置

・缶体（チャンバおよびジャケット，図5.5.15）

缶体は仕様により，チャンバのみの単壁缶，チャンバとその周りにジャケットがある二重壁缶がある。また，滅菌装置のドアはシングルドアとダブルドアがある。汚染管理の観点から滅菌処理前後の区分けができるダブルドア式が一般的である。チャンバやドアの接

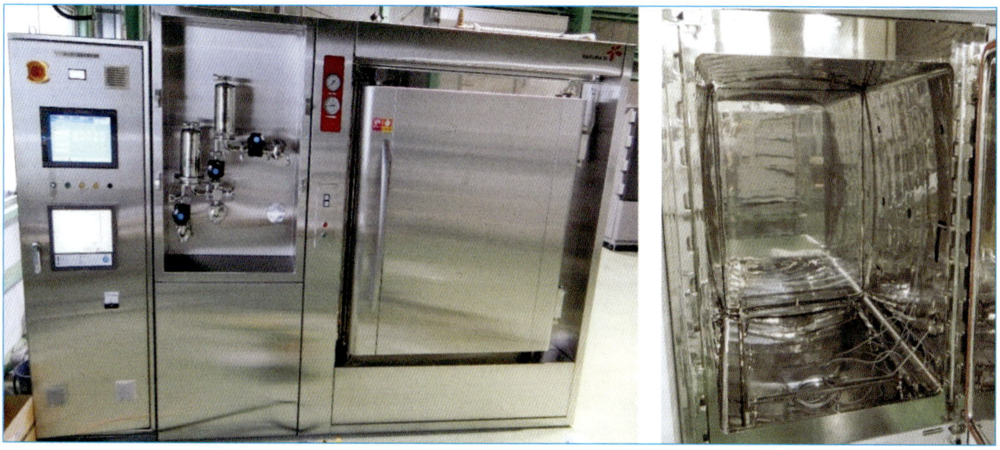

図5.5.15　滅菌装置外観とチャンバ内

液面の材質は，一般的に錆に強いとされるステンレス鋼板を使用する。無菌製造関連で清浄性が高いグレードの場合，ステンレス鋼板の中でも，素材と溶接部分の耐腐食性を高めたSUS316Lが使用される。同様に接液面の表面仕上げは，＃400バフ研磨（鏡面研磨）した後に，電解研磨を実施する。チャンバとドアとの気密を保持するためのドアパッキンは，耐熱や汚染物質の溶出を考慮し，シリコンゴムを用いる。チャンバと配管を接続するノズルもチャンバ接液部と同様の材質・表面仕上げとする。

クリーンな操作室で表面に露出する部分は，錆などが出にくいステンレス鋼板とする。表面仕上げも異物が発生しないような仕上げ（機械加工仕上げなど）とする。

・配管

缶体に接続する配管について，滅菌時の蒸気凝縮水や水の液だまりを防ぐため，1/100以上の配管勾配を考慮する。配管と接続せずに閉止となるチャンバのノズルについてはデッドレグを考慮する。この場合のデッドレグは構造上，配管と同様にはできない場合がある。缶体用に考慮した設計・施工となる。滅菌装置内の接液部配管（ピュア蒸気や純水などの配管含む）は，清浄性を考慮してサニタリ配管とする（材質SUS316L，接液面仕上げ＃400バフ研磨＋電解研磨）。

滅菌装置内の接液部配管（ピュア蒸気や純水など配管含む）は，配管勾配およびデッドレグを考慮した設計・施工とする。配管勾配とデッドレグの規定例は以下の通り（図5.5.16）。

配管勾配：1/100以上

6D：主管中心から枝管末端までの長さを6D（Dは枝管内径）で規定（FDA CFR212 1976）[16]

3D：主管外壁より枝管末端までの長さを3D（Dは枝管内径）で規定（ISPE Baseline Guides）[16, 17]

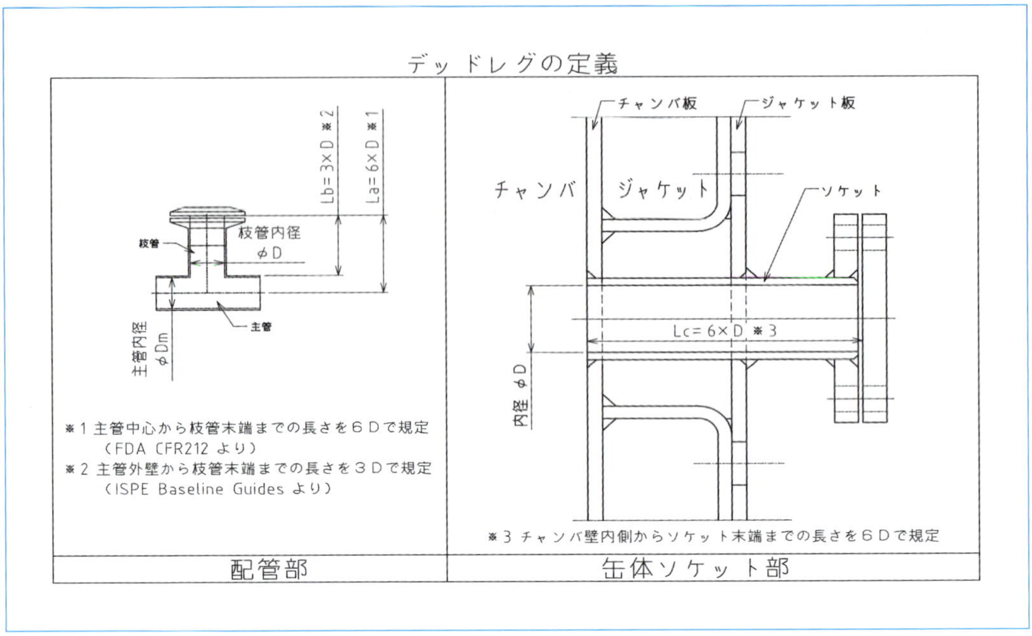

図5.5.16　デッドレグの定義

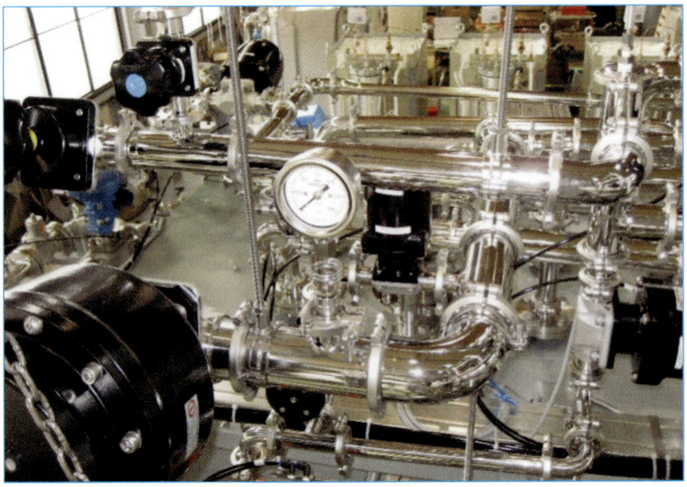

図5.5.17　接液部配管および部品

・主要配管部品：バルブ，圧力計等

滅菌装置内の接液部に使用するバルブは，液だまりがないなどの清浄性を考慮し，ダイヤフラムバルブを使用する。圧力計（圧力センサ）については，液だまりやデッドレグを考慮して，隔膜式（ダイヤフラム式）を使用する（図5.5.17）。

・熱交換器

水散布（スプレー）方式滅菌装置には熱媒体として管理された水を用いる場合がある。この目的に使用する水を加熱・冷却するための熱交換器が使用される。通常の装置では，熱効率のよいプレート式熱交換器を採用するが，設備の清浄性が高い場合には，二重管板を採用した多管式熱交換器を採用する（図5.5.18）。

・**真空ポンプ**（図5.5.19）

真空脱気式滅菌装置で使用する真空ポンプは，蒸気を含んだ水分（湿気／湿分）の多い気

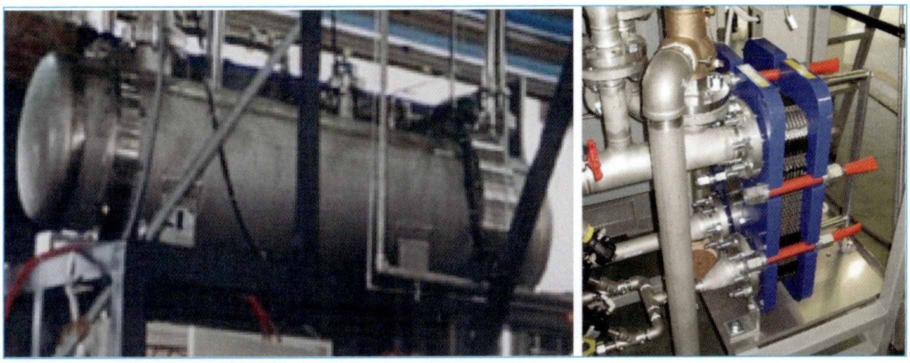

図5.5.18 多管式熱交換器とプレート式熱交換器

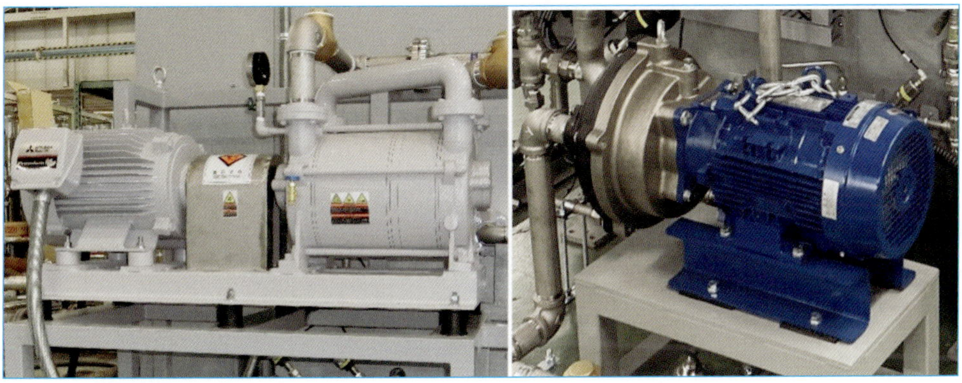

図5.5.19 真空ポンプ

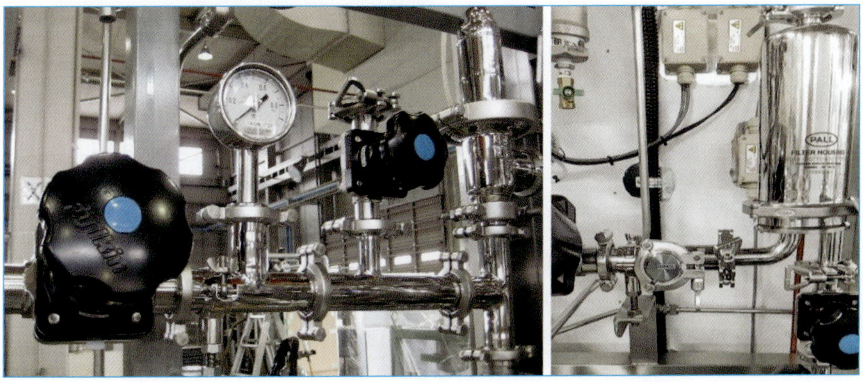

図5.5.20 サンプリング口（ピュア蒸気用：バルブ付き，エア用：閉止ヘルール止め）

体を吸気するため，水封式真空ポンプを採用する。水は真空度が高くなると低温でも気化する。気化してしまうとポンプ内を封水することができなくなるため，真空が確保できないと同時にポンプも損傷する。使用する水の水温に注意するとともにポンプ内の真空度が上がりすぎないように，リーク量を調整する必要がある。

・ユーティリティのサンプリング口

チャンバ内へ供給される蒸気，水，エアをサンプリングし，清浄性を確認する場合，各所にサンプリング口を設ける（図5.5.20）。

②クリーンルームの汚染防止策

操作室が管理されたクリーンルームの場合，機械室との区分けが必要となる。缶体と設備開口部の間は，ステンレス製のパネルを取付する。ステンレスパネル目地部はコーキング剤でシールする。パネル取付構造と目地のシールにより，機械室とクリーンルームとを区分することでクリーンルーム内の清浄性を保つものとする。滅菌装置のドアがダブルドア式の場合，滅菌処理が完了した場合のみ搬出側ドアが開けられるインターロックを設けることにより，被滅菌物の汚染を防止する。また搬入と搬出側の両方のドアを同時に開けられないことにより，各操作室の汚染を防止する。

③エアリーク試験

真空脱気式飽和蒸気滅菌装置の場合，真空時の汚染防止確認のため，エアリーク試験として，真空リーク試験を行う必要がある。試験方法は本稿の（9）項にて述べる。また，チャンバの加圧時の安全確認としての加圧リーク試験も定期的に確認する必要がある。真空リーク試験については（9）項に詳細を示す。

④エアフィルターの管理

エアフィルターはチャンバ内へ供給されるエアの除菌を目的として取付する（復圧および加

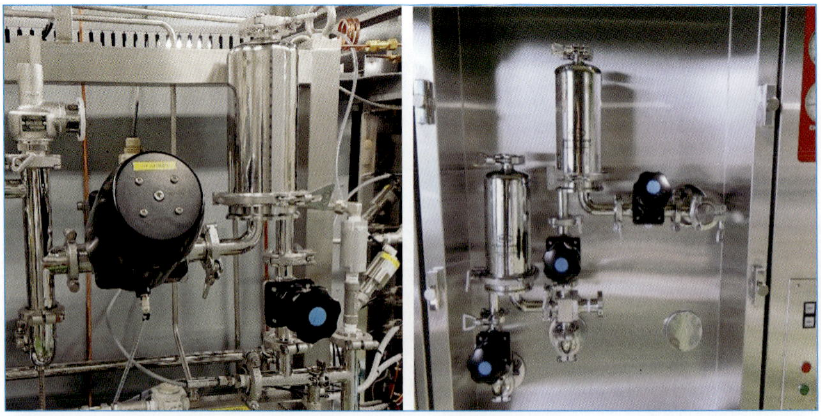

図5.5.21　フィルターの設置状態（左：機械室内設置，右：操作室側パネル面設置）

圧用。図5.5.21)。滅菌装置のエアの除菌に用いられるフィルターは，気体のろ過用の疎水性フィルターが用いられる。またフィルターとその周辺の除菌性の確保のため，フィルターを取付した状態（定置）で定期的に滅菌をする必要がある（SIP：定置滅菌)。フィルターは樹脂製のため耐熱性への制限（滅菌温度と時間）があり，その制限に従って交換する必要がある。試験方法は各フィルターメーカーによるものであるが，概略を（9）項に示す。

⑤加熱媒体の管理

水散布（スプレー）方式滅菌装置で，チャンバ内の清浄性を高めるために，チャンバ内へ給水する水散布（スプレー）用循環水を純水や精製水などの管理された水とする場合がある。この場合，チャンバへの給水回路は接液部配管として，設計・施工する。管理された水の仕様により，設備側で常に循環されている配管（ループ配管）に滅菌装置用の給水自動弁を取付し，滅菌装置へ給水する場合もある。

⑥チャンバ内温度分布性能

滅菌装置の性能仕様として，チャンバ内温度分布性能がある。これは，チャンバ内が空の状態（無負荷）で測定する。

(9) 湿熱滅菌装置およびユーティリティの検証と維持管理の実施例

①エアリーク試験

真空脱気式飽和蒸気滅菌装置の場合に実施するエアリーク試験（真空リーク試験）の内容について説明する。

真空リーク試験の試験範囲例を図5.5.22に示す。

チャンバ接液範囲（チャンバから最初に自動弁で仕切られる範囲）が試験範囲のメインとなり，チャンバ内は空の状態で検査する。図のようにエアフィルターが構成される場合には，フィルター範囲も含めるものとする（図では緑色の範囲)。

検査機器は，装置付属圧力計器または外付の圧力計器（いずれも校正済み）を用いる。外付圧力計器を用いる場合は試験範囲内に取付する。

真空リーク試験の工程フローを図5.5.23に示す。

本項では，EN285[6] に基づいた検査内容を工程の順で以下に示す。

専用の真空リーク試験プログラムが装備されている場合は，パラメータを設定し，自動運転にて実施する。

- ▶真空工程：リークテスト範囲内を目標とする真空到達値までチャンバを真空引きする。EN285[6] では，真空到達値を7kPa abs以下としているが，真空ポンプは水封式のため，真空到達値は水温に影響する。この数値を考慮するのであれば，真空ポンプ用の水温管理も考慮する必要がある。
- ▶放置工程：真空ポンプによる真空引きを停止し，リークテスト範囲内を真空状態で設定時間分放置する。工程最初のチャンバ圧力（P1)，チャンバ温度（T1）を記録する。EN285[6] では，放置時間は5分～10分の間と規定している。

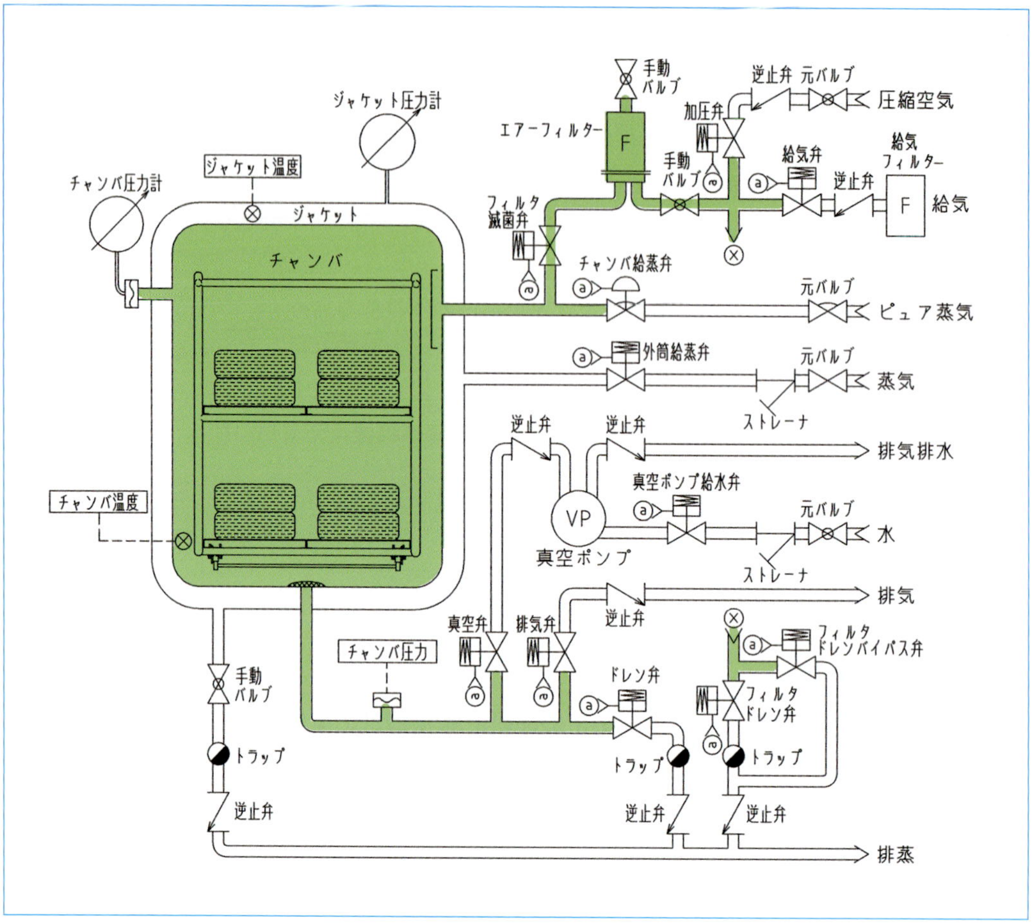

図5.5.22　真空リーク試験範囲例（緑色の範囲）

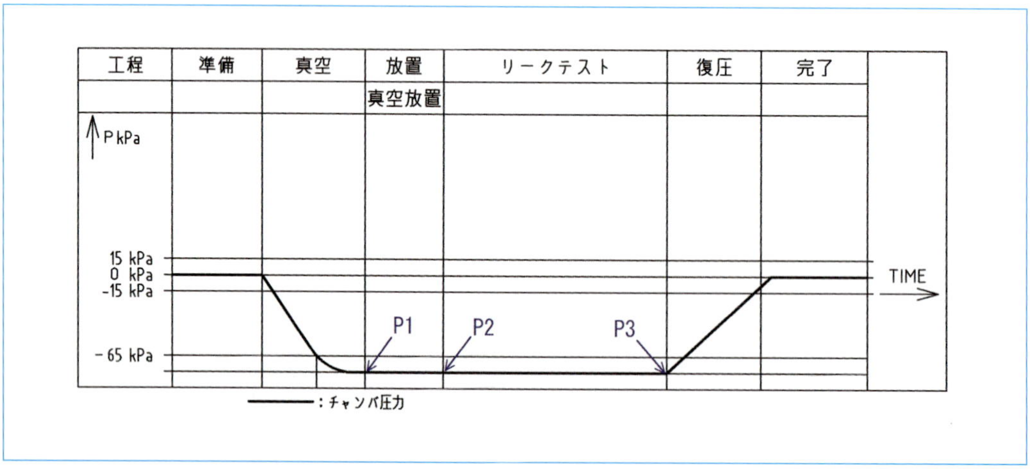

図5.5.23　真空リーク試験の工程フロー

▶リークテスト工程：設定時間分真空状態を維持し，最初（P2）と最後（P3）のチャンバ圧力およびそのときの温度（T2）（T3）を記録する。EN285[6]では，リークテスト工程開始時に，放置開始からのチャンバ圧力差が$P2 - P1 = 2$kPa以上である場合は，検査を中止するとしている。これは，チャンバ内に水分が多く含んでいることにより，真空下で水分が気化し，圧力変化が生じることを検査前に確認するためである。

▶復圧工程：チャンバ内に給気し，チャンバ内圧力を大気圧に戻す。

記録結果から，1分間当たりの圧力変化を算出する。EN285[6]の場合，0.13kPa/min以内の圧力変化であれば合格となる。

②装置の確認　配管勾配，デッドレグ検査

1) 配管勾配検査

検査機器として，規定勾配を計測できる勾配計（校正済みであること）を準備する。

配管検査図と実配管写真を以下に示す。図5.5.24の指定箇所（a，b）の勾配（角度）を測定し，記録として残す。

2) デッドレグ検査

検査機器として，JISの1級のコンベックスを準備する。

配管検査図と実配管写真を以下に示す。図5.5.24の指定箇所（A，B，C）の枝管部の長さを測定し，記録として残す。

③エアフィルター完全性試験

フィルターの完全性試験は，「フィルターの滅菌性能を確認するために行うバクテリアチャレンジ試験と相関を持つ非破壊試験」である。フィルターメーカーより販売されている完全性試験装置で試験する。試験方法もメーカーにより複数あるが，ここでは疎水性フィルターを想定した，水による完全性試験方法の概要を紹介する。

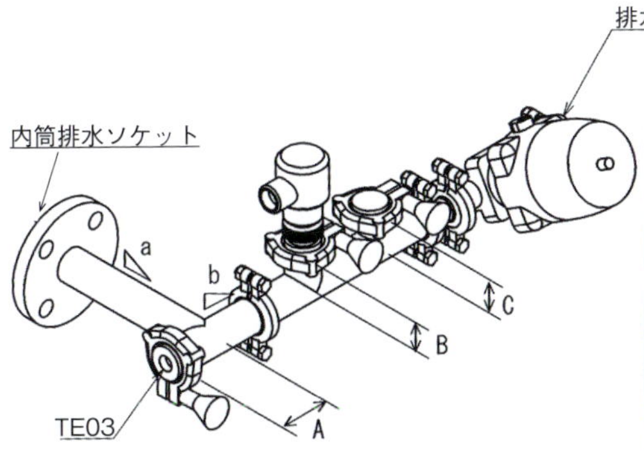

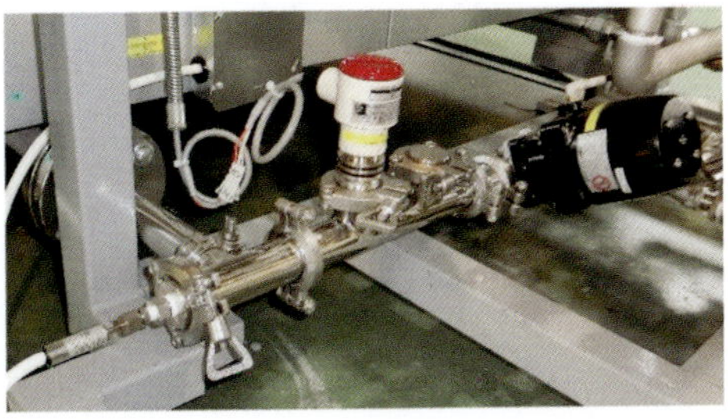

図5.5.24　配管検査図と実配管例

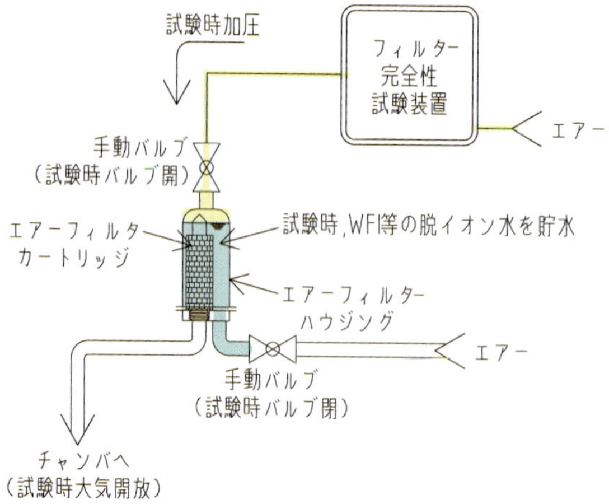

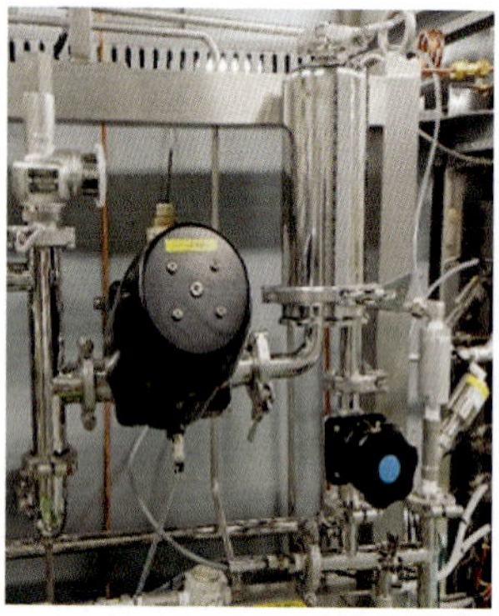

図5.5.25　インラインでの手動操作による完全性試験構成フローと実配管例

水による完全性試験は，フィルターの一次側に脱イオン水を給水し，一次側に接続された完全性試験装置から試験圧を加圧し，完全性試験装置にて圧力や流量を基準に判定するものである。

インラインでの手動操作による完全性試験構成フローと実配管例の写真を図5.5.25に示す。

〈完全性試験実施の流れ〉

準備：フィルター一次側（ハウジング下部）の手動バルブを閉める。また，フィルター二次側は大気開放とする。

給水：ハウジング上部より，フィルターカートリッジの通気部分がすべて満たされるまで，WFIなどの脱イオン水を給水する。

試験：ハウジング上部に完全性試験装置を接続し，完全性装置にて自動で試験を実行する。

排水：試験完了後，ハウジング下部の手動バルブを開とし，ハウジング内の試験水を排水する。

エアブロー：試験装置を取り外し，ハウジング上部の手動バルブを閉め，エア回路よりエアブローし，カートリッジに張り付いた試験水を取り去る。

④蒸気凝縮水の水質検査

ピュア蒸気の凝縮水を採取し，水質の確認を行う際には，蒸気を凝縮するための熱交換器を使用する等の必要がある（熱交換器は通常は常設）。

凝縮水の採取用の構成例を図5.5.26に示す。

ピュア蒸気の回路からサンプリング用冷却器（二重管式熱交換器）を取付する。二重管式熱交換器のジャケット側には，冷却水を供給する（図では，下部から供給，上部より排出。凝縮水量により冷却水の水量は調整が必要)。

その後，熱交換器に蒸気を供給し，サンプリングバルブを徐々に開ける。凝縮水の排出状況を確認しながら，適正な排出量に調整し，そのままの状態でブローを行う。

一定時間ブローを実施した後，凝縮水をサンプリングする。

サンプリングが終了したら，蒸気の供給を停止した後，冷却水の供給を停止させる。

採取した凝縮水は，規定の水質検査を実施する（通常は，専門試験機関に依頼)。

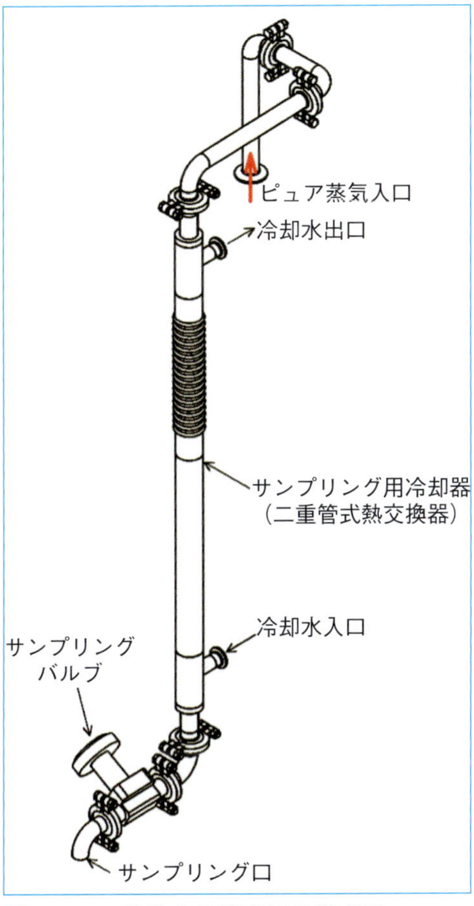

図5.5.26　凝縮水の採取用の構成例

(10) 滅菌バリデーションと汚染物管理

滅菌バリデーションの目的は，被滅菌物について製品適格性を確保して目標とするSALを恒常的に達成する方法の確立である。特に湿熱滅菌は水分（湿気）の存在の下での高温，高圧および真空の状態に被滅菌物を暴露するので，製品適格性に与える影響は大きいことに注意が必要である。湿熱滅菌を含めて滅菌バリデーションにおいて汚染管理は重要である。被滅菌物に有害な化学物質や粒子状物質による汚染が残留して，被滅菌物である医薬品を投与したときに患者に健康被害を与える危険性がある。また，残存する微生物（バイオバーデン）が管理限界以上となったとき，設定した滅菌条件においても目標とするSALを達成することが不可能となる。さらに生成するバイオフィルムや粒子状物質などの残存により，滅菌剤の浸透が阻害され滅菌不良が起こる危険性もある。湿熱滅菌も含めて汚染管理は滅菌における基本である。

滅菌バリデーションでは被滅菌物，湿熱滅菌装置，ユーティリティおよび製造環境などについて適切な汚染管理が必要である。滅菌バリデーションと汚染管理の関係について，湿熱滅菌についてのバリデーション規格であるISO 17665[1]の章構成に基づき紹介する。なお，滅菌バリデーションに関わるISO規格は，湿熱滅菌以外の滅菌法についても章構成は同一であり，ISO 17665[1]を含め滅菌バリデーションのISO規格の要求事項は基本的に次の通り，12章から構成されている。第1章；適用範囲，第2章；引用規格，第3章；用語及び定義，第4章；一般（品質マネジメントシステムの要素），第5章；滅菌剤の特性，第6章；プロセス及び装置の特性，第7章；製品の定義，第8章；プロセスの定義，第9章；バリデーション，第10章；日常監視及び管理，第11章；滅菌からの製品のリリース，第12章；プロセス有効性の維持である。汚染管理について滅菌バリデーションのISO規格の該当する章番号との関係を下記に示す。

- 第5章の「滅菌剤の特性」：湿熱滅菌に用いる滅菌剤である蒸気や水が汚染されていないことが求められる。
- 第6章の「プロセス及び装置の特性」：滅菌プロセスにおいて被滅菌物を汚染しない特性の滅菌装置を用いることが求められる。滅菌装置に用いるユーティリティの汚染管理も考慮することが求められる。ISO 17665[1]は湿熱滅菌バリデーションついての要求事項であるので，具体的な滅菌装置やユーティリティにおける汚染管理の要求事項の詳細は記載されていない。湿熱滅菌装置（主に飽和蒸気滅菌装置）の仕様の要求事項については医療機関向けの滅菌装置の規格であるが，欧州ではEN285[6]，米国ではAAMI ST8[7]，日本ではJIS T 7322[8]およびISO規格としてはISO/TS 22421[9]があり，PDA TR48[10]にも滅菌装置の要求仕様の詳細が記載されている。
- 第7章の「製品の定義」：被滅菌物である製品（医薬品，医療機器及び一次包装材）の設計とそれらの特性把握である。滅菌前の被滅菌物の適切な汚染管理を行うことが求められる。
- 第8章の「プロセスの定義」：具体的な滅菌プロセス条件の設定が求められる。
- 第9章の「バリデーション」：IQは第6章で設定した滅菌装置が適切に設置されたかの確認である。OQは滅菌装置について，その運転がユーザの要求通りであるかの確認である。IQおよびOQを実施して適切に運転可能であることを確認した滅菌装置を用いて，第7章に従って適切な清浄度が確保された製品について，第8章で設定した滅菌条件で製品適格性を確保して目標とするSALを達成できることを確認することがPQである。その結果に基づき標準作業手順書（SOP）を作成することが求められる。
- 第10章の「日常監視及び管理」：第9章で作成したSOPに従い日常監視と管理を実施して，適切に滅菌が実施できているかを確認することが求められる。
- 第11章の「滅菌からの製品のリリース」：第10章の日常監視と管理の結果に基づき，次のプロセスへの出荷の可否を判断することが求められる。
- 第12章の「プロセスの有効性の維持」：第9章の「バリデーション」で設定した滅菌プロセス条件が，常に確保されているか確認する。必要に応じて変更管理や見直しを行うことが求められる。

PIC/S-GMP Annex 1[3, 4]の汚染管理戦略（CCS）では，継続的かつ定期的なレビューの結果，必要に応じて医薬品品質システムを更新し，汚染管理のあらゆる側面を考慮しなければならず，実施中のシステムの変更は，実施前および実施後にCCSへの影響を評価することが示されている。滅菌バリデーションのISO規格においても第5章の「滅菌剤の特性」，第6章の「プロセス及び装置の特性」，第7章の「製品の定義」における検討に基づき，第8章の「プロセスの定義」で設定（開発）した滅菌プロセス条件について，第9章の「バリデーション」でその実現可能性を検証し，第10章の「日常監視及び管理」で確認して，第12章の「プロセス有効性の維持」で積極的に見直しおよび改善することが求められており，滅菌バリデーションのISO規格は，PIC/S-GMP Annex 1のCCSに示される考え方と整合するものである。

(11) 滅菌プロセス条件の設定における汚染管理

①BIとCIによる汚染

滅菌プロセス条件の設定や日常管理において，バイオロジカルインジケータ（BI）やケミカルインジケータ（CI）を使用する場合がある。BIやCIは微生物や化学物質で構成されており，これらは滅菌における汚染物質に該当するので，使用にあたっては汚染物質を被滅菌物に移動させないことへの配慮が必要である。BIからの汚染についてPIC/S-GMP Annex 1[4]の8.42項に次のごとくの要求が示されている。

< 原 文 >：*If BIs are used, strict precautions should be taken to avoid transferring microbial contamination to the manufacturing or other testing processes.*

参考訳：BIを使用する場合，製造工程または他の試験工程に微生物汚染を移動させないように厳重な予防措置を講じるべきである。

CIによる汚染についてもBIと同様の汚染についての配慮が必要である。CIからの汚染について，参考としてISO 17665[1]の8.9 e）項に，次のように要求が示されている。なお，工程管理にCIを用いる場合も同様である。

<原文>*If chemical indicators are used as part of the establishment of the sterilization process, they shall not adversely affect the medical device by reaction, contamination and/or transfer before, during or after the sterilization process.*

参考訳：滅菌プロセスの確立の一部としてCIを使用する場合，滅菌プロセスの前，最中，または後に，その反応，汚染，および／または移動による医療機器へ悪影響を及ぼしてはならない。

②汚染物質としてのバイオバーデン

湿熱滅菌プロセス条件の設定については，BIを用いた微生物学的方法が米国を中心に採用されている。主な微生物学的法は以下の3種がある。ISO 17665[1]の附属書Bにその詳細が示されている。

(1) 絶対バイオバーデン法
(2) BI／バイオバーデン併用法
(3) (従来法) オーバーキル法

滅菌における汚染物質の代表は微生物であり，滅菌の目的はこの微生物の殺滅である。上記の (1) から (3) のいずれの方法においても，湿熱滅菌プロセス条件の設定では滅菌前の初期値である汚染物質である微生物の管理は必要となる。滅菌プロセス条件の設定において，被滅菌物に存在する微生物（バイオバーデン）の菌数ならびに抵抗性（D値）についての管理が重要である。バイオバーデンが少ない菌数で抵抗性が低く管理されていれば，目標のSALを達成するには，低い温度で短時間の滅菌処理ですむが，逆にバイオバーデンの菌数が多く抵抗性が高い場合には，高い温度で長時間の滅菌処理が必要となる。絶対バイオバーデン法はバイオバーデンが少ない菌数で抵抗性が低く管理されていることが前提の方法である。BI／バイオバーデン併用法は絶対バイオバーデン法よりは高い水準のバイオバーデンに対して適切なBIに基づき滅菌プロセス条件の設定を行う。絶対バイオバーデン法およびBI／バイオバーデン併用法では，バイオバーデンの適切な管理が必要となる。一方でオーバーキル法におけるバイオバーデンの管理には注意が必要である。オーバーキル法はその他の方法に比較して過酷な滅菌条件に耐える被滅菌物に適用可能な方法である。一部のガイドライン等ではオーバーキル法はバイオバーデンの菌数や抵抗性には関係しないと示される場合があるが，オーバーキル法以外の方法と同じように汚染物質であるバイオバーデンの菌数と抵抗性についての適切な管理は必要である。下記のISO 17665[1)] のB.4.1.3項に示されるように，湿熱滅菌におけるオーバーキル法は121℃におけるD121値が1分のバイオバーデンについて，生残確率を10^{-12}とし，SALを10^{-6}以下にすることが求められる。これに基づきオーバーキル法による滅菌プロセス条件の設定においても，菌数を10^{6}以下でD_{121}値が1分以下となるバイオバーデンの管理は必要となる。医薬品の製造環境において存在する可能性のあるバイオバーデンの菌数や抵抗性は，厳密な材料管理，製造管理および製造環境管理によって，オーバーキル条件におけるBIの菌数 (10^{6}) やD値 (1分) に比べて低く管理されているかもしれないが，実際のバイオバーデン状態を適切に把握しないかぎり，オーバーキル方法でもすべてのロットおよび被滅菌物でSALが10^{-6}への到達を示すことは不可能である。バイオバーデンの管理はオーバーキル法でも絶対バイオバーデン法やBI／バイオバーデン併用法と同様に必要となる。もちろんオーバーキル法では汚染管理の検証を適切に実施して，バイオバーデンの測定の頻度を減らすことは可能かもしれない。また，BIを使用した滅菌プロセス条件の設定については，用いるBIの菌数やD値によって滅菌プロセス条件が変動することが問題である。この点についての日本代表からの提案である「滅菌プロセス効率 (SPE) を用いる方法」をISO 17665[1)] の審議の段階で提案して，文献[18)] として記載することが認められた。

参考　ISO 17665[1] Annex B B.4.13
（原文）*The overkill method is based on a cycle designed to provide greater than or equal to a 12-log reduction of a microorganism population, on or in a product with an assumed D_{121} value of 1 min.*
The overkill approach requires achievement of a maximal SAL of 10^{-6} after sterilization；

（参考訳）オーバーキル法は，D_{121}値が1分と想定される製品上または製品中の微生物の個体数を12log以上減少させるように設計されたサイクルに基づく。
オーバーキル法では，滅菌後に10^{-6}の最大SALを達成する必要がある；

③湿熱滅菌プロセス条件の物理的方法による設定

湿熱滅菌プロセス条件の設定について，主に英国を中心に欧州では，微生物学的方法と異なりPQおよび日常管理を含めてBIは使用せずに物理的方法を採用することが多い。物理的方法での湿熱滅菌プロセス条件は滅菌時間と滅菌温度や，温度と時間から算出するF_0値で規定される。ただし，乾熱滅菌と異なり湿熱滅菌では時間と温度のパラメータだけでは目標とするSALの達成を確認することは不可能である。湿熱滅菌の基本パラメータは時間，温度と水分（湿気）である。容器封入製品プロセスでは容器中に水分が存在することが必要である。飽和蒸気滅菌プロセスでは，十分な水分を持った飽和蒸気を作用させることが必要である。ただし，飽和蒸気滅菌プロセスでは水分の存在を適切に評価する手段がない。欧州ではこれに対応するために蒸気中のNCGの管理や蒸気浸透性試験に注力しているが，これらのパラメータと達成すべき微生物におけるSALとの関係は明確ではない。特にNCGの管理については疑問点があり，その妥当性を証明できていない。欧州でBIを湿熱滅菌プロセス条件の設定や日常管理に使用しないのは，汚染物質として取り扱うべきBIの日常管理での使用を避けることが理由かもしれない。逆に米国では，湿熱滅菌プロセス条件(特に飽和蒸気滅菌プロセスにおける)の設定では，物理的パラメータだけによる方法は妥当性がなく，BIによる評価も必要との考え方である。この2つの考え方はいまだに妥協点が見つからず，米国流のBIを用いる微生物学的方法と，欧州流の物理的パラメータを用いる物理的方法が対立することになる。具体的には，ISO 17665[1]では附属書Bは米国流のBIを使用する微生物学的方法で，附属書Cでは欧州流の物理パラメータによりBIを使用しない物理学的方法である。

・物理的F_0

湿熱滅菌における物理的F_0の概念は食品工業で古くから採用されてきた。物理的F_0の概念は缶詰，レトルト食品等の容器封入製品では，容器内に存在する水分を外部から加熱して，容器内部で発生する湿熱に基づく滅菌法として適用されている。これらの容器封入製品プロセスは，蒸気を直接暴露して製品表面に存在する微生物を殺滅する飽和蒸気滅菌プロセスとは異なる。物理的F_0は温度と時間だけの関数であり，水分の量は計算の上では考慮されず，容器封入製品のように適切な量の水分が容器内に存在することが前提の概念である。よって，物理的F_0は容器内の湿熱による微生物殺滅効果が期待できる場合にのみ適用できる[19]。飽和蒸気滅菌では実際の工程中に蒸気中の適切な水分を適切に測定することはできず，微生物の死滅との物理的F_0の関係を明確には把握できないので，物理的F_0の概念を飽和蒸気滅菌における滅菌プロセス条件の設定や工程管理に用いることは，温度と時間のパラメータだけで滅菌条件の達成を判断するのと同様に困難である。

④パラメトリックリリース（PR）について

滅菌プロセスにおけるパラメトリックリリース（PR）について医薬品と医療機器の製造では，その内容と定義が異なることに注意が必要である。ここで，PR以外の出荷可否判断を仮に従来法リリースと呼ぶ。

医薬品におけるPRとは最終製品の無菌試験を実施せずに，工程内データの適合に基づく出荷可否判断とされる。これに対して医薬品における従来法リリースでは，最終製品の無菌試験が要求される。医薬品のPRと従来法リリースともに日常管理におけるBIの使用の有無は問われない。

医療機器においてPRと従来法リリースとともに最終製品の無菌試験は要求されずに，工程内データの適合に基づく出荷可否判断である。医療機器においてPRでは日常の製造管理においてBIを使用しないが，従来法リリースではBIを使用する。なお，飽和蒸気滅菌プロセスを用いた医療機器において，欧州の多くでは日常の製造管理ではBIを使用しないので，医療機器におけるPRといえるが，米国では日常の製造管理ではBIを使用するので医療機器における従来法リリースといえる。PRを含めた出荷可否判定について，医薬品と医療機器での取り扱いの違いと，欧州と米国での取り扱いの違いに注意が必要である。また，汚染物質として管理すべきBIの使用の有無を含めて，PRの採用への考慮が必要である。

参考　第18改正日本薬局方[20] 参考情報
G0. 医薬品品質に関する基本的事項　4.リアルタイムリリース試験及びパラメトリックリリース（抜粋）
パラメトリックリリースはリアルタイムリリースの一つと考えることができ，最終段階で滅菌を行う製剤の出荷可否決定を無菌試験結果に代えて滅菌工程に係る工程内データをもって行うことがその一つの例である．この場合，各ロットの出荷は，製剤製造の最終滅菌段階での特定のパラメーター，例えば，温度，圧力及び時間が満足しうる値を示していることを確認した上で行う．限られた数の最終製品についての無菌試験の結果に基づく出荷可否決定よりも，上述のパラメーターを用いたパラメトリックリリースの方が，製品の無菌性保証の観点から信頼性は高い．

参考　ISO 11135：2014[21]
3.25　パラメトリックリリース（*parametric release*）
プロセスパラメータがあらかじめ定めた許容範囲内で運転されたことを証明する記録に基づいて，製品が滅菌済みであると宣言すること。
（ISO/TS 11139：2006の定義2.29参照）
注記　このプロセスからのリリースの方法では，バイオロジカルインジケータを使用しない。

■参考文献

1) ISO 17665 (2024) : Sterilization of health care products Moist heat Requirements for the development, validation and routine control of a sterilization process for medical devices.
2) AAMI TIR17 : 2017 (R) 2020 ; Compatibility of Materials Subject to Sterilization.
3) PIC/S GMP Part 1 (2023) : Guide to Good Manufacturing Practice for Medicinal Products Part I.
4) PIC/S GMP (2022) : Annex 1 (Manufacture of Sterile Medicinal Products).
5) バイオロジカルクリーンルームの設計 維持管理と作業員教育 技術情報協会.
6) EN285 : 2015 + A1 : 2021 Sterilization - Steam sterilizers - Large sterilizers.
7) ANSI/AAMI/ST8 : 2013 (R2018) Hospital Steam Sterilizers.
8) JIS T 7322 (2005) : 医療用高圧蒸気滅菌器
9) ISO/TS 22421 (2021) : Sterilization of health care products, Common requirements for sterilizers for terminal sterilization of medical devices in health care facilities.
10) PDA (2010) : Technical Report No.48 : Moist Heat Sterilizer Systems : Design, Commissioning, Operation, Qualification and Maintenance.
11) PDA (2007) : Technical Report No. 1 Revised 2007, Validation of Moist Heat Sterilization Processes : Cycle Design, Development, Qualification and Ongoing Control.
12) ISO/CD19253 (2024) : Sterilization of health care products. Application of ISO/TS 22421 to the requirements for sterilizers used for the terminal sterilization of health care products containing aqueous liquid in sealed containers.
13) BS 3970-1 (1990) : Sterilizing and disinfecting equipment for medical products Specification for general requirements.
14) 佐々木次雄：ゼロから学ぶ 製薬用水システム，じほう.
15) Van Doornmalen J.P.C.M, et al. (2017) : Steam sterilization does not require saturated steam, J Hosp Infect, 97 (4), p.331-332.
16) 布目温 (2014) : PIC/S と製薬用水 (5)，ファームテクジャパン，30 (1) 4, p3-47，じほう.
17) ISPE Baseline Guide : Volume 4-Water and Steam Systems (Third Edition).
18) 髙橋治，他 (2022) :BI と BB を用いた滅菌条件の設定 滅菌プロセス効率 (SPE) と TSAL の考え方，第1回 ファームテクジャパン，38 (14), p.37-47，じほう.
当該論文は ISO 17665 : 2024 1) の参照文献 (68) に示されている.
19) EMA (2019) : Guideline on the sterilization of the medicinal product, active substance, excipient and primary container May 6, 2019.
20) 第18改正日本薬局方参考情報 G0. 医薬品品質に関する基本的事項 4. リアルタイムリリース試験及びパラメトリックリリース
21) ISO 11135 (2014) : Sterilization of health-care products Ethylene oxide Requirements for the development, validation and routine control of a sterilization process for medical devices.

【髙橋 治，木村 豊】

5.5.2 乾熱滅菌

乾熱滅菌法は，熱によって微生物を殺滅する“加熱法”の1つであり，熱媒体として加熱乾燥空気を使用する方法である。乾熱滅菌法は湿熱滅菌に比べて遅効性の滅菌法であり，より高い滅菌温度と長い保持時間が必要となるが，蒸気に比べて取り扱いが簡単であり，比較的高温に耐えるもの，一般的には洗浄後のアンプルおよびバイアル容器のほか，製剤用器具類を滅菌する目的で使用される[1,2]。

また，生体内に直接投与される注射剤などにおいては，発熱の代表的原因物質である細菌エンドトキシン（内毒素）は最も大きな関心がもたれている事項の1つであり，この物質はグラム陰性菌の外側の細胞壁中に見出される[6]。乾熱プロセスによる細菌エンドトキシンなどのパイロジェンの不活化（すなわち脱パイロジェン）は広範囲にわたって研究され，証明されている。脱パイロジェンプロセスは一般的に250℃以上の温度で行われ，乾熱プロセスは滅菌または脱パイロジェンと滅菌の両方を提供することができる[2,6]。

(1) 乾熱滅菌法の基本

乾熱滅菌法の滅菌条件の管理項目は，基本的には「温度と時間」の2つである。結果として，監視と制御が容易であり，かつ高い再現性を有している[2,8]。

①滅菌と脱パイロジェン

“滅菌”とは，物質中のすべての微生物を殺滅または除去することをいう。湿熱滅菌および乾熱滅菌法における滅菌条件設計法には主に“オーバーキル法”が適用される。“オーバーキル法”とは，被滅菌物上のバイオバーデン数や検出菌の当該滅菌法に対する抵抗性とは関係なく，10^{-6}以下のSAL[※] が得られる条件で滅菌を行う方法である。通例，湿熱法BIの参考D値1.5分間以上，乾熱法BIの参考D値2.5分間以上のバイオロジカルインジケータを用い，指標菌を12log以上減少させる（12D以上）に等しい滅菌条件を設定する[1,4,10]。

※）SAL（無菌性保証水準）：滅菌後に，生育可能な1個の微生物が（筆者補足：最終滅菌法の）製品中に存在する確率をいう。10^{-n}で表される[1]。

また，“パイロジェン”とは，体内において体温上昇作用を引き起こす物質の総称であり，グラム陰性菌の細胞壁外膜に局在するリポ多糖であるエンドトキシンは，発熱性物質として知られている。そして，“脱パイロジェン”とは，細菌エンドトキシン（内毒素）の破壊および／または除去のことである[6]。脱パイロジェンの場合，1容器あたり100〜500ngのエンドトキシンを破壊（3log減少以上）する熱量を加えることが必要とされている。この理由は，1個のグラム陰性菌は安全率をみて100fg（フェムトグラム）のエンドトキシンを産出すると考えられ，滅菌前に1容器あたり10^6個の菌が存在していたとすれば，ここから産出されるエンドトキシンは100ng（$100\text{fg} \times 10^6$）となるためである[4]。

1）滅菌

i）滅菌バリデーションにおける指標菌チャレンジテスト

日本薬局方では，乾熱滅菌法の性能適格性評価に使用する指標菌として，菌種*Bacillus*

atropaeus（160℃における代表的D値2.5min以上）が記載されている[1]。チャレンジテストでは，その胞子懸濁液10^6CFUをテストバイアルなどに負荷し，滅菌後，培養し発育の有無を確認する。

ii）滅菌条件設計と滅菌効果を表す累積致死熱量F_H値

オーバーキル法においては12Dの滅菌条件を達成すること（すなわち，滅菌前に1容器あたり10^6個の菌が存在していたとしても，SAL≦10^{-6}が達成できること）が求められるため，滅菌温度160℃においては12×2.5min＝30min以上の処理時間が基本条件となる。

一方で，加熱法においては微生物の熱による死滅が対数式で表されることが明らかにされており，温度Z℃の変化で微生物の死滅速度（時間）が10倍変化するときのLethal rate（死滅率：L）は次の式で表される。

$$\text{Lethal rate（死滅率）}\qquad L=10^{\frac{T-T_b}{z}} \tag{1}$$

この式は，基準温度T_b℃での滅菌条件を他の温度での滅菌条件に換算するのに用いることができる[6]。

すなわち，F_H値を「乾熱滅菌におけるプロセスの微生物殺滅能力の程度であり，20℃のZ値（D値を10倍変化させる温度変化度数）を持つ微生物について，160℃の温度T_bに等価な時間（分）で表される値」[1]（累積致死熱量）と定義すると，

$$F_H=\int_{t_1}^{t_2} L\,dt=\int_{t_1}^{t_2} 10^{\frac{T-T_b}{z}}\,dt=\sum_{t_1}^{t_2} 10^{\left(\frac{T-160}{20}\right)}\Delta t \geq 30\mathrm{min} \tag{2}$$

F_H ＝ 累積致死熱量 min
L ＝ 死滅率
t_1 ＝ プロセス開始時刻 min
t_2 ＝ プロセス終了時刻 min
T ＝ 各時間増分時点での品温 ℃
Δt ＝ 温度測定の時間間隔 min
T_b ＝ 基準温度（*Bacillus atrophaeus*乾熱滅菌の場合）160℃
Z ＝ 菌数を1/10減少させるに要する温度（*Bacillus atrophaeus*乾熱滅菌の場合）20℃

を満足する，品温T℃と滅菌処理時間t_1～$t_2$minを達成することがオーバーキルの条件となる[4,6]。

2）脱パイロジェン

i）エンドトキシンチャレンジテスト

日本薬局方では，エンドトキシン標準品として，*E. coli* O113：H10：K negative由来エンドトキシンが採用されている[11]。

E-coli：*Escherichia coli*（大腸菌）1EU（エンドトキシンユニット）はおおよそ0.1ng

であるから，脱パイロジェン性能適格性評価では，エンドトキシンインジケータ1000EU（＝100ng）以上をテストバイアルに負荷し，乾熱脱パイロジェンプロセス後，1EU以下まで減少すること（3log減少以上）を確認する。

ii）脱パイロジェン条件と脱パイロジェン効果を表す累積不活化熱量F_D値

PDA Technical Report No.3（Revised 2013）：Validation of Dry Heat Processes Used for Depyrogenation and Sterilization（脱パイロジェンと滅菌のために使用される乾熱プロセスのバリデーション）によれば，前述したF値の考え方は，乾熱での脱パイロジェンプロセスによって与えられるエンドトキシン不活化効果に相当する熱量を，分単位の時間として計算するためにも用いることができる[6)]。

この脱パイロジェンプロセスにF値計算式を導入する試みは，1978年頃には辻氏らによりTsuji, K；Lewis, A.R.：Dry-Heat Destruction of Lipopolysaccharide：Mathematical Approach to Process Evaluation. *Applied and Environmental Microbiology*, Nov. 1978, p.715-719（リポ多糖体の乾熱破壊：プロセス評価への数学的アプローチ）などにおいて報告されていたようである[6)]。しかし，当時はその試みは成功したものとは認められず[4)]，それ以降，2016年発行のUSP40<1228.1> Dry Heat Depyrogenation（乾熱による脱パイロジェン）収載[9)]に至るまで，日本国内では脱パイロジェンに関する条件設定として，表5.5.2に示すような文献情報が根拠とされていた。

表5.5.2　熱によるエンドトキシンの不活化（破壊）速度[5)]

エンドトキシン減少量	平均処理時間（分）± S.D.（n＝6）			
	200℃		250℃	
	E. coli	*S. abortus*	*E. coli*	*S. abortus*
3log	70.0±29.4	69.7±18.4	2.60±1.26	3.24±1.00
4log	136.7±45.9	119.9±29.8	4.89±2.14	5.81±1.39
5log	203.4±64.5	170.1±43.4	7.36±2.96	8.46±1.77
6log	270.1±83.9	220.4±57.7	9.85±3.81	10.97±1.97

LPS：*Escherichia coli* 055：B5および*Salmonella abortus eqi*由来の市販品使用

〔T. Nakata（1993）：Destruction of typical endotoxins by dry heat as determined using LAL assay and pyrogen assay. J. Parent. Sci.Tech., 47（5），258-264.〕

〔引用文献　佐々木次雄（1997）：第2章　不良医薬品回収事例　第4節　微生物・発熱性物質の防止策，Pharm Tech Japan, Vol.13, No.11, 59-66.〕

PDA Technical Report No.3（Revised 2013）およびUSP<1228.1>（2016）では，F_D値は以下のように定義される。

F_D値：乾熱脱パイロジェンプロセスのためのF値であり，さまざまな温度で運転されるプロセスによって生じる脱パイロジェン効果を比較する手段として使用される。250℃の乾熱（温度）で生じる脱パイロジェン効果と等価な時間を計算するために使用される場合もある[6, 8)]。

USP<1228.1>（2016）では，F_D値基準温度は250℃，z値は50℃と設定され，次式のように定義される[8]。

$$F_D = \int_{t_1}^{t_2} L dt = \int_{t_1}^{t_2} 10^{\frac{T-T_b}{z}} dt = \sum_{t_1}^{t_2} 10^{\left(\frac{T-250}{50}\right)} \Delta t \quad (3)$$

F_D ＝ 累積不活化熱量 min
L ＝ 不活化率
t_1 ＝ プロセス開始時刻 min
t_2 ＝ プロセス終了時刻 min
T ＝ 各時間増分時点での温度 ℃
Δt ＝ 温度測定の時間間隔 min
T_b ＝ 基準温度（エンドトキシンの場合）250℃
Z ＝ パイロジェンを1/10減少させるに要する温度（エンドトキシンの場合）50℃

USP<1228.1>の2014年ドラフト版では，250℃で1分間に相当する熱量をF_D＝1分と定義づけ，「F_D値が30分間以上に達する乾熱処理ではエンドトキシンチャレンジ試験は不要である」との見解を示していた[7]が，2016年公式版ではそのような記載はなくなった。よって，PIC/S-GMP Revised Annex 1の8.68項に示されるように，乾熱滅菌プロセスが脱パイロジェンを目的としている場合には，プロセスが適切なF_D値を提供し，エンドトキシン濃度を最低3log減少できることを証明するバリデーションを実施しなければならない[21]。

一方で，日本薬局方の「エンドトキシン試験法の耐熱性器具の滅菌」やPDA Technical Report No.7：Depyrogenation by Dry Heat（乾熱による脱パイロジェン）その他の文献においては，250℃×30minが脱パイロジェンの標準的な条件となっている[3]ことから，乾熱プロセスの設計において「F_D≧30min」を目指すことは適切であると考える。この場合，エンドトキシン標準品の250℃におけるD値のばらつき1.7～4.9minを考慮しても，F_D値/D値＝30/1.7＝17.6Dから30/4.9＝6.1D，すなわち6log減少以上となり，十分な効果を得ることが期待できる[7]。

F_D値をベースにすることにより，250℃より高温の品温を設定すれば，相当する熱量をより短時間で付加する脱パイロジェン条件を設定することが可能となる。

また，乾熱プロセスの脱パイロジェンのための条件は，滅菌に要求される条件よりも厳しいため，ISO："Sterilization of health care products. Dry heat. Requirements for the development, validation and routine control of a sterilization process for medical devices". ISO 20857：2010（ヘルスケア製品の滅菌－乾熱－医療機器の滅菌プロセスの開発，バリデーションおよび日常管理のための要件）において，「脱パイロジェン製品向けにバリデートされたプロセスは，追加のバリデーションを行わなくても，製品の無菌性をもたらす」と明記されており[2]，PIC/S-GMP Revised Annex 1の8.68項にも同様の記載がある。

(2) 乾熱滅菌機の構造

乾熱滅菌法は脱パイロジェンプロセスのため，多くは注射剤用ガラス容器に用いられている。

注射剤の無菌製造においては，一次包装材となるガラス容器の洗浄，滅菌，充填，閉塞の各工程を清浄域内で短時間，自動（無人）で行うことで，周囲からの異物や微生物による汚染の確率をより少なくすることが目標となる。

注射剤用ガラス容器（アンプル，バイアルなど）の乾熱滅菌法にはバッチ式とトンネル式があるが，乾熱滅菌庫内の清浄度確保と高温短時間での処理，自動化（無人化）への対応などの条件面ではトンネル式が適している[12]。以下に双方の構造とシステム構成について述べる。

①バッチ式乾熱滅菌機の構造および概要

バッチ式乾熱滅菌機は容器の投入側と搬出側に扉があり，投入側は洗浄室，搬出側は充填室（無菌室）より開閉操作が行われる。

トレイに倒立整列された容器はトレイごとに洗浄され，いったん滅菌用台車に収容される。1バッチ分の容器が洗浄され，台車に収容されると台車ごと乾熱滅菌庫内に入れられ，投入側の扉を閉め，乾熱滅菌が開始される。乾熱滅菌の完了後，容器は排出側扉より充填室へ台車ごと出される。バッチ式乾熱滅菌機の構造例を図5.5.27に示す。

②トンネル式乾熱滅菌機の構造および概要

注射剤の無菌製剤で一次包装材となるガラス容器（アンプル，バイアル）は，周囲からの異物や微生物汚染を避けるため，洗浄から滅菌・充填・密閉まで清浄区域内で短時間に処理されなければならないが，処理時間は乾熱滅菌工程が最も長い。トンネル式では，常温に近い被滅菌容器があらかじめ設定温度に昇温された加熱部を連続的に通過することで滅菌される。トン

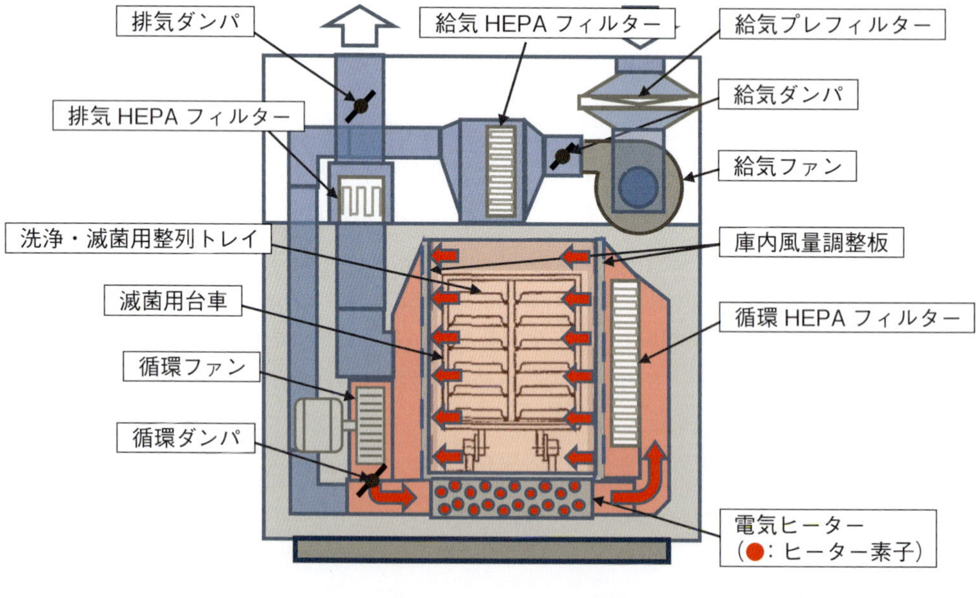

図5.5.27　**バッチ式乾熱滅菌機の構造例**（旧立花製作所製　HD型乾熱滅菌機）

ネル式乾熱滅菌機には，赤外線ヒーターを用いた放射加熱による方式と，“ラミナーフロー”※)による強制対流方式がある（図5.5.28）。赤外線ヒーター式トンネルでは入口／出口はろ過空気で守られているが，赤外線ヒーター部は清浄度が管理できず，容器加熱に長い時間と距離が必要であった。

近年は，トンネル庫内の清浄度管理および滅菌に要する時間において有利な強制対流方式の採用がほとんどである。

※）現在では，流体力学分野における“ラミナーフロー”の定義は製薬業界の多くで採用される0.45 m/sec以上の風速領域ではあてはまらないと考えられるようになったため，本稿では，PDA Technical Report No.3を参考に，伝熱工学分野の用語である“強制対流方式”と呼称する。

1) トンネル式乾熱滅菌機の構造例

強制対流方式のトンネル式乾熱滅菌機の構造は大別して，挿入部，加熱部，冷却部および容器を搬送するためのステンレス製ネットコンベヤからなる（図5.5.29）。

洗浄機で洗浄された容器は，挿入部でトンネル式滅菌機内いっぱいに密集状態にされる。均一な品温曲線を得るためには，トンネル式滅菌機内のネットコンベヤ上を密集状態で大きな隙間なく搬送することが重要である。

挿入部では，HEPAフィルターでろ過されたダウンフロー気流により清浄度が保たれている。

加熱部は，電気ヒーター部とHEPAフィルターを通過した熱風循環式のダウンフロー気流で清浄度を保ちながら，容器を昇温・滅菌・脱パイロジェン処理する。

冷却部では昇温した容器をHEPAフィルターでろ過されたダウンフロー気流で冷却し，常温まで冷却された容器が次工程に搬送される。

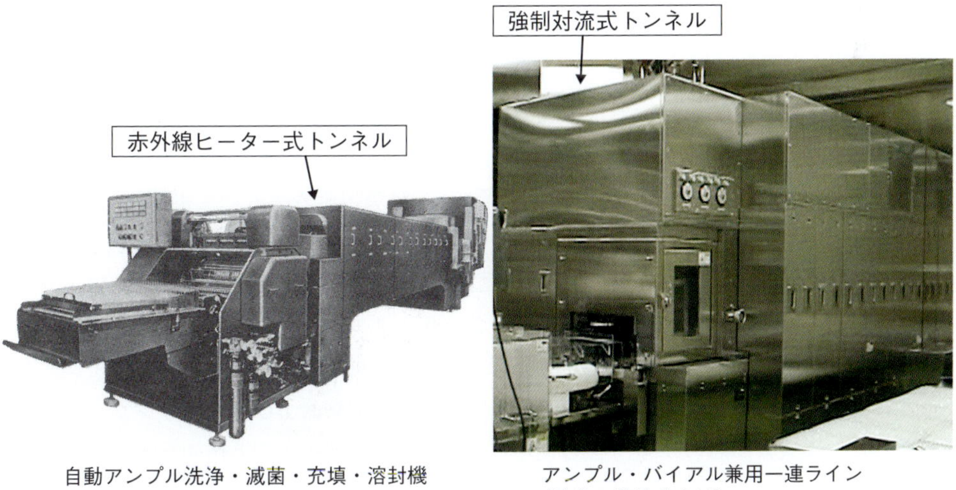

自動アンプル洗浄・滅菌・充填・溶封機
（旧立花製作所）[13]

アンプル・バイアル兼用一連ライン
（澁谷工業株式会社）

図5.5.28　赤外線ヒーター式トンネルと強制対流式トンネル

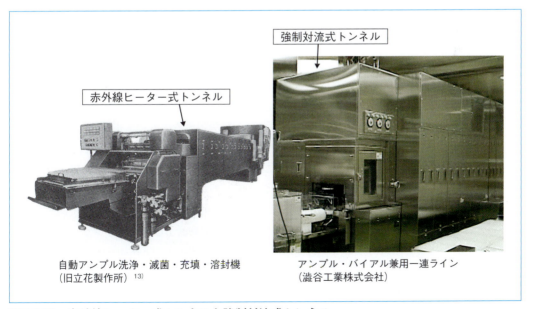

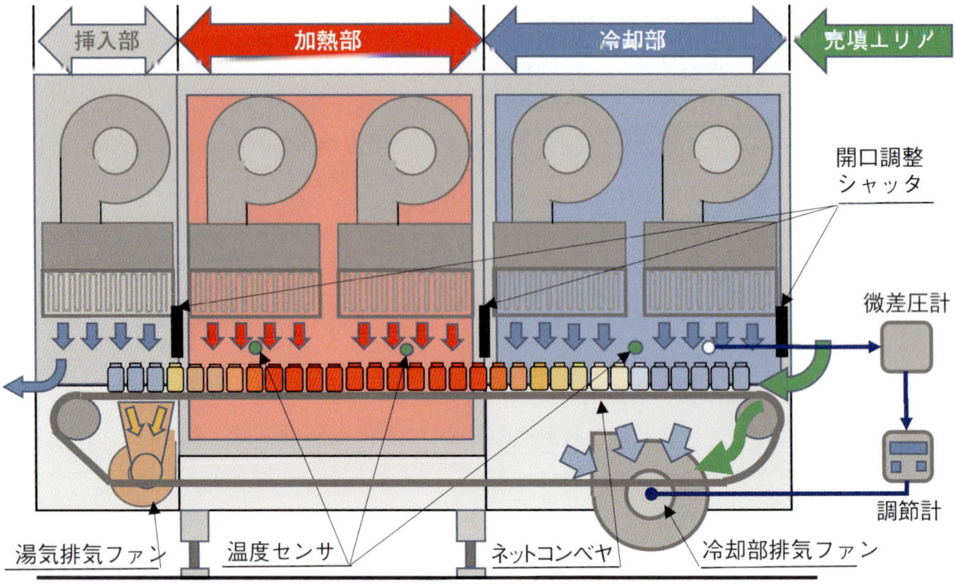

図5.5.29　トンネル式乾熱滅菌機（強制対流方式）

トンネル式滅菌機内は挿入部から加熱部，冷却部までHEPAフィルターでろ過された清浄エアが流れ，滅菌機内清浄度は“ISO14644-1：クラス5”以内である。

2) トンネル式乾熱滅菌機加熱部のシステム構成

加熱部は放熱によるエネルギーロスを防ぐ目的と，作業者の安全のため，厚い断熱材で覆われている。容器の滅菌に使用される高温エアはHEPAフィルター下部に設けられた温度センサと調節計，および電気ヒーターによりコントロールされ，その温度はPLCを経由してHMI（タッチパネルディスプレイ）にデジタル表示される。ここに使用される温度センサは1本のプローブの中に測温抵抗体素子を2つ組み込んだものを使用しており，1つの素子は調節計へ，もう1つの素子は記録計へと接続されている。そしてどちらかの素子の測定値がアラート／アクション値にかかると，それぞれ発報するように設計されている。また，オペレータはHMI上の2つの表示を確認し，チェックすることができる（図5.5.30参照）。

PIC/S-GMP Revised Annex 1の8.50項には，「（加熱滅菌のための）システムは，バリデートされたサイクルパラメータ要件に適合しないサイクルを検出し，このサイクルを中止または不合格とするためのセーフガードおよび／または冗長性を，その制御およびモニタリング機器に有していることが望ましい（例えば，独立した制御およびモニタリングシステムに接続された二連式／二組のプローブの使用）」[21] との記載があり，上述のシステム構成はこの要件を満足している。

高温エアは，耐熱型循環ファンによりHEPAフィルター，整流板を通過し，均一な風速をもって容器を加熱する。そして，搬送用ステンレス製ネットコンベヤ下部に設けられたリ

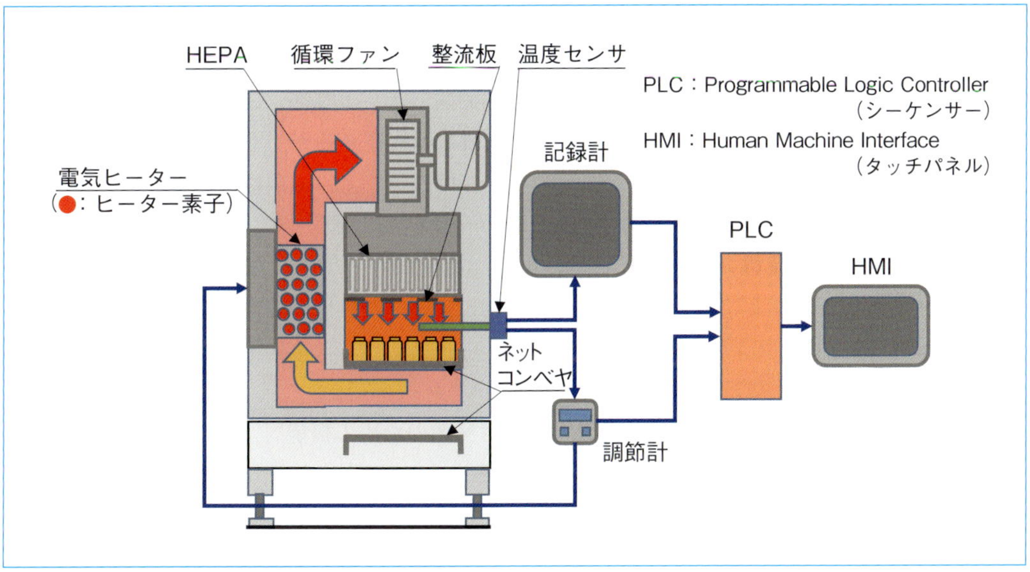

図5.5.30　トンネル式乾熱滅菌機　加熱部システム構成

ターンダクトより再びヒーターに送られ，循環する。高温エアの風速は，あらかじめ常温時に正確な風速計を用いて測定しながら，循環ファンの回転数により調整・設定しておく必要がある。また，風速はHEPAフィルターの圧損の変化（目詰り）により変わってくるため，定期的な確認を必要とする。HEPAフィルターの圧損は機械に設けられた差圧計により確認することができる。

3) 高温用HEPAフィルターの設置方法

バッチ式乾熱滅菌機の多くや，一部のトンネル式乾熱滅菌機では，高温用HEPAフィルターの固定はフィルターの二次側にガスケット(パッキン)を設け，強く固定する方式をとっている。最高使用温度350℃(あるいは400℃)の耐熱ガスケットにはグラスファイバー(フィルターろ材と同じ材料）が使われるが，装置本体の材質（ステンレス）との熱膨張率が異なるため，温度変化時の膨張・収縮に伴うガスケットの破損を防ぐのは非常に困難であり，異物の発生原因となる。そのため，トンネル式乾熱滅菌機の多くではガスケットを使用しない，“陰圧シール”，あるいは“ダイナミック・シール”といわれる方式を採用している。

この方式ではHEPAフィルターと装置本体の取付け面に隙間を設け，HEPAフィルターの外側周辺を陰圧にすることにより，HEPAフィルターを通過しない周辺空気がHEPAフィルター2次側の清浄区域に入らないようなシステムをとっている[12]。

4) トンネル式乾熱滅菌機冷却部のシステム構成

冷却部は，滅菌された高温容器を冷風で常温まで冷却し，次工程に送り出す。冷却エアは滅菌機設置室内よりプレフィルターを通して給気ファンにより吸引され，HEPAフィルター・整流板を通過し，均一風速をもって容器を冷却し，搬送用ネットコンベヤ下部に設けられた排気ファンにより外部へ排出される。冷却部は次工程の充填室（または充填アイソレータ）と接しているため，滅菌機の設置室と充填室との差圧（通常12.7～25.0 Pa）により，冷却部出口開口（容器を充填室へ送り込むための開口部）よりトンネル式滅菌機内にエアが流入する。この流入エアは排気ファンにより外部に排出されるが，室間差圧変動により流入エア量が変わるため，排気ファンによる定量排気ではトンネル滅菌機内の圧力バランスが保てなくなる。流入エア量の変動に対応するため，冷却部に微差圧センサを設け，常に冷却部内がトンネル式滅菌機の設置室に対し，2～4 Pa陽圧になるように設定し，排気ファンをインバータ制御することにより流入エア量の変動に追従した排気ができるシステムをとっている（図5.5.29前掲）。

5）トンネル式乾熱滅菌機冷却部の除染あるいは滅菌のための機能

冷却ゾーンは，HEPAフィルター完全性試験などの定期バリデーションやフィルター交換などの予防保全の際の外部からの汚染侵入リスクに対して，決められた頻度でクオリファイされたサニテーションプロセスによりサニタイズされることが推奨される。その方法としては乾熱プロセスによる滅菌，または，消毒剤や滅菌剤（例えば過酸化水素蒸気）による自動または手作業によるクリーニングおよび消毒，除染などがリスクに応じて選択される[6]。

当社では，トンネル式乾熱滅菌機に関して2つの方式の組み込みが選択できるようにしている。

ⅰ）過酸化水素除染方式

アイソレータと同様の過酸化水素蒸気による除染システムで，過酸化水素蒸気発生装置と冷却部給気部を接続することで冷却部内を6 LRVの強度で除染する。トンネル式乾熱滅菌機はネットコンベヤが装置全体を貫通している構造であるため，除染工程中はガスを冷却部内に閉じ込めることはできない。しかし，設置室内への漏れ量はわずかであり，グレードCの換気回数があれば，通常は部屋全体の過酸化水素濃度はほとんど上昇しないレベルである。

アイソレータ設備と過酸化水素蒸気発生装置を共用することで初期導入コストを抑えられる点にメリットがあるが，オペレータの安全のため，除染中は設置室への入室は推奨できない。

ⅱ）乾熱滅菌方式

冷却部に加熱部と同様の加熱制御システムを組み込むことにより，冷却部内を6 LRVの強度で除染，もしくはオーバーキル法による「$F_H \geqq 30\,min$（もしくは12D）」あるいはハーフサイクル法（6 LRVを達成する処理時間の2倍の時間設定）による12 LRVの滅菌を行うことができる。初期導入コストはかかるが，冷却部除染中でもオペレータは設置室に入室可能である。

iii）アイソレータ接続部トンネル出口シャッタ部の除染

トンネル式乾熱滅菌機出口に充填機アイソレータを接続する場合，アイソレータ内部の気密性を確保するためにトンネル出口には密閉シャッタを設置する。

密閉シャッタはそのシール面がアイソレータ除染時の“疑惑のリング”（除染できない部分）とならないよう，電気ヒーターの熱により乾熱除染が可能となるようにしている。密閉シャッタシール部の乾熱プロセスは，トンネルのブレーク（あるいは陽圧保持の停止）時には冷却部除染プロセスと並行して行われるが，アイソレータのみブレークするときには，通常この密閉シャッタは閉じており，トンネルの陽圧保持継続により冷却部庫内およびシール部の無菌性は維持されるため，再実施の必要はない。

③高温用HEPAフィルターの構造と特性

乾熱滅菌機に用いられる高温用HEPAフィルターの構造例を図5.5.31に示す。

図に示すように高温用HEPAフィルターはステンレス鋼，グラスファイバー，アルミニウム，セラミックなどの材料で構成されるが，各材料の熱膨張率が異なるため，フィルター通風温度の変化中（昇温時，降温時）は，ろ材とセパレータ，フィルターフレームの擦れなどにより微粒子が発生するものとされている[12]。

バッチ式乾熱滅菌機では，このような昇温・降温中の微粒子発生リスクに加え，台車や棚内で上下に段積みすることにより，異物が瓶口から容器内に侵入することを避けるため，庫内に置かれる被滅菌容器の口は下向きとする[12]。

一方で，トンネル式乾熱滅菌機は，製造開始前にあらかじめ庫内を昇温し，フィルター通風温度を安定させた後に容器の滅菌処理を行うため，HEPAフィルターからの微粒子の発生は抑制でき，製造中のフィルター二次側の清浄度環境を“ISO14644-1：クラス5”に保持することができる[12]。

フィルター通風温度変化中の微粒子発生リスクに対しては，近年，フィルター構成部材を改

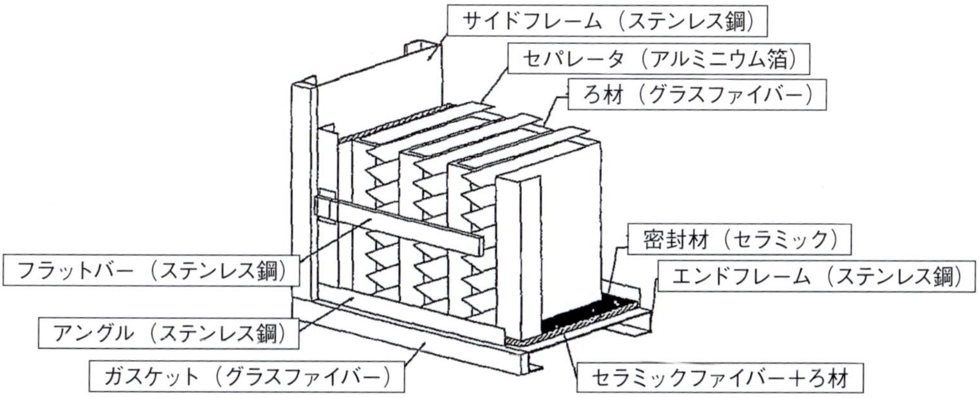

図5.5.31　高温用HEPAフィルターの構造例[17]

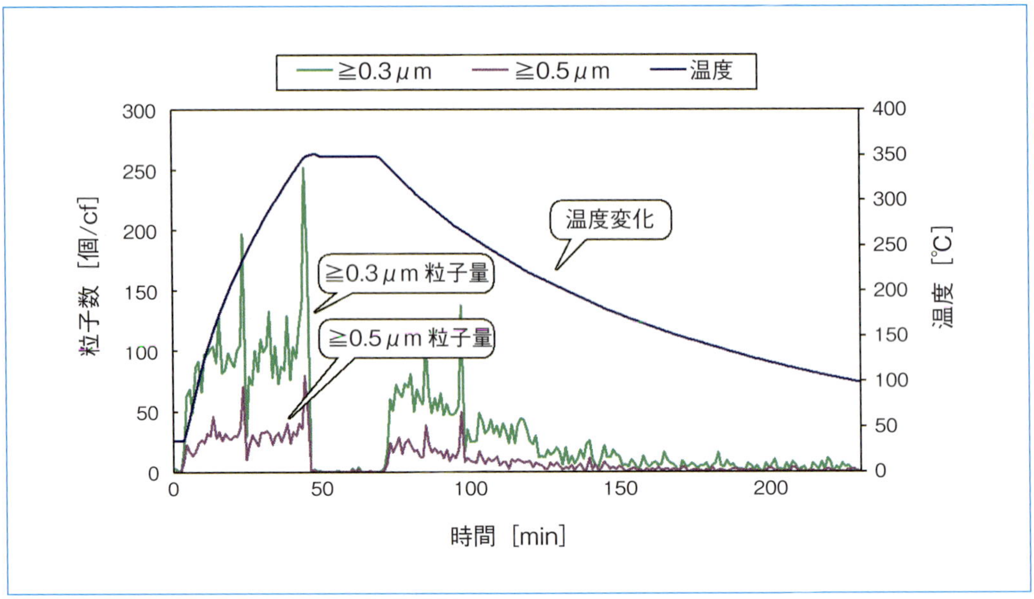

図5.5.32　高温用HEPAフィルターの温度変化時微粒子発生[19)]

〔『ケンブリッジフィルタコーポレーション株式会社 総合カタログ』より〕

良し，温度変化時の微粒子発生を抑制することを目指した高温用HEPAフィルターが市販されるようになってきた。図5.5.32はその一例である。

温度が変化している範囲では微粒子は明らかに発生しているが，おおむね0.5μm以上で100個/ft^3（28.3L）以下（"ISO14644-1：クラス5"）を満足できるものが市販されるようになってきている。

(3) 乾熱滅菌機のプロセス設計

①バッチ式乾熱滅菌機のプロセス設計

滅菌庫内に置かれた被滅菌容器は，ヒーターで熱せられHEPAフィルターでろ過されながら循環する熱風により，昇温・滅菌される。庫内を循環する熱風の風速は0.5～0.8m/sec±20%を目標に設計されている。バッチ式では被滅菌物と庫内が同時に昇温されるため，庫内空気の常温から設定温度までの温度上昇とともに被滅菌容器も昇温し，滅菌される。バッチ式の工程は，「1次昇温→乾燥→2次昇温→滅菌→冷却→陽圧保持→完了」となる。バッチプロセス中の庫内管理として庫内温度，時刻，庫内陽圧の記録が必要である[2, 12)]。

②バッチ式乾熱滅菌機のプロセスパラメータと管理計器

バッチ式乾熱滅菌機に必要な管理計器とプロセスパラメータを下記に示す[2)]。

- 温度センサ：庫内温度表示と記録。庫内下流側（可能であれば上流側も）の上・中・下段を記録し，うち1点は制御センサ近傍とする。
- 温度指示調節計：庫内温度設定（上下限設定，PID制御付き）は，乾燥工程（無負荷安定時：100～120℃±5℃），滅菌工程（無負荷安定時：250～270℃±5℃）。庫内コールドポイントの温度センサで制御を行う。特に滅菌開始温度は庫内のすべての温度センサが達温してからとすべきである。

- 時間：1次昇温（室温→120℃：約60min）乾燥（約60min－被滅菌物による），2次昇温（120→270℃：約120min）滅菌（60min以上－任意設定可能），冷却（270→60℃：約4hr－被滅菌物による）。乾燥・滅菌・冷却工程の時間はタイマーで管理し，個別の電子タイマーかシーケンス制御とする。タイマーは各工程の温度条件で開始するが，滅菌時間は庫内雰囲気温度と被滅菌物温度との時間差があることを熱浸透試験で確認して決定すべきである（後述）。
- 差圧計：庫内と洗浄室および充填室との差圧制御と記録。洗浄室に対して約30～500Paの陽圧とする（ただし，庫内圧力＜充填室圧力）。庫内圧力は圧力伝送器により計測・記録し，指示調節計による給気または排気のインバータ制御で保持する。

プロセス制御と記録のシステムは，独立しているか，測定されたプロセスパラメータと記録されたプロセスパラメータの差が定められた許容値を超える場合，警告が発生するように設計されていなければならない。また，制御システムおよび記録システムは，センサの故障を検知できる手段を組み込まなくてはならない[2)]。

これらの管理計器は定期的にキャリブレーションが必要である[12)]。

③トンネル式乾熱滅菌機のプロセス設計

強制対流方式のトンネル式乾熱滅菌機は，赤外線ヒーター式トンネルにおける，「機内清浄度の問題」と「長い処理時間と距離」という2つの課題を解決した。1974年ドイツ，ヘキスト社のS.Wegel氏は，Short Time Sterilization of Glass Materials under Ultra Clean Conditions（高清浄度状態下におけるガラス容器の短時間滅菌）[14)]の研究論文で，「高温ラミナーフローによる強制対流条件下でのガラス容器の昇温曲線（熱風温度－風速－時間－容器形状の関係）」

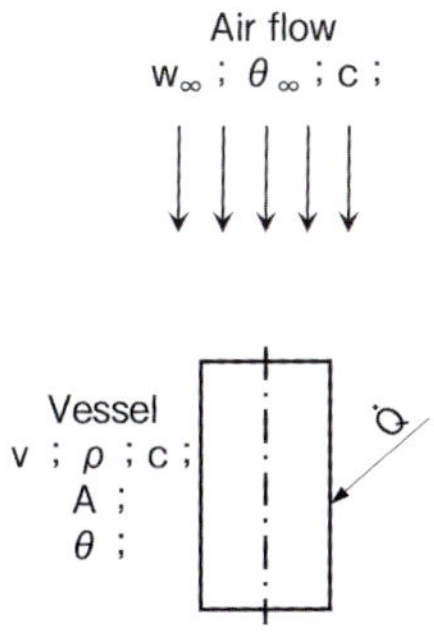

$$\dot{Q} = -\rho \cdot v \cdot c \cdot \frac{d\theta}{dt} \quad (1)$$

$$= k \cdot A \cdot (\theta_\infty - \theta) \quad (2)$$

$$\frac{d(\theta - \theta_\infty)}{\theta - \theta_\infty} = \frac{k \cdot A}{\rho \cdot v \cdot c} \cdot dt \quad (3)$$

$$\frac{\rho \cdot v \cdot c}{k \cdot A} = t_R \quad (4)$$

$$\theta = \theta_\infty - (\theta_\infty - \theta_A) \cdot e^{-t/t_R} \quad (5)$$

$$\left[\frac{d\theta}{dt}\right]_{t=0} = (\theta_\infty - \theta_A) \cdot \frac{1}{t_R} \quad (6)$$

$\dot{Q}$　：容器の総熱量の変化
θ_∞：熱風温度
θ_A：加熱前の容器温度
θ　：時間経過に伴う容器温度
w_∞：風速
k　：熱伝達係数
A　：容器表面積
V　：容器体積
ρ　：容器比重
c　：容器比熱
t_R　：時定数

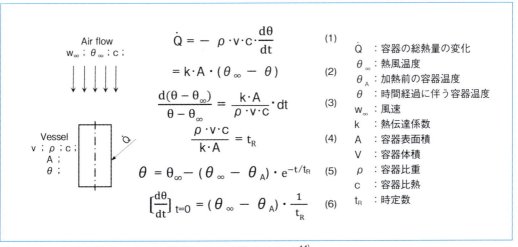

図5.5.33　容器の温度（品温）曲線に関する数学的公式[14)]

〔S. Wegel（1974）：Short Time Sterilization of Glass Materials under Ultra Clean Conditions, Drugs Made in Germany, Reprint from：Vol.XVII, p.35-42〕

を公式化した（図5.5.33参照）。

1) 容器の温度曲線に関する数学的公式

容器の温度θが時間tの経過に伴って変わる過程が式（5）によって得られる。温度上昇率については式（6）によって得られる。時定数t_Rは，容器の「加熱のしにくさ（あるいは冷却のしにくさ）」を表す時間値［min］であり，容器比熱cおよび容器質量（ρ・V）と表面積Aの比率とともに，熱伝達係数k（容器形状に加えて，特に風速によって決定される）により変化する容器固有のものである（式(4)参照）。これらによって，熱風温度θ_∞が高く，t_Rが小さいほど，容器加熱が速やかに行われることがわかる（式（6）参照）[12, 14]。

2) 容器品温シミュレーション

図5.5.33の式（5）に示される容器品温曲線の公式をもとに品温シミュレーションを行うことができる。品温シミュレーションを行うにあたっては，容器ごとの正確な時定数が必要となる。容器時定数t_Rは式（4）で表されるが，実際には熱伝達係数kを含めて実験的に求める必要がある。ここで注意しなくてはならないのは，容器時定数の中の熱伝達係数kは，主に風速によって変わると考えられているが，実際にはその他の因子として，滅菌機内部の容器搬送装置（例えば，容器搬送用ネットコンベアやガラスシリンジ容器用ステンレスキャリア）など，容器の近傍にある乾熱滅菌機の構造体などの影響も考えられるため，装置の仕様形態ごとに変わる可能性もある。

図5.5.34に，あるトンネル式乾熱滅菌機におけるバイアル容器の品温曲線（シミュレーション）の事例を示す。

容器はISO規格の2Rバイアル（管瓶：ϕ16mm × H35mm）で生産能力400本/minである。容器加熱時間8minで容器品温は300℃に到達，冷却時間8minで常温まで下がる。加熱部と冷却部を合わせた処理時間は16min程度である。この処理時間は標準的な脱パイロジェ

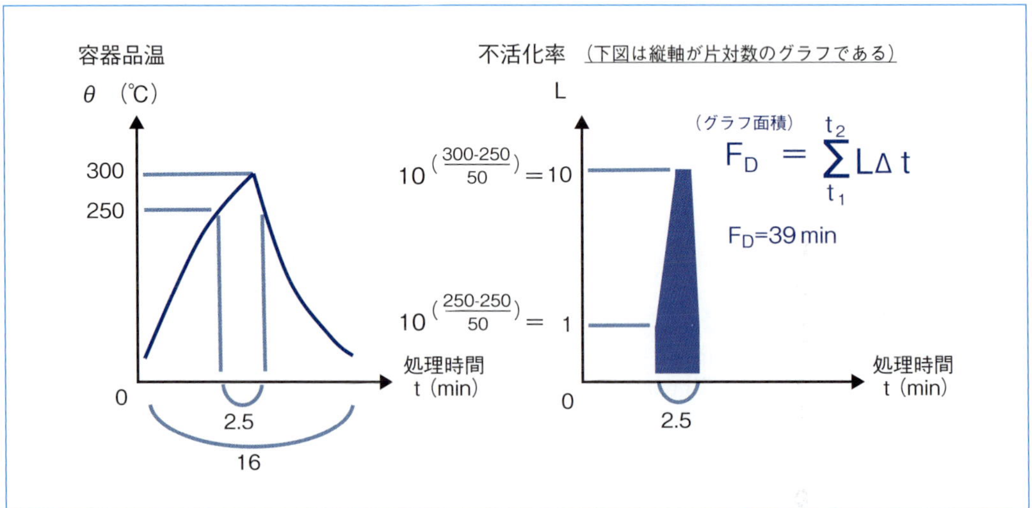

図5.5.34　容器品温シミュレーションの事例

ン条件（250℃で30min）に比べ，はるかに短い時間である。脱パイロジェン効果を示すF_D値は39minと計算され，設計条件である「$F_D \geqq 30$min」を十分満足することを確認できた。この容器は確実に脱パイロジェン処理されていることが期待される。

④トンネル式乾熱滅菌機のプロセスパラメータと管理計器

1）プロセスパラメータ

トンネル式乾熱滅菌機の主要なプロセスパラメータは以下のとおりであるが，各パラメータの設定範囲はメーカーによって多少異なっている。

i）風速：風速計を用いて調整。挿入部0.45〜0.6m/sec ± 20%，滅菌部0.7〜0.8m/sec（常温時0.8〜0.9m/sec ± 20%），冷却部0.6m/sec ± 20%

ii）冷却部陽圧：デジタル調節器にて設定。通常2〜4PaでPID制御。上下限設定は0.5〜8.0Paが目安

iii）加熱部温度：デジタル調節器にて設定。通常250〜330℃（最大350℃）でPID制御。生産品目（容器サイズ，生産能力，処理時間）ごとに設定．上下限設定は ± 10℃が目安※）

※）洗浄済みバイアル容器がはじめにトンネル内に入る生産開始時（あるいは生産待機状態からの生産再開時）において，冷たい容器の高能力での導入は加熱部の温度低下を引き起こす場合がある。この現象を最小限に抑えるため，残水負荷の管理とともに，PID制御の応答性の最適化が必要となる[6]。

iv）ネットコンベヤ速度：デジタル値設定によるインバータ制御。生産品目（容器サイズ，生産能力，処理時間）ごとに設定するが，脱パイロジェン（あるいは滅菌）に必要な処理時間を確保する必要がある

v）シャッタ開口高さ：通常「容器高さ＋10〜15mm」にデジタル設定。生産品目（容器サイズ）ごとに設定

2）管理計器

i）HEPAフィルタ差圧計：HEPAフィルタ圧損（目詰まり）表示

ii）挿入部微差圧計：挿入部陽圧表示・記録・警報（オプション※））

iii）加熱部微差圧計：加熱部陽圧表示・記録・警報（オプション※））

iv）冷却部微差圧計：冷却部陽圧表示・記録・警報

v）ネットコンベヤ速度計：ネットコンベヤ速度表示・記録・警報

vi）挿入部温度計：挿入部温度表示・記録・警報（オプション※））

vii）加熱部温度計：加熱部エア温度表示・記録・警報

viii）冷却部温度計：冷却部エア温度表示・記録・警報（オプション※））

ix）挿入部風速計：挿入部風速表示・記録・警報（オプション※））

x）加熱部風速計：加熱部風速表示・記録・警報（オプション※））

xi）冷却部風速計：冷却部風速表示・記録・警報（オプション※））

xii）冷却部パーティクルカウンタ：冷却部微粒子濃度表示・記録・警報（オプション※））

※）オプション計器に関しては，品質リスクアセスメントに応じて設置する。

これらの管理計器に関しては，設備設計および品質リスクアセスメントにおいて定められた許容範囲（アラート／アクション値）の設定が必要である。

温度センサ，温度指示調節計，記録計，微差圧計，風速計，パーティクルカウンタの定期的キャリブレーションが必要となる。

管理計器のキャリブレーションにおいては，設備設計および品質リスクアセスメントに基づく判定基準（計器誤差範囲）と校正周期をあらかじめ定めておく必要がある。

3）安全装置

次の目的で警報，あるいは機械が停止するための装置を備える必要がある。

ⅰ）機械保護の目的

- 加熱部ヒーター過加熱：ヒーター停止
- ネットコンベヤ過負荷：コンベヤ停止　など

ⅱ）不良品を次工程に流さない目的

- 各部差圧低下：ネットコンベヤ停止
- 各部風速低下：ネットコンベヤ停止
- 各部温度低下：ネットコンベヤ停止　など

(4) 乾熱滅菌機の重要管理項目と適格性評価

①バッチ式乾熱滅菌機の重要管理項目と適格性評価

乾熱滅菌は循環空気の温度・風速，被滅菌容器の質量により滅菌サイクルが決定されるため，次の1）～8）の管理項目に関する適格性評価が重要となる。

1）庫内風速分布

0.5～0.8 m/sec ± 20%を目標とする。庫内の循環風速を均一にするため，吐出側（上流側）および吸引側（下流側）で庫内容積に応じて9～15点程度風速測定を実施し，両サイドの“庫内風量調整板”を調整して風速分布を均一にする（図5.5.27前掲）。風速は被滅菌容器を昇温させるための重要な要素で，風速のばらつきは被滅菌容器の品温のばらつきとなる[2, 12]。

2）庫内温度制御と庫内温度分布

庫内の温度分布も被滅菌容器を均一に昇温させる重要な要素となる。乾燥工程では100～120℃，滅菌工程では250～270℃ ± 5℃を温度制御目標とする。庫内温度を制御するセンサは庫内温度の一番低い位置に設ける。

適格性評価では，そのほかにも温度監視用センサ数点（炉の大きさにより決める）を設け，記録計で記録する。このテストは，庫内有効寸法より－100 mm以内で温度センサを庫内容積に応じて9～15点取り付け，無負荷状態で運転し，各ポイントの温度上昇を記録する[2, 12]。

3) 時間

1次昇温では，室温～120℃まで60min以内。乾燥工程約60min（被滅菌物により任意設定可能）。2次昇温120～270℃まで120min以内。滅菌工程60min以上（被滅菌物により任意設定可能）。冷却工程270～60℃に約4hr（被滅菌物により任意設定可能）[2]。

4) 庫内の差圧バランス

扉の開閉の際に庫内は洗浄室に対して陽圧，無菌室に対しては陰圧に設定する。扉のガスケットシール性能を確認し，ガスケット部でのリークがないこと。扉にはインターロックを設け，同時に開閉できない構造とする。扉の開閉時に庫内空気は清浄区域側に流れない差圧コントロールが必要である[12]。

5) HEPAフィルターの取付けとリーク確認

HEPAフィルターの取付けは，フィルターフレームの熱膨張を吸収するためスプリングを介して取り付けられ，炉体とフィルターは耐熱性パッキンにより固定される。PAOを用いて取付け面からのリークがないことを確認する。この確認はフィルターを最高使用温度で数時間空焼きしてから実施する[12]。

6) 庫内清浄度の確認

庫内を清掃後，フィルター吹出し面から150mm離れた位置で10点以上測定し，すべての測定点が“ISO14644-1：クラス5”以内であること[12]。

7) 被滅菌容器の品温（熱浸透）の確認

庫内の被滅菌容器の昇温は庫内空気温度とタイムラグが生じるため，実際の容器品温を測定し，滅菌時間を決定する（図5.5.35参照）。

容器品温は風速が低く，温度が低いところがコールドエリアになる。このエリアの容器が滅菌される滅菌時間を決めなければならない。また容器および積荷様式により昇温曲線は異なるため，滅菌時間の決定は容器ごとに品温測定を実施して決める。この容器品温測定は最大負荷の状態で実施する[12]。

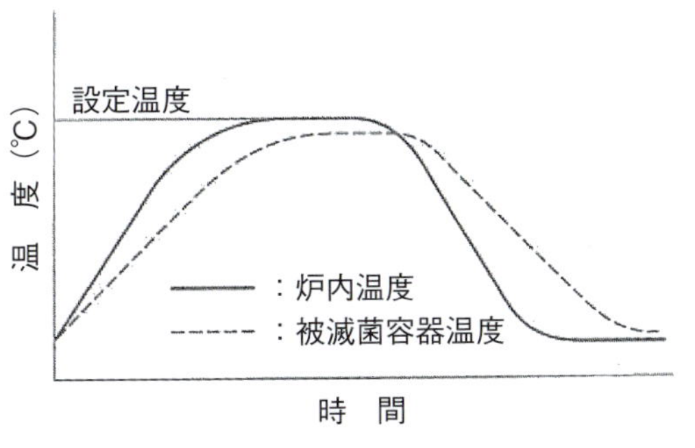

図5.5.35 庫内温度と容器品温曲線[12]
〔佐々木次雄，川村邦夫，水田泰一（2000）：ISO規格に準拠した無菌医薬品の製造管理と品質保証．日本規格協会〕

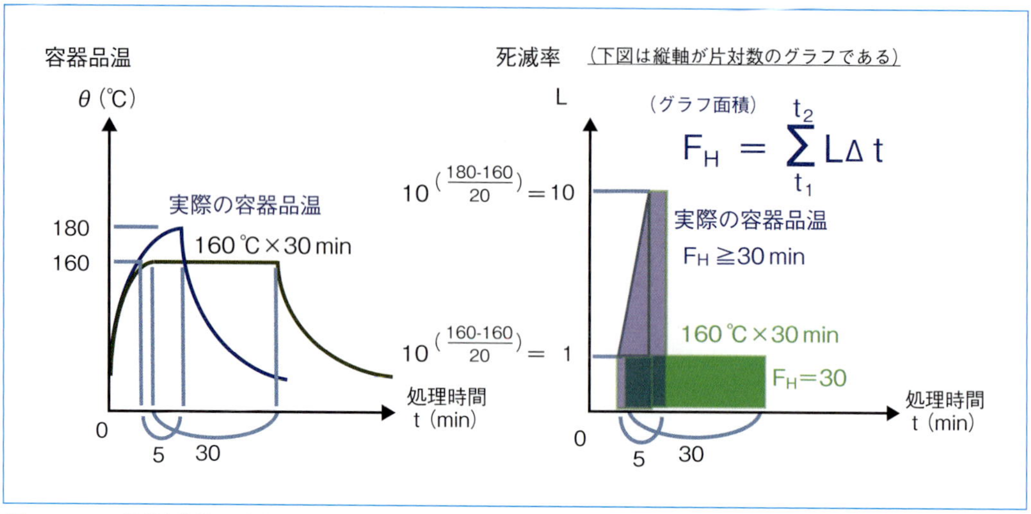

図5.5.36　乾熱滅菌の容器品温とF_H値に基づく滅菌条件

8) 滅菌サイクルの確定

乾熱滅菌プロセスにおいてはオーバーキル法を用いて滅菌時間を決定する。

オーバーキル法では熱に対して高度の抵抗を示すBIを12log減少させる滅菌時間を決める（BIのD値をもとに12Dとなる滅菌時間を計算で求めるなど）[1, 4, 10]。

また，実際の容器品。曲線により算出されるF_H値を用いて滅菌サイクルを設定する場合は，$F_H \geqq 30$ min（$F_H/D = 30/2.5 = 12$）を満たすことが必要とされる[4]。これに要する時間は容器品温160℃では保持時間30 minが必要だが，品温160℃以上の区間が5 min以上で，かつ180℃の区間が1 min程度あれば十分となる（図5.5.36参照）。

滅菌バリデーションにおいては，耐熱性の高いガラス，磁器，金属などの容器，器具，あるいは鉱油，脂肪油，固形など熱的に安定な医薬品の実製品または模擬製品を用いたBIチャレンジテストを実施し，滅菌サイクルを決定する。

また，注射剤容器に適用する場合，脱パイロジェン性能を確認するため，エンドトキシンによるチャレンジテストを実施し，3log減少以上を達成する脱パイロジェンサイクルを実証する必要がある。

一般的なバッチ式乾熱滅菌機では，容器品温250℃で保持時間30 minの条件となる。

250℃以外の容器品温により算出されるF_D値を用いて脱パイロジェンサイクルを設定する場合には，$F_D \geqq 30$ minを満たすことが必要である。参考として，250℃以外の容器品温に対する，$F_D = 30$ minを達成するために必要な保持時間の早見表を表5.5.3に示す。

②トンネル式乾熱滅菌機の重要管理項目と適格性評価

医薬品製造ラインにおける乾熱滅菌機の役割は，次工程に搬送される容器の無菌化および脱パイロジェン化にあり，乾熱プロセスにおける重要パラメータは温度と暴露時間（搬送速度）である。また，その他にも注射剤の一次容器に対する異物混入や微粒子汚染リスクに対する清浄度管理も必要である。

表5.5.3 脱パイロジェン条件"F_D = 30 min"に相当する容器品温と保持時間

容器品温 Θ［℃］	不活化率 $L=10^{\frac{\Theta-250}{50}}$	保持時間 t＝30/L［min］
250	1.00	30.0
260	1.58	19.0
270	2.51	12.0
280	3.98	7.5
290	6.30	4.8
300	10.00	3.0

適格性評価では乾熱滅菌機に関する必要条件を定義し，それに基づいたプロトコルを作成し，プロトコルに従ってテストを実施し，結果を文書化する[12]。

適格性評価の対象となる重要管理項目を以下の1)～10) に挙げる。

1) 運転速度確認

乾熱プロセスにおいてトンネル内搬送中の容器が均一な品温曲線を得るためには，ネットコンベヤ上を密集状態で大きな隙間なく搬送することが重要である。また，密集状態での搬送は，アンプルなどネットコンベヤ上での自立が難しい不安定な容器の直立姿勢の維持に役立つ[6, 12]。

一方で，製造ラインのほとんどでは，容器洗浄機とトンネル式乾熱滅菌機，充填機は一連機として連動する構成となる。その場合，トンネル式乾熱滅菌機のネットコンベヤは単独で動くことはなく，洗浄機から排出される容器本数あるいは充填機からの運転要求に応じて駆動される。結果として，トンネル式乾熱滅菌機のネットコンベヤは常に加減速を繰り返しながら，平均的には一連機として設定された生産能力［生産本数/min］とネットコンベヤ幅寸法により決定される平均速度で容器を搬送することになる。そして，トンネル滅菌機内での処理時間は，機械長を上記平均速度で除した値となる。

ここで注意しなくてはならないのは，上記で求められるのは平均速度であり，ネットコンベヤの加減速頻度により，駆動モータに設定する設計速度はさらに速くする必要がある。最終的には，一連機を構成する各装置の生産能力のバランスを考慮して決めることになるが，ここでは解説を省略する。

適格性評価では，このようにして決めた設計速度通りに（あるいは下回ることなく）実機のコンベヤが動いていること，ならびに，速度制御装置および記録計上の表示と実速度の平均値の誤差が十分小さいことを確認する必要がある。

2) 風速確認

風速は滅菌機内の温度分布と容器品温に直接的な影響を及ぼす。風速の設計値は期待される熱伝達係数および想定した時定数の再現，昇温速度の実現のために必要であり，各ゾーンの風速の均一性は容器品温の均一性のために必要である。適格性評価では，風速が設計値通りに正しく調整されていることを確認する。風速測定点数は，場所による容器品温への影響を考慮し，ISO14644-3 2nd edition（2019）：Cleanrooms and associated controlled environments Part 3：Test methods（クリーンルームおよび関連制御環境第3部：試験方法）の「B.2　Airflow test」(気流試験）で規定される“一方向気流”のためのグリッドセル分割数よりも細かくとることが望ましい(例えばHEPAフィルター1枚につき，3点から5点)。

3) 機内差圧確認（無負荷状態）

トンネル内の差圧分布はトンネル内の空気の流れに直接的な影響を及ぼす。前述したHEPAフィルター設置部の“陰圧シール”のための内部差圧設計値は，HEPAフィルター2次側の清浄度を維持するために調整，実現されなければならない。また，各ゾーン間の差圧勾配は，加熱部の完全性（清浄度とダウンフローの温度の安定性）を維持するために必要である。基本的には無菌環境を実現するために，陽圧2～4Pa設定で制御されている冷却部から挿入部へ向かって勾配が付けられている必要がある。この圧力勾配は小さなもので，品種ごとに設定されるゾーン間のシャッタによる開口調整とともに，ゾーン間を移動する空気の量を最小化する。

適格性評価では，無負荷状態の差圧制御確認により，“陰圧シール”を含め，各ゾーン内の圧力差が設計範囲内であることを確認する。

4) ルーム圧力バランスおよび気流確認

トンネル冷却部は，その出口で充填エリアである充填室あるいは充填アイソレータに接続される。充填エリアと滅菌機設置室との間には通常12.7～25.0Pa程度の差圧が設定されており，図5.5.29（前掲）において描かれるように，冷却部の排気ファンは室間差圧により充填エリアから流れ込む空気を適切に処理することで，トンネル内部の差圧環境を維持しつつ，室間差圧の変動に対応しなければならない。

適格性評価においては冷却部および挿入部と滅菌機設置室，および充填エリアとの圧力バランスは，有負荷の一連運転時においても設計範囲内にあることを確認する必要がある。

また，無菌バリアを提供するため，気流は陽圧を維持している充填エリアから冷却部へ向かって，挿入部からトンネル設置室へ向かって流れているべきである。

適格性評価ではトンネル冷却部出口と挿入部入口において設計通りの気流の流れ方向になっていることをスモークテストにより確認する。

5) HEPAフィルターリーク確認

トンネル式乾熱滅菌機では，HEPAフィルターを通過した空気がネットコンベヤ上で密集状態の開口した容器に供給されるため，HEPAフィルターの完全性（漏れや欠陥がないこと）は滅菌機内の清浄度と開口容器への異物混入，汚染リスクに対して直接的な影響を及ぼす。

滅菌機内に設置したHEPAフィルターシステム（HEPAフィルターが取り付けられている空気ろ過装置）のリーク試験は，最終的な状態のHEPAフィルターシステムにバイパスリークがなく，適切に設置されていること，およびフィルターに欠陥（ろ材，枠，シール部の小さな穴やその他の損傷および漏れ）がないことを確認するために実施する必要がある。ただし，この試験は，HEPAフィルターの捕集効率（性能）を評価するためのものではないことに留意しなければならない[16)]。

適格性評価では，フィルターの上流で試験エアロゾル（例えばPAO）を導入し，フィルターおよび取り付けフレームの下流でパーティクルカウンタのサンプリングプローブを走査することによって行う。

PIC/S-GMP Revised Annex 1の8.67項には，「トンネル式乾熱滅菌機ではエアフィルターの完全性を実証するために，定期的なテスト（少なくとも年2回）を実行する必要がある。」[21)] との記載がある。

ただし，加熱部の高温用HEPAフィルターのリーク試験については，以下の注意事項を理解したうえで行う必要がある。

【加熱部で使用される高温用HEPAフィルターのリーク試験に関する注意事項】

加熱部で使用される一般的な高温用HEPAフィルター（最高使用温度350℃）は，フレームの熱膨張に対するシール性を保持するために，ろ材端面をセラミックでシールしたフィルターパックと外枠のシールがセラミックファイバーをろ材で包んだマットのクッション効果を利用した構造となっている（図5.5.31前掲）。これによって0.3μm粒子で捕集効率99.97％以上を保持できる構造となっているが，完全にリークフリーとはなっていない。また，250℃以上でフィルターの空焼きを行う場合，ろ材のアクリルバインダが除去されてしまい，その後はHEPAフィルターとしての初期の性能（総合捕集効率99.97％）が維持できる技術的な保証はなくなってしまう。そのため，フィルターメーカーでの製品のスキャンテストおよび装置組み込み後の適格性評価でのHEPAリーク試験は，一般的には実施の対象外となっている[17, 18)]。（筆者が以前調査した際には，あるメーカーでは0.3μm以上の微粒子捕集効率99.99％を1年間保証しているケースがあった[20)]。また，あるメーカーでは特殊シール材の開発によりフィルターパックと外枠のシールを可能にしたとの話もあり，今後の評価が待たれるところである。）

このような高温用HEPAフィルターを搭載する乾熱滅菌機は，高温エアを循環ろ過することにより清浄度（"ISO14644-1：クラス5"）を実現しているといえる。したがって，乾熱滅菌機に組み込まれた高温用HEPAフィルターにPAOを負荷する定期リーク試験については，あくまでその時点での構造体を含む許容できないリークの有無を確認することが目的となり，メーカー出荷時の性能に基づいた合否判定を行うことは難しい。

さらに，HEPAリーク試験に使用される有機剤（PAO）はフィルターメディアに捕集され，高温で分解・揮発し，低温の下流表面で凝結することになるため，PDA Technical Report No.3（Revised 2013）では，加熱されるトンネルまたはオーブンでのフィルターのための有機チャレンジ剤の使用は推奨していない[6)]。また，フィルターメーカーへの聞き取りでは，「PAOはFDAにより安全性が認められた物質で，燃焼点は249℃，おおよそ280℃以上では二酸化炭素と水に分解されていると考えられる。ただし，完全に分解されているかどうかは確認する方法がないため，断言はできない。」という回答であった。

したがって，高温用HEPAフィルターに対してPAOチャレンジを行った後は，空焼きと庫内清掃を十分行った上で，生産に移行する必要がある。

6）清浄度確認

トンネル式乾熱滅菌機は，一次包装容器の滅菌を担うリスクの高い無菌プロセスラインの構成要素であるため，その清浄度クラスは“ISO14644-1：クラス5”以内であることを維持する必要がある。

適格性評価では通常，無負荷運転で，ただし，加熱昇温しない状態での微粒子濃度を確認する。測定点数はISO14644-1 2nd edition（2015）：Cleanrooms and associated controlled environments Part 1：Classification of air cleanliness by particle concentration（タイトル訳：粒子濃度による空気清浄度のクラス分類）の「A.4　Establishment of sampling locations」（サンプリング位置の設定）で規定されるサンプリング位置の数に従うことを基本とするが，最低でもHEPAフィルター1枚につき1点以上とする。

必要な場合，本試験は加熱部の昇温工程および昇温完了～生産開始までの暖機運転（微粒子発生が収まるまでのアイドリング工程）の間，あるいは降温工程でも実施できる。サンプリングには，特定されたワーストケースの位置が選択されるべきである（例えば挿入部や冷却部に近く温度のふらつきが大きい位置など）。さらに，高温エアに対する微粒子測定を実行する際には，サンプリングプローブはパーティクルカウンタへ取り込む空気を冷却するために，水槽を使用したエアクーラーを使用する必要がある（図5.5.37参照）。ただし，サンプリングプローブからパーティクルカウンタへのチューブについては長さや曲がりを極力少なくするように注意すべきである。そのためには，加熱部にあらかじめ複数のサンプリングポートを準備しておく必要がある[6)]。

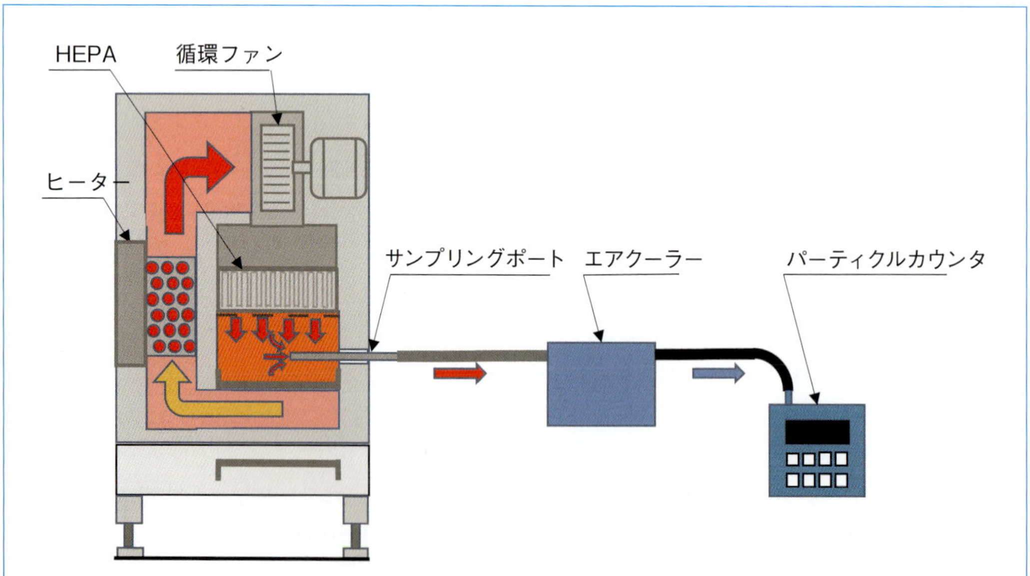

図5.5.37　高温エアに対する清浄度測定

また，測定箇所によっては等速吸引プローブが設置できないため，サンプリングポートからストレートプローブを挿入して測定する箇所もある。結果として，サンプリングプローブからパーティクルカウンタへのチューブの経路については，ある程度の長さや曲がりが避けられない構造となるため，5 μm以上の粗大粒子に関してある程度の輸送損失は避けられない。現状では，昇温完了後にHEPAフィルターからの発塵が収まること，および暖機運転時間を裏付ける参考データ取得の目的と位置づける。

図5.5.32（前掲）で紹介したような高温用HEPAフィルターを使用したトンネル加熱部の昇温工程～降温工程に対する微粒子濃度測定の事例では，温度が変化しているときは微粒子の発生は認められるが，おおむね0.5 μm以上で100個/ft^3（28.3L）以下（"ISO14644-1：クラス5" レベル）を満足することが確認されている。また，温度が安定している部分では微粒子の発生は認められない。暖機運転時間に関しては，最低でも30min程度は必要であり，60minあれば十分である。

7) 冷却部除染（または滅菌）確認

当社では，トンネル式乾熱滅菌機の冷却部に関して前述した2つの除染方式が選択できる。それぞれの方式における条件設定と除染／滅菌検証レベルを以下に示す。

i) 過酸化水素除染方式

- 除染条件設定：ウエット方式を採用し，冷却部内除染対象空間に応じた過酸化水素注入量と保持時間を設定
- BI（生物指標）：*Geobacillus stearothermophilus* ATCC # 12980　10^6CFU
- 適格性評価：BI（10^6CFU）を用いて6LRVの達成を確認．および，除染終了後の過酸化水素残留濃度：1 ppm以下を確認

ii) 乾熱滅菌方式

- 滅菌条件設定：170℃※）以上×30min以上保持
  ※）近年の局方やISO/JIS規格では，基準温度T_b = 160℃となっているが，これまで滅菌バリデーションに関する多くの解説書において，「T_b = 170℃，Z = 20℃において，F_H ≧ 30minの熱量をかけること」が必要と記載されている。このため基準温度に170℃を選択することがほとんどである。
- BI（生物指標）：*Bacillus atrophaeus* ATCC # 9372　10^6CFU
- 適格性評価：170℃以上×15minでBI（10^6CFU）の全数死滅が達成されることを確認し，その2倍の処理時間30minで12LRV以上が達成されることの根拠とする（ハーフサイクル法）

8) 無負荷温度分布確認

トンネル式乾熱滅菌機内のダウンフローエアの温度分布は，トンネル内部の差圧とそれに伴う気流，風速，ヒーターの温度制御などの影響を受け，容器品温に直接的な影響を及ぼす。したがって，温度分布の均一性は乾熱プロセス装置の重要な要素である。トンネル内では容器はネットコンベヤ上で密集状態を作りながら搬送されるため，進行方向に向かって直

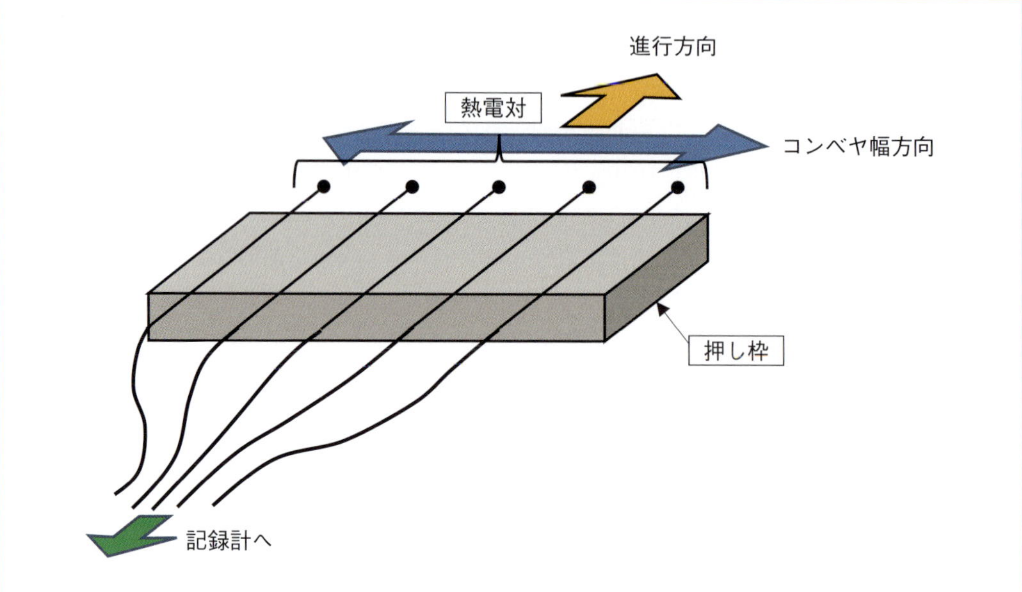

図5.5.38　無負荷温度分布確認　測定用熱電対の取り付け例

角方向の同一直線（ネットコンベヤ幅方向）上における均一性が特に重要となる。

適格性評価では，トンネル内における加熱部の温度設定および挿入部，冷却部に対する実際の機内温度分布を測定し，ばらつきの範囲を確認する。

トンネル式乾熱滅菌機の温度分布確認は，進行方向に向かって直角のコンベヤ幅方向に等分配置された十分な数の熱電対によって測定される。この熱電対は本測定の実施前後でキャリブレーションされなければならない。熱電対は生産時にトンネル内を容器とともに運ばれていく“押し枠（プッシャーバー）”などに仮設で取り付けられる（図5.5.38参照）。熱電対は風温を測定することを確実にするため，トンネルの内壁面あるいはコンベヤ表面に接触しないよう考慮する。熱電対配置高さは，生産が想定されている容器高さを代表していることが望ましい。また，可能であれば，ヒーター制御用熱電対に近接した（あるいはそれに関連付けられた）位置に，別の熱電対を配置する。

温度分布確認にあたっては，トンネルは実生産で使用されるコンベヤ速度設定値および加熱部設定温度（ワーストケースを考慮する場合には最も設定温度が高い品種設定）で運転する。温度分布確認の運転中は，重要かつ主要な運転パラメータ（加熱部設定温度，ネットコンベヤ設定速度（生産能力），ゾーン間のシャッタ高さ設定など）を確認し記録する。

トンネル全体にわたり予測される温度変動・ばらつきの程度は，その設備仕様（設置室の空気を取り込む，あるいはアイソレータと接続されるなど）によって設置室と隣接する充填エリアの環境からの影響を受ける場合がある[6]。

9) 被滅菌容器の品温（熱浸透）の確認および負荷温度分布確認

この試験では，ワーストケースの使用条件（設定されたコンベヤ速度でのノンストップ運

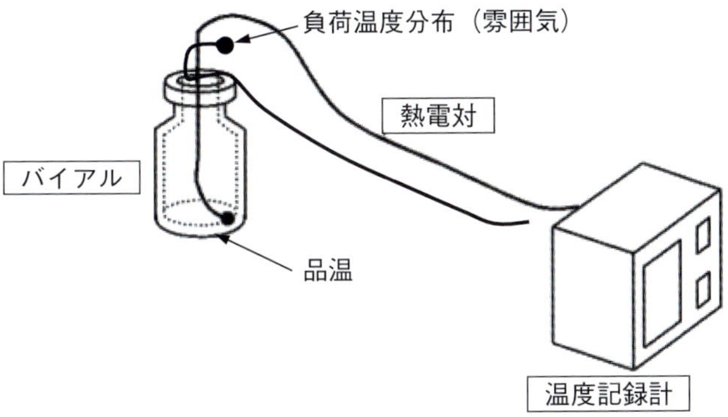

図5.5.39　容器品温確認　測定用熱電対の取り付け

転や，下限設定温度）下のワーストケースの容器品温が，脱パイロジェン温度に達し，保持されることを確認する。熱浸透適格性評価中に，トンネルから充填エリアに排出される容器が製品の安全温度まで冷却されることも検証する。併せて，負荷運転中の加熱部の温度分布の均一性を評価する。エンドトキシンチャレンジ試験も品温確認試験と同時に実施することができる。容器品温測定とエンドトキシンチャレンジに使用される容器はそれぞれ個別に準備し，近傍に配置されることが望ましい。この試験は通常3回実行される必要がある（後述）[6]。

トンネル式乾熱滅菌機では通常，容器内側底部の“かど”が最も温度が上がりにくい。そのため，品温測定用熱電対は容器底かどに設置する。また，負荷温度分布確認用の熱電対は，品温測定用容器周囲の容器の瓶口上方に少し離れるように取り付ける。図5.5.39に測定対象容器への熱電対および記録計の接続方法を示す。

熱電対から記録計へのループは本測定の実施前後でキャリブレーションされなければならない。

このようにして熱電対を設置した容器サンプルを，上流の容器洗浄機と連動して運転されるトンネル内密集容器のワーストポイントである先頭部と後端部に配置する（中間部はオプション）。トンネル内先頭部と最後端部をワーストポイントとするのは，これらの場所では容器のないエリアの方向にダウンフローが逃げていき，適正な風速による伝熱効果が得られにくいからである（図5.5.40参照）。（実際の装置では，対策として先頭部と後端部にダウンフローが逃げないようにダミー容器の役割を兼ねた押し枠を設置することが多い。）

進行方向に向かって直角のコンベヤ幅方向へのサンプルの配置では，無負荷温度分布確認において確認された低温エリアも考慮する必要がある。通常はコンベヤの中央と左右端に測定用サンプルを配置する。品温測定用容器を投入する際には，通常の洗浄工程によって残る残水に相当する量，もしくはあらかじめ定めた許容残水量を添加し，蒸発潜熱負荷も再現されるようにする。

トンネル式乾熱滅菌機における品温確認試験の例を図5.5.41に示す。先頭部のサンプル

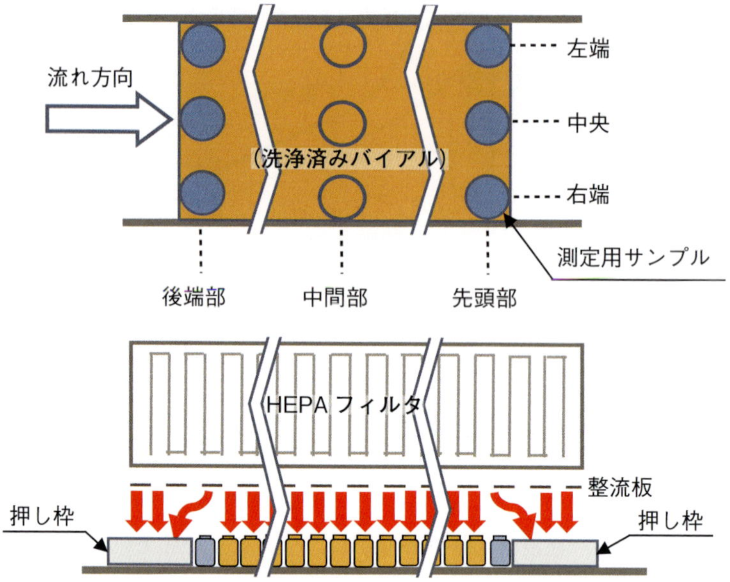

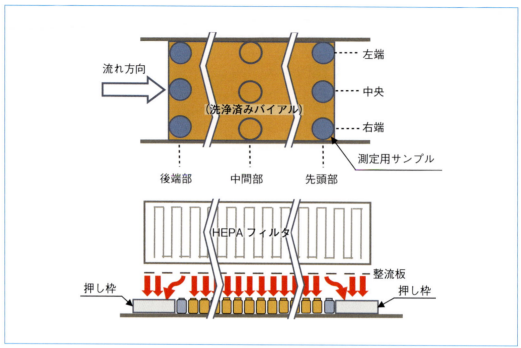

図5.5.40　品温確認試験におけるサンプル設置位置

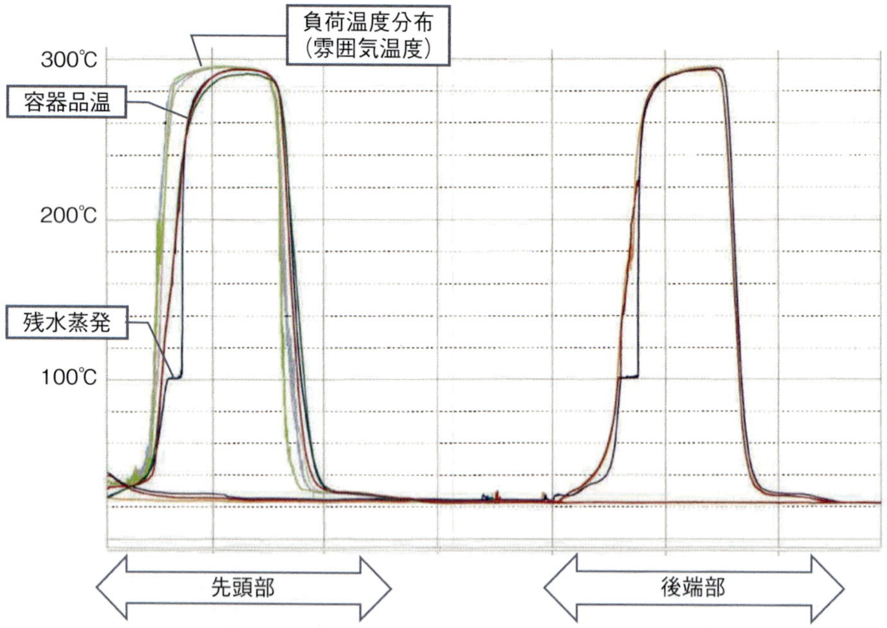

図5.5.41　品温確認試験におけるバイアル容器熱浸透記録[15)]

には容器品温測定用熱電対に加えて負荷温度分布（雰囲気温度）測定用熱電対も取り付けている。

先頭部サンプルがトンネル出口に到達するまで洗浄機から所定の速度（能力）で容器を供給し続け，その後，後端部に品温測定用サンプルを設置し，トンネルを単独運転に切り替え，所定の速度でトンネル出口まで流し切る。図5.5.41の容器品温記録中100℃で滞留する部分は容器内の残水が蒸発するのに要する時間を表しており，この程度であれば，蒸発した後，残水のない容器の品温に追いつくことがわかる。

以下は，容器品温確認試験における典型的な判定項目の例である[6]。

i）定義された温度以上が達成される最小保持時間

ii）脱パイロジェンのためのF_D値：各熱電対位置でのF_D値の計算は，脱パイロジェンのため判定ツールとなる。また，プロセスの類似性の評価，プロセスの再現性，または低温エリアの位置の評価を支援する有用なツールとなる。例えば，容器品温曲線により算出されるF_D値を用いて脱パイロジェンサイクルを設定する場合，品温250℃では30 min必要だが，品温250℃以上の区間が5 min以上で，かつ300℃の区間が1 min程度あれば十分となる（図5.5.42参照）。

iii）達成される最小および最大温度

iv）サンプル間の温度のばらつき

v）トンネル出口での容器品温

10）エンドトキシンチャレンジ試験

注射剤容器に乾熱プロセスを適用する場合，脱パイロジェン性能を確認するため，エンドトキシンインジケータ（EI）によるチャレンジテストを実施し，3log減少以上を達成することを実証する必要がある。

トンネル式乾熱滅菌機においてはネットコンベヤ上の端から端までの容器内のエンドトキ

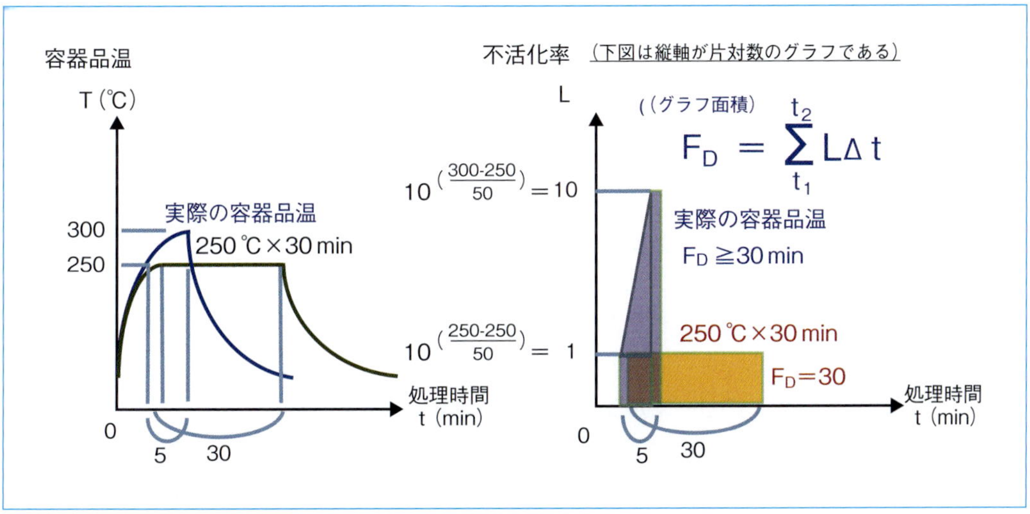

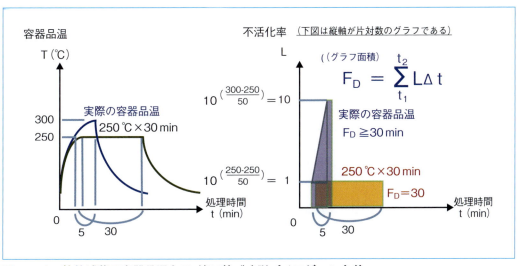

図5.5.42 乾熱滅菌の容器品温とF_D値に基づく脱パイロジェン条件

シンの不活化を確認する。EIは製品区域の端と中央を含むコンベヤ上の製品容器の中に設置する。EIの設置はプロセスラインの開始時，中間，そして終了時で行う。EIはワーストケースの（一般的には乾熱プロセスに対して最大負荷となる）製品内に，10カ所以上設置し，それぞれ3回，生産条件で連続的に運転されるトンネル内を通過させる。これらは別の3日間で行い，その間はトンネル滅菌機を毎回クールダウンする。必要に応じて容器品温確認を同時に行い，品温測定用熱電対はEIの隣の容器に設置する[2)]。

チャレンジ試験のためのワーストケースのための条件設定として，加熱部の温度制御の下限に設定値をずらして行うケースもみられるが，PID制御では設定値を中心に常に上下動を繰り返すものであるため，容器品温確認試験において，温度低下からの早期回復が認められる場合においては，そのような設定値の変更は不要であると考える。

(5) 乾熱滅菌機の使用上の留意点

①洗浄済み容器の取り扱い

バッチ式乾熱滅菌機の場合，洗浄後の容器はいったん台車に収容されるが，洗浄室はグレードC（ISO14644-1：クラス8）の清浄度の環境である。洗浄後の容器は庫内に収容するまで，グレードCの室内にクリーンブースなどを設け，グレードA空気供給の環境下で保護し，台車の移動，庫内に搬入，扉を閉めるまでの操作を行い，滅菌工程をスタートする。

トンネル式乾熱滅菌機の場合は，洗浄済み容器はすぐにトンネル内に搬入されるためグレードA気流での保護は必ずしも必要ではないが，ラインが長時間停止した際には環境からの汚染リスクが高まるため，防塵カバーあるいはクリーンブースの設置のほか，必要に応じてラインクリアランスを検討する必要がある。

②洗浄済み容器の残水量（残水負荷）

トンネルに導入される洗浄済み容器の内部および外面には水滴が付着しており，これを“残水量”または“残水負荷”と呼ぶ。残水負荷は，トンネル加熱部ヒーターにとってはその蒸発潜熱が大きな負荷となる可能性があり，トンネル内に入った容器の昇温を一時的に遅らせる（図5.5.41前掲）。したがって，洗浄機の調整時および適格性評価では残水量が容器品温あるいは庫内温度制御に影響を与えない程度に十分少ないことを確認する必要がある。

また，瓶口が小さいアンプルやバイアル容器では，内部残水が蒸発し容器外部に排出されるまでに時間がかかるため，乾いた容器の脱パイロジェン条件より長い加熱処理時間を必要とするケースがあることにも注意が必要である。容器内から水蒸気が完全に排出されない場合，乾熱プロセスによる脱パイロジェン効果が不十分となったり，冷却されたときに容器内に水蒸気による曇りが発生したりする恐れがある。

③バイアル（ブロー瓶）のサーマルショックによる破瓶・亀裂の発生

ガラスバイアル製剤製造ラインにおけるトンネル式乾熱滅菌機の使用上の留意点の1つとして，急加熱・急冷によってガラスバイアル容器内部に発生する熱応力，いわゆる“サーマルショック”による破瓶・亀裂の発生が挙げられる。

トンネル式乾熱滅菌機では通常，容器は上から温まりやすく，冷えやすい。上下の温度差あるいは外側と内側の温度差により，容器内部に熱応力が発生する。ここで，肩部と胴部，あるいは胴部と底部における容器内温度差が極端に大きくなると，破瓶や亀裂が発生するリスクが高まる。サーマルショックによる破びん・亀裂は，経験上，管瓶には滅多になく，ブロー瓶での発生がほとんどである。ブロー瓶は管瓶に比べ肉厚が厚く，温度ムラが発生しやすいためと考えられる。対策として，急加熱・急冷を避ける工程設計が必要となる。

サーマルショックによる破瓶・亀裂のもう1つの発生原因は，外部水滴によるものである。

乾熱滅菌機の加熱部入口で，乾いて高温になった容器表面に，隣の容器の外面に残っている水滴が触れることによりサーマルショックが発生する。乾燥した容器の表面は加熱部入口で温度が急速に上がり始めるが，隣の容器外面の水滴は乾ききるまでは100℃以下である。このような温度差にも注意が必要である。対策としては，洗浄機での容器外面の十分な水切り，高温洗浄水の使用，挿入部雰囲気温度を高くするなど，乾熱プロセス初期において，極力早く容器を乾燥させることが重要となる。

ここに紹介したようなトンネル式乾熱滅菌機通過時のサーマルショックによるガラス容器胴部での亀裂の発生や，機械的衝撃による容器口欠けは，製品の液漏れのほか容器内への空気や微生物侵入の原因となるため，GMP査察での関心事の1つとなる。このような欠陥がある容器は最終的に密閉された製品容器の検査中に検知して取り除かれるべきであり，ガラスバイアル製剤製造ラインを例に挙げれば，キャップ巻締後の外観・異物検査工程がそれにあたる。その他の対応として，トンネル出口部で完全な破瓶を発見した際には当該容器のほか，破片の飛散により混入が懸念される周辺の容器についても除去が必要である。また，最終工程では外観検査ができない施栓部の瓶口欠陥については，充填工程直前での画像検査装置による欠陥検知のほか，充填ノズルの瓶口突き上げ検知なども有効な手段である。

④ガラス容器におけるデラミネーション

ガラス容器で“フレーク”と呼ばれる微粒子が発生する表層剥離現象を“デラミネーション”と呼ぶ。図5.5.43はフレークの電子顕微鏡画像である。

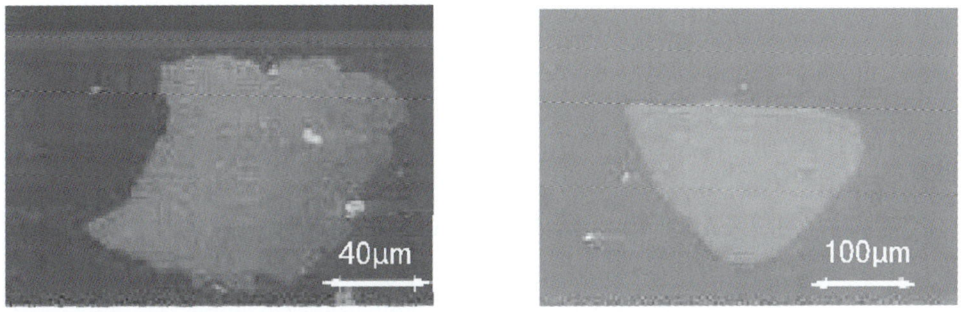

図5.5.43　バイアル内面のデラミネーション（ガラスフレーク，表面剥離微粒子）[22)]

〔竹内稔，Bettine Boltres（2015）：医薬品容器用ガラスの特性を知る（第4回）　バイアル内面のデラミネーション（ガラスフレーク，表層剥離微粒子）－発生メカニズムと抑制技術－，Pharm Tech Japan, Vol.31, No.11, 43-47.〕

フレークはサイズが100μm未満から500μm，厚さ1～2μm程度のうろこ状のガラス微粒子であり，充填済み製品の浮遊物として観察されることがある。フレークの化学組成はおおむねSiO_2のみで，他にCaO，MgOあるいはAl_2O_2などが含まれている。その発生メカニズムは，ナトリウムやホウ素などの特定の元素が，容器成型時の加工熱，脱アルカリ処理，あるいは薬剤やWFIによってガラス表面から選択的に取り除かれてガラス表面が多孔質化し脆くなり，最終的に薬剤との反応，熱や機械的衝撃などにより表層が剥離し，“フレーク”を発生させるものである。ホウ珪酸ガラスが素材の管瓶容器では，底部の成形に高い温度がかけられるため，アルカリホウ酸塩が蒸発し表面が劣化する。デラミネーションはこの劣化が進んだ胴部底近くで生じる。またソーダ石灰ガラスが素材のブロー瓶においてもデラミネーションの発生が報告されている。

このデラミネーションは，注射剤充填ラインにおけるパイロジェン除去のための乾熱プロセスにおいても発生することが示されている。洗浄あるいは乾熱プロセスのどちらか一方のみではフレークの発生がなく，洗浄と乾熱プロセスが両方行われたときにフレークの発生が認められている。これは，容器洗浄で使われた水（WFI）とガラスの間の強い反応が熱により加速されることのあらわれであり，結果として，乾熱プロセスに入る前の容器から水滴が除去されていることの重要性を示唆している[22]。

このように，乾熱プロセスにおいては，その前工程である容器洗浄機の水切り性能が，容器品温条件の達成のみならず，包装完全性や不溶性微粒子の制御に深くかかわっているといえる。

■参考文献

1) 厚生労働省：第十八改正日本薬局方（令和3年6月7日告示第220号）参考情報G4.微生物関連　滅菌法及び滅菌指標体〈G4-10-162〉.
2) 佐々木次雄，池田一朗，上寺祐之，加見谷将人，高橋治，中田精三，中村宗弘，橋本章，藤澤俊樹，山際裕一（2011）：ISO/JIS規格準拠「ヘルスケア製品の滅菌及び滅菌保証」.
3) B.H.Sweet，J.F.Huxsoll（1985）：Depyrogenation By Dry Heat, Technical Report No.7, Philadelphia, Parenteral Drug Association, p101-108.
4) 川村邦夫（1988）：GMPテクニカルレポート1「バリデーション総論」.
5) 佐々木次雄（1997）：第2章　不良医薬品回収事例　第4節　微生物・発熱性物質の防止策：Pharm Tech Japan, Vol.13, No.11, 59-66.
6) PDA（2013）：Validation of Dry Heat Processes Used for Depyrogenation and Sterilization. Technical Report, No.3（Rev.2013）.
7) ライフサイエンティア（2014）：In-Process Revision：<1228.1>Dry Heat Depyrogenation乾熱による脱パイロジェン，［NEW］（USP38-NF33 1S），Pharmaceutical Forum, 40（3）.
8) USP40<1228.1>（2016）：Dry Heat Depyrogenation.
9) 高岡文（2017）：和光純薬工業株式会社，Letter of Endotoxin（エンドトキシン便り）～米国薬局方（USP）における脱パイロジェン規定.
https://labchem-wako.fujifilm.com/jp/lal/lal_knowledge/letter_of_Endotoxin/No9.pdf（2023.06.12閲覧）
10) 厚生労働省医薬食品局監視指導・麻薬対策課事務連絡：平成23年度厚生労働科学研究（医薬品・医療機器等レギュラトリーサイエンス総合研究事業）医薬品の微生物学的品質確保のための新規試験法導入に関する研究：最終滅菌法による無菌医薬品の製造に関する指針：平成24年11月9日

11) 一般財団法人医薬品医療機器レギュラトリーサイエンス財団医薬標準品センター (2023)：日本薬局方エンドトキシン標準品の切替へのご対応のお願い (現行製品の販売終了と新製品 (エンドトキシン10000) の供給開始).
12) 佐々木次雄, 川村邦夫, 水田泰一 (2000)：ISO規格に準拠した無菌医薬品の製造管理と品質保証. 日本規格協会
13) 一番ヶ瀬尚 (1986)：製剤学 (修正版). 廣川書店, p.257.
14) S. Wegel (1974)：Short Time Sterilization of Glass Materials under Ultra Clean Conditions. Drugs Made In Germany, Reprint from：Vol.XVII, p.35-42.
15) 澁谷工業株式会社社内資料.
16) ISO (2019)：Cleanrooms and associated controlled environments Part 3：Test methods. ISO14644-3 2nd edition.
17) ケンブリッジフィルターコーポレーション株式会社 (2003)：高温用フィルタ資料
18) ケンブリッジフィルターコーポレーション株式会社 (2011)：高温用フィルタ資料～HT タイプ.
19) ケンブリッジフィルターコーポレーション株式会社：ケンブリッジフィルタ総合カタログ https://cambridgefilter.com/wp/wp-content/uploads/2016/03/wCat-AD-7050-9.pdf (2024.01.21閲覧)
20) Camfil Farr：termikfil 2000 High-Temperature (650°℉) HEPA Filter カタログ資料.
21) PIC/S：Revised Annex 1 (Manufacture Of Sterile Medicinal Products) To Guide To Good Manufacturing Practice For Medicinal Products. Ps/Inf 26/2022 (Rev.1)：9 September 2022
22) 竹内稔, Bettine Boltres (2015)：医薬品容器用ガラスの特性を知る (第4回) バイアル内面のデラミネーション (ガラスフレーク, 表層剥離微粒子) －発生メカニズムと抑制技術－. Pharm Tech Japan, Vol.31, No.11：43-47.

【角田匡謙】

5.6 容器・栓系の完全性

はじめに

医薬品の包装完全性とは，医薬品への製品の品質劣化を引き起こす物質の流入を防止する能力のことを指し，汚染防止の観点において重要な因子である。特に無菌医薬品においては包装完全性の欠陥による微生物の流入は医薬品の無菌性の破綻を引き起こし，患者の重篤な健康被害に直結する。そのため，包装完全性を保証することは製品の品質担保における不可欠な要素である。無菌医薬品の包装完全性は，製品の容器設計段階から生産サイトでの製造段階，保管，流通，患者に投薬されるまでの一連の製品ライフサイクルを通して担保されている必要がある。また，近年の創薬モダリティの多様化に伴い，無菌製品の一次包装容器はアンプルや，ゴム栓とガラスバイアルで構成されるバイアル製剤といった普遍的な剤形に加え，シリンジ製剤やバッグ製剤，プラスチックバイアル製剤等，製剤が多様化しており，それぞれの剤形に応じた包装完全性の保証が必要となるため，最適な試験方法の設定が必要となる。近年，米国薬局方（USP<1207>）[1]の改定を皮切りに，各国で包装完全性に関連するレギュレーションが厳格化しており，包装完全性の保証に関する要求水準は厳格化している。本項では，微生物汚染における包装完全性の重要性，包装完全性に関する各国のレギュレーション，包装完全性を担保するための各種試験法の解説，包装完全性試験に使用される近似欠陥の特徴および，包装完全性を保証するうえで求められる考え方についての解説を行う。

本内容は日本PDA製薬学会 無菌製品GMP委員会 1グループ（容器完全性試験研究）での研究内容を含むが，あくまで筆者個人の見解であり，必ずしも所属する企業や組織の立場，意見を代表するものではない。

5.6.1 包装完全性の破綻が製品品質に影響を及ぼした事例

本書第3章 3.3「出荷後に汚染が判明した事例」の「旧ミドリ十字社の米国子会社で製造したアルブミン製剤にカビ汚染が発生」で紹介された事例をはじめとして，包装完全性の破綻は医薬品の微生物汚染に直結し，患者の健康被害に直結する。包装完全性の欠落に起因する製品回収は多数存在し，近年においても，2024年3月に欧州で，バイアル注射剤の巻締め工程の不備が原因による製品回収事例が発生している[2]。また，包装完全性の不備に関するFDA（Food and Drug Administration）によるWarning letterも多数発出されている。一例を挙げると，2023年10月にインドの製薬企業に対して発出されたWarning letterに，包装完全性の不備に関する指摘事項が挙げられている。これは，FDAと米国疾病予防管理センター（CDC）が協力して実施した，米国で発生した抗生物質耐性緑膿菌感染症の大流行に関する調査において，人工涙液および人工眼軟膏の無菌性に問題があることを見出したことに起因する（この大流行により最終的に80人を超える患者が影響を受け，4人の患者が死亡し，少なくとも14例の視力喪失が発生した）。当該製品の製造元の製薬企業に対してFDAによる調査が行われた結果，人工眼軟膏製剤の容器完全性試験（Container Closure Integrity Test：CCIT）の試験の妥当性および，包装完全性の評価体制に不備が認められた。FDAによる当該製剤に対する容器完全性試験が実施された結果，20

製剤中，1製剤に対して微生物の侵入が認められた。その結果，包装完全性の評価体制が不十分であり，製品の無菌性への懸念があるとして，Warning letterでの指摘に繋がったという事例である[3)]。2017年3月には，シンガポールの製薬会社に対して発出されたWarning letterの中で，点眼剤製造工程において一次容器のサプライヤーの適格性評価を実施していない点と，適切な容器完全性試験を実施していない点に対して，無菌性を損なうリスクがあるとして指摘事項として挙げられている[4)]。前述の例のように，無菌製品の包装完全性の破綻は製品の無菌性の破綻に直接的に影響し，重篤な健康被害に直結するため，規制当局からの重大な指摘事項として挙げられ，製品回収に繋がる事例も多数ある。そのため，包装完全性の保証は製品品質を担保し，患者を健康被害から守るという点において不可欠な要素となっている。

5.6.2 包装完全性に関するレギュレーション

前述の指摘事例にもある通り，当局は無菌製品の包装完全性の保証を重要視しており，包装完全性に対する当局の要求事項は年々厳格化が進んでいる。2016年に米国薬局方のGeneral InformationであるUSP<1207> PACKAGE INTEGRITY EVALUATION-STERILE PRODUCTSに大幅な改定が行われ，包装完全性保証の考え方や，品質要求事項が明文化された。USP<1207>において，無菌製剤の包装完全性を保証するうえで，「微生物が侵入するリスク」の観点および「酸素等のガス侵入が製品品質に及ぼす影響」を考慮し，製品に対して「最大許容漏れ限度」を設定し，適切な基準での包装完全性保証を行うことが求められている。また，以下のような製品ライフサイクルの各段階に応じて適切な容器完全性試験を設定し，包装完全性を保証することが求められている。

(1) 包装設計段階

製剤の想定される保管，輸送，流通および最終製品の使用環境を考慮して，包装設計を行う必要がある。その際，製品品質が担保されるための「最大許容漏れ限度」を設定し管理する必要がある。この「最大許容漏れ限度」は微生物侵入の防止だけでなく，ガス透過が品質に影響を及ぼす影響を考慮して設定する必要がある。ガスが品質に影響を与えない場合，つまり微生物以外の影響が無視できるものであれば，管理するべき許容漏れ限度は微生物侵入リスクを考慮し設定される。

(2) 製剤の製造段階

製剤の製造段階においては，上記の開発段階に設計した包装設計品質の製剤が恒常的に製造できることを保証する必要があり，工程試験中での適切な容器完全性評価の実施が求められる。最終容器が熔閉される場合，例えば，ブローフィルシール（BFS），フォームフィルシール（FFS），小容量および大容量輸液（SVPおよびLVP）バッグ，ガラスあるいはプラスチック製のアンプルの場合，バリデートされた方法を用いて全数の非破壊での容器完全性試験が求められる。抜き取りで評価を行う場合は，バリデーション段階で得られた品質傾向に基づき抜き取るサンプル数を統計的に設定する必要がある。

(3) 製剤の有効期間中の保管段階

製剤が市場に流通し，患者に使用されるまで包装完全性が維持されることを保証する必要がある。そのために，製剤の安定性試験プログラムに包装完全性評価を設定することが有用である。一定の水準が確保されており，試験感度の妥当性が説明可能であれば，無菌試験の代替として，包装完全性評価を行うことが推奨される（しかし，出荷試験の無菌試験に代わるものではない）。逆に，品質に対する微生物以外の影響が無視できる製剤では，微生物侵入の可能性を考慮することで，無菌試験を安定性モニタリング中の包装完全性評価に代えることができる。

三極の包装完全性に関するレギュレーションを表5.6.1に示す。日本においても，USP<1207>の記載に倣う形で，2021年の日本薬局方第十八改正[5]において，参考情報に無菌医薬品の包装完全性の評価〈G7-4-180〉，無菌医薬品包装の漏れ試験法〈G7-5-180〉が追加され，包装完全性に関する記載事項が大幅に追加された。今後も日本薬局方において，包装完全性に対する記載内容が拡充することが予定されている。欧州においては，2022年のPIC/S-GMP Annex 1[6]の改訂において，製造時の包装完全性試験の実施についての記載が追加されており，サンプルサイズ等について言及されている。このように，各国で包装完全性に関する要件の記載が増加しており，各社にはレギュレーションおよびガイドラインに準拠した対応を行うことが求められる。

表5.6.1　各国の包装完全性に関する規制要件

日本	米国	欧州
日本薬局方十八改正（参考情報） 無菌医薬品の包装完全性の評価〈G7-4-180〉 無菌医薬品包装の漏れ試験法〈G7-5-180〉	USP<1207>PACKAGE INTEGRITY EVALUATION—STERILE PRODUCTS <1207.1>Package Integrity Testing in the Product Life Cycle—Test Method Selection and Validation <1207.2>Package Integrity Leak Test Technologies <1207.3>Package Seal Quality Test Technologies	PIC/S Annex 1（Manufacture of sterile medicinal products） 8 Production and Specific Technologies

5.6.3 包装完全性評価の容器完全性試験法

包装完全性評価のための容器完全性試験法には原理の異なる多種多様な方法がある。対象の検体の剤形特性と，必要となる試験感度に応じて最適な容器完全性試験法を選択する必要がある。USP<1207.2>には包装完全性評価のための各技術が記載されている。表5.6.2に決定論的リークテスト，表5.6.3に確率論的リークテストの各試験法の特徴をまとめた。USP<1207.2>には各容器完全性試験法の対象のパッケージ要件や，検出限界等の情報が記載されており，試験法選定の参考となる情報が数多く記載されている。各試験の検出限界に関してはUSP<1207.1>に記載の表（表5.6.4）において，空気の漏れ量ごとに6段階に分けられて定義されている。この表において，空気の漏れ量と欠陥の孔径との対応が記載されているが，記載の漏れ量はこの欠陥の孔径の厚みがゼロである場合の理論的な数値であり，また試験条件によっても変動するため，「最大許容漏れ限度」設定の参考とする際は注意が必要である。

包装完全性の試験方法は，容器からの空気やヘリウムガス等の気体の漏れ量等を定量化して評

表5.6.2　決定論的リークテスト技術

決定論的リークテスト技術	パッケージ内容物条件	パッケージ要件	リーク検出限界	測定結果およびデータ分析	パッケージに対するメソッドの影響	試験に要する時間
Electrical conductivity and capacitance (high-voltage leak detection) 導電率と静電容量（高電圧リーク検出）	液体（燃焼の危険性のないもの）はパッケージよりも導電性が高いこと。漏出箇所に製品が存在すること。	液状の製品よりも導電性が低いこと。	Row 3 製品（パッケージ，装置，テスト用取付け器具，メソッドパラメータ）により異なる。	試験サンプルを通過する電流の定量的測定：あらかじめ設定された合否限界値を超える電圧読み取り値の上昇を伴う試験サンプルの電気抵抗率の低下によって示される，漏れの有無と漏れの位置の間接的な判定を提供する。	非破壊試験 ただし，製品安定性に関する試験暴露の影響は考慮する必要がある。	数秒
Laser-based gas headspace analysis レーザーベースドガス分析	ガスの量，経路の長さ，内容物は，装置の検出能力に適合していなければならない。	近赤外光の透過が可能であること。	Row 1 分析間隔によって異なる。	低酸素，低炭酸ガス，低水分（水蒸気濃度），あるいは低絶対圧のヘッドスペースを必要とする製品について，レーザーを用いたガス分析により試験サンプルのガスヘッドスペース含有量を定量的に測定する。全試料のリーク率は，読み取り値を時間の関数として計算することにより決定される。	非破壊試験	数秒* 条件により，待機時間としてかなり時間を要することもある。
Mass extraction 吸引ガス重量測定試験	リーク箇所にガスまたは液体が存在すること。リーク箇所に液体が存在する場合は，蒸気圧以下のテスト圧力が必要。製品はリーク経路を詰まらせてはならない。	剛体，またはパッケージ固定機構付きの柔軟性パッケージ	Row 3 製品（パッケージ，装置，テスト用取付け器具／チャンバー，メソッドパラメータ）により異なる。	試験サンプルを収容する真空試験チャンバー内で，試験サンプルのヘッドスペースの流出または液体製品の揮発によって生じる質量流量の定量的測定。試験サイクル初期の定量的圧力測定値は，より大きなリークの存在を示す。テストサンプル全体のリーク率は，テストサンプルの質量流量の結果を，リーク率の規格および陽性対照を使用した結果と比較することによって決定される。	非破壊試験	数秒から数分
Pressure decay 圧力損失試験	リーク箇所にガスが存在すること。製品（特に液体または半固体）は，漏れの可能性のある場所を覆ってはならない。	圧力検出モードに対応。剛体，またはパッケージ固定機構付きの柔軟性パッケージ	Row 3 製品，パッケージ，装置，メソッドパラメータによって異なる。	加圧された試験サンプル内の圧力降下の定量的測定。圧力降下の測定値は，リーク経路を通るガス漏れの測定値として表される。テストサンプル全体のリーク率は，圧力減衰の結果をリーク率規格および陽性対照を使用した結果と比較することによって決定される。	非破壊試験 ただし，試験試料内部にアクセスするための手段が試験試料のバリア性を損なわない限り。	パッケージの容量と必要なリーク検出限界により，数分～数日
Tracer gas detection, vacuum mode トレーサーガス検出試験，真空モード	トレーサーガスはパッケージに添加しなければならない。トレーサーガスは，リークテストを行うパッケージ表面にアクセスできなければならない。	高真空試験条件にも耐える剛体，またはパッケージ固定機構付きの柔軟性パッケージ。トレーサーガス透過性が制限される。	Row 1 装置の性能および試験サンプル取付け器具により異なる。	真空チャンバー内に設置されたトレーサーで満たされた試験試料から放出されるトレーサーガスのリーク率を，分光分析により定量的に測定する。全試料リーク率は，測定されたトレーサーリーク率を試験試料中のトレーサー濃度で標準化することにより算出される。	非破壊試験 ただし，トレーサーガスがパッケージ内に導入され，試験サンプルのバリア性が損なわれる場合は除く。	数秒から数分

つづく

決定論的リークテスト技術	パッケージ内容物条件	パッケージ要件	リーク検出限界	測定結果およびデータ分析	パッケージに対するメソッドの影響	試験に要する時間
Vacuum decay 真空度損失試験	リーク箇所にガスまたは液体が存在すること。リーク箇所に液体が存在する場合は，蒸気圧以下でのテスト圧力が必要。製品はリーク経路を詰まらせてはならない。	剛体，またはパッケージ固定機構付きの柔軟性パッケージ	Row 3 製品パッケージ，装置，試験サンプルチャンバー，メソッドパラメータにより異なる。	真空減衰の測定値は，試験試料からのヘッドスペースの脱出，または液体製品の揮発の尺度である。試験試料全体のリーク率は，試験試料の真空減衰結果を，リーク率規格および陽性対照を用いて実施された試験結果と比較することにより決定される。	非破壊試験	数秒から数分

価を行う物理化学的な手法である「決定論的リークテスト」と，微生物チャレンジ試験に代表されるような，目視での確認等の定性的な評価を行い，結果にランダム性があり，試験実施に多くのサンプルサイズを有する「確率的リークテスト」に大別される。以下に，各容器完全性試験法の特徴を記載する。

(1) 決定論的リークテスト

①高電圧リーク検出

高電圧（20kV程度）の交流電圧により流れる電流値を計測し欠陥の有無を検出する試験法である。容器が非伝導性で，内容液が導電性である場合に適応であるため，凍結乾燥製剤は対象外となる。ピンホールの大きさによる測定値の相関性はないが，0.2μm程度の微量な漏れ量の選別が可能である。ブローフィルシールやアンプル製剤といった剤形に対して頻用される[7]。

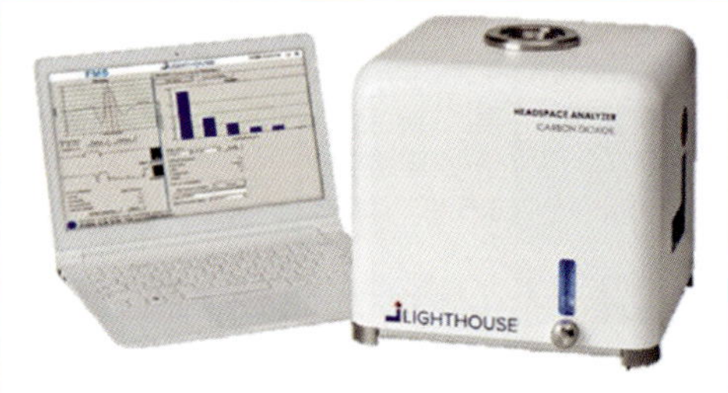

レーザーベースドガスヘッドスペース分析装置
〔LIGHTHOUSE Instruments〕

②レーザーベースドガスヘッドスペース分析

近赤外線（IR）レーザー光等により，ヘッドスペース空間の酸素，二酸化炭素，水蒸気および内部圧力を測定することで，リークによる容器外からの気体侵入を評価する。漏れ量は時間的係数で表される。シリンジ，バイアル，IVバッグ等さまざまな容器に使用することができる。

③吸引ガス重量測定試験

検体を，真空下に置かれた質量抽出試験機（Mass Extraction Tester）に入れ，リークの有無をチェックする。所定のリークしきい値以下のマスフロー値は「合格」，以上の値は「不合格」となる。

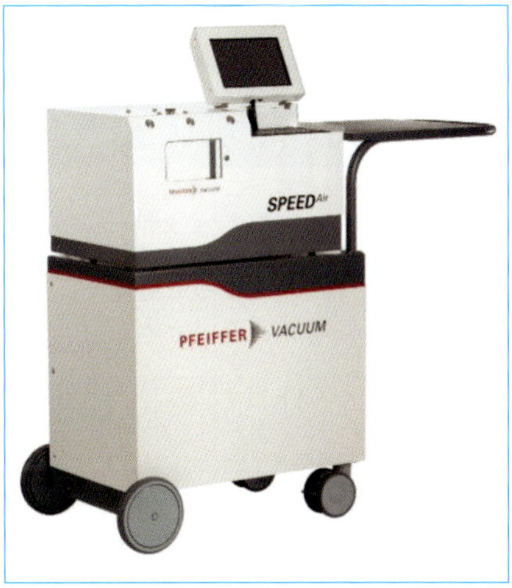

Mass Extraction 分析装置〔PFEIFFER社，画像は伯東株式会社より提供〕

④圧力損失試験

検体を密閉し，所定のレベルまで加圧し，密閉容器内の圧力を連続的にモニタリングする。密閉容器内の圧力減衰がなければリークはなく，あればその減衰速度でリークの大きさを判断する。圧力変化に弱い容器には適さない。

⑤トレーサーガス検出試験

質量分析計に基づいた漏れ検出器で，水素やヘリウムなどのトレーサーガスの漏れ率を定量的に測定する。試料容器にトレーサーガスを充填し，真空チャンバーに入れる。チャンバーを減圧すると，漏れたガスが分析器に吸引される。ヘリウムガス等を充填した検体を作製する必要がある。検出感度は非常に高いが，ヘリウムガスがプラスチックやゴム栓を透過する場合もあるため，検体作製，試験法設定に留意する必要がある。

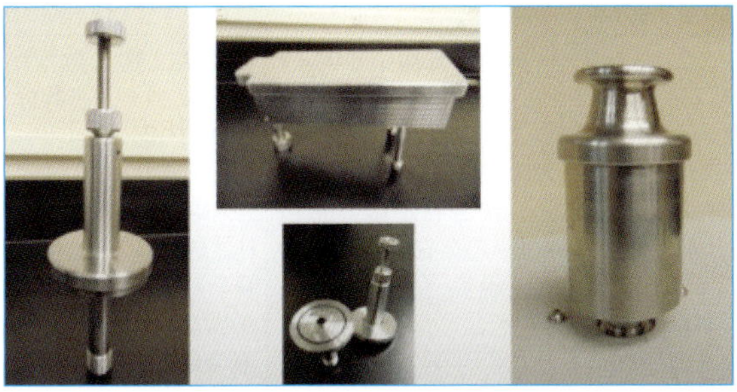

ヘリウムリークテスト用チャンバー
（左：シリンジ用，右，バイアル用）

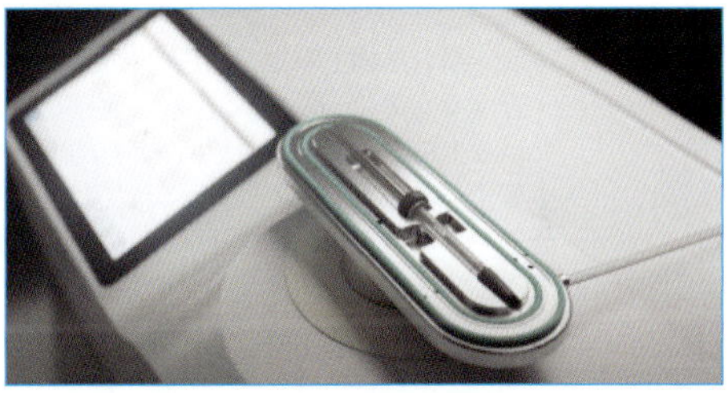

ヘリウムリークテスター〔PFEIFFER社，画像は伯東株式会社より提供〕

⑥真空度損失試験

検体を真空チャンバーに入れて，所定の真空度に達するまで排気する。真空度をセンサーで測定し，時間経過による変化を観察する。漏れのない試料では，包装材料から放出されるガスや水蒸気によって，真空度がわずかに上昇し（アウトガス現象），漏れのある試料では，アウトガス現象に加えて，包装内部から欠陥を通してガスや液体が流出するため，真空度の上昇がより大きくなる。

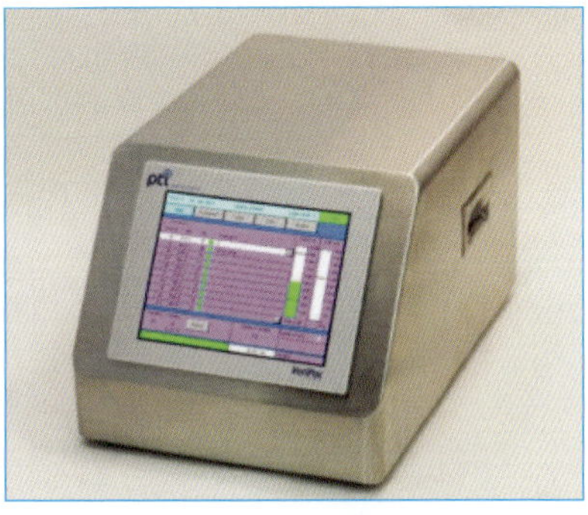

Vacuum Decay 分析装置
〔PTI社，画像はデンコム株式会社より提供〕

表5.6.3　確率論的リークテスト技術

確率論的リークテスト技術	パッケージ内容物条件	パッケージ要件	リーク検出限界	測定結果およびデータ分析	パッケージに対するメソッドの影響	試験に要する時間
Bubble emission バブルの発生	リーク箇所にガスが存在すること。製品（特に液体または半固体では）がリークテストを行うパッケージ表面を覆っていないこと。	剛体，またはパッケージ固定機構付きの柔軟性パッケージ	Row 4 製品パッケージ，試験サンプルの固定具と位置，メソッドパラメータ，分析者の技術とスキルによって異なる。	試料が水中に浸漬され，差圧条件にさらされている間に，試験試料のヘッドスペースから気泡が漏出することによって生じる気泡の放出を，目視検査によって定性的に測定する。もしくは，試料表面を界面活性剤にさらす。連続的な気泡の放出は，リークの存在，位置，および相対的な大きさを示す。	破壊的試験	数分
Microbial challenge, immersion exposure 微生物チャレンジ，浸漬暴露	増殖を促進する培地または製品。方法の信頼性を確保するために必要な，リーク箇所の液体の存在。	圧力や浸漬に耐えられること。剛体，またはパッケージ固定機構付きの柔軟性パッケージ	Row 4 容器密閉度，試験サンプルの固定具と位置，チャレンジ条件の厳しさ，固有の生物学的多様性により異なる。	微生物増殖支援培地または製品で満たされた試験サンプル内部の微生物増殖の目視検査による定性的測定。差圧条件に暴露されながら高濃度に汚染されたチャレンジ培地に浸漬した後，微生物の増殖を促すために培養を行う。試験試料内の増殖は，微生物の受動的または能動的な侵入を可能にする試験試料の漏出部位の存在を示す。	破壊的試験	数週間
Tracer gas detection, sniffer mode トレーサーガス検知，スニファーモード	トレーサーガスはパッケージに添加しなければならない。トレーサーガスは，漏れを検査するためにパッケージの表面にアクセスできなければならない。	プローブがアクセス可能なリーク箇所であること。トレーサーガスの透過が制限される。	Row 2 テストサンプル，メソッドパラメータ，試験サンプル治具，分析者の技術やスキルによって異なる。最適な試験条件下では，より小さなリーク検出が可能な場合もある。	スニファープローブを用いてサンプリングされた，トレーサーで満たされた試験サンプルの外表面付近のトレーサーガスの分光分析による定量的測定。合否判定限界値以上のトレーサーの存在は，リークの存在と場所を示す。	非破壊試験ただし，パッケージ内部へのトレーサーガス導入により試験サンプルのバリア性が損なわれる場合は除く。	数秒から数分
Tracer liquid トレーサー液体試験法	内容物が液体トレーサーに適合すること。リーク経路を詰まらせないこと。	剛体，またはパッケージ固定機構付きの柔軟性パッケージ。液浸に耐えること。液体トレーサー検出モードに適合すること。	Row 4 容器の密閉度，試験サンプル治具と位置，課題条件の厳しさ，トレーサー液の含有量によって異なる。化学分析トレーサー検出を用いた最適な試験条件下では，より小さなリーク検出が可能な場合がある。	トレーサーをチャージした液体に浸漬した試験試料中のトレーサーを，差圧条件下で測定する。あるいは，トレーサーをチャージした試験サンプルを，トレーサーを含まない回収液に浸漬してもよい。トレーサー移動の測定は，定量的（化学分析による；小さな漏れを検知するための好ましい方法）または定性的（目視検査による）に行うことができる。トレーサーの存在は，トレーサー通過が可能なリーク部位を示す。トレーサーの大きさは，相対的な漏れの大きさを示すことがある（単一の漏れの経路を想定）。	破壊的試験	数分から数時間

表5.6.4　USP<1207.1>記載の空気の漏れ量および孔径とカテゴリー区分

Row	空気の漏れ量［std・cm^3/sec］	孔径［μm］
1	＜1.4×10^{-6}	＜0.1
2	1.4×10^{-6}～1.4×10^{-4}	0.1～1.0
3	＞1.4×10^{-4}～3.6×10^{-3}	＞1.0～5.0
4	＞3.6×10^{-3}～1.4×10^{-2}	＞5.0～10.0
5	＞1.4×10^{-2}～0.36	＞10.0～50.0
6	＞0.36	＞50.0

(2) 確率論的リークテスト

①バブル発生試験

包装された製品に気泡を発生させることでリークを検出する方法。包装に圧力をかけて水中に沈め，視覚的にリークを探す。システムに真空をかけることで，包装の外部圧力が低下し，空気やガスが包装から漏れ出し，気泡の流れを作る。これにより，リークの位置を容易に特定できる。

②微生物チャレンジ試験

適切な微生物を選択した後，微生物が含まれる環境（培養液）に試料（内容物を滅菌された培地成分等，微生物が生育可能な条件とする）を浸漬する。その後，試料を適切な条件下で培養し，微生物の成長を確認する。試験前と試験後の微生物の増殖からリークを判定する。微生物侵入を直接的に評価することが可能な試験である。PDAのテクニカルレポート[8)]において使用報告のある菌種として，*Escherichia coli*，*Serratia marcesans*，*Clostridium sporogenes*，*Pseudomonas aeruginosa*，*Staphylococcus epidermidis*，*Brevundimonas diminuta*が挙げられている。対象製剤の想定される製造，保管，輸送条件等を考慮し設定リスクに基づき試験条件を設定することが望ましい。

微生物チャレンジ試験の試験法が示された一例として，日本において，「塩化ビニル樹脂製血液セット基準（昭和40年9月28日，厚生省告示第448号）」が制定されたとき，「Ⅳ-8　微生物透過性試験」が導入され，30年近く試験法として存在した。上記の試験は，バイオセーフティを無視した非科学的な試験法であり，平成11年3月30日限りで廃止された。

③トレーサー液体試験法

トレーサー液を含まない検体をトレーサー液に沈めて減圧し，一定時間保持してから大気開放する。その後，検体内部へのトレーサー液の侵入を目視検査または化学分析にて測定する。

トレーサー液を含む検体を，トレーサー液を含まない溶液に沈め，同様の方式で漏出したトレーサー液を測定する方式もある。一般的にトレーサー液用の色素にはメチレンブルーが頻用される。公定書に記載される代表的な試験法を表5.6.5に示す。

表5.6.5　公定書記載のトレーサー液体試験法の試験条件

項目	USP <381> Ph.Eur.3.2.9	ISO 8362-5 Annex C
染料	0.1%メチレンブルー溶液	
圧力	−27kPa	−25kPa
減圧時間	10分	30分
常圧放置時間	30分	30分
検出方法	目視検査	

定性的漏れ試験である「確率的リークテスト」は測定条件により結果が大きく変動し，科学的な妥当性や評価基準の根拠が不明確であるため，試験の妥当性が示すことが可能であれば，定量的な数値として結果が得られる「決定論的リークテスト」での完全性評価が望ましい。しかし，微生物侵入がないことを論理的に示すことの難易度が高く，コスト面での機器の導入ハードルの高さなどの点から実際の各製薬企業では，古典的手法である「確率的リークテスト」が頻用されているのが現状である。

日本PDA製薬学会 無菌製品GMP委員会で各製薬会社に対してアンケートを取った結果（図5.6.1[9]），包装完全性評価において，最も実施されている試験はトレーサー液体試験法であった。トレーサー液体試験法は古典的な試験方法であるが，幅広いパッケージに使用可能であり，また高価な装置を必要としないため，導入障壁も低い。試験感度の適格性が示すことができれば，各社にとって非常に有用な試験法といえる。微生物侵入の観点で，包装完全性評価を行う場合，微生物チャレンジ試験が最も直接的な評価であるが，微生物チャレンジ試験は菌管理の煩雑さにより，試験の不確実性が生じうるため，試験難易度が高い。加えて，実験環境の構築難易度や，培養に時間を要するため試験に長期間を必要とする点などに課題があり，代替となるリーク

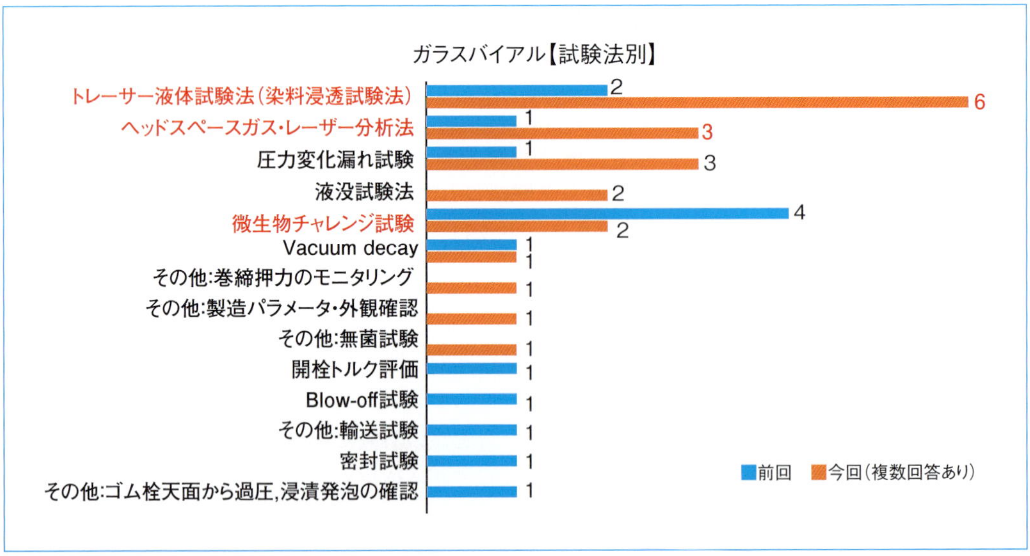

図5.6.1　各製薬企業で実施される包装完全性試験
（対象：ガラスバイアル）（青：2016年（7社対象），橙2021年（8社対象））

試験の実施が可能となることが各社で望まれている。

5.6.4 包装完全性評価に用いられる近似欠陥

容器完全性試験の試験感度を決定するうえで，実際に生じる欠陥を模した，近似欠陥が使用される。近似欠陥の孔径サイズ等の因子を振ることでさまざまな漏れ量の検体を作製することができる。また，実際に試験を行う際の試験の妥当性を保証するうえでの陽性検体としても用いられる。近似欠陥は包装容器に加工を施し作製する。各容器に発生しやすい自然な欠陥形状に基づき，適切な穴開け方法や形状を選択することが望ましい。以下に代表的な近似欠陥とその特徴を記載する（画像はいずれもOptek社より提供）。また，PDAのテクニカルレポート[10]にも各近似欠陥の特徴が記載されている。

①ワイヤー検体（図5.6.2）

バイアルとゴム栓の間にワイヤーを入れ，不完全な巻締め状態を再現した検体であり，実検体において髪の毛等の異物が挟み込んだ欠陥を再現することができる。漏れサイズはワイヤー直径と巻締め力により，理論計算可能である[11]。漏れサイズは，時間と材料の変化とともに変化する可能性がある。比較的作製が容易であり，多量に作製することが可能である。主にバイアル製剤に適用されるがシリンジ製剤にも適用可能である。

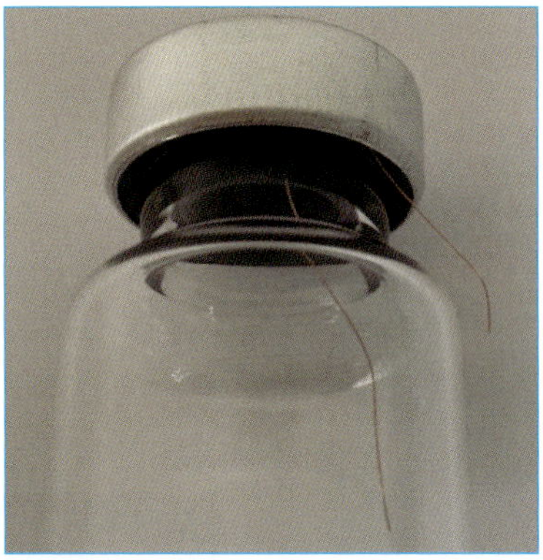

図5.6.2 ワイヤーを用いた不良検体

②薄板検体（図5.6.3）

穴のある薄い材質を容器に貼りつけ，糊等で付着し，密封して作製する。貼りつける前に，容器に大きい穴を開ける必要がある。孔径サイズにより漏れ量を調整可能である。糊等により接着するため，接着が不十分な場合，接着部分からの漏れが発生するリスクがある。比較的簡便に調整可能であり，バッグ製剤等の柔軟性のある検体に関しても適用可能である。

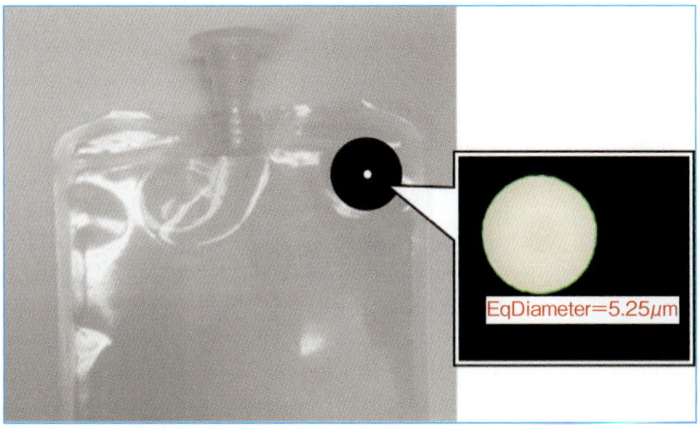

図5.6.3 薄板を用いた不良検体のイメージ図

③マイクロピペット検体（図5.6.4）

先端にテーパーのあるガラス細管を検体に差し込んで作製する。孔径を振ることで流量を調整することが可能である。先端直径0.1 μmまで作製可能であり，微小サイズの評価が可能である。一方，ピペット内に残存する空気が試験結果に影響する可能性がある。樹脂や糊等により接着するため，接着部分からの漏れが発生するリスクがある。また，ピペットの先端が割れやすく検体作製難易度は高い。保存，運送，使用は慎重に行う必要がある。

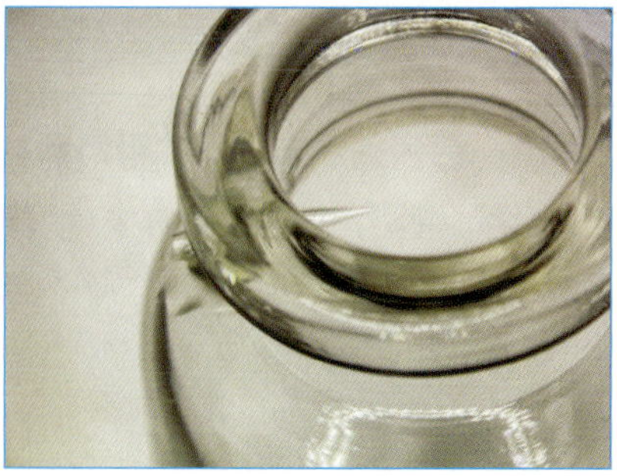

図5.6.4　マイクロピペットを用いた不良検体

④マイクロキャピラリー検体（図5.6.5）

中が空洞となったキャピラリーを検体に差し込んで作製する。内径（数μm～数十μm）と，キャピラリー長の調整により流量を調整すること可能である。一方，毛細管の穴形状は自然な漏れ穴形状とは異なる（全長にわたり，内径が均一）ため，実際に発生する欠陥とは異なる。糊や樹脂により接着するため，接着部分からの漏れが発生するリスクがある。

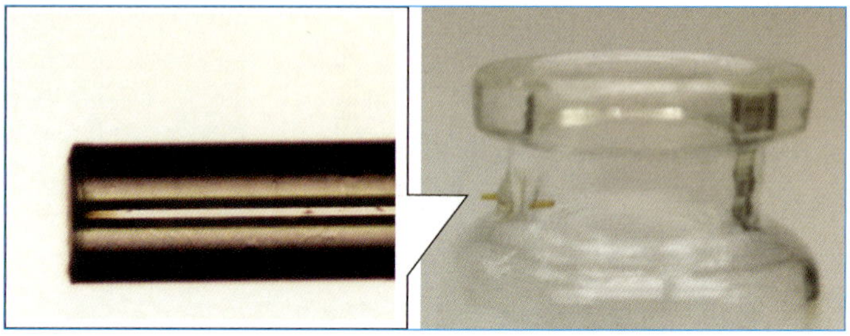

図5.6.5　マイクロキャピラリーを用いた不良検体

⑤レーザードリル検体（図5.6.6）

レーザーを用いて，検体に穴を開け作製する。すべての材質（ガラス，プラスチック，金属等）に加工が可能。加工，保存，使用の際，デブリや埃で穴が詰まる可能性がある。糊等を使

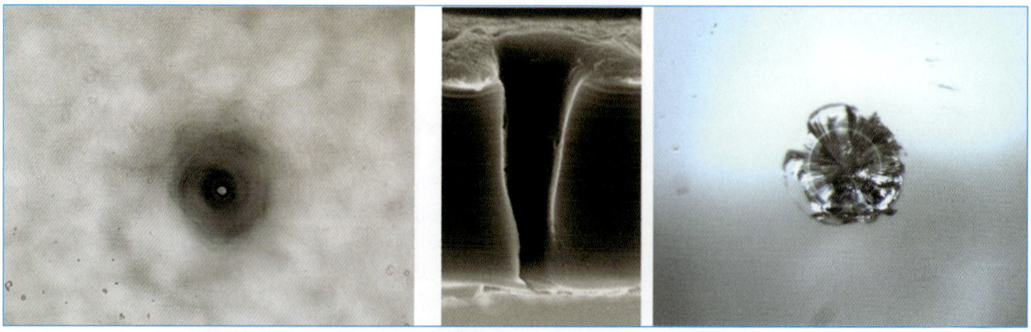

図5.6.6　レーザードリルを用いた不良検体
（左：ピンホール，中央：テーパー型のピンホール，左：クラック）

用しないため，穴部分以外からの漏れの影響を受けない。ピンホール，テーパー状，クラック等さまざまな形状の加工が可能であり，自然発生に近い欠陥形状の作製が可能である。

近似欠陥にはさまざまな種類があるため，①測定する包装容器の材質，形状，②実施する容器完全性試験法，③必要な試験感度を考慮して適切な近似欠陥を選定する必要がある。

5.6.5　微生物侵入の観点における最大許容漏れ限度の設定

微生物侵入の観点で包装完全性を評価するには，直接的に微生物の侵入を評価する微生物チャレンジ試験の実施が望ましいと考えられるが，前述の通り，微生物チャレンジ試験の実施難易度の高さから，代替となる試験法の設定が各社で望まれている。微生物チャレンジでの直接的な微生物侵入評価を代替するためには，微生物侵入のないことを示すことが可能な「最大許容漏れ限度」を特定し，その「最大許容漏れ限度」を測定することができる試験系を構築することが必要となる。この微生物侵入の観点での最大許容漏れ限度の設定に関して，USP<1207>に6×10^{-6} mbar·L/s（≒6×10^{-6} std・cm^3/sec）（ヘリウムガスリークの漏れ量）の漏れ量であれば，微生物の侵入を無視することができるとの具体的な記載がある。この数字の根拠は1997年発行のPDAジャーナル[12]の実験結果が根拠となっている。本実験では各孔径のマイクロピペットを用いた不良欠陥を用いて微生物チャレンジ試験を行い，微生物の侵入が認められなかった不良欠陥の孔径（0.1～0.3 μm）を特定し，微生物の侵入が認められなかった孔径の不良欠陥に対してトレーサーガス検出試験にて漏れ量を検出している。そのヘリウムガスの漏れ量が「最大許容漏れ限度」となり，この流量以下の漏れ量であることが確認できれば，微生物の侵入がないことは自明で，微生物チャレンジ試験は不要となると考えられる。しかし，この漏れ量の数値は極めて微量であり，ヘリウムガスを用いたトレーサーガス検出試験の試験系では，ヘリウムガスの透過性，付着性等の作用が試験精度を阻害する可能性がある。特に無菌医薬品の一次容器に頻用されるゴム栓などはガス透過が激しく，プラスチック素材においても，ガスの染み込みによる付着で1×10^{-5}～10^{-6} std・cm^3/sec程度の誤差が生ずる可能性がある。また，容器ヘッドスペースをヘリウムに置換して検体作製を行う必要があり作製難易度も高く，この水準の漏れ量を検出する試験系を構築する難易度は極めて高いと考えられる。そのため，この漏れ量以上の範囲の測定可能な範囲の漏れ量で，微生物の侵入が評価可能であるという妥当性を示す必要がある。つまり，設定する容器完全性試験の検出感度および規格値が，微生物侵入がないことを証明できる水準であることを示す必要がある。この妥当性を説明するために，試験法設定段階で微生物チャレンジ試験と漏れ試験との相関評価を実施することが有意義であると考えられる。微生物チャレンジ試験との相関の評価の方針に関して，一案を以下に述べる（図5.6.7[14]）。

①まず，通常の製造工程で発生しうる典型欠陥を想定する。例えば，バイアル製剤の場合，巻締め不良品，打栓不良品，容器の割れ，異物の挟み込み等が想定される。

②想定される典型欠陥に類似する近似欠陥を作製する。近似欠陥として，ワイヤー検体，マイクロキャピラリー検体，マイクロピペット検体，レーザードリル検体等が一般的に用いられる。典型欠陥と近似欠陥の類似性の説明は，形状の類似性，典型欠陥の漏れ量との同等性等から説明する。

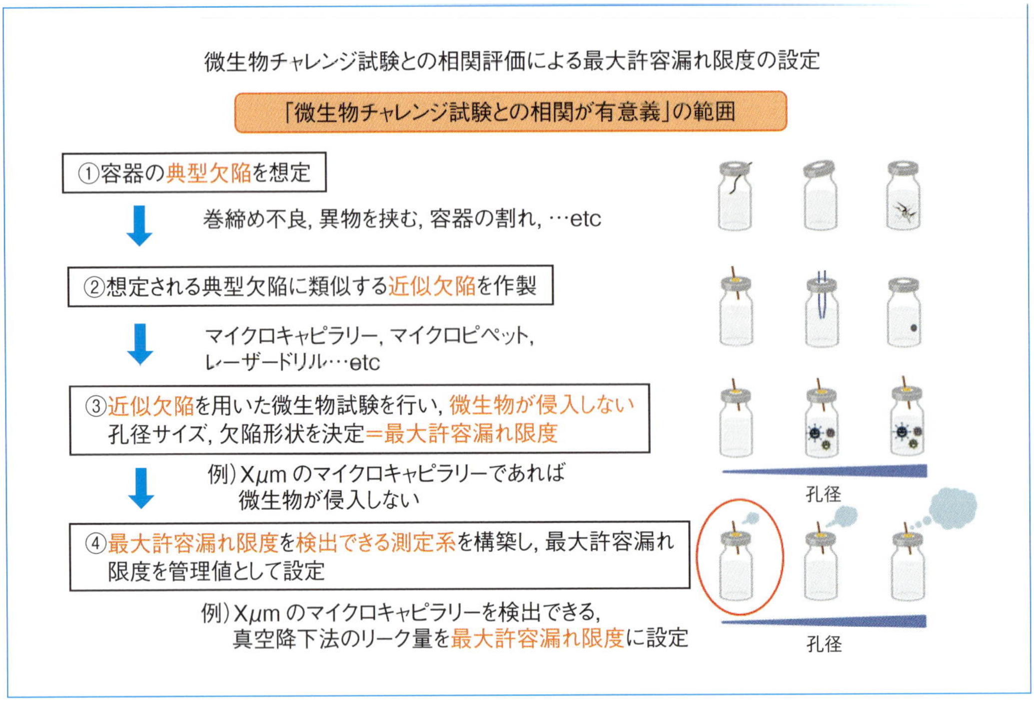

図5.6.7　微生物チャレンジ試験との相対評価による最大許容漏れ限度の設定

③ワイヤー検体，マイクロキャピラリー検体，マイクロピペット検体，レーザードリル検体といった近似欠陥の孔径サイズや，キャピラリーサイズを振り，近似欠陥を用いた微生物チャレンジ試験を行う。その後，微生物が侵入しない孔径サイズ，欠陥形状を特定し，微生物チャレンジ試験の試験感度を明確化する。微生物の侵入が認められなかった近似欠陥のサイズが「最大許容漏れ限度」となる。

④上記で特定した微生物が侵入しないサイズの近似欠陥を検出できる「決定論的リークテスト」の容器完全性試験の測定系を構築し，その孔径サイズでの漏れ量を「最大許容漏れ限度」に設定する。以降の管理方針として，この「最大許容漏れ限度」を管理値として設定し，設計した容器が「最大許容漏れ限度」以下であることを容器完全性試験により示すことで，包装完全性を保証する。

近似欠陥を用いて，「確率的リークテスト」である微生物試験の検出感度を明確化し，その近似欠陥のリーク量を「決定論的リークテスト」により定量化することで，微生物侵入の観点での「最大許容漏れ限度」を設定することが可能となると考えられる。一案として微生物汚染の観点の「最大許容漏れ限度」の設定方針を述べたが，各社で設定した容器完全性試験法の妥当性を論理的に説明できる体制を構築することが重要になると考えられる。

5.6.6 ガスが製品品質に影響を及ぼす場合の最大許容漏れ限度

ここまで，微生物侵入の観点での「最大許容漏れ限度」について言及してきたが，USP<1207>の記載において，容器のヘッドスペース中のガス（酸素等）が製剤の品質に影響を及ぼす場合にはガスの流入や透過等を考慮して，「最大許容漏れ限度」を設定することが求められている。そのためには，製剤の開発段階において，製品の品質にガスが影響するかどうかを確認する必要がある。ヘッドスペース内の酸素により製剤の不純物が経時的に増加する製剤もあり[13]，その許容値は化合物の物性や，毒性情報により製剤ごとに異なるため，製品固有の安定性プロファイル（ヘッドスペース内のガスと，製品品質との相関）を取得する必要がある。取得されたデータから製品の保管期間を考慮し，ヘッドスペース内のガスの最大許容値（何％の酸素濃度以下であれば不純物が規格内である等）を設定する必要がある。

ヘッドスペース内のガスが製品品質に影響する場合は，ガスの影響と微生物侵入の両面を考慮した「最大許容漏れ限度」の設定が必要になる。一般的にガスの影響に基づいた「最大許容漏れ限度」が，微生物侵入の観点よりもより厳しくなると考えられるため，ガスの影響がない場合，前述のような微生物侵入の観点のみ考慮した，「最大許容漏れ限度」の設定を行えばよい。ガスの影響を考慮した「最大許容漏れ限度」の設定に影響を与える因子についてヘッドスペースの窒素置換が必要なバイアル製剤を一例として，以下に述べる（図5.6.8[14]）。

(1) 巻締め前のヘッドスペース内酸素濃度

適切に巻締めした場合において，どの程度のヘッドスペース内の酸素濃度となるのかが，許容漏れ限度に影響を与える。例えば，窒素置換を行う製剤の場合，バイアルに充填する窒素ガスの品質を考慮する必要がある。日本薬局方における窒素ガスの規格は純度99.5％であるため，最大では0.5％程度その他のガスが含まれる可能性がある。加えて，製造ラインの窒素置換効率を考

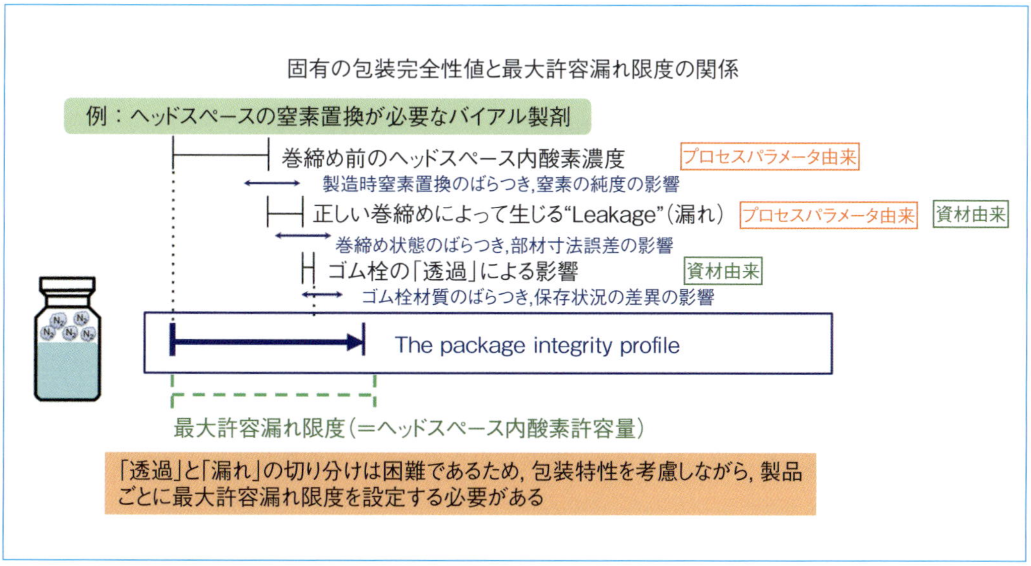

図5.6.8 固有の包装完全性と最大許容漏れ限度の関係

慮する必要がある。凍結乾燥製剤の場合は，凍結乾燥庫内での復圧用窒素のヘッドスペース置換効率がどの程度になるか，液剤の場合は，充填ラインでの窒素置換効率がどの程度になるか，製造プロセスの設計段階で確認し，適切に巻締めを行った場合で，ヘッドスペース内の酸素濃度がどの程度になるか，プロファイリングを行うことが重要となる。

(2) 正しい巻締めによって生じる"Leakage"（漏れ）

容器の設計段階で，設計した一次容器においてどの程度の漏れが生じうるのかをプロファイリングしておくことが重要となる。バイアルの口部の形状（Blowbackの有無）により，漏れ量が変動するという報告[15]もあり，選定した一次容器の嵌合性が漏れに及ぼす影響を考慮する必要があり，資材由来の因子が重要となる。また，ゴム栓の浮きの程度も漏れ量に影響を及ぼすため，ゴム栓浮きセンサーの管理値，打栓圧力，巻締め圧力といった製造プロセスパラメータ由来の因子も影響する。選定した一次容器で適切な製造条件で製造を行った際にどの程度の漏れがあるのかプロファイリングを行うことが重要となる。

(3) ゴム栓の「透過」による影響

バイアルのガス透過がヘッドスペース内の酸素濃度に与える影響を評価し，一次容器設計を行うことも重要となる。ガラス容器に関しては気体の透過係数が極めて小さく，ガス透過の影響は少ないため，本ケースではゴム栓の透過の影響のみ考慮する必要がある。保管期間中において経時的にヘッドスペース中の酸素濃度が変化することが知られており[16]，材質により透過量に差があることも示唆されている。ガスが品質に与える影響が大きい製剤に関しては一次容器として，適切なゴム栓の種類を選択することが必要となる。

安定性プロファイルに基づき設定されたヘッドスペース内のガス濃度の規格値を達成するための「最大許容漏れ限度」を設定することが，製品品質を担保するために必要となる。そのためには上記で示した，(1)巻締め前のヘッドスペース内酸素濃度，(2)正しい巻締めによって生じる"Leakage"（漏れ），(3)ゴム栓の「透過」による影響を，製剤の開発段階で考慮し，潜在的な漏れ量を見積もることが重要となる。容器設計段階で，この潜在的な漏れ量が「最大許容漏れ限度」以下となるように設計する必要があると考えられる。

おわりに

本項では，医薬品の包装完全性の保証の重要性について，当局の指摘事例および発出されているレギュレーションの記載事項を踏まえ解説を行った。包装完全性の破綻は，微生物汚染および製品品質の劣化を引き起こし，患者の健康被害に直結するため，包装完全性の保証は無菌医薬品を製造するうえでの必須要件である。各社で設定した容器完全性試験法に関して，「最大許容漏れ限度」の観点から論理的に妥当性を示し，包装完全性保証方針を明確化することが重要となる。

■参考文献

1) The United states Pharmacopeia,USP43-NF38
2) https://www.gov.uk/drug-device-alerts/class-3-medicines-recall-bristol-myers-squibb-pharmaceuticals-limited-opdivo-10 – mg-slash-ml-concentrate-for-solution-for-infusion-nivolumab-el-24-a-slash-11（最終閲覧日：2024年4月12日）
3) https://www.fda.gov/inspections-compliance-enforcement-and-criminal-investigations/warning-letters/global-pharma-healthcare-private-limited-657325-10202023（最終閲覧日：2024年4月12日）
4) https://www.fda.gov/inspections-compliance-enforcement-and-criminal-investigations/warning-letters/opto-pharm-pte-ltd-517254-03162017（最終閲覧日：2024年4月12日）
5) 第18改正日本薬局方（2021）
6) PIC/S（2022）：PIC/S GMP Guide, Revised Annex 1（Manufacture of Sterile Medicinal Products）to Guide to Good Manufacturing Practice for Medicinal Products.
7) PDA（2016）：プレフィルド・シリンジ製品のための非破壊による容器の完全性試験"高電圧式リーク検出方式" PDA Journal of GMO and Validation in Japan, Vol. 18, No. 2.
8) PDA（1998）：Technical Report No. 27 Pharmaceutical Package Integrity, Vol. 52, No. 4.
9) 「無菌医薬品の包装完全性評価に関する実態調査-JP18参考情報収載に際した最新の課題抽出-」第9回微生物シンポジウム
10) PDA（2021）：Technical Report No. 86 Industry Challenges and Current Technologies for Pharmaceutical Package Integrity Testing.
11) PDA（2016）：Artificial Leaks in Container Closure Integrity Testing：Nonlinear Finite Element Simulation of Aperture Size Originated by a Copper Wire Sandwiched between the Stopper and the Glass Vial. PDA J Pharm Sci and Tech, 70（4）, p.313-324.
12) PDA（1997）：Pharmaceutical container/closure integrity. II：The relationship between microbial ingress and helium leak rates in rubber-stoppered glass vials. PDA J Pharm Sci and Tech, 51, p.195-202.
13) Effect of Formulation Factors and Oxygen Levels on the Stability of Aqueous Injectable Solution Containing Pemetrexed. Pharmaceutics 2020, 12, p.46
14) 「容器完全性保証における課題と考察」第11回微生物シンポジウム
15) PDA（2020）：Determining Maximum Allowable Rubber Stopper Displacement for Container Closure Integrity（CCI）. PDA J Pharm Sci and Tech, 74, p.688-692.
16) PDA（2019）：Long-Term Study of Container Closure Integrity of Rubber-Glass Vial Systems by Multiple Methods. PDA J Pharm Sci and Tech, 74（1）, p.147-161.

【東　宏樹】

5.7　BFS技術の基本要件

はじめに

本項では，BFS（Blow-Fill-Seal）充填設備（以下，BFS）について，その基本構成や特徴の概要を解説するとともに，無菌医薬品に適用する場合の優位点と留意点などについて解説する。BFSは，1960～1970年代に開発・発売された設備である。時代とともに機能や無菌性の技術も向上・変化している。また基本の仕様（対象の容器形状含め）も同じではないため，BFSを充填に用いる場合でも機能やリスクが同じではないことも本項で解説する。

5.7.1　BFSの基本構成

BFSは，清浄環境下において，プラスチックペレットからプラスチック容器を成型するとともに，同時に薬液の充填と成型による容器の密閉・閉塞を行える，充填品の製造技術である。容器の成型，充填および閉塞を連続してクリーン環境において行うもので，充填中は作業者の介入がなく，高度な無菌環境が維持される。閉鎖系による自動一貫連続工程であるために，製造時の

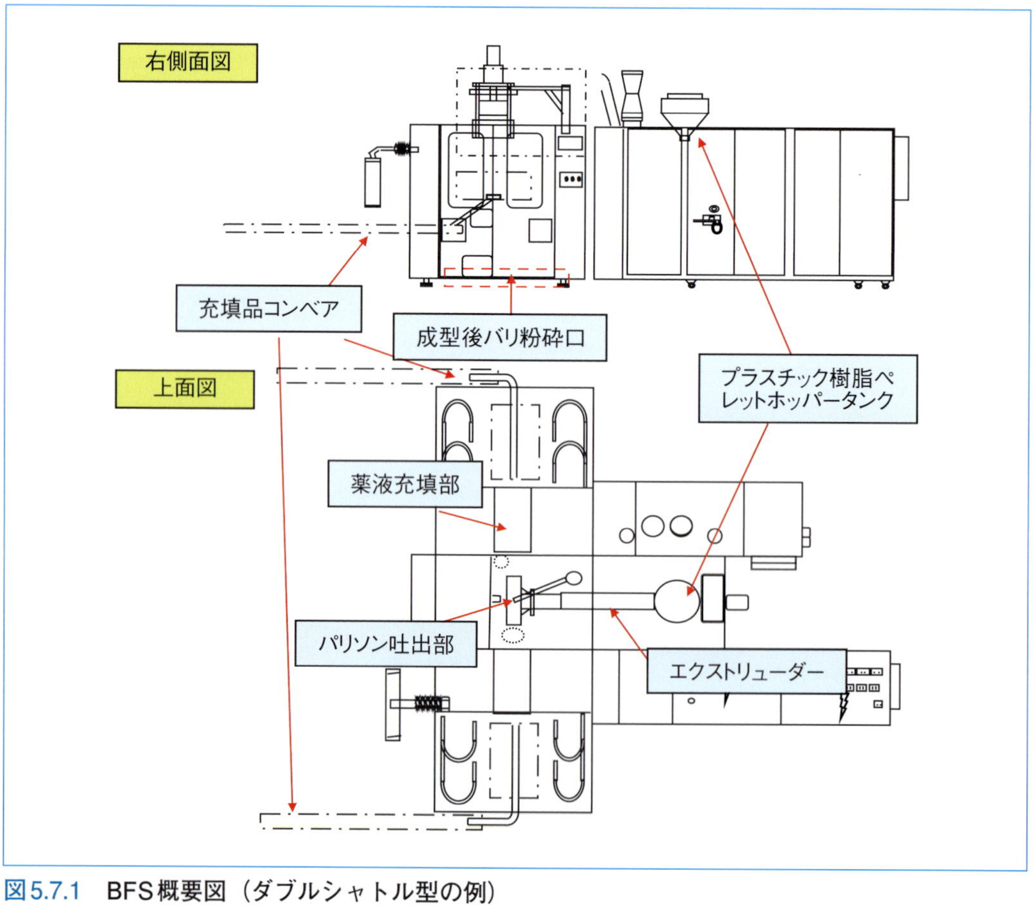

図5.7.1　BFS概要図（ダブルシャトル型の例）

異物発生混入や微生物汚染の機会が少ない点に特徴がある。

BFSは，PE（ポリエチレン樹脂），PP（ポリプロピレン樹脂）が主流のプラスチック樹脂材料であり（他のプラスチック材料もある），注射剤，点眼剤，ジェル軟膏剤，経口剤などの剤形に用いられ，充填液量は0.3mL～1000mLがあるとされている。

ただし，BFS設備の仕様は同じではなく，プラスチック樹脂を溶融と成型，薬液充填，閉塞が完了してしまうもの以外に，キャップや中栓を内部に装着するタイプ，あるいは投薬針，プレフィルドシリンジなど，複雑な製品もあり，それらの加工された材料や部品は外部から投入し，無菌材料を整列や挿入する装置が含まれる仕様のBFS設備がある。あるいはBFSにて成型された充填品に，別途の物を溶着等で一体化する製品もあり，これらの異なるタイプのBFS設備があることから，それぞれの特徴に応じた無菌管理プログラムを構築する必要がある。本項では成型・薬液充填・閉塞の基本的なBFS設備を主に記載する。

(1) 基本的なBFS設備

基本的なタイプのBFSの構成と動作の詳細を説明する（図5.7.1）。基本構成は，プラスチック樹脂材料を受け入れるホッパーから，溶融押し出しをしてパリソンと呼ばれる溶融チューブを作り出すエクストリューダユニット，薬液を一定量計量充填する充填ユニット，成型される容器胴部と閉塞される頭部を成型する成型金型ユニットの構成となる。ブロー成型されたシートから充填品を分離する打ち抜き装置は，本体内に存在するタイプと，別途の機器で分離するタイプがある（図5.7.2）。

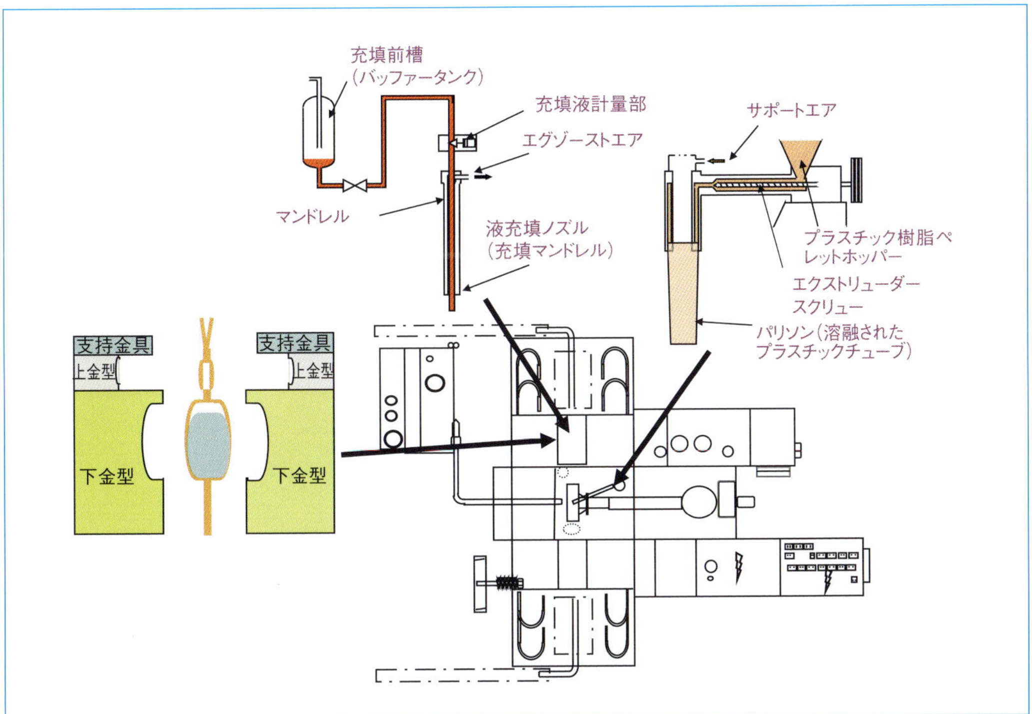

図5.7.2 ダブルシャトル型のBFSの主要ユニット

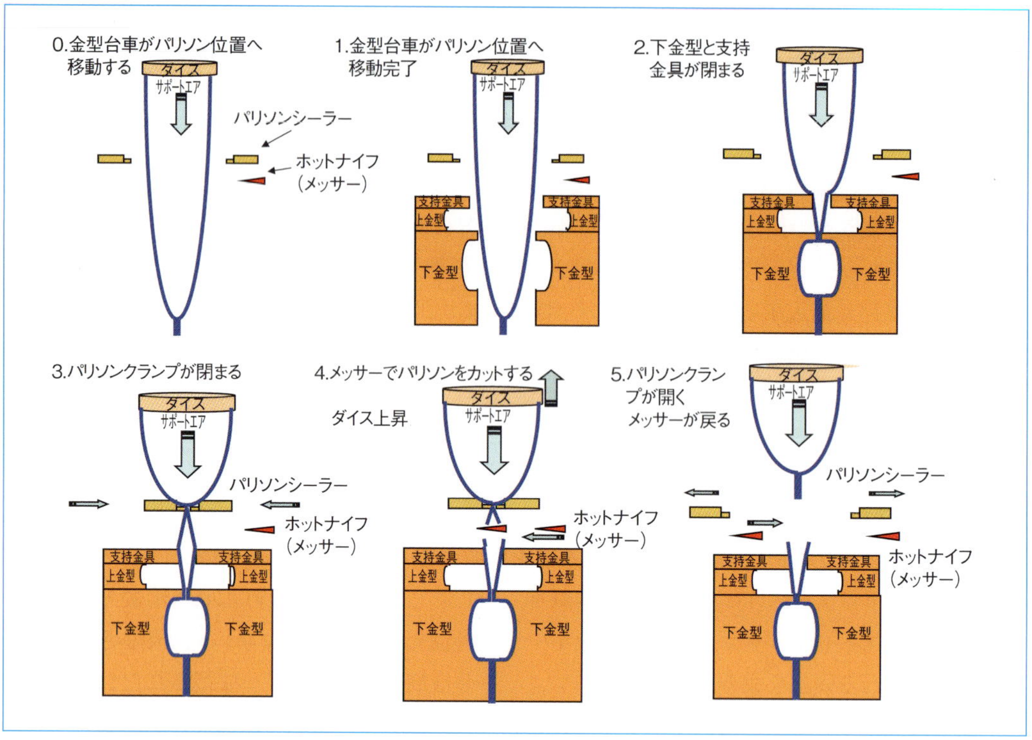

図5.7.3　BFSの成型ステップ（0～5）

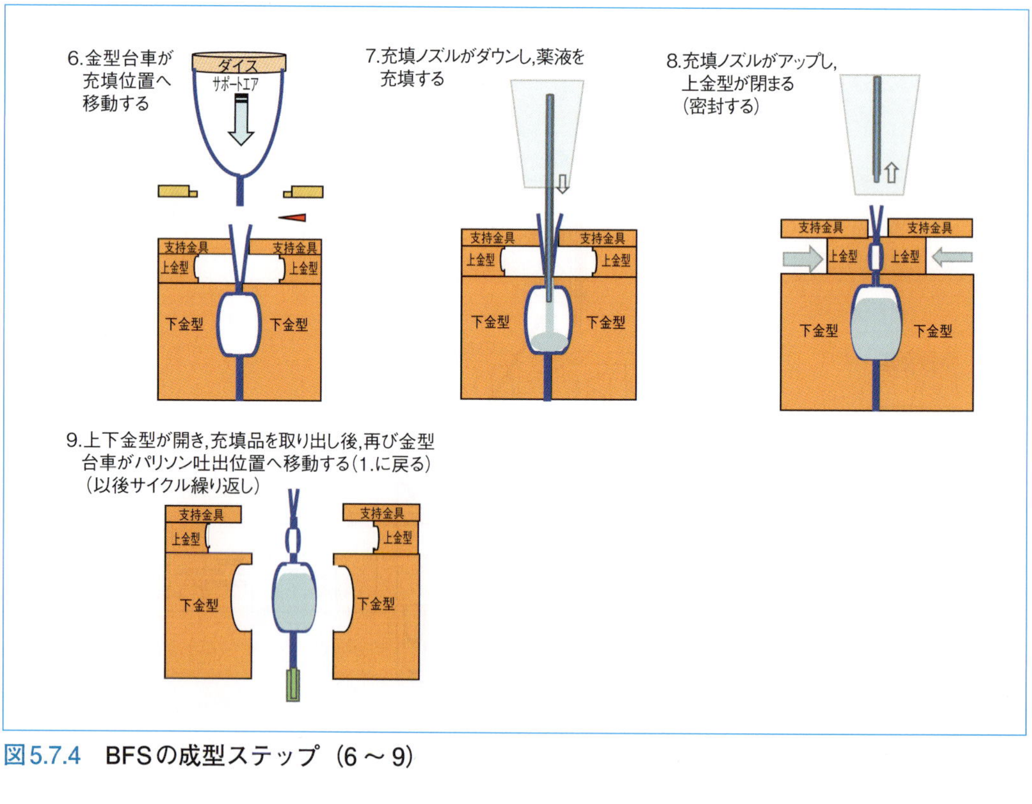

図5.7.4　BFSの成型ステップ（6～9）

成型と薬液充填，閉塞の各ステップをさらに詳細に説明する（図5.7.3，図5.7.4）。

0. パリソン（プラスチック溶融されたチューブ）が一定量（一定の長さ）に吐出される。
1. 金型がパリソン位置に移動。
2. 下金型と支持金具（パリソンを支える金型）が同時閉され，容器胴体部分が成型される（容器胴体部と頭部を逆向きで充填する仕様もあるが，本項では，下金型で容器胴体部を成型する仕様で記載）。
3. パリソン吐出部下を，カット直前にシールする。
4. パリソンをカットし切り離す，3.のパリソン底部をシールした後に，メッサー（ホットナイフ）によるカットは，わずかのタイミング差（あるいはシールとほぼ同タイム）で行われる（メッサーで切断する工程が，後述するBFS特有の環境モニタリングの設定に関連がある工程）。
5. パリソンから完全に切り離され，シャトル台車（金型が取り付けられているベース）が移動し始める。

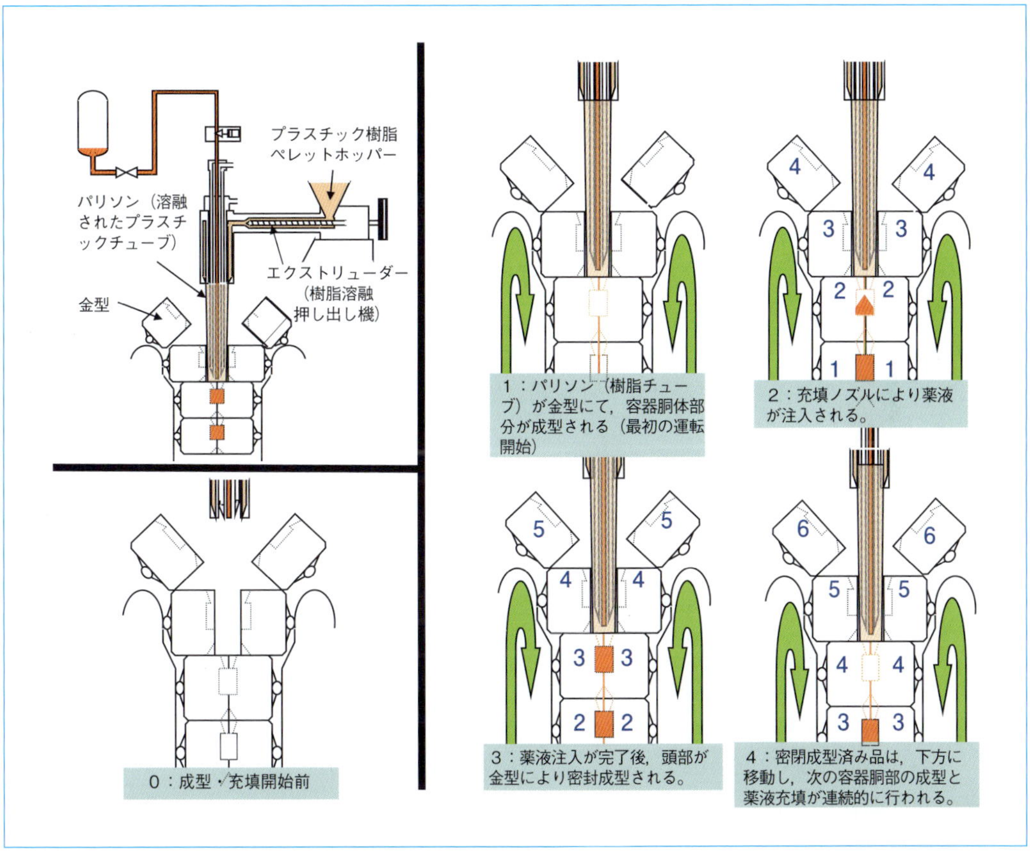

図5.7.5 Aタイプ（ロータリータイプ）のBFS

成型・充填開始後は，2→3→4→2と繰り返えされる。一度運転が開始されると，パリソン内（容器内面となる）は，外部環境とは非接触となる。

6. 薬液充填部に移動。
7. エアシャワールーム内に待機していた充填ノズルが下降し，容器胴体部（下金型成型部）に薬液を充填する。
8. 充填ノズルが上昇するとすぐに上金型が閉塞し，密閉成型を行う。
9. 金型が開き，充填品を次工程に搬送する。これがBFSの基本動作ステップである。溶融されたパリソンチューブ内は無菌化されたサポートエア（滅菌グレードの除菌エアフィルターによる空気を注入している）で満たされており，このパリソンを1サイクルごとに切り離し，胴体部成型，充填，閉塞までが数秒程度で行われるため，一般的な事前に成型された無菌材料を投入して行われる充填工程より，環境に暴露接触している時間とエリアが極端に短時間で小さいことが無菌性確保に優位となっている。

(2) タイプの異なるBFS設備

BFSの成型充填の基本ステップに，さらに他の部材（例えば中栓・キャップ等）を同時に組み入れるタイプも図示した（図5.7.5），この場合は，無菌性の優位性が前述した基本BFSより留意点が増えることになる。それはBFS内で溶融・成型されたものだけでなく，他の成型工程，滅菌工程を経た物などを無菌操作によって投入，あるいはラインや装置内で直前に電子線滅菌する方法等，いずれにしても，無菌工程のエリアが増えること（当然除染や滅菌が必要な部位も増えることになる），および密閉閉塞までの時間が増えることから，同じBFSでも溶融されるプラスチック樹脂単体（材料の多層パリソン含む）を用いるBFSと，他の物を組み込む容器仕様のBFSでは，コンタミネーションのリスクには差が生じる。

一方，基本的なBFSスタイルに比べて，環境に接触がない（あるいは極度に少ない）BFSもある（図5.7.6）。この方式は，パリソンカットを行わない方式であり，パリソン内に充填ノズルを内包したスタイルであることと，胴部成型と閉塞成型を連続させ，成型同時充填を同一場所で行い，基本となってきたシャトル型（前述）のBFSスタイルのように，パリソン吐出エリアと充填場所を行き来する必要がない。一度稼働が始まると，外部環境に一切触れることがなく成型・充填・閉塞が行われ続ける。

この3種類のBFSのスタイルが，主に代表されるBFSである。コンタミネーションの防止レベルの高い順に考察すると，下記に示すタイプA→B→Cの順になろうと考えられる。

タイプA：パリソンカットを行わない無菌環境内で成型閉塞が完結するタイプで，最もコンタミネーション防止レベル高。ロータリータイプともいわれる。近年ではサーボモーターによるモーションで，金型が多連で連なっているロータリー方式でなく，金型が1セットのみで，同様のパリソンカットを行わない機能を有するBFSも開発されているが，Aタイプの分類になる。

タイプB：基本的なBFSで，数秒間程度の短時間で成型・充填・閉塞されるタイプで，パリソン吐出部と充填部が分かれるタイプ（シャトルタイプとも言われる）(図5.7.6)。

タイプC：タイプBの基本スタイルに，他の材料部品を組み合わせて閉塞するタイプ（これもシャトルタイプとなる）(図5.7.6)。

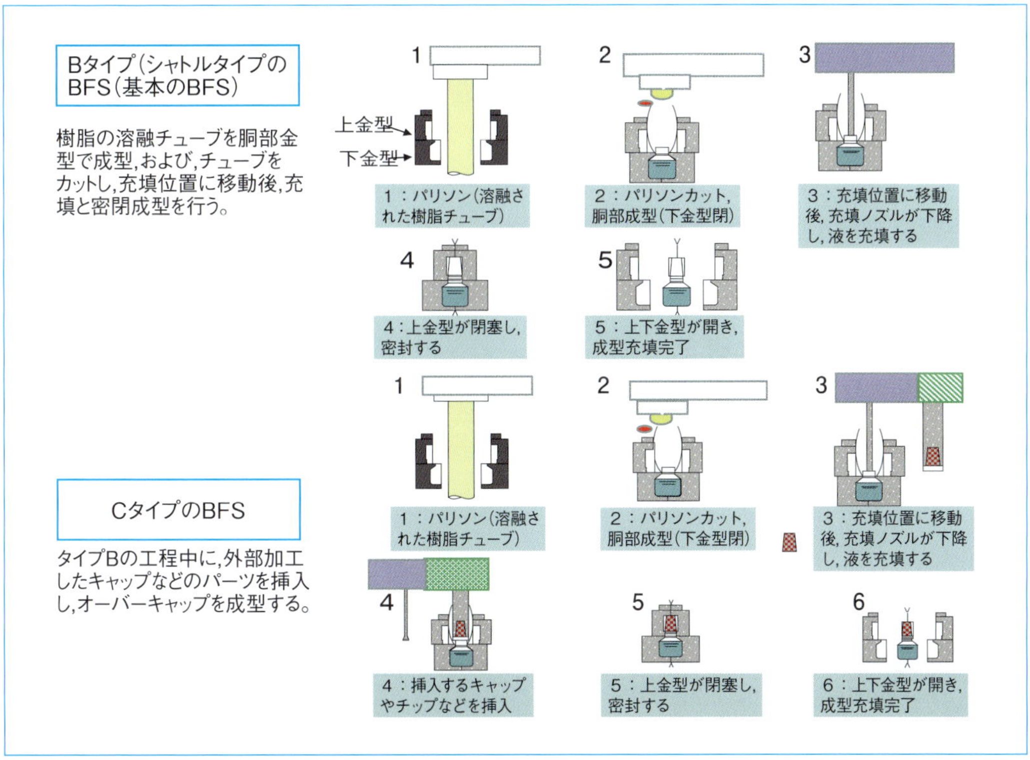

図5.7.6　タイプBとタイプCのBFS（シャトル型）

　ただし，これらタイプA，B，Cによる違いはあるものの，BFSは無菌性や異物コンタミネーションのリスクが高度に抑えられるシステムであり，どのタイプでもその基本的な特徴と優位性は備わっている（本項ではこれらの主要なBFSのタイプとして，タイプA，B，Cとして以後記載）。

5.7.2　環境重要ゾーンの考察と定義

(1) 設置環境の規範

　現在，世界的にGMPの共有や調和が進み，無菌医薬品製造の環境の基本定義は，環境グレードA，B，C，D（グレードと呼ぶ以外に，環境区分分類，環境のクラス等と呼ばれるが同意）とされる。以前はクラス100，あるいはISOのクリーンクラスの名称，または各国や企業ごとで呼び名や名称，定義が異なるものであったが，無菌製剤の製造環境の定義としてハーモナイズが進んだ項目といえる。その環境のモニタリングと管理の項目も，微粒子と微生物を対象とする清浄度のモニタリングが設定されるようになっている。グレードAが最も重要度が高いゾーンとされ，Bはその無菌環境下でのバックグラウンドエリアである。Cはさらにそのバックグラウンドとしてのパスルームの前室（人や物の出入り），あるいは無菌製品（液や材料）が露出する前の段階の工程のエリアとされる。ろ過滅菌前の調製（調剤とも呼ばれる）エリアなどもC区分に該当する。Dはさらにそのバックグラウンドのゾーンエリアとされ，準備や保管などの予備エリアとされる。これらのエリアの使用や管理手法は，コンベンショナルな無菌操作を行う設備の場合，あるいはアイソレータ技術を用いる場合，そしてBFS設備を設置運用する場合でも，クリーン環境のグレードの要件定義が異なることも具体的にGMPガイドラインなどで述べられるようになってきた。

ただし，前項で3種類のタイプ別BFSを説明した通り，コンタミネーション防止レベルは異なることから，一概にBFSの設置環境の定義は一様ではなく，個々にリスク評価を行い設定と管理すべきである。

(2) GMPガイドラインとBFS

PIC/S-GMPガイドラインのAnnex 1のBFSに関する環境グレードの定義では，以下の記載がある[1)]。

『8.105
Blow-Fill-Seal equipment used for the manufacture of products which are terminally sterilised should be installed in at least a grade D environment. The conditions at the point of fill should comply with the environmental requirements of paragraphs 8.3 and 8.4.

訳：最終滅菌製品の製造に用いるBFS装置は少なくともGrade Dエリアに設置しなければならない。充填ポイントの環境については8.3および8.4項の要件に適合させること。

iii. The equipment should be installed in at least a grade C environment, provided that grade A/B clothing is used. The microbiological monitoring of operators wearing grade A/B clothing in a grade C area, should be performed in accordance with risk management principles, and the limits and monitoring frequencies applied with consideration of the activities performed by these operators.

訳：装置（本体）は（オペレーターが）Grade A/B用の作業衣を着用することを条件に，最低限Grade C環境に設置すること。Grade CエリアでGrade A/B用の作業衣を着用するオペレーターの微生物（付着菌）モニタリングはリスクマネジメント方針を用いて行うこととし，リミット値およびモニタリング頻度は各オペレーターが実施する作業を考慮しつつ決定すること。

ガイドラインでは，BFS設備の設置環境グレードに2つの記載があり，1つは最終滅菌の製品での設置環境，つまりBFSの閉塞された製品を，後に滅菌する場合での設置環境と，最終滅菌がなく，無菌操作法として完結させる場合の2つの記載（設置環境はグレードC，またはD）がある。一般的にアイソレータを用いる場合を除き，無菌充填や無菌作業で作業者が無菌衣類でアクセスする可能性のある場合は，設置環境はグレードA，またはBとされることと異なることが，BFSの汚染防止に対する機能原理が認められていることによる記載であると考えられる。

また，同Annex 1のBFSの項では，前述したBFSのタイプA，B，CのタイプA（ロータリータイプ）である，パリソンが外部環境と接触しないタイプは，クリティカルゾーン（critical zones，重要エリア）の定義はされていないが，タイプBとCのパリソンカットが行われるタイプ（Annex 1ガイドラインではシャトルタイプを記載されている）に対しては，パリソンチューブの吐出部から閉塞するまでのゾーンを，グレードAの条件となるように要求している。筆者が分類分けしたタイプCは，さらに別途無菌部品が供給される装置などが含まれることになり，これらにRABSやアイソレータが用いられる場合は，それらも考慮した設置環境の設定が必要になる。これらのことからBFSは一様でなく，その仕様やスタイルにより，クリーン環境エリア（無菌環境としても）の定義と管理が異なることになる。

以下にAnnex 1ガイドラインに記載されたシャトルタイプとロータリータイプ，個々に分けられた部分の記載を示す。

『8.106 BFS used for aseptic processing： 無菌製造に用いるBFSについて
i. For shuttle type equipment used for aseptic filling, the parison is open to the environment and therefore the areas where parison extrusion, blow-moulding and sealing take place should meet grade A conditions at the critical zones. The filling environment should be designed and maintained to meet grade A conditions for viable and total particle limits both at rest and when in operation.

訳：i. 無菌充填にシャトルタイプの装置を用いる場合，パリソンが（外部）環境にさらされるため，パリソンのエクストルージョン，ブロー成型およびシーリングが行われるポイントはクリティカルゾーンとして，浮遊菌および微粒子全般のリミット値はat restおよびin operation両方においてGrade A条件を満たせるよう設計し環境管理すること。

ii. For rotary-type equipment used for aseptic filling, the parison is generally closed to the environment once formed, the filling environment within the parison should be designed and maintained to meet grade A conditions for viable and total particle limits both at rest and when in operation.

訳：ii. 無菌充填にロータリータイプの装置を用いる場合，成型されたパリソンは一般的に（外部）環境から遮断されるため，パリソン内の浮遊菌および微粒子全般のリミット値はat restおよびin operation両方においてGrade A条件を満たせるよう設計し環境管理すること。

(3) 環境モニタリングの設定

前項で，BFS設備本体の設置環境と，BFS内部の環境基準に関する基本部分や要件について解説を行った。Annex 1のガイドラインではロータリータイプとシャトルタイプを分けている。筆者も同様にロータリータイプと，シャトルタイプは分けているが，さらにシャトルタイプを2種に分けて本項で解説を行う。タイプB，Cのシャトル型がパリソンカットを伴うことに加えて，他の無菌材料が供給される場所は，微粒子の環境管理やモニタリングの考え方，基準値の設定が異なることとなる。

微粒子の発生に課題のあるBFSの基本タイプであるシャトルタイプを，本項冒頭で詳細に各工程ステップを記載しているが，その中で，ホットナイフ（メッサーとも呼ばれる）によるパリソンカットが微粒子測定に与える影響等を理解し，各環境グレードの定義される基準リミット数値との整合性について考察を述べる。

タイプB，C（パリソンカットを伴うBFS）の場合，正常に設置された状態では，装置を運転稼働しない状態では，微粒子モニタリングは0.5μm以上，5.0μm以上も，測定値は0個／CM（立法メートル）の状態が観測される，次にパリソンを吐出せずに金型開閉やシャトル台車（金型が取り付けられている台車）の移動等の可動部を動かして運転を行った場合，金型の搬送部などで，0.5 μ粒子が数個から数十個の値が検出される程度で，グレードAとクライテリアとされる3520個／m^3に対して，問題なく清浄度を維持できている。実際には，このパリソンの吐出を伴わない運転はテスト的に行った場合のみであり，通常はメンテナンス作業等以外では，パリソンを吐出させない状態で金型やシャトル台車の運転を行うことはないため，参考としてご理解いただきたい。

通常運転でパリソンを出しながら，パリソンカットと成型動作を行わせると，極端な微粒子数を観測することが生じる。これはパリソンカット時のフュームとされる微粒子が発生することによるもので，排除すべき局所の排気機構などは設定する改善は行うものの，それでは十分に排除することはできず，数千から数万，あるいは数十万の微粒子が計測される場合もある。ホットナイフを使わず，超音波によるカットにて対応している設備も開発されており，一概にパリソンカットによる微粒子増加が抑制されたBFSもあろうが，本項ではホットナイフを使う旧来のBFSを対象に考察している。

このBFS特有の課題から，クリーン環境としての微粒子と微生物のモニタリングに対し，管理手法をしっかり考察して設定することが求められることになる。

では，本当にパリソンカットを行うことで微粒子が高温のフュームとして，微細な粒子拡散であることの根拠を持つことが必要である。その上で，このフュームは微生物等の汚染源として発生していないことを考察し，BFSのグレードAの管理レベルを設定する必要がある。

パリソンカットを行うことで微粒子が発生することを検証した実験の写真を図5.7.7に示す。この実験は，BFSを通常状態で稼働させ，特殊なレーザー光線とカメラでフュームの動きを捉えた実験写真である。BFSの1サイクル（パリソンカットから閉塞までは数秒の動作）で動画から写真を3枚抜粋した。

①パリソンカット前の画像
②パリソンカットを行った瞬間に，高温のフュームが上昇していく様子の画像
③すぐにフュームが室内空調空気に冷やされ，ダウンフローとなって戻ってくる画像

この実験からも，微粒子を増加させる原因は，パリソンをホットナイフでカットすることによるものと認めることができよう。溶融されたパリソン（一般に温度は160～175℃）を，さらに高温のナイフがカットするため，微生物が発生する要素はないと考えられる。他方，微粒子の空中飛散増加は，何らかの微生物を運搬する媒体になりうる諸説もあることから，たとえフュームが要因と想定されても，実測によるデータも評価し，根拠を持ったにBFSの環境モニタリングを行う必要がある。

もうひとつの微生物のコンタミネーションリスクを抑える要素として，BFSはグレードAとされるエリアが，限られた動作エリアであること，およびその開放部位が少ないことと，容器成型から閉塞までのサイクルが数秒の極短時間であることである。

その開放部分の気流の流れのイメージを図5.7.8に示す。パリソン内部は0.2 μmのエアフィルターにて，ろ過されたエア（サポートエアと呼ばれる）で満たされた状態である，パリソンを下金型（容器の胴体部）が挟み込んで成型を始め，同時パリソンカットされるとき，容器内は高温の無菌エアで満たされており，環境空気が吸引される状態ではない。次に充填エリアに金型（台

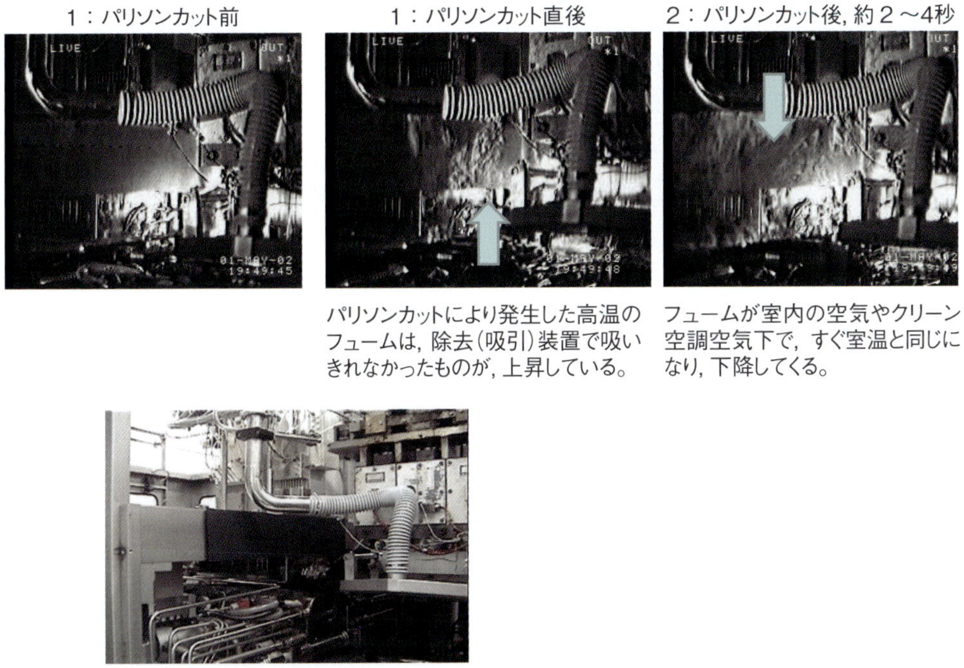
1：パリソンカット前
1：パリソンカット直後
2：パリソンカット後，約２～4秒
パリソンカットにより発生した高温のフュームは，除去（吸引）装置で吸いきれなかったものが，上昇している。
フュームが室内の空気やクリーン空調空気下で，すぐ室温と同じになり，下降してくる。

図5.7.7　特殊な測定状態（グリーンレーザー光線測定）を作り，パリソンカットによるフュームの挙動を捉えた写真

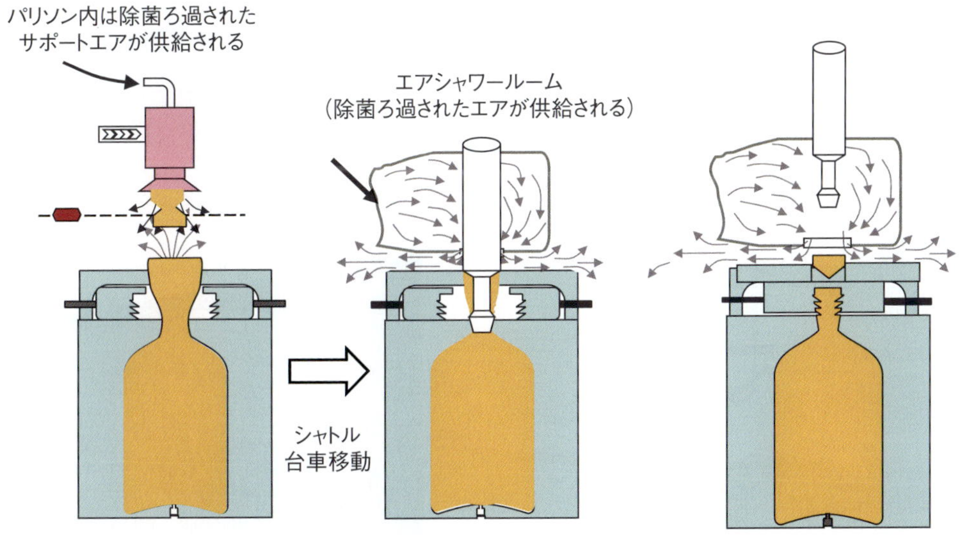

図5.7.8　Blow-Fill-Seal Technolgy

〔CRCPress（1999/3/1）を参照し作図〕

車）が移動し，充填ノズルが降りて薬液を充填することになるが，この充填ノズルが格納されている部分がエアシャワールームと呼ばれ（シュラウドと呼ばれる場合もある）。ここもろ過された無菌エアが供給されているため，人由来や環境由来の微生物がコンタミネーションを起こすリスクが小さい。薬液充填後に充填ノズルは上昇すると，ほぼ同時に閉塞（上金型が閉じる）される。この極めて限られたエリア内で，数秒で閉塞が完了するサイクルを考慮したうえで，無菌環境モニタリングすべきモニタリングポイントは，パリソンカットが行われ移動するエリア，および充填ノズルが格納されているエアシャワールーム内を，微粒子および微生物モニタリングにて管理すべきとなる。微粒子モニタイングのリミット値は，パリソンカットを伴うBFSでは，個々の状態により考察と実際の測定値も評価して，管理値を設定すべきであるが，微生物に関しては，グレードAとなるエリアは，微生物は検出されない管理要件となる。

微生物は，浮遊微生物（浮遊菌）測定，付着微生物（付着菌）測定，落下微生物（落下菌）測定の微生物（菌）モニタリング手法があるが，BFSの特性から，基本は浮遊微生物測定を主軸に組み立てることとなる。エアシャワールーム内を測定者が培地を伴ったコンタクトプレート等を用いて測定することは，汚染の助成となる可能性があることから，推奨されない。また落下菌

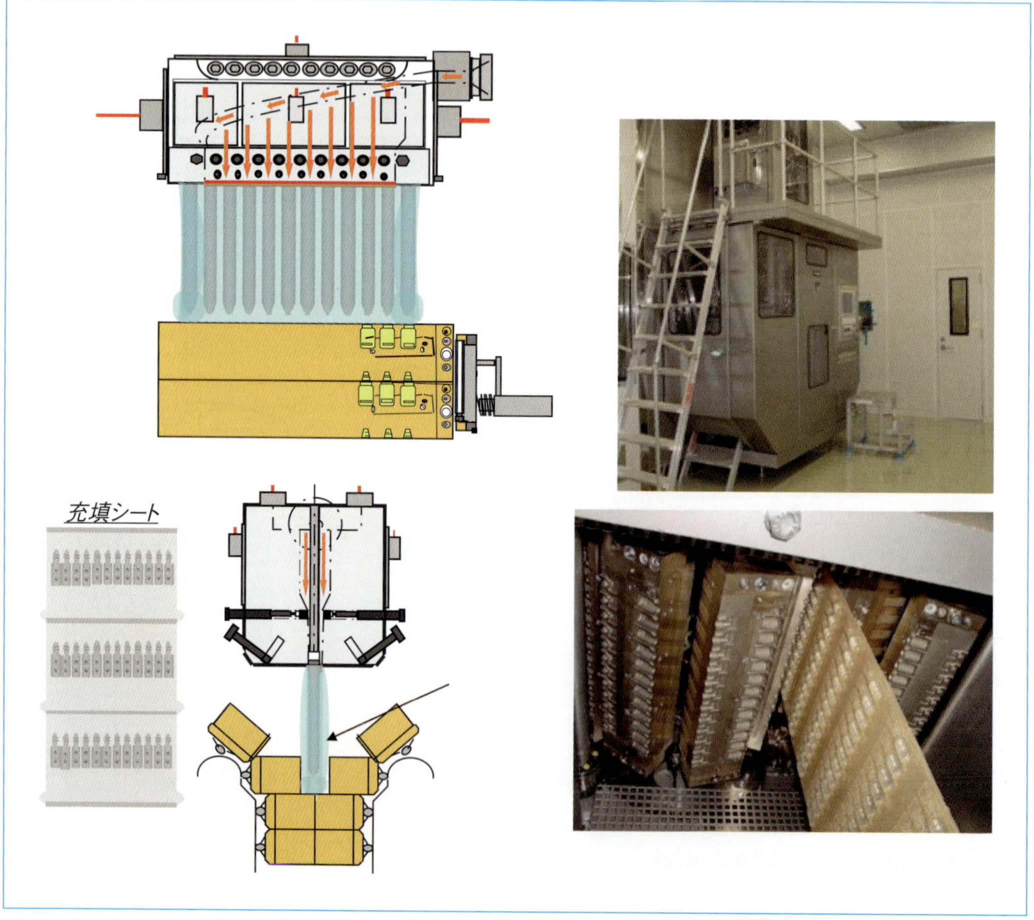

図5.7.9　タイプA（ロータリータイプ）は，パリソンカットを行わない

も設置プレートの場所が，必要な重要ゾーンは稼働部が多いことから，その直下を測定することが難しくなる。よって付着や落下微生物のサンプリングは，個々のBFSマシンの構造や稼働を考慮して，適宜設定する必要がある。

パリソンカットを伴わないAタイプ（ロータリー式）は，一度稼働が始まってしまえば，B.Cタイプのようなエアシャワールームや室内環境に接触することがないことから，環境モニタリングは，重要部のバックグラウンドを管理することになる（図5.7.9）。

5.7.3 パリソン（プラスチック樹脂溶融チューブ）の無菌性

BFSの重要エリアや環境モニタリングの考え方や設定は前述したが，BFSの特徴の無菌性に関する項目として，パリソンの無菌性がある。BFSの成型用材料はポリエチレンやポリプロピレンが主流であり，そのペレット状の樹脂を装置内で溶融してパリソンを押し出しする。高温にはなるが，オートクレーブ装置や乾熱滅菌機のような滅菌バリデーションの手法となる。温度分布，BIのD値，温度測定値，F0値，時間などを用いた評価を組み立てることができない。その理由は，プラスチック樹脂を溶融押し出しするエクスリューダー内（※1）での微生物死滅作用を，湿熱滅菌や乾熱滅菌のパラメータ（温度と時間）と相関を得ることは難しいと考えられるためである。よって，直接的に入力されるプラスチック樹脂に指標菌を含んだ材料を投入して充填を行い，培養観察により微生物の死滅を検証することになる。

(1) 微生物チャレンジテスト概要

微生物のチャレンジテスト，前述のように湿熱滅菌や乾熱滅菌のバリデーション手法と異なり，直接微生物を投入し，吐出されるパリソンに微生物（菌）が存在しない（活性していない）ことを検証する試験である。指標とする微生物（指標菌）を選定し，一定量の状態に培養したものを，プラスチック樹脂ペレットと混合し，テスト用の汚染された樹脂材料を作製する。作製する量は，どれだけの本数を充填し検証するかにより計画する。無菌性の評価はその汚染樹脂にてBFS設備を稼働させ，目的本数を充填し，培養を経て，微生物の有無（増殖等）観察を行う。充填液は滅菌（ろ過滅菌含む）された培地液を使用する。

計画書や結果報告には以下の内容を記載してまとめる。

①BFSのタイプや型番，製造番号など

（※1）：エクストリューダーとは，（全体を，押し出し機と呼ばれる場合もある），加熱されるシリンダー内に，回転するスクリューを配置した装置である。その中上流部に，材料（プラスチック樹脂ペレットなど）を投入し，加熱，加圧，混練と移動により，溶融した材料を下流部に吐出させる装置である。内部は非常に高圧になる。また，スクリューの形状などは種々あり，単純なスパイラル（らせん状）の物ではなく，樹脂材料を移動する部分や，溶融を行う部分，混練混合する部分などがある。シリンダー外周からヒーター加熱を行ってはいるが，運転するとシリンダー内の圧力で，プラスチック樹脂が混練やせん断される時に，せん断熱を発生することから，冷却機構も必要となる。その物理的作用は単純にプラスチックをヒーターで加熱し，溶かしているというものではない。

②充填成型品の概要，あるいは金型キャビティー数など
③充填容量（1本あたりの充填量範囲）
④樹脂のメーカー名や型番（実際に用いるプラスチック樹脂で行うことを推奨）
⑤エクストリューダーの吐出能力（時間あたり）
⑥用いる微生物の種類名称など（ATCC番号など）
⑦混入させる微生物のバイオバーデン量（1×10^{x}CFU/g）
⑧充填する培地の種類と滅菌方法（SCD培地，0.22 μmでのろ過など）

テスト状態条件として記載する項目は，
⑨ヒーティング温度
⑩エクストリューダー回転数
⑪エクルトリューダー内の滞留時間目安（約＊.＊分や秒）
⑫充填本数，充填時間，サイクルタイムまたは製造能力
⑬充填品の培養条件（温度，期間）
⑭ネガティブコントロールとポジティブコントロールの数量
⑮チャレンジ試験が終了したあとの，設備の清浄化（分解清掃やEOG滅菌，除染剤を用いた清拭や噴霧など）

等をプロトコルや結果にまとめて文書化されることとなる。もちろん容器の無菌性保証は，個々のバリデーションの考えや設備や製品の仕様により詳細は異なるものであり，本項記載は，一例として概要を記載している。

これらの計画項目で，参考的に実際に行ったチャレンジ試験一例を下記に記載する。
・樹脂：低密度ポリエチレン
・チャレンジ微生物（指標菌）：乾熱滅菌用　*Bacillus atrophaeus*（ATCC 9372）
・プラスチック樹脂に1×10^{6}CFU/g以上を混入
・培地（ろ過滅菌済み）の充填本数は，約6,000本（2,000本を3回）
・エクストリューダーの温度条件は165℃
・充填品の培養は20～25℃で10日間，30～35℃で10日間

以上の条件で，微生物の発育は0本であった。

エクストリューダーによるプラスチック樹脂からパリソン吐出までの微生物死滅のロジックは，他の滅菌法のようにバリデーションの研究事例等が手法の開発や公開事例が少ないため，参考例のような直接的な方法での検証が1つの方法である。

5.7.4 BFSのバリデーション

ここまでにBFSの設置場所および運転時に環境モニタリングと，プラスチック樹脂の無菌性に関して記載した。それ以外のBFS設備の適格性評価やバリデーションの参考例を記載する。

図5.7.10にBFSの設置以後からのバリデーション項目の参考例の項目を記載した。一般の充填設備と同様の項目も多数あるが，無菌医薬品製造の場合，重要なのは設備の滅菌（BFSの場

BFS充填機IQ実施項目	
1)	据付け機器配置（レイアウト）検査（安全性含む）
2)	機器仕様検査（充填機本体の銘板確認および駆動機器仕様検査）
3)	機器寸法検査
4)	外観検査
5)	ユーティリティ接続検査
6)	配管ライン検査
7)	材質検査（接液部）
8)	溶接検査（接液部）
9)	気密検査
10)	配管勾配検査
11)	X－Ray検査
12)	配管フラッシング検査
13)	計器キャリブレーション検査
14)	電気・計装検査（プロジェクトプランに未記載項目）

BFS充填機OQ実施項目	
1)	単体動作検査
2)	安全機能検査
3)	システム機能検査（コンピュータの制御検証も含む）
4)	全体システムの機能検査
5)	他システムとの連動検証（例：調剤制御）を含めた全体システム機能検査

BFS充填機OQまたはコミッショニング，性能評価試験実施項目	
1)	処理能力検査（製造能力確認）
2)	充填精度検査
3)	容器重量検査
4)	ピンホール検査
5)	CIP検査
6)	SIP検査（温度分布試験）
7)	乾燥検査
8)	容器肉厚検査
9)	容器外観検査
10)	押出機内の樹脂滞留時間検査

BFS充填機PQ実施項目	
1)	SOPsの検査（性能評価からの派生が適切であるかの検討）
2)	CIPを実液等を用いて，リンス，スワブによる最終確認（DHC等も考慮）
3)	SIPの信頼性検査（繰り返し3回，手順は前段までの検証を元に確立），確立されたSIP運転パターンでのBIチャレンジもここで行う
4)	稼働性能確認，成型性確認等

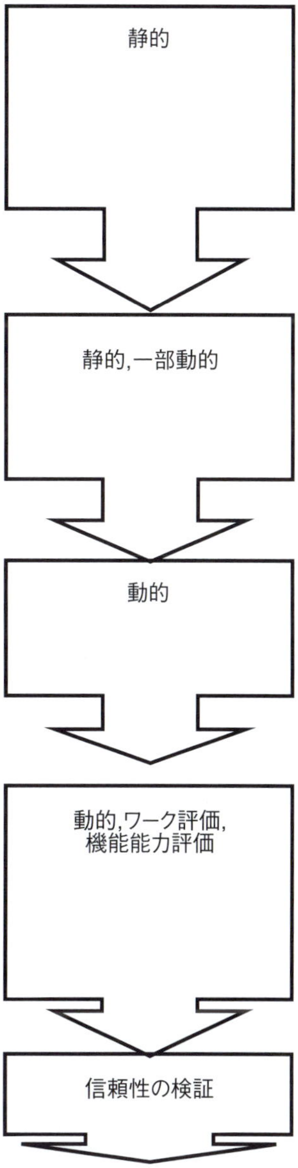

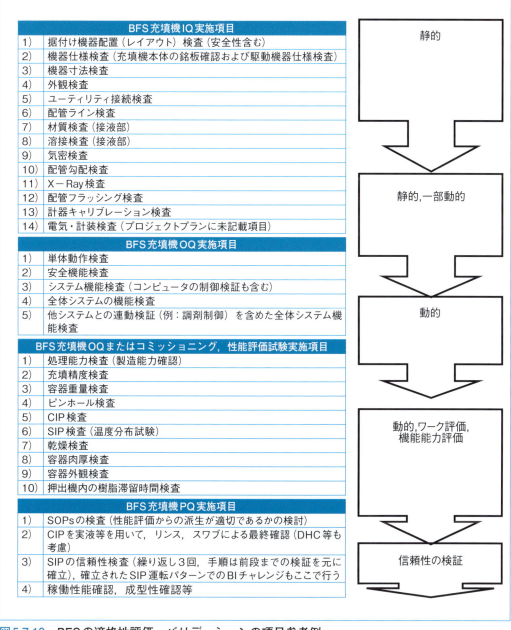

図5.7.10 BFSの適格性評価・バリデーションの項目参考例

合は基本SIP），および昨今はDHT（ダーティーホールドタイム），CHT（クリーニングホールドタイム）の検証が求められるため，無菌医薬品製造の観点から，洗浄（BFSは基本CIP（定置洗浄））に関しても，BFSでの洗浄バリデーションの特徴的な内容を紹介する。

(1) CIP（定置洗浄）

BFSのCIPバリデーションで留意すべき点は，その充填ノズルの特徴と充填計量方式による設備構造の特徴を考慮した上で，洗浄バリデーションを考察して計画する必要がある。最終的には他の充填設備同様に，スワブ法やリンス液の分析による方法で検証することで検証は成立するが，BFS特有の構造から適格性事例を理解しておくことは参考になるため本節に記載する。

BFSの洗浄は基本CIPである。BFSでのCIPで留意すべき点は，1つにはノズルが多重管になっていること（2重管，あるいは4重管）で，他の充填設備より長い充填ノズルとなっていることが多く，流体の流れやすさも考慮する必要がある。各ノズルからのCIP時のパラメータ（圧力など）を可変して，1本ごとのノズルの流量が，洗浄に十分となるように最低圧力や流量のパラメータを設置・検証し，CIPの設備運転条件を設定する。BFSの多重構造の充填ノズル1本1本から，CIP流体（WFI等）吐出する状態を検証例の写真を示す（図5.7.11）。

次に特徴的なこととして，通常充填機は充填ノズルなど薬液の流路を洗浄滅菌するが，BFSのタイプによっては，充填ノズルを含め，無菌環境として重要な，充填ノズルが格納されているエアシャワールームも同時に洗浄・滅菌を行うものである（図5.7.12）。

あるいは，エアシャワールーム内に洗浄・滅菌用のキャップ（ノズルキャップとも呼ばれる）を装着し，充填ノズルのみを洗浄・滅菌を行う方式のものもある（図5.7.13）。この方式の場合，グレードAとなるエアシャワールーム内は除染剤等による除染管理が必要となる。ここでも述べるように，BFSの設備は一概に同一でないため，個々の設備の洗浄機能，滅菌機能の違いを把握し，それに応じたバリデーション計画や無菌性保証の手順を構築する必要がある。

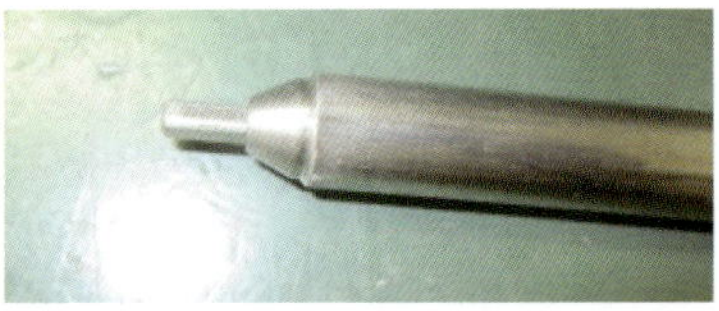

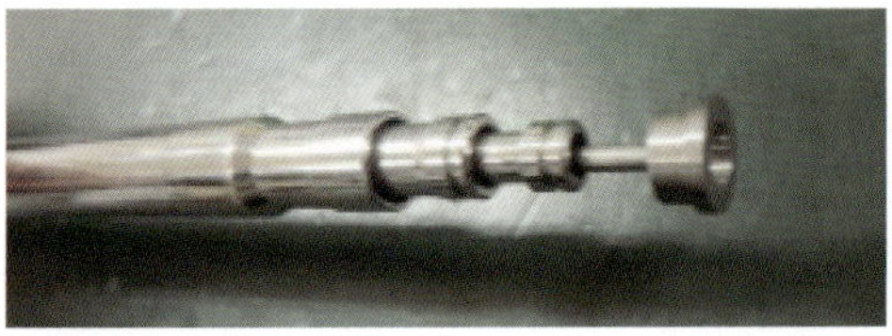

BFSの充填ノズルは2重から4重管となり，かつ長い物が多い。よってC/SIPでは，それらを考慮（流体の量など）した条件を設定する必要がある。

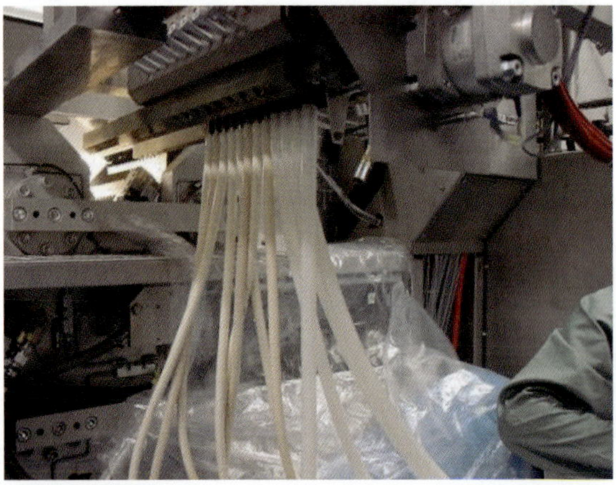

個々の充填ノズルの流量測定作業

図5.7.11　BFSの充填ノズル（充填マンドレルとも呼ばれる）

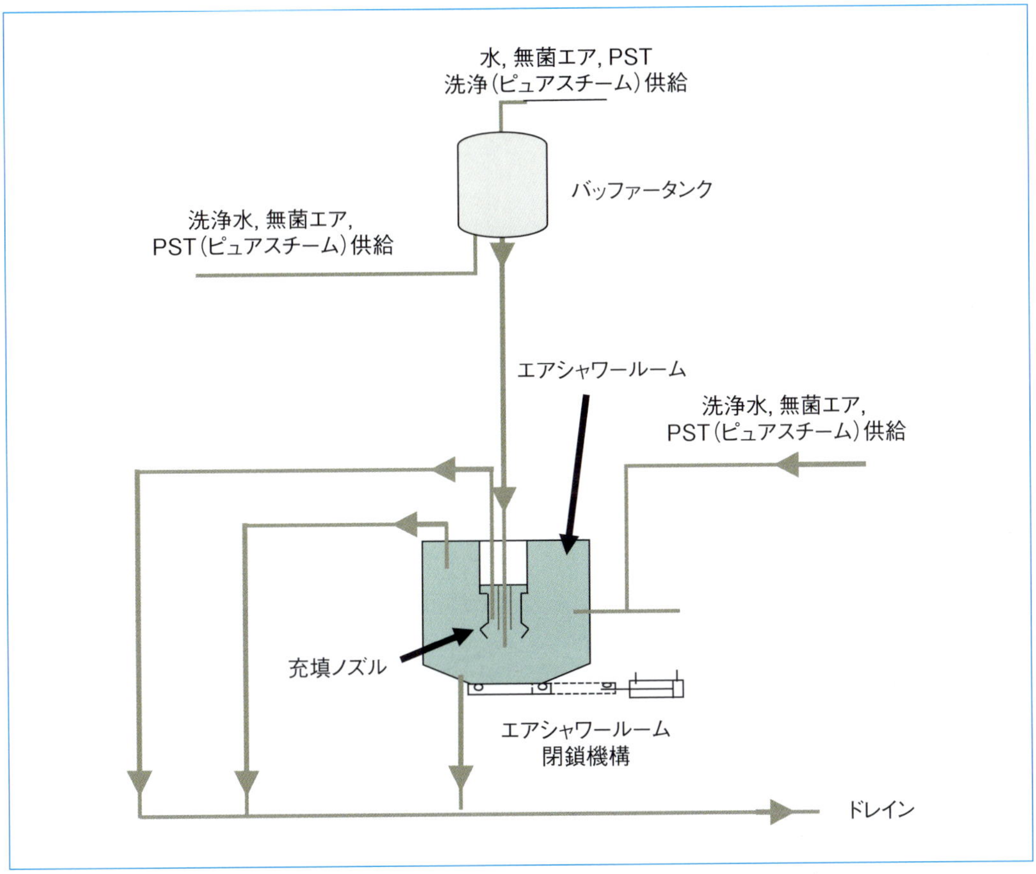

図5.7.12　充填ノズルとエアシャワールームをともに洗浄・滅菌するタイプ

(2) リーク（ピンホール）(以下，リーク)

本書の微生物汚染管理戦略構築の面から，製造中の汚染管理のみならず，製造された製品の汚染防止が必要となろう。BFSの場合は，特に容器を成型するため，製品のリーク（ピンホールとも呼ばれる）は考慮すべきであり，事例を含め解説する。

容器サプライヤーでは，容器の成型（ブロー成型やインジェクション成型等）をベストな稼働条件を構築・調整状態で行い製造し，その後検査を行っている。一方BFSでは，無菌工程内で成型を行うと同時に，薬液の充填も同時に行う。さらにBFSでは充填後に閉塞を行うため，上下2つの金型による2段階の成型を行うため，容器サプライヤーの成型設備のように，単体の容器成型に特化したベストな条件による調整（樹脂温度，時間，金型，樹脂の厚み，ブロー圧，油圧やサーボ駆動条件，冷却温度等のさまざまな成型関連パラメータ調整）とならず，充填と閉塞を考慮したパラメータとなっている。また，充填前に容器を事前に検査・排除することもできないことから，BFSでは発生する製品のリーク品の流出を，充填後に管理する必要がある。

BFSでのリーク品の発生箇所は，胴体部を成型する下金型と，上部を成型する上金型の合わせ面が最もリスクの高い箇所である。次いでブロー成型の接合面（パーティングラインと呼ばれ

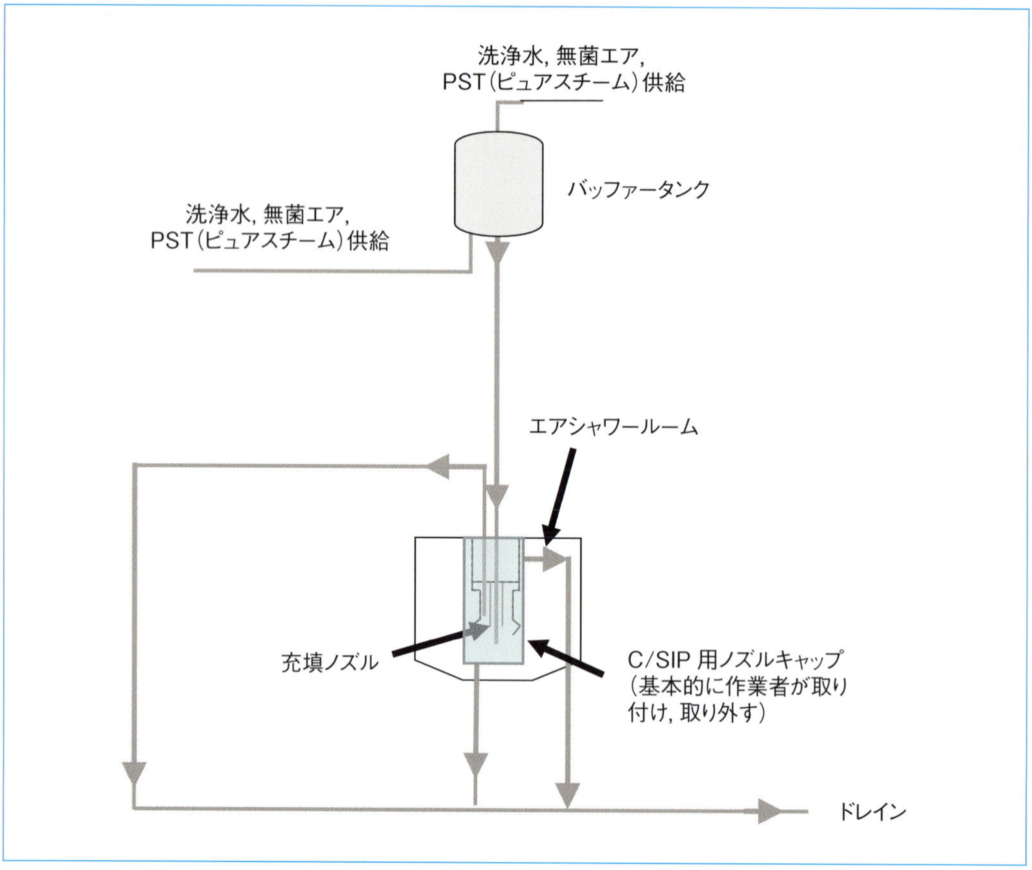

図5.7.13　充填ノズルを対象に洗浄・滅菌するタイプ

る）部分や，容器厚みの変化が大きい底部等の順になる。ただし，これは容器の形状や仕様，成型条件や金型の精度など色々なファクターがあるため，一概に発生箇所が同じではなく，前述の箇所以外でリスクの度合いが同じというものではない。

リーク品の発生を抑制する管理と，発生したものを検査排除する2つの管理計画が必要となる。発生を抑制する一例として，前述した発生しやすい部位として，金型同士の境界面の成型状態を確認し，点検や調整を行うことが重要である。

①成型状態を管理し発生を抑制

成型状態の違いによるリーク発生の一例を紹介する。図5.7.14は，いずれもリークは発生していない充填品の内面の写真である。容器胴体部を成型する下金型の前下金型と後ろ下金型，および，薬液充填後に閉塞を行う上金型の前後金型，それら4つの金型が閉状態になった境界面を容器内部からSEMで撮影したものである。2つの成型品の写真であるが，1つは4つの金型が適切なクリアランスで，圧力やタイミングも調整され，中心に接合ラインができている成型品である。もう1つは，上下の金型の合わせラインがわずかにズレているセッティングを行った成型品の写真である。どちらもこの成型品ではリークは発生していない。このわずかに

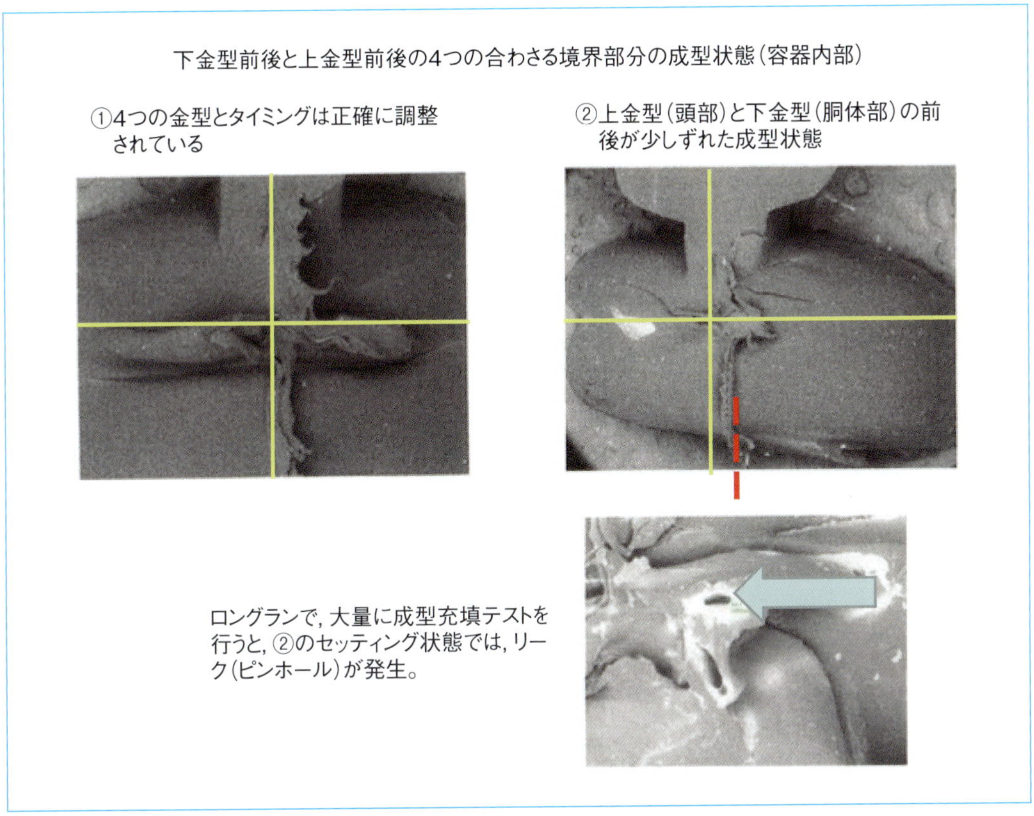

図5.7.14　リーク（ピンホール）の一例

ズレが発生するセッティング状態で大量に運転を行った成型品で，リークが発生した写真を図5.7.14に掲載した。その中の1カ所がリークポイントである。成型品のリークは金属に穴をあけたような単純な穴ではなく，実際には入り組んだクラック的なものである。今回発生する一例を紹介したが，成型状態の確認や調整によりリーク（ピンホール）を発生させない維持管理が重要となる。

②リーク品検査

リーク品の検査にはいくつかの方法があり，それぞれ特徴がある。BFSの充填品に用いられる検査手法としては，減圧による方法と電気的に行う2種類が主流である。

減圧法は，さらに主に3つの手法がある。

- 充填品を減圧チャンバーに入れ一定時間，減圧する。それの何セットか繰り返し行った後に目視等で液漏れを検査排除する方法
- 充填品を容器ごと（あるいはシートごと）に減圧するチャンバーにて，リーク品の有無による減圧下での，圧力値が時間変化とともに変化をする挙動を自動的に判別する方法
- チャンバー内を高真空度にし，リーク部の漏れ出た水分が蒸発作用を起こすことで，チャンバー内の圧力変動を捉えて自動判別する方法

③電気的検査法（高電圧印加による方式）

電気的なリーク検査として，HVLD（High voltage leak detection）と呼ばれる方式がある。高電圧の充填品に印加し，リーク箇所に生じる放電，あるいは漏れ電流をセンサー電極が捉えて，その値により，リーク有無を判別する方法である。印加する電極には，非接触の方式や，ブラシを用いた接触型のタイプなどがある。用いる電圧は数k～40KVAの範囲とされる。

リークやクラック，ピンホールを検査する方法は，これ以外にもガスを検知する方法，他があるが，BFSに主に用いられる方法は前述が代表的なものであろう。減圧法も高電圧印加法も，それぞれに特徴がある。検査設備の性能評価やバリデーションを行う上で，減圧法は，チャンバー内を目的の減圧値にすれば，充填品全体を一括して検査ができる。減圧法は，内容液が検知できる量の漏れが発生することが条件となる。プラスチック成型品のリークでは，単純な貫通穴空き形状のリークでなく，成型樹脂が入り組んでいるものがあり，弁膜のような作用で，内容液が状態によっては漏れにくい場合もあるため，それらの特徴を理解して検査機の検証を行い，適切な運転パラメータ等を開発する必要がある。

高電圧印加方式では，検査範囲が局部的に限られる。そのためいくつかの部位ごとの電極設置などが必要になることと，内容液の導電性に影響を受ける（例えば真水のような，電気を通さない液体の検査には不向きである）検査方式である。減圧法と同様，特徴を理解して検査機の検証を行い，適切な運転パラメータ等を開発する必要がある。

いずれの検査方式にしても，特徴がある。リーク品は微生物汚染になる可能性があるため，管理の考えとしては，発生させない管理，検査機をしっかり特徴に合わせて検証し，汚染医薬品を発生させないことが重要となろう。

BFSのバリデーションとして，他の成型に関する検証項目や，充填量を検証したBFS特有のバリデーションも必要となるが，本書は汚染管理をテーマとしていることから，洗浄，滅菌，リークのバリデーション概要を記載した。

まとめ

本書は無菌医薬品の汚染管理に関する書であることから，BFSを用いた無菌医薬品製造に関する内容を解説した。装置の進化や，個々の製品の仕様によっては，記載された内容が，必ずしも一致，該当しない場合もある。例えばタイプB，CのBFSでも，ホットナイフ（メッサー）を用いずに，超音波方式でカットする技術では，フュームによる微粒子管理のファクターが減ることになるなどの例もある。本稿では基本的なBFSをベースに，汚染管理を検討・構築するための記載を行っており，個々のBFS設備ごとの違いはあるものとご理解いただきたい。本稿が参考になれば幸いである。

■参考文献

1) EudraLex - Volume 4 - Good Manufacturing Practice (GMP) guidelines
The deadline for coming into operation of Annex 1 is 25 August 2023, except for point 8.123 which is postponed until 25 August 2024

【樋本 勉】

5.8 異物対策

5.8.1 微粒子／異物の混入に関する許容限度

ICH Q9において，リスクとは，「危害の発生する確率とそれが顕在化した場合の重大性の組み合わせ」，すなわち，Risk = f（Severity・Probability）であると定義されている。この定義を微粒子／異物混入リスクに適用した場合，患者に対する健康障害リスクは，「微粒子／異物汚染の混入度合（汚染度）と微粒子／異物の混入確率（確率）の組み合わせ」として評価することになる。すなわち，微粒子／異物汚染が許容される限度値を科学的に規定することであり，現行の規定では，以下の通りとなる。

(1) 元素不純物について

ICH Q3元素不純物ガイドラインでは，原薬，添加剤またはその他製造時において意図的に添加された製品処方由来の元素不純物や，製造設備・器具から原薬および／または製剤中に移行する可能性がある製造工程由来の元素不純物，容器施栓系から原薬および製剤中に溶出する可能性がある外来性の元素不純物に対して，毒性学的に懸念のある各元素の許容1日曝露量（permitted daily exposure：PDE）を設定し，それを指標とした製剤中の元素不純物に対するリスク管理が要求されている。

(2) 薬局方における不溶性微粒子の規定

製剤中に混入されるさまざまな微粒子／異物に対して毒性学的な閾値を特定し，その許容限度を規定しリスク評価することは現実的ではない。実際の製造設備に対して，微粒子／異物の混入リスク評価の指標となるのは，日本薬局方の「注射剤の不溶性微粒子試験法」（3極薬局方における不溶性微粒子数の規定はICH Q4B Annex-3にてハーモナイズされている）における不溶性微粒子数の判定基準であり，これを満足することでリスクを受容されると考えられている。

局方一般試験法6.07「注射剤の不溶性微粒子試験法」の不溶性微粒子数の規定は以下の通り。

①判定（第1法：光遮蔽粒子計数法）

平均微粒子数が下記に規定する値のときは適合とする，

A：表示量が100mL以上の注射剤
1mL当たり10μm以上のもの25個以下，25μm以上のもの3個以下。

B：表示量が100mL未満の注射剤
容器当たり10μm以上のもの6,000個以下，25μm以上のもの600個以下。

②判定（第2法：顕微鏡粒子計数法）

平均微粒子数が下記に規定する値のときは適合とする。

A：表示量が100mL以上の注射剤
1mL当たり10μm以上のもの12個以下，25μm以上のもの2個以下。

B：表示量が100mL未満の注射剤

容器当たり10μm以上のもの3,000個以下，25μm以上のもの300個以下。

(3) 薬局方における不溶性異物の規定

薬局方において，不溶性異物は「たやすく目視できる異物がないこと」と規定されているため，可視領域に規定される異物についてはこれまで「ゼロ」とされてきたが，USP<1790>およびUSP7<90>の考え方では，Criticalではない設備・容器由来の内因性異物について，検査後の良品に対するサンプリングによる抜き取り検査で，所定のAQL（Acceptable Quality Level：合格品質基準）以下で管理することが規定された。USP<790>でそのAQLは最大で0.65%とされており，「ゼロ」ではない。

USP<1790>では，異物をCritical，Major，Minorで分類しているが，その定義は明確でない。日本PDA製薬学会では，「Criticalな不溶性異物とは，有害作用を引き起こすと考えられるものや，無菌性を損なっている証拠であるようなもので，外来性（Extrinsic）異物である」，そして「MajorとMinorは，内因性内在性（intrinsic）か生来性（inherit）の不溶性異物と分類して，さらに大きさや見え方により検出しやすいMajorか検出が難しいMinorに分類される。内因性内在性の不溶性異物で検出性の低いもの，例えば100μm以下の微小粒子はMinor，あるいはコスメティックな異物と分類される。Criticalの検出がゼロで，MajorとMinorの検出がAQL設定基準内であれば定常の製造管理内であると判断できる」とみなしている[1)]。

表5.8.1にJP，USP，EPの不溶性異物検査における品質要求と判定基準を示す。

【注記】AQLについて

例えば，「AQL4.0」の場合，これは，抜き取り検査でLotの合格判定をしても，不良が含まれる確率が4.0%ありえるという意味となる。注射剤では，通常，全数検査となるため，AQL0.65の場合，不良が含まれる確率が0.65%以下となることが検出できるような自動検査および目視検

表5.8.1　JP，USP，EPの不溶性異物検査における品質要求と判定基準[1)]

JP「注射剤」6.06	USP<1>，<790>，<1790>	EP “Parenteralia” 2.9.20, 5.17.2.（Draft）	PIC/S Annex 1 8.30
1. たやすく検出される不溶性異物を認めてはならない 2. 明らかに認められる不溶性異物を含んではならない	原則見える異物がないこと (essentially free from visible particulates)	実践的に見える異物がないこと (practically particle free of visible particle)	外来汚染，又はその他の欠陥がないかを個別に検査 (inspected individually for extraneous contamination or other defects)
ロットの判定に関する情報なし	AQL検査 ANSI/ASQ Z1.4 AQL＝0.65% Critical. AQL 0.010-0.10 (Extrinsic／外来性)	AQL検査 10～20検体のうち，1検体に数個の微粒子が含まれていても，重大な懸念とはならないかもしれない。しかし，1つの容器中に多量の沈殿がある場合は，懸念事項である。	良品の抜き取りの検査でCritical defectsがあってはならない。（リスク判断して分類）

査の検知率をバリデートすることとなる。

USP<1790>の4.3のFILLING LINEの項にもペリスタティックポンプからのシリコン異物が発生するとの記載があるが，それら製造工程内で発生するものに関しては「内因性内在性物質」であるため，Criticalではなく，Major/Minorで分類される。よって，これらについては基本的にゼロリスクではなく，工程内検査によってAQL0.65を基準として管理されることが求められる。AQLの考え方は基本的にEPでも同様となっている。

(4) Visible/Sub-visible/Invisible（図5.8.1）

PIC/S-GMP Annex 1（2022）では，Sub-visible/Visible Particlesに起因する汚染源を特定することを示唆している。微粒子／異物の汚染のリスク評価では，目視による検出性やその粒径における液相／気相での挙動を区別することも有効である。GMP上ではInvisible/Sub-visible/Visibleの区別は明確ではないが，おおむね以下のような区分が考えられる。

①異物；100～1,000μmの粒子（ガラス片，紙粉，毛髪など）

- 通常製剤作業において液中や飛散が目視確認可能なもの。
- 気流による飛散よりも重力沈降により物理的表面や床に付着，沈着する。
- 異物に関しては，清浄域での乱流や一方向流での飛散による拡散を考慮せず，発塵源からの初期エネルギーによる飛散を重視する。

②微粒子（Visible/Subvisible Particles）；10～100μmの粒子

- 50～100μm；検査員の熟練度や微粒子の特性にもよるが，気相に存在すれば，目視確認では困難だが，液中に混入した場合に熟練した検査員や自動検査機による全数検査工程で確認できる粒子径。
- 10～50μm；通常作業／検査工程でも目視確認できない可能性があり，サンプル品の分析（光遮蔽粒子計数法など）によって確認できる粒子（規格試験における薬局方の規定）。
- 気相においては，気流によって飛散するが，乱流クリーンルームなどでは重力沈降により室内表面に付着する。

③微粒子（Subvisible Particles）；0.1～10μmの微粒子

- 液中に存在したとしても，通常作業／検査工程でも確認できず，特殊な分析機によってのみ確認できる。薬局方では，この領域の粒子径に関する規定はないが，タンパク質会合体や凝集体などの特定には重要な領域となる場合もある。
- 気相においては，気流によらずブラウン運動により拡散していくが，やがて物理的表面や床に付着，沈着する。このうち，0.1～0.5μmの粒子は，沈着せずに気流によって飛散しやすいとされている[2)]。

④微粒子（Invisible Particles/Sub-micrometer）；0.1μm以下の微粒子

- サイズ排除クロマトグラフィー（SEC）のような精密分析（破壊試験）でしか製品の混入

を分離できない粒子。

- 気流によらずブラウン運動により拡散していくが，やがて物理的表面や床に付着，沈着する。

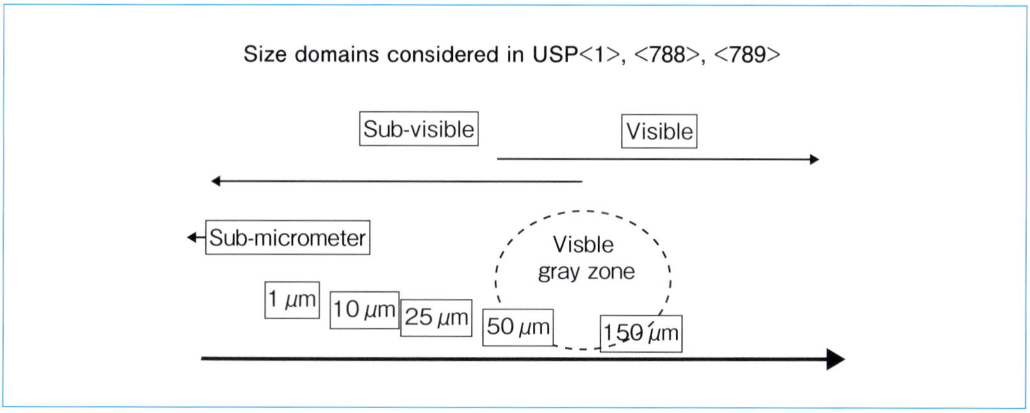

図5.8.1　Visible-Subvisible-Invisible

【注記】空気中に飛散する粒子の挙動

空気力学粒子径に対して，

- 0.1～0.5 μmの粒子：最も沈着せず，気流によって飛散する。
- 1 μm以上の粒子：重力沈降する。
- 0.1 μm以下の粒子：気流によらず，ブラウン運動拡散が活発となり，付着，沈着する。

5.8.2 微粒子／異物汚染の汚染源の特定

すべての製品中の微粒子が局方の規定を満足することを保証するために，全数の精密分析（破壊試験）を適用することは現実的ではなく，それを保証するためには，適正なリスク評価を実施する必要がある。

「製品に対する微粒子／異物汚染リスク評価」とは，①汚染源を特定し，②汚染源から製品への微粒子の混入経路を特定することで製品への微粒子混入の度合を分析し，③その混入が間接的／直接的に検出できるか否か，あるいはそうした現象を予防できるか否かを考慮することで微粒子汚染リスクを受容するか否かを決定するプロセスに他ならない。ちなみに，PIC/S-GMP Annex 1（2022）でも，微粒子汚染の汚染源の特定することの重要性を示唆している。

【PIC/S-GMP Annex 1（2022）】

2.5 The development of the CCS（Contamination Control Strategy）requires thorough technical and process knowledge. Potential sources of contamination are attributable to microbial and cellular debris（e.g. pyrogen, endotoxins）as well as particulate matter（e.g. glass and other visible and sub-visible particulates）."

2.5　CCSの開発には，詳細な技術的な面の，そしてプロセスに関わる知識が必要となる。潜在的な汚染源としては，微生物および細胞屑（cellular debris）（例えば，発熱物質／エンドトキシン）ならびに微粒子（ガラス粒子および，可視（visible）粒子や可視以下（sub-visible）の粒子）に起因するものがある。

(1) 汚染源の分類

①USP<1790>：Visual Inspection of Injections

USP<1790>では，汚染源を以下の通り分類している。

◇ 外来性（Extrinsic）：原材料，直接包材など

◇ 内因性製造工程由来（Intrinsic）：製造機器，製造環境，洗浄媒体など
　製品処方由来（Inherent）：剤形，処方，物質特性，溶出など

なお，上記の分類の中で，本項が対象としている微粒子／異物汚染は，製造工程由来の汚染に限定される。

②FDA：Inspection of Injectable Products for Visible Particulates Guidance

2022年段階ではまだドラフト案であるが，FDAから「Inspection of Injectable Products for Visible Particulates Guidance for Industry」のDRAFT GUIDANCEが発出されている。本書の内容は，基本的にUSPに準じるが，視認できる微粒子というカテゴリとして，以下のように定義される。

微粒子とは，注射剤の中に意図せずに存在する，気体の泡以外の移動可能な未溶解の微粒子を指す。素性はさまざまであるが（金属，ガラス，埃，繊維，ゴム，ポリマー，カビ，分解物の沈殿物など），次の3つのカテゴリに分けられる。

◇ 固有微粒子：生来の製品特性である微粒子

◇ 内因性微粒子：製造設備，製品組成，または容器システムに由来する微粒子

◇ 外因性微粒子：製造環境から発生する微粒子で，製造プロセスとは異質なもの

③ICH Q3における元素不純物の潜在的起源

ICH Q3での元素不純物を微粒子に置き換えることで，微粒子／異物発生源として以下の項目を特定することができる。

- 原薬および／または添加剤中に存在することがある潜在的元素不純物
  「意図的に添加されるものではないが，ある種の元素不純物が原薬と及び／又は添加剤中に存在することがある」

- 製造設備・器具由来の潜在的元素不純物
  「製造設備・器具由来の元素不純物の混入は限定的なものであることがあり，リスクアセスメントにおいて考慮すべき元素不純物の範囲は，製剤の製造に使用される設備・器具に依存する」

- 容器施栓系から溶出する元素不純物

  「容器施栓系から混入する可能性がある元素不純物の特定は，剤形ごとの包装との間で生じ得る相互作用に関する科学的理解に基づくべきである。（中略）液剤及び半固形製剤に関しては，製剤の有効期間中に容器施栓系から元素不純物が溶出する可能性がより高い。容器施栓系からの潜在的な溶出物（例えば，洗浄後，滅菌後，照射後等におけるもの）を理解するための調査を行うべきである。元素不純物のこの起源については，通常は，製剤の容器施栓系の評価の際に検討される」

(2) 汚染源の種類（微粒子汚染リスクの欠陥事象）

USP<1790>には，注射剤への微粒子の汚染源について以下の事象が列挙されている。

①直接容器や製品接触部からの抽出物や溶出物。

②容器の洗浄工程の性能。

「ガラス容器の洗浄およびリンスのプロセスの各ステップは，粒子減少能力を評価すべきである。洗浄機のバリデーション調査は，通常発生する粒子（naturally occurring particles）の減少を証明すべきである」(抜粋)

③洗浄機における直接容器の破損。

「直接容器の洗浄プロセス中に生じるガラス破損は，破損で発生するガラス粒子が，その周辺の容器に影響する可能性について評価をすべきである」(抜粋)

④ゴム栓の洗浄工程の性能（ゴム栓同士の密着）。

「ゴム栓が日常的にsticking together（ゴム栓同士が密着して離れないこと）を起していないことを保証するために，容器洗浄手順には目視でのチェック（visual checks）を含めること。そのようなステッキングしている表面は，洗浄有効性を減少させ，粒子がトラップする」(抜粋)

⑤シリコン塗布工程の性能（過剰塗布による残存シリコン粒子の混入）。

⑥バッチ乾熱滅菌における金属粉発生リスク。

USP<1790>では，容器収納トレイを入出庫する際のラックとトレイの擦れによる金属粒子の発生を懸念しているが，最も懸念される発塵源としては，高温循環ラインのHEPAフィルターからの昇温／降温時の発塵が考えられる。

⑦滅菌トンネルにおける破ビン時のガラス片や微粒子の混入。

バッチ乾熱滅菌と同様に高温循環HEPAからの発塵がガラス容器に混入する懸念があるが，そうした発塵は昇温／高温時に多く発生するので，その段階で容器を搬送しないことで，そうした塵埃の混入リスクはバッチ乾熱滅菌の場合より少ないと考えられる。

⑧洗浄済み部品への微粒子の再付着（製品接触部や直接包材接触部）。

USP<1790>では，以下のような記載がある。

「クリーニング後の製品接触面に粒子への再沈着を最小化することが重要である。クリーン化し，サニタイズした機器は，搬送され，機器にセットされ，そして充填ラインに入るまでの間は，HEPAでろ過した一方向気流で保護すること。滅菌前に包装して，バックに詰める必要のある清浄化済み器具は，発塵性が低く，セルロースではない（合成の）包装材を利用する。セルロース繊維は，注射剤製造環境と注射剤で見られる最も一般的な粒子の一つである」

洗浄滅菌済みの部品をHEPAフィルターでろ過した一方向気流で保護しながら搬送しセットすることは，無菌性保証の観点からGrade B作業室内で実施されてきた。無菌操作用アイソレータの場合，例えば，洗浄滅菌されたゴム栓供給部（振動フィーダー・ボールフィーダー，供給シュートなど）を0.5 μm以上の微粒子が管理されたGrade C作業室内で搬送し，アイソレータ内にセットする操作（セット後，VHP除染される）を微粒子汚染の懸念から一方向流で保護する必要があるかは，リスクアセスメント評価によって判断すべきであろう。

⑨無菌操作工程における一方向流の品質（維持と監視）。

無菌性保証（微生物汚染リスク）の観点からも重要である。特に充填機には多くの摺動部（発塵源）があるが，その発塵源に接した気流が容器（容器中の製品）に流入するようであれば微粒子の混入リスクを受容できない。こうした気流が存在しないことを気流の可視化などで検証することも重要となる。

⑩発塵ポイントの特定・破瓶時のラインクリアランス手順・セットアップの適正。

⑪ピストンポンプ摺動部の発塵（金属同士の擦れによる発塵）。

⑫ペリスタティックポンプのチューブからの発塵。

⑬ゴム栓フィーダー内の微粒子の堆積（ゴム栓同士の摩損が最小となる）。

フィーダーへの定量供給などが考慮されてきたが，ゴム栓同士の摩損はゼロではなく，無菌性保証の観点のみならず，微粒子の付着堆積の観点から，ロットごとにフィーダーの洗浄／滅菌を実施するといった配慮も必要となる。

⑭作業者からの微粒子汚染。

RABSにおける作業者や無菌操作用アイソレータ内のグローブは発塵源と考えられる。作業者やグローブに触れた気流が容器（容器中の製品）に流入するようであれば，微粒子の混入リスクを受容できない。こうした気流が存在しないことを気流の可視化などで検証することも重要となる。

⑮更衣の選定と洗濯手順（無塵衣／無菌衣からの発塵に対して）。

⑯凍結乾燥製剤／粉末製剤／褐色容器／不透明容器の検査の限界。

発塵源ではないが，微粒子汚染リスク評価ではその検出性が評価の指標となる。検出性の観点から，こうした剤形に対して微粒汚染対策を強化する必要があるかもしれない。

5.8.3 異物検査について

(1) 異物の検出基準

異物の検出基準は，以下に定められる。

JP「たやすく検出できる不溶性異物がないこと，明らかに認められる不溶性異物がないこと」

USP「原則見える異物がないこと」

EP「実践的に見える異物がないこと」

USP<1790>では，注射剤異物について，検査員の検出能力は150～250 μmの粒子状不溶性異物（繊維は500～2000 μm）が70％以上とされている。人間の目視の閾値は50 μm以上であり，また外来の粒子の大部分は200 μm以下という数値も記載されている。

図5.8.2は，PDAで報告された事例で，さまざまな粒子サイズの人員ごとの検出性能の概要チャートである。一般的に人は，生産環境において，120～180 μm以上の粒子を70％以上で検出できるとしている[3]。

異物検査のターゲットとしては，おおよそこれらの範囲を念頭に置き，異物の種類ごとに規定していくこととなる。

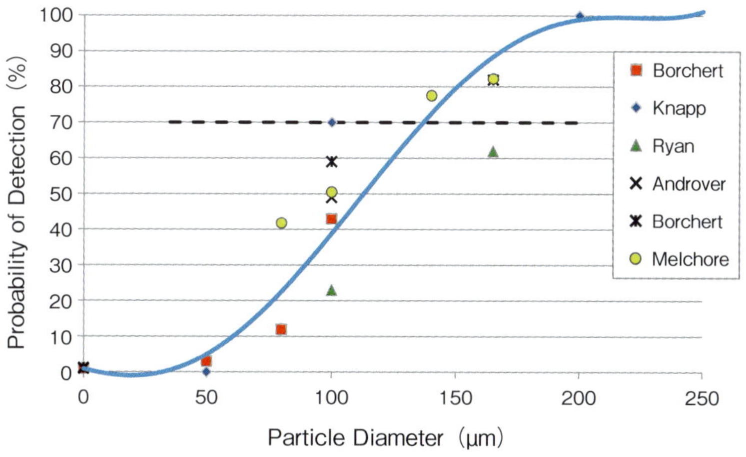

図5.8.2 目視レベル（PDA Annual Meeting 1995）[3]

異物検査を行う場合，その限度サンプルは，実際の製造において混入リスクのある異物が選定される。過去の注射剤の事例では，自動検査機の対象異物として，ガラス異物，繊維異物，金属片等が選定されている。

PIC/S-GMP Annex 1（2022）には，自動検査について以下の記載がある。

【PIC/S-GMP Annex 1（2022）】

8.32 Where automated methods of inspection are used, the process should be validated to detect known defects (which may impact product quality or safety) and be equal to, or better than, manual inspection methods. The performance of the equipment should be challenged using representative defects prior to start up and at regular intervals throughout the batch.

8.32 自動検査方法を使用する場合，そのプロセスは既知の（製品の品質または安全性に影響を与えうる）欠陥を検出することに対してのバリデートを行い，手動の検査方法（manual inspection methods）に対して同等以上となるべきである。当該装置（訳注：異物検査機）の性能は，スタート前，およびバッチ全体を通して一定の間隔で，代表的な欠陥を使用してチャレンジするべきである。

8.33 Results of the inspection should be recorded and defect types and numbers trended. Reject levels for the various defect types should also be trended based on statistical principles. Impact to product on the market should be assessed as part of the investigation when adverse trends are observed.
8.33 検査の結果は記録し，欠陥の種類と数のトレンドを示すべきである。さまざまな欠陥の種類に対する不合格レベルも統計的原則に基づいて，そのトレンドを示すべきである。悪化傾向（adverse trends）が観察された場合，調査の一部として，市場での製品へのインパクトを評価すべきである。

また，2022年段階ではまだドラフト案であるが，FDA「Inspection of Injectable Products for Visible Particulates Guidance for Industry DRAFT GUIDANCE」には以下の記載がある。

【FDA Inspection of Injectable Products for Visible Particulates Guidance for Industry DRAFT GUIDANCE】
In some cases, the technology can detect higher levels of specific visible particulates. In others, it can detect particulates at the lower end of the visual inspection range with greater statistical reliability when compared with manual and semi-automated inspection of the same product.
自動検査技術は特定の不溶性異物をより高いレベルで検出することができる場合もある。また，同じ製品について行った手動や半自動の検査と比較して，統計的に高い信頼性で目視検査範囲の下限の微粒子を検出できる場合もある。

Annex 1（2022）8.23，8.33項およびFDAガイダンスでの統計的原則の記載は，人の目視による検査方法と同等以上の感度をもって既知の欠陥を検出できること，および統計的に高い信頼性で目視検査範囲の下限を検出できる方法として，Knappテストを想定しているものと推察される。Knappテストについては後述する。

(2) 自動異物検査機

①異物検査の原理（図5.8.3）

液中異物検査機内で瓶を回転させたのち停止させると，瓶内の液のみ慣性力によりしばらくは回っているため液中異物も回転する。検査機は，この動きを捉えて異物を判断している。

異物の検出機構には，ラインセンサー（メーカーにより独自発展させたSDセンサーという場合もある）およびエリアカメラを用いる方式がある（図5.8.4，5.8.5）。旧来は異物を透過光により影として顕出し，その動きを連続的に捉えられるスキャン式のラインセンサーが有効であったが，近年はカメラの画素数（画角）および画像処理能力が向上し，瞬時撮影の枚数も増やすことができるため，エリアカメラによる差分方式（瞬時画像の比較による検出）につい

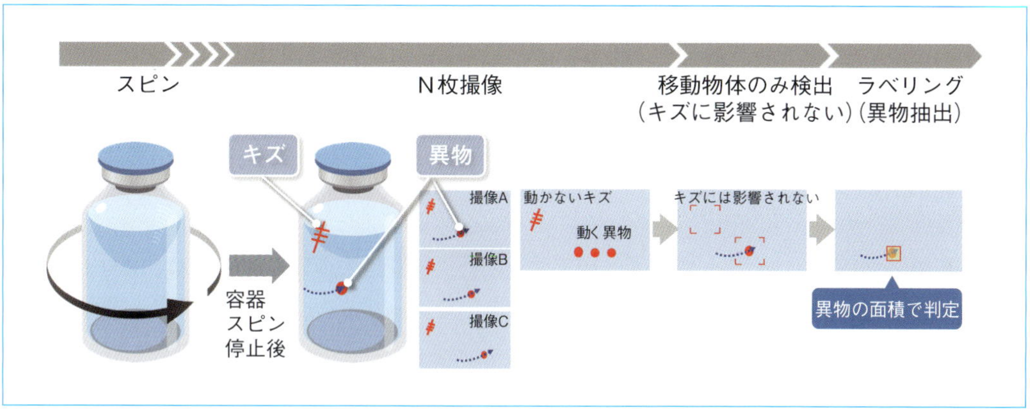

図5.8.3 異物検査原理 〔図は日立産業制御ソリューションズ株式会社より提供〕

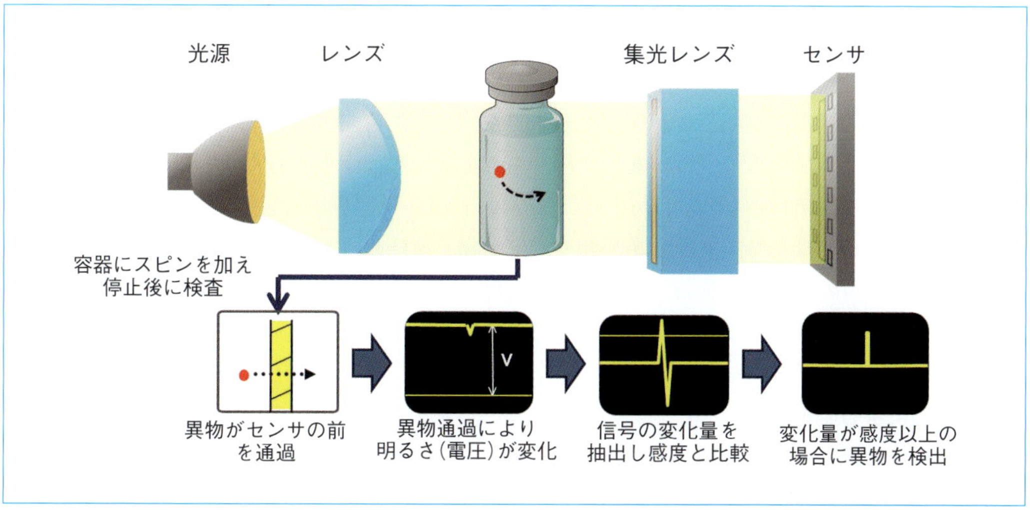

図5.8.4 SDセンサー方式 〔図はシンテゴンテクノロジー株式会社より提供〕

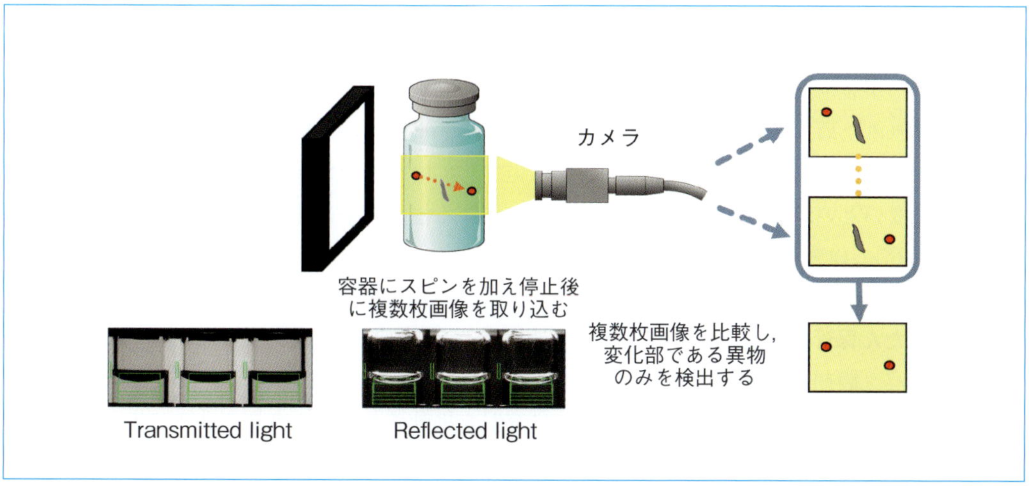

図5.8.5 エリアカメラ(差分)方式 〔図はシンテゴンテクノロジー株式会社より提供〕

ても，照明（反射，透過）との組み合わせによってさまざまな異物検出に効果を上げており，この2つの方式をメーカーの独自技術や実績によって選択している。

照明方式（反射，透過），カメラ／センサー方式，画像処理方法，回転方式等が異物検知に関わる具体的なノウハウとなる。メーカーにより，アンプルやバイアルの場合には，高電圧リーク検出を組み合わせた構成も見られる。

上記のノウハウはメーカーの技術に由来するため，検査機の選定に関しては，プロセス上の要件とともに，事前に各メーカーの試験機でテストを実施するのが一般的である。標準的なガラスや繊維等と併せて，例えば，対象として，シングルユースのバッグ溶着部の剥離異物や，ゴム栓の異物など，プロセス要件となる対象異物を事前に選定し，サンプルとして限度見本を作製しておくことが肝要となる。

②異物検査機の配置

異物検査機は，充填ラインの後段に配置し，異物が連続して検出された場合には工程をいったん止め，充填運転にフィードバックさせるのが理想であるが，充填後の泡立ちにより，検査機での誤検知が多発する可能性があるため，その配置構成は泡立ちしやすい製剤かどうかも含めて，大きな検討項目となる。

液中異物だけではなく，液面浮遊異物や液底異物，凍乾の場合はケーキ表面，容器外観の傷や付着異物，ゴム栓の裏面異物，キャップ側面等を同一の検査機によって検出することも一般的となっており，検査機の構成は複雑化してきている。

③泡立ちによる誤検知

異物と泡の区別は検査機にとって難しい問題となる。泡立ちによる誤検知を低減させる方策としては，検査機に消泡装置（プレスピン）を追加する，あるいは一時保管（冷蔵保管）して消泡させる等，気泡を除去する方法が一般的である。

1) プレスピンによる消泡

タンパク製剤，抗体製剤の場合，プレスピンによる物理的ストレスにより凝集体の発生が懸念されるため，その検証が必要となるが，プレスピンは一方向の順回転であり，振動のような気液界面を揺さぶるようなストレスは発生していないため，品質上のリスクはそれほど大きくないといわれる。ただし，プレスピンによる消泡効果はそれほど高くない場合が多い（懸濁製剤の検査前の分散のためには必要となる）。

2) いったん保管して消泡

タンパク製剤，抗体製剤の場合，一般的に実施される方法である。製剤によって2～3日の保管が必要となる場合もある。出庫時に容器を振動させないよう搬送することも重要な要件となる。

3) 画像処理による泡の認識

海外の検査機メーカーでは，画像処理により，気泡と異物を認識する機能により，泡の誤検知を防止する方式が開発されている。Seidenader社（現Koerber Group）のBUBBLE-Xは，赤・緑・青色の光源からの光の屈折を使用して気泡と異物粒子を見分ける技術である[4]。

また，AI技術によって，気泡と異物を認識する機能も検討されている。泡と異物の液中における「動き」の違いをAIが学習させて判別する[5]。海外では，AIを標準搭載した自動検査装置もすでに発売されている[6]。

(3) AIの活用

AIのディープラーニング機能により，検査精度を向上させるのがAI導入の動機付けとなる。検査対象物をカメラで撮影し，その画像データを基に良否の判定基準を設定，何度かその作業を繰り返し，AIによる画像認識の学習を行うことで，アルゴリズムの精度を高める。

現在，海外の検査機メーカーでは製薬会社と協力し，大量の画像データを収集しながら，AI機能付きの検査機を導入し始めている[7]。また，日本国内でもAI機能付き検査機の導入が始まっており[8]，良質な画像取得技術（死角や影などノイズがない）と大量画像取得機能を組み合わせ，良品のバラツキを考慮した信頼性の高いAI検査を目指している。

(4) 凍乾ケーキの検査

凍乾ケーキの異物検査は非常に難しく，近年，ようやくAI検査を加えることで，ケーキ自体の割れ欠けと異物を識別可能となり，検出率の向上と良品巻き込み率の低減が可能となっている。しかし，凍乾ケーキ内部の異物についてはカメラでは検出できない。凍乾ケーキに限らず，乳化液や懸濁液に対して，軟X線（パルス式X線）システムにより，内部の異物（ガラス片や金属片）を検出する方法がある[9]。また，金属に限定して金属検知器を採用する事例もあるが，容器サイズや能力，検出感度の問題もあり，採用事例はほとんどない[10]。

現状，内部のケーキ表面の全数目視検査とともに，生産ロットごとにサンプリングし，USP<1790>に示される製剤を再溶解し異物を確認する試験を実施するのが一般的となっている。凍乾ケーキの異物検査は，今後の開発が望まれる分野である。

(5) Knappテストについて（図5.8.6）

海外では自動検査機の検証方法としてKnappテストが一般的である。Knappテストは，USP<1790>でも参照されている。

【USP<1790>　7.4 Rejection Probability Determination】

The Knapp methodology recognizes that the detection of particles is probabilistic and repeated Inspections with strict controls on lighting and inspection pancing/sequencing generate the statistical confidence to assign a reject probability to each standard unit. A manual visual inspection PoD of ± 0.7 or 70% is required to assign the container to the reject zone for subsequent calculation of the reject zone efficiency（RZE）. Secure probabilistic data for particulate standards can be achieved

with 30-50 inspections of each container.
Knappの方法では，粒子の検出は確率的なものであり，照明や検査順序を厳密に制御して検査を繰り返すことで，各標準ユニットに不合格確率を割り当てるための統計的信頼性が得られると認識している。手動目視検査のPoDが±0.7または70％の場合，容器をリジェクトゾーンに割り当て，その後のリジェクトゾーン効率（RZE）を計算する必要がある。粒子標準の確実な確率的データは，各コンテナの30～50回の検査で達成することができる。

Knappテストは，実際にリジェクトされた異物サンプルとともに実際の製造ラインからサンプルを多く取り出し，サンプル数を増やして検査の正確性を目視検査との比較において検証する手法である。生産ラインからランダムに取り出したサンプルと異物サンプルを混ぜ，多数のサンプルを繰り返し検証することで，その正確性を統計的に判断する。

簡単な事例を以下に記す（Seidenader社（現Koerber Group）公開資料より）[11]。

①製造者は，250個の容器を有するバッチを準備する。80個の容器は，さまざまなタイプの欠陥（繊維，小さいガラス，重いガラスなど）のリジェクト品であり，残りの170個は実際の生産からランダムに取り出したものである（各容器には番号を付ける）。

②5人のオペレータによって10回目視検査され，各容器について合計50回の検査が行われる。同じバッチを自動機で10回テストする。

③その際，1～3回のリジェクトは良品であるとみなされ，4～6回のリジェクトはグレーゾーンとみなされる。つまり，リジェクトする可能性はあるが，不良品としての計算には使用されない。7回以上のリジェクトが不良品とみなされる。

④各容器には「品質係数（FQ）」が設定され，それはリジェクトされた回数となる。7回以上のリジェクトだけがFQとして合計される。

⑤図5.8.7では，ある番号の容器が5人のオペレータによる50回の検査（計250回）で53回リ

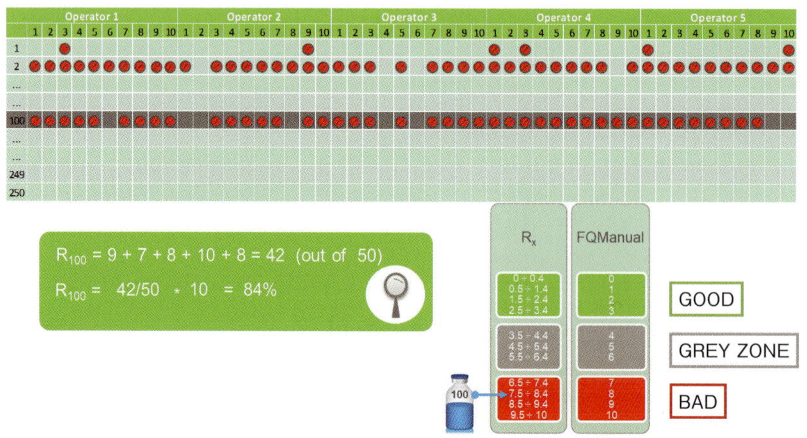

図5.8.6 Knappテストの概要[11]

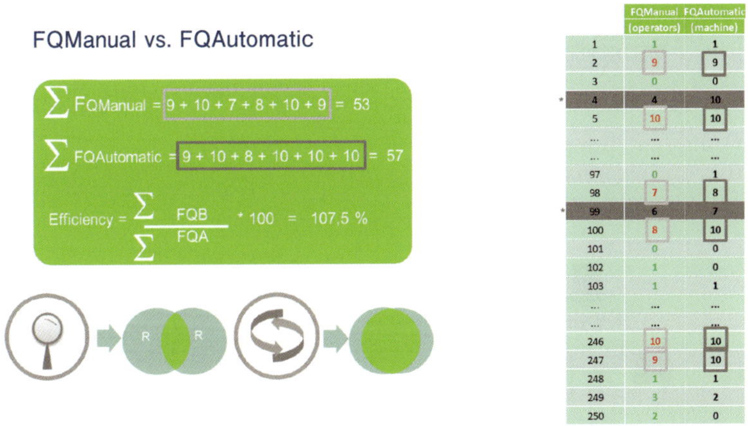

	FQManual (operators)	FQAutomatic (machine)
1	1	1
2	9	9
3	0	0
* 4	4	10
5	10	10
...	...	...
...	...	...
97	0	1
98	7	8
* 99	6	7
100	8	10
101	0	0
102	1	0
103	1	1
...	...	...
...	...	...
246	10	10
247	9	10
248	1	1
249	3	2
250	2	0

図5.8.7　Knappテスト計算方法[11)]

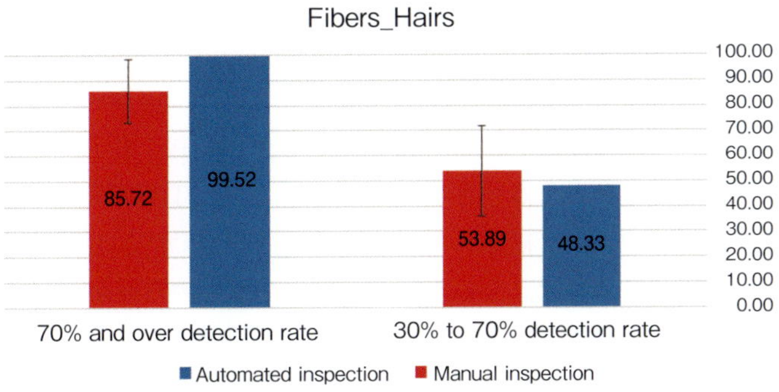

図5.8.8　Knappテスト結果サンプル[11)]

ジェクトされ，自動機械による検査で57回リジェクトされた計算結果が示された。

Seidenader社（現Koerber Group）公開資料によれば，Knappテストの結果の評価は，2つの概念に基づいており，以下に参考として記載する[12)]。

A）FQ（7-10）自動>FQ（7-10）目視であれば，自動検査システムは目視との比較において信頼性があるものとして，バリデートされているとみなせる。

B）確実に良品（10回の検査では0回のリジェクト）と確実に不良品（10回の検査で10回のリジェクト）との間の境目はできるだけ明確でなければならず，「グレーゾーン」（4～6回リジェクトされた容器）はできるだけ少なくする必要がある。

5.8.4 容器完全性に関わる外観検査について

(1) バイアル容器の完全性（図5.8.9）

全打栓直後のバイアル製品は，密封状態ではない。バイアル製品の密封性は，①ゴム栓が圧縮され所定のシール圧がバイアル瓶接触面に掛かり，②巻締によってその状態を保持されること，により達成される。

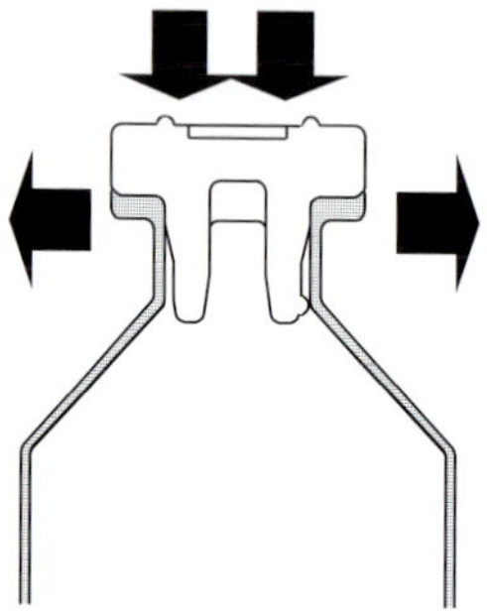

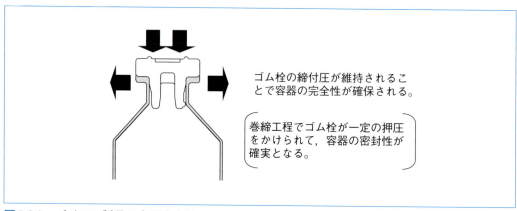

図5.8.9 バイアル製品の容器完全性

したがって，全打栓されただけのバイアル製品は，充填工程中に比べれば低いものの，微粒子や微生物汚染のリスクがあると考えるべきである。さらに，全打栓が確実にされなかったバイアル製品が搬送される可能性や，全打栓されたゴム栓が搬送途中で浮き上がる可能性も無視できない。したがって，全打栓バイアルは，その状態が微粒子や微生物汚染がない状態であることを全数確認できない限り，グレードA内でハンドリングされることになる。

すなわち，全打栓状態で微粒子や微生物汚染が認められない判定基準を設定し，その状態が搬送中に維持されることを全数検査しない限り，全打栓バイアルをグレードBおよびグレードCの環境下で搬送することによる製品への微粒子や微生物汚染のリスクは無視できない[13)]。

カメラでゴム栓の全数自動浮き検査を実施するにしても，現実的には巻締直前（シール直前）で検査することとなるため，搬送中の汚染リスクを許容レベルまで低減するためには，PIC/S-GMP Annex 1 (2022) で規定されるように全打栓から巻締工程までのバイアル瓶がグレードAエア供給の一方向気流下で搬送されることが妥当である。また，搬送中に倒瓶などが発生して復旧する場合も，作業者が一方向気流の中を汚染しないように，物理的な遮蔽（カステン）を設け，適所にグローブや作業用小窓を設けることも考慮すべきである。

容器としての完全性の確認には，バイアル瓶の内外圧に差圧を設けバイアル瓶からのリークを測定するリークテストが実施されてきた。このリークテストは過酷試験であるので，検証データがない限り，試験後のサンプル瓶は製品ロットに戻されてはならない。すなわち，全数確認は困難である。さらに，容器の微生物汚染に対して完全性が確保されるためには，少なくとも，大気圧標準状態で10^{-5}sccs（cm^3/S）以下のリーク量であることを示唆する文献もある[14)]。しかしながら，この許容値を現状のリーク試験方法で全数確認することは，全数の過酷試験を意味し，現実的ではない。

したがって，バイアル製品の完全性は，前述の密封性を確定する工程操作，①ゴム栓が圧縮され所定のシール圧がバイアル瓶接触面に掛かる操作と，②巻締によってその状態を保持する操作が確実に実施されることを確認することになる。すなわち，アルミキャップ巻締時の打栓圧（巻締トルクまたは打栓時荷重等）とアルミキャップの巻締状態（シーム部のR角度が適正，かつ歪みがないこと）を外観検査により全数に対して管理することが重要である（図5.8.10）。

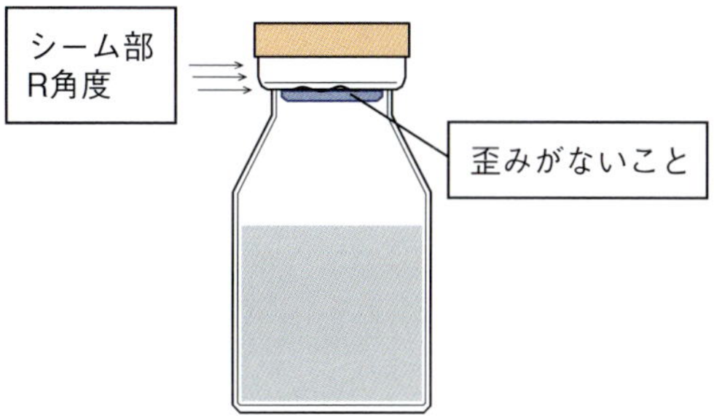

図5.8.10　バイアルの外観検査（完全性担保に関わる要素）

打栓圧は，全数チェックにより，不良排除するとともに，ヘッドごとの集計データを取得することで，トレンド分析も可能となる。

上述のとおり，全打栓バイアルがグレードAエア供給下で搬送され，アルミキャップ巻締時の打栓圧とその圧を保持するアルミキャップ形状の全数確認により，無菌性保証のための容器の

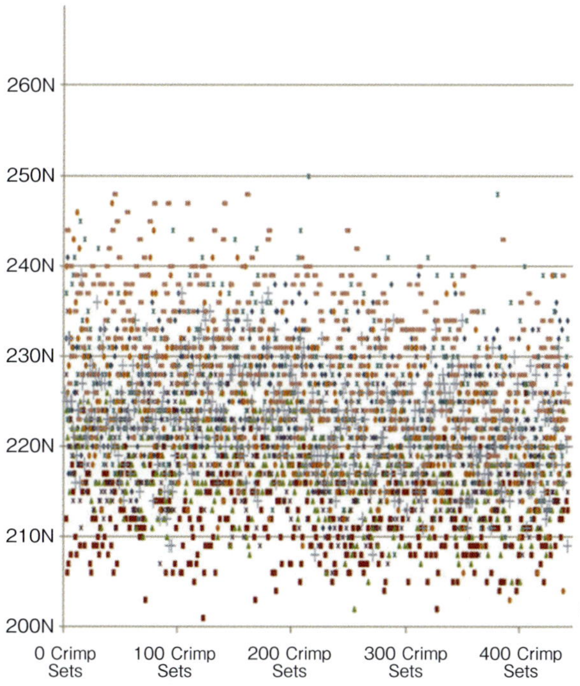

集計項目	集計値（不良含まず）	
目標押圧	100	N
上限押圧	120	N
下限押圧	60	N
平均	99.8	N
±3σ	4.5	N
R	34	N
MAX	103	N
MIN	69	N
N	11773	本
GOOD	11763	本
UPPER	0	本
LOWER	10	本

収集したデータを統計的に処理し，設定値と測定結果の集計が示されている。（ヘッドごと）

ヘッドごとの押圧データをプロットしている。ヘッドごとにばらつきがある。巻締機の機構により，押圧のばらつき方は異なる。

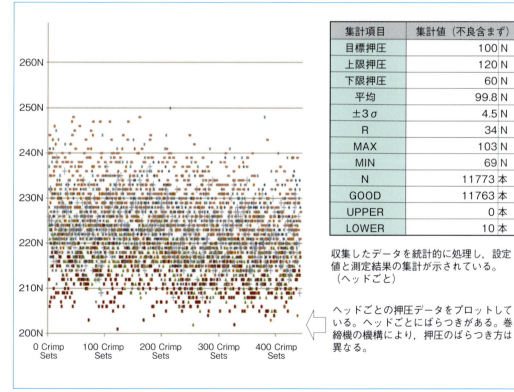

図5.8.11　押圧の全数検査

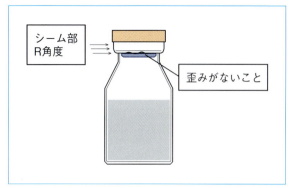

完全性が確保されると考える（図5.8.11）。

(2) シリンジ容器の完全性（図5.8.12）

プレフィルドシリンジの場合，バイアルやアンプルのように閉塞に関する機構は明確でない。特にガスケットについては気密性とともに摺動性が求められる。プレフィルドシリンジ使用者が片手で無理なく，プランジャーでガスケットを移動させることが要件となるためである。

ガスケットとシリンジ内周面の気密性を高めると，内周面との摺動抵抗が大きくなるため操作性が悪化する。そのため，ガスケット外面をラミネートやシリコンコートしたり，ガスケット側面の山と谷の形状によって摺動抵抗を低減させるよう工夫する。

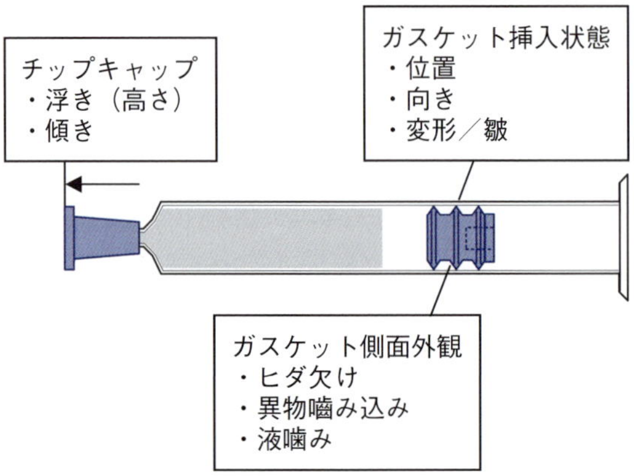

図5.8.12　シリンジの外観検査（完全性担保に関わる要素）

稼働中における全数のシリンジの完全性は，打栓されたチップキャップの挿入状態（浮きと傾き），ガスケットの挿入状態（位置，向き，変形，皺）および側面外観（ヒダの欠け，異物噛み込み，液噛みがないこと）を外観検査することになる。その際には限度基準となるシリンジが規定のリーク以下であることをリーク試験の相関データとして持っておくことが重要となる。

■参考文献

1）片山，岡野，津田，古賀，三澤（2020）：「不溶性異物検査法の進化した理解が変えた判定基準」Pharm Tech Japan, Vol.36, No.13.

2）奥山　(1989)：「流体中の微粒子の挙動」，地学雑誌，98-6.

3）Shabushnig，Melchore，Geiger，Chrai and Gerger（1995）：PDA Annual Meeting

4）Inspetion Bubble-X securely identifies air bubbles（Best practice），https://www.koerber-pharma.com/fileadmin/user_upload/Blog/Blogposts/Bubble-X/210122_Value_Story_Bubble-X_EN.pdf（2024年6月現在）

5）プレスリリース2021.12.16：「NEC，小野薬品と提携しAIを活用してガラス瓶中の異物を検出する技術を開発」，https://jpn.nec.com/press/202112/20211216_01.html（2024年6月現在）

6）プレスリリース2020.9.25：シンテゴンテクノロジー（株）「世界初」AI標準搭載，シリンジ用外観異物自動検査機」
https://www.syntegon.jp/news/ai-visual-inspection-machine-for-syringes/（2024年6月現在）
7）シンテゴンテクノロジー「注射剤の外観異物検査における AI の活用」，医薬品製造における自動外観検査後術・装置ガイド，日本工業出版（2020.10.10）
8）日立産業制御ソリューションズ HP より
https://info.hitachi-ics.co.jp/product/pss/usecase/ai.html（2024年6月現在）
9）HEUFT HP より
https://heuft.com/en/product/pharma/full-containers-pharma/vial-inspection-heuft-spotter-ii-phl（2024年6月現在）
10）ニッカ電測HP より
https://www.nikka-densok.co.jp/product/metaldetector/（2024年6月現在）
※バイアルに対応した標準的な高速金属検知器はない。現在開発中。
11）Christian Scherer,"Establishment of manual Knapp test results", 2020 PDA Asia Pacific Aseptic Processing Of Biopharmaceuticals
https://pda-asiapacific.glueup.com/resources/protected/organization/1176/event/26285/dbc616ce-8364-40ee-9f96-0c601b70d026.pdf（2024年6月現在）
12）Seidennader社内資料（21.11.2011）：Knapp test：Julia Palka Seidenader_neu.doc
13）John F. Arnold and Jeffrey M. Price（2003.12）："A Method for Demonstrating Appropriate Environmental Protection for Capping Aseptically Filled and Plugged Vials"PDA Journal of Pharmaceutical Science and Technology
14）Dana Morton Guazzo（1996）："Current Approaches in Leak Testing Pharmaceutical Packages"PDA Journal of Pharmaceutical Science and Technology, Vol. 50, No. 6, p.378-385, Nov./Dec. 1996.

【小野道由】

索　引

英数字索引

日本語索引

【ア】

【カ】

【サ】

【タ】

【ナ】

【ハ】

【マ】

読者アンケートのご案内

本書に関するご意見・ご感想をお聞かせください。

下記QRコードもしくは下記URLから
アンケートページにアクセスしてご回答ください
https://form.jiho.jp/questionnaire/book.html

※本アンケートの回答はパソコン・スマートフォン等からとなります。
稀に機種によってはご利用いただけない場合がございます。
※インターネット接続料、および通信料はお客様のご負担となります。

ゼロから学ぶ
無菌医薬品製造における汚染管理戦略

定価　本体14,000円（税別）

2024年 9 月10日　発　行

編　者　佐々木 次雄（ささき つぐお）　秋元 雅裕（あきもと まさひろ）

発行人　武田 信

発行所　株式会社 じ ほ う

101-8421　東京都千代田区神田猿楽町1-5-15（猿楽町SSビル）
振替　00190-0-900481
＜大阪支局＞
541-0044　大阪市中央区伏見町2-1-1（三井住友銀行高麗橋ビル）
お問い合わせ　https://www.jiho.co.jp/contact/

ISBN 978-4-8407-5611-2